临床疑难思维解析

项柏康教授查房集

吕　宾　吴建浓◎主　编

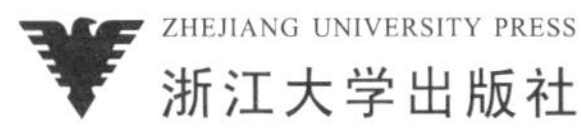

图书在版编目(CIP)数据

临床疑难思维解析 / 吕宾，吴建浓主编. — 杭州：浙江大学出版社，2023.12

ISBN 978-7-308-24465-7

Ⅰ. ①临… Ⅱ. ①吕… ②吴… Ⅲ. ①临床医学—病案 Ⅳ. ①R4

中国国家版本馆 CIP 数据核字(2023)第 228217 号

临床疑难思维解析

吕　宾　吴建浓　**主　编**

责任编辑　伍秀芳(wxfwt@zju.edu.cn)　潘晶晶
责任校对　林汉枫　张凌静
封面设计　续设计黄晓意
出版发行　浙江大学出版社
(杭州市天目山路 148 号　邮政编码 310007)
(网址:http://www.zjupress.com)
排　　版　杭州晨特广告有限公司
印　　刷　杭州宏雅印刷有限公司
开　　本　710mm×1000mm　1/16
印　　张　31.5
字　　数　565 千
版 印 次　2023 年 12 月第 1 版　2023 年 12 月第 1 次印刷
书　　号　ISBN 978-7-308-24465-7
定　　价　168.00 元

编　委　会

前　言

临床思维是利用基础医学理论和临床医学知识，对临床资料进行综合分析和逻辑推理，从错综复杂的线索中找出主要矛盾并加以解决的过程。正确、有逻辑性的临床思维是临床医师长期临床实践的经验总结，也是临床医师必须具备的能力之一，而以病例为基础的临床思维训练更是提高这一能力的重要方法。

本书对项柏康教授2008—2019年所参加的临床疑难病例讨论的分析手稿进行整理，从中筛选出颇有价值的疑难、少见病例。这些手稿对病例的临床资料进行分析总结，并结合项教授自己多年的临床经验撰写出临床思维分析。每个病例既阐述了分析过程，又包含了对文献资料的分析和整理，对所涉及疾病的病因、发病机制、诊断、鉴别诊断及治疗等方面进行论述，为广大临床医生提供了重要的学习和参考的依据。

本书共纳入91例临床病例，以这些临床病例为中心，围绕临床信息，进行诊断与鉴别诊断分析。由于学科、专业所限，相关资料可能不尽完善，不足之处在所难免，恳请读者批评指正。

目　录

病例1　胃恶性肿瘤甲状腺转移

一、病历摘要

(一)病史归纳

患者,女性,70岁,农民,因"上腹痛1月余,恶心3天"于2009年8月20日入院。

【现病史】

患者1月余前无明显诱因下出现上腹胀痛,不剧,能忍,呈阵发性,向后背部放射,与进食睡眠无明显关系,伴明显反酸。当时无黑便,无黏液脓血便,无恶心呕吐,无畏寒发热,无胸闷气急,无咳嗽咳痰,无尿急尿痛,未引起重视,以后症状反复发作。3天前,无明显诱因下出现恶心、呕吐,呕吐物为胃内容物,非喷射性呕吐,无咖啡样液体呕出;略感头晕,纳差乏力,体重减轻,无肛门停止排气,无畏寒发热,无胸闷、胸痛,无视物旋转,无四肢活动障碍。今来我院门诊就诊,胃镜检查提示:胃体多发溃疡,性质待定。为进一步诊治,门诊拟"胃体溃疡"收住入院。

病来精神软,睡眠差,纳差,体重下降10多斤;大便干结,一般1周1次,色黄,入院前3天未解;小便正常。

【既往史】

7年前曾因胆囊结石在本院行胆囊切除术,术后恢复良好,术前检查发现患者有肝炎,治疗后好转。否认高血压、糖尿病病史,否认结核等传染病病史,否认其他手术及重大外伤史,否认输血史,否认过敏史,预防接种史不详。

【个人史】

无殊。

(二)体格检查

体温37℃,心率65次/分,血压130/70 mmHg,呼吸20次/分。神志清,精神软。结膜略苍白,皮肤、巩膜无黄染。锁骨上淋巴结未及肿大。甲状腺可触及肿大及多发肿块,右侧明显,质硬固定,无压痛。口唇无发绀。双肺无干湿啰音。心率65次/分,律齐,未及病理性杂音。腹平,未见胃肠型及蠕动波,腹壁静脉无曲张,右上腹可见陈旧性手术疤痕。剑突下轻压痛,无反跳痛。肝脾肋下未及,肝肾区无叩痛。移动性浊音阴性,肠鸣音4次/分。双下肢不肿。

(三)辅助检查

【实验室检查】

1. 血常规:白细胞计数 7.9×10^9/L,中性粒分数百分比 86.9%↑,嗜酸性粒细胞百分比 0.2%↓,淋巴细胞绝对值 0.7×10^9/L↓,嗜酸性粒细胞绝对值 0.0×10^9/L↓,血红蛋白 103 g/L↓,血小板计数 283×10^9/L。

2. D-二聚体+凝血功能常规:纤维蛋白原 6.18 g/L↑。

3. 生化全套:血磷 1.61 mmol/L↑,超敏反应蛋白 17.7 mg/L↑,白蛋白 32.6 g/L↓,白球比 1.1↓,乳酸脱氢酶 259 U/L↑,ADA 15.1 U/L↑。

4. 抗 O+类风湿因子:抗链球菌溶血素 O 测定 33.4 U/mL,类风湿因子48.3 U/mL。

5. 乙肝三系定量:乙肝表面抗原 98.8 ng/mL↑,乙肝 e 抗体 1.143 PEU/mL↑,乙肝 c 抗体>16 PEU/mL↑。

6. 肿瘤全套:甲胎蛋白阴性,铁蛋白 59.5 ng/mL↑,糖类抗原 199 11.3 U/mL,癌胚抗原 1.0 ng/mL,糖类抗原 125 449.9 U/mL↑。

7. 甲状腺功能:TT_4 169.20 nmol/L↑。

8. 血胃泌素:38.55 pg/mL↑。

9. 免疫功能、抗核抗体全套、血结核抗体、肝炎抗体(除乙肝)、血淀粉酶、血黏度无殊。

【影像学检查】

1. 胃镜:胃体多发溃疡性病变,形状不规则,表覆污苔,活检质地较硬。病理:胃黏膜见较多异型细胞,考虑恶性肿瘤,建议免疫组化确诊。

2. 腹部 B 超:胆囊切除术后。

3. 胸部 DR:两肺未见明显异常。

4. 腹部 CT:①右半结肠区肠壁明显增厚,占位可能;②腹膜后淋巴结肿大;③胆囊切除术后改变。

5. (2009 年 8 月 24 日)经颅多普勒:①椎基底动脉供血不足;②提示左下脑中动脉痉挛。

6. 盆腔 B 超:①绝经后子宫,子宫肌层回声欠均;③宫内节育器位置正常,盆腔积液。

7. 头颅 MR:①右侧基底节区陈旧性腔隙性梗死病灶;②老年性脑改变。

8. 心电图:窦性心律,轻度左室电压增高,边缘心电图。

9. 甲状腺 B 超:①甲状腺多发实性团块;②甲状腺弥漫性改变;③右侧甲状腺

前方实性团块。

10.鼻咽部 CT:①右侧咽隐窝饱满,请结合临床;②左侧上颌窦炎。

(四)目前诊断

1.胃体多发溃疡:恶性可能。

2.结肠占位。

3.甲状腺癌?

4.眩晕复视待查。

5.胆囊切除术后。

(五)诊治经过

入院后完善各项检查,予以抑酸护胃等对症治疗。入院第一天出现明显眩晕、恶心呕吐。2009 年 8 月 22 日,患者因感“恶心,视物模糊,右眼复视伴头晕乏力明显”,请眼科会诊后,诊为:①右眼内斜视;②左眼外直肌麻痹;③双眼玻璃膜疣。予以弥可保 500 U 肌注 qd,加用丹参活血化瘀。2009 年 8 月 24 日,因“头晕伴复视”,请神经内科会诊,诊为“外展神经麻痹待查”。经治疗,眩晕好转,仍视物模糊,预约颈部 CT、肠镜检查。

二、临床思维分析

患者胃部病变考虑恶性肿瘤,结肠癌及甲状腺癌待排,治疗过程中出现明显眩晕及复视,因此,本病例的诊断要点在于患者目前有多发占位病变(胃、结肠、甲状腺),应进行病因一元论或多元论鉴别讨论,同时对患者出现的复视、眩晕及外展神经麻痹的可能原因进行分析。

(一)肿瘤一元论或多元论鉴别分析

这个病例中,首先要分析发生在胃、结肠、甲状腺的占位性病变,是一处为原发灶、其他为转移癌,还是均为原发病灶的可能性。

1.甲状腺肿瘤的可能原因分析

(1)原发性甲状腺癌:主要乳头状甲状腺癌为颈部无痛性肿块,^{131}I 同位素扫描为冷结节。微小癌病灶直径<10 mm,可呈放射状或分叶状,肿瘤生长缓慢,经常发生钙化而有沙粒样回声分布,经典型有乳头突起。

(2)甲状腺转移癌:原发灶为食管癌的占比为 37.35%,肺癌为 14.4%,咽喉癌为 9.64%,肾透明细胞癌为 8.43%,直肠癌为 7.23%,黑色素瘤为 7.23%,乳腺癌为 3.61%,胃癌为 2.41%,肝癌、宫颈癌、卵巢癌、子宫腺癌各为 1.2%。转移至甲状腺时间为 1 个月至 26 年,中位时间 2.5 年。中国人群调查显示,在甲状腺转移癌中,原发灶为肺癌的占 43%,乳腺占 9%,胃癌占 8%。因此,进一步明确诊断需细针穿刺活检，通过免疫组化进一步明确肿瘤的性质及来源。

(3)甲状腺髓样癌：占甲状腺癌的3%～8%，伴面部潮红，腹痛伴吞咽、呼吸困难，声音嘶哑，淋巴结肿大。诊断：①无痛性顽固性腹泻；②骨痛；③颜面潮红等内分泌症状。可有家族史，血清降钙素明显升高或低于正常。

(4)卵巢甲状腺肿类癌：症状表现如下。①盆腔肿块；②便秘；③内分泌症状，如甲亢、甲状腺危象、类固醇激素升高、阴道流血；④类癌综合征(面部潮红，外周血管功能紊乱，腹泻，右心衰，皮下水肿，支气管痉挛，5-HT↑)。须行妇科相关检查及5-HT测定。

2. 胃类癌

患者胃泌素升高，需排除类癌可能。胃类癌占消化道类癌的11%～41%，占胃癌的1.77%，内镜诊断极易诊断为腺癌或淋巴瘤，常见转移至肝。胃类癌息肉样癌变0.2～2.0 cm不等，平均0.8 cm(多发)；单发3.0～25.0 cm，平均8.5 cm。诊断可结合胃泌素水平。可分三型：Ⅰ型慢性萎缩炎或恶性贫血；Ⅱ型伴有Ⅰ型多发性内分泌肿瘤(MEN-1)和卓-艾综合征(ZES)；Ⅲ型散发性不伴高胃泌素血症或慢性胃炎。胃类癌主要来源于肠嗜铬样细胞(ECL)，胃泌素刺激ECL释放组胺，表现为皮肤潮红、水肿流泪、头痛、支气管痉挛，只有当转移到肝脏时才表现为典型类癌综合征，如皮肤潮红、气管痉挛和腹泻。

3. 多发性内分泌腺瘤(MEN)

患者同时存在多个肿瘤部位，还应考虑到多发性内分泌腺瘤的可能性。多发性内分泌腺瘤病为一组遗传性多种内分泌组织发生肿瘤综合征的总称，有2个或2个以上的内分泌腺体病变。肿瘤可为良性或恶性，具功能性(分泌活性激素并造成特征性的临床表现)或无功能性，可同时出现或先后发生，间隔期可长可短，病情可重可轻，病程可缓可急。MEN可分为两种类型：MEN-1和MEN-2；后者又分为2种亚型：MEN-2A和MEN-2B。此外，还有不能归属于MEN-1或MEN-2的混合型MEN。MEN-1受累腺体：①甲状旁腺增生或腺瘤90%；②胰腺肿瘤、胃泌素瘤75%；③垂体少见；可分为无功能和有功能。垂体瘤大多为催乳素瘤，其次为生长激素瘤。MEN-1患者发病年龄早，类癌是MEN-1中唯一直接致死的肿瘤。MEN-2A受累腺体：①甲状腺髓样癌80%～90%；②肾上腺嗜铬细胞瘤20%～30%；③甲状旁腺增生或腺瘤。MEN-2B受累腺体：①甲状腺髓样癌50%；②多发性黏膜神经瘤；③类Marfan样综合体态；④巨结肠。混合型(又称MEN-3型)受累腺体：①垂体生长素瘤；②左肾上腺嗜铬细胞瘤；③左颈动脉体及副主动脉旁副神经节瘤。

(二)眩晕分类及原因分析

1.眩晕分类(鉴别要点见表1-1)

(1)周围性眩晕:周围性病变中,因前庭和耳蜗结构相通而易受损,故伴有耳鸣,而中枢性病变不伴耳鸣。眼球震颤垂直提示脑干病变。原因可能为内耳药物中毒、迷路炎、前庭神经炎、晕动病、梅尼埃病。

(2)中枢性眩晕:中枢性眩晕是由前庭神经核及中枢通路病变所致的,发作多为持续性,数周至数月。眼球震颤可为水平性、旋转性及垂直性。垂直震颤常为脑干前庭神经核受损所致。肢体偏斜、眼鼻口腔疾病、复视、慢性副鼻窦炎、动眼障碍通常存在空间定向障碍而致眩晕。复视后若久视就会眩晕、恶心。原因可能为颅内血管性、感染性、占位性病变等,头颅CT及MRI有助于诊断。

表1-1 中枢性眩晕与周围性眩晕鉴别要点

	周围性眩晕	中枢性眩晕
发病频率	阵发性	持续性
眼震	水平,无垂直眼震	任何方向
恶心呕吐	与眼震成正比	不呈正比
听力丧失	可能有	无
持续时间	短	长

2.病例分析

本例患者眩晕,伴恶心呕吐,检查发现颈椎病,椎基底动脉供血不足,左下脑中动脉痉挛,MRI右侧基底节区陈旧性腔隙性脑梗,复视,外展神经麻痹。可能原因有如下几个方面。

(1)中枢性眩晕:①脑血管病变:椎基底动脉供血不足或相关区域脑梗死;②小脑血管病:血栓或梗死、出血(亦可有肢体定位症状).

(2)颈椎性眩晕:椎动脉段受颈椎病变影响造成一过性脑血供障碍,椎基底动脉短暂缺血发作,多因头位改变诱发,同时伴有复视,视物变形。

(3)还需排除以下因素:感染(颅脑)、药物中毒(氨基糖苷类、大环内酯类、多肽类、万古霉素、利尿剂、水杨酸类)等。

(4)外展神经麻痹的病因中,糖尿病占26%,非特异性炎症占17%。有单眼型,亦有少数双眼型(9%),常伴复视。还有外伤性、脑部肿瘤侵犯颅底、炎性脱髓鞘病、高血压、动脉硬化、上感、垂体瘤、带状疱疹、肾癌(副癌综合征,肿瘤产生免疫反应,损害神经,6%以上肿瘤患者有神经功能损害)。隐性糖尿病伴发外展神经麻痹的可能原因:血糖升高,胰岛素不足,葡萄糖转化为山梨醇及果糖,神经组织无果糖酶,不能分解果糖,因而山梨醇果糖增加,导致神经节脱髓鞘,致使磷脂酰肌醇减少,且影响肌醇吸收,造成神经损害。故本例患者应除外隐性糖尿病,检查血糖、葡萄糖耐量试验、糖化血红蛋白。

三、年轻医生的感悟

本病例中,患者病理提示胃恶性肿瘤,结肠、甲状腺占位待排。患者结肠、甲状腺的占位主要须考虑是转移瘤还是原发癌,必要时可以做活检。本例患者胃、结肠及甲状腺恶性肿瘤可能,需要考虑多发性内分泌腺肿瘤综合征引起的消化道类癌及甲状腺癌,可以询问有无皮肤潮红、气管痉挛等症状,完善血 5-HT 及5-HIAA等检查以明确诊断。患者外展神经损伤的原因分析也是本病例中讨论的重点,可能由副癌神经综合征、隐匿性糖尿病等原因引起,对神经损害的患者应完善血糖、糖耐量的检查。对于患者出现的眩晕症状应注意鉴别中枢性及周围性眩晕,椎基底动脉供血不足及左下脑中动脉痉挛可能是眩晕的原因之一,其他如药物中毒等原因也需要排除,可以详细询问患者用药史,同时在体格检查中完善眼震方面的检查,帮助判断外展神经损伤的部位和原因。

(整理:张昊晨;审核:李蒙)

病例2　肝硬化伴肠系膜血栓形成

一、病历摘要

(一)病史归纳

患者,男性,62岁,退休,因"反复呕血3年,再发2天"于2008年12月22日入院。

【现病史】

患者于3年前无明显诱因的情况下,感上腹部不适,伴有恶心,呕血为暗红色及血凝块,皮肤、巩膜发黄,无反酸、嗳气,无腹痛、腹胀,无头晕、心慌、出汗,无黑便,无发热,无体重明显减轻,遂来我院就诊。诊断为"肝硬化,食管胃底静脉曲张",给予生长抑素、输血等对症支持治疗后,病情控制可。2天前,患者突发上腹部不适,伴有恶心,无呕吐,无反酸、嗳气,无呕血、黑便,无腹泻。当时患者未重视,未治疗。约2小时后出现呕血,为少量咖啡色液体及胃容物。接下来的2小时后,患者感腹胀明显,随即又呕血2次,为鲜红色血,共约800 mL,无晕厥、出汗,无胸闷、心悸,无头痛、头晕,无黑便,无畏寒、发热,遂来我院急诊。诊为"上消化道出血:食管胃底静脉曲张破裂",给予"思他宁、奥美拉唑、氨甲环酸"等治疗后未再呕血,查急诊胃镜示"食管胃底曲张静脉伴红色征"。为进一步诊治,急诊拟以"上消化道出血:食管胃底静脉曲张破裂"收住入院。

起病来,患者神清,精神软,胃纳差,睡眠差,小便正常,大便未解,体重无明显减轻。

【既往史】

患者有"乙肝"病史35年,有"肝硬化"病史3年。35年前因"急性阑尾炎"行阑尾切除术,术程顺利,术后恢复可。否认高血压、糖尿病、心脏病病史,否认结核病病史,否认药物及其他物质过敏史,否认外伤、中毒史,有输血史,品种及用量具体不详,无输血反应。预防接种史不详。

【个人史】

无殊。

(二)体格检查

体温37℃,心率81次/分,血压125/71 mmHg,呼吸20次/分。神志清,精神软，肝病面容，轻度贫血貌，肝掌(+)，蜘蛛痣(-)，皮肤、巩膜无黄染，浅表淋巴结未及肿大，两肺听诊呼吸音清，未闻及干湿啰音。心率 81 次/分，律齐，心脏各瓣膜区未闻及病理性杂音。腹平软，右下腹可见陈旧性手术疤痕，腹壁未见曲张静脉，全腹无压痛及反跳痛，肝脾肋下未及，肝肾区无叩痛，墨菲征阴性，肠鸣音活跃，移动性浊音(-)，双下肢不肿。

(三)辅助检查

【实验室检查】

1.(2008 年 12 月 21 日)血常规：白细胞计数 13.7×10^9/L↑，中性粒细胞百分比 64.5%，淋巴细胞百分比 30.9%，血红蛋白 117 g/L↓，红细胞计数 3.58×10^{12}/L↓，红细胞比容0.34↓，血小板计数 118×10^9/L。

2.(2008 年 12 月 23 日)血常规：白细胞计数 5.4×10^9/L，中性粒细胞百分比 72.4%↑，淋巴细胞百分比 17.0%↓，血红蛋白 87 g/L↓，红细胞计数 2.56×10^{12}/L↓，红细胞比容 0.24↓，血小板计数 57×10^9/L↓。

3.(2008 年 12 月 21 日)大便常规：OB++++。

4.(2008 年 12 月 22 日)大便常规：OB+++。

5.(2008 年 12 月 28 日)大便常规：OB++。

6.(2008 年 12 月 30 日)大便常规：弱阳性。

7.(2008 年 12 月 21 日)凝血功能：血浆凝血酶原时间 16.3 s，国际标准化比值 1.34。

8.(2008 年 12 月 23 日)凝血功能：血浆凝血酶原时间 15.3 s，国际标准化比值 1.24。

9.(2008 年 12 月 23 日)生化全套：葡萄糖 7.25 mmol/L↑，谷丙转氨酶 43 U/L，谷草转氨酶 33 U/L，总蛋白 53.4 g/L↓，白蛋白 33.8 g/L↓，直接胆红素 6.7 μmol/L↑，余大致正常.

10.乙肝三系：乙肝表面抗原 149.28 ng/mL↑，乙肝 e 抗体 20.748 NCU/mL↑，乙肝核心抗体 0.884 NCU/mL↑，S1 阴性。

11.乙肝病毒 DNA 定量 4.8×10^6↑。

12.肿瘤全套、余肝炎抗体、自身免疫性肝病抗体、ANCA 均阴性。

13.肝纤维化指标：透明质酸 270.59 ng/mL↑，余正常。

【影像学检查】

1.(2008 年 12 月 22 日)胃镜：食管胃底曲张静脉伴红色征。

2.腹部 B 超：肝硬化、门静脉高压、脾大。

(四)目前诊断

1. 上消化道出血:食管胃底静脉曲张破裂。

2. 乙肝后肝硬化失代偿期。

(五)诊治经过

入院后予头孢西丁抗感染、抑酸止血、调节肠道菌群、维持水电解质平衡等对症支持治疗。

二、临床思维分析

患者食管胃底静脉曲张破裂诊断明确,需掌握食管胃底静脉曲张破裂的治疗。同时,患者每次以腹部不适起病,应鉴别是否存在肠系膜静脉血栓。

(一)食管胃底静脉曲张破裂的治疗

1. β 受体阻滞剂普萘洛尔(心得安)

阻断 β_1 受体使心率减慢,阻断 β_2 受体使内脏血管收缩,减少内脏血流,降低高动力循环,从而降低门脉压。普萘洛尔对 1/3 患者治疗无反应,对 Child-Pugh C 级患者反应差,易发生肝性脑病或肝肾综合征。

硝酸异山梨酯(欣康)可致全身血管扩张,降低动脉压和周围血流阻力,与普萘洛尔配合较单用普萘洛尔疗效更好,但不能单独应用,因其有加速肝硬化、肝腹水患者肾功能不全和钠潴留的风险,而联合应用对肾功能无明显不良影响。使用过程中,普萘洛尔逐渐增量至基础心率下降 20%~25%,至 55 次/分为止。

此外,普萘洛尔可联合内镜下治疗。内镜下套扎疗效肯定,操作安全、简单,但复发率较高,其再出血原因在于静脉曲张未被完全消除,造成新的静脉曲张破裂,多次套扎后易发生门静脉高压性胃病。因此,套扎后应长期使用普萘洛尔、硫糖铝二联治疗(改用质子泵抑制剂一日一次效果更好),与单独套扎相比,可使再出血率降低 50%。

2. 扩血管药

此类药物可扩张肝内和侧支血管,降低门脉压力,但不主张单独应用。

3. 内镜下注射硬化剂

70%~90%急性出血患者会发生再出血。硬化剂包括乙氧硬化醇,一般每隔 1~3 周重复治疗 1 次,直至静脉曲张完全消退。约 88%患者需治疗(6.5±1.6)次,注意避免同一平面重复注射。国内较多使用鱼肝油酸钠来处理急性出血的止血,其复发率低于内镜下套扎(一次可连续结扎 5~8 个皮圈)。对明显瘤状或大葡萄串状静脉曲张不宜行套扎治疗。套扎后,套扎环坏死、脱落一般需 7~15 d,故再次套扎或改硬化剂治疗宜在术后 10~15 d。

4.内镜下注射组织黏合剂

贲门及胃底静脉曲张宜先注射组织黏合剂，然后对食管曲张静脉进行多环套扎治疗，黏合剂止血疗效大于90%，并发症主要是异位血管栓塞及梗死。

5.内镜下金属夹止血

用于治疗内镜下喷血、渗血病灶或可见性血管裸露。在治疗食管胃底静脉曲张方面，主要用于治疗非巨瘤状胃底静脉曲张。

6.经静脉球囊封堵联合内镜下硬化剂注射术

手术过程包括经右股静脉插入球囊导管，逆行经过右肾静脉到达胃肾旁路血管，球囊膨胀封堵血管。注射静脉造影剂显示胃曲张静脉丛后，经导管推注硬化剂栓塞曲张静脉。若有其他旁路血管，可先用金属圈栓塞之。

7.食管和胃静脉曲张治疗方法选择

(1)预防性用药。

(2)生长抑素：最常用的治疗食管胃底静脉曲张破裂出血的药物。治疗机制：①收缩内脏血管，减少门静脉及内脏血流；②抑制胰高血糖素，收缩血管，降低门脉压，可减少25%～35%内脏血流；③抑制胃酸，胃蛋白酶分泌，保护胃黏膜。

(3)内镜治疗：硬化剂、组织黏合剂及套扎治疗，亦有连贯治疗，如套扎加硬化剂治疗。

8.再出血原因

(1)曲张静脉压力升高。

(2)急性胃黏膜病变。

(二)肠系膜静脉血栓形成诊断

诊断肠系膜静脉血栓形成的方法如下：B超、CT(CTA)、MRI(MRA)、D-二聚体、白细胞计数($>12\times10^9$/L)、中性粒细胞百分比(升高)、腹部CT/MR平扫(肠管扩张)。

1.B超：肠袢内发现有液体(提示存在肠梗阻)，彩色多普勒显示肠系膜上静脉内血流信号消失及血栓的实性回声。

2.CT：肠系膜静脉或门静脉管径增宽，静脉壁边界清晰，血栓形成区域前后管径不成比例，肠系膜血管内血栓平扫呈较高密度影，增强后密度低于周围静脉密度。肠壁增厚>3 mm，肠壁内有气体，门静脉或肠系膜静脉内有气体存在。

3.D-二聚体：是纤维蛋白单体经活化因子Ⅷ交联后，再经纤溶酶水解所产生的一种特异性降解产物，是一个特异性的纤溶过程标记物。D-二聚体>0.5 mg/L具有极高的诊断价值，其阴性预测值为98%。

肠系膜静脉血栓易患因素包括高凝状态、肝硬化、脾亢、肿瘤、感染、创伤、胰腺炎等继发因素，未找到原发肠系膜静脉血栓形成原因。

典型表现：间歇性弥漫性腹痛，持续数日至数周，症状加重，与腹部体征不符。若有腹膜炎或血性腹水，应立即行剖腹探查术。

分期：可分急性、亚急性和慢性。①急性：通常发病小于 4 周；②亚急性：通常不发生肠坏死；③慢性：多指门静脉或肝静脉血栓形成。治疗重点在于对并发症(如食管曲张静脉破裂出血等)的处理。

具体治疗：扩容，抗凝溶栓(注意血小板计数、凝血酶原时间、部分凝血酶时间)，纠正水电解质平衡，预防感染。推荐治疗方案：低分子右旋糖酐 500 mL/d，尿激酶 60×10^4 U/d，低分子量肝素钙皮下注射 2500～5000 Axau/d(7～10 d)，治疗后应保持活化部分凝血活酶时间为正常值的 2 倍，长期口服阿司匹林或华法林治疗。

三、年轻医生的感悟

本案例中，患者肝硬化食管胃底静脉曲张破裂诊断明确，其治疗包括药物治疗和内镜下治疗，其中 β 受体阻滞剂普萘洛尔能降低门脉压力，临床应用要注意其适应证，普萘洛尔联合扩血管药物或者联合内镜下治疗具有优势。此外，需熟练掌握食管胃底静脉曲张内镜下不同治疗方式的适应证及注意事项。本案例预防患者再次出血可选择 β 受体阻滞剂联合内镜下治疗，建议完善动态心电图以明确患者基础心率。患者每次以腹部不适起病，应鉴别是否存在肠系膜静脉血栓。应掌握不同检测手段(如 B 超、CT 等)的诊断价值，熟悉肠系膜静脉血栓分期及治疗方法。对本案例患者应进一步完善 CT 血管成像以排除该诊断。

(整理：张昊晨；审核：李蒙)

病例3　弥漫性腹膜间皮瘤

一、病历摘要

（一）病史归纳

患者，男性，51岁，因"消瘦4月余"于2009年5月20日入院。

【现病史】

患者4月余前无明显诱因下，自觉消瘦明显，体重下降近10斤，偶有腹胀，无发热、乏力，无嗳气、反酸，无恶心、呕吐，无腹痛。2009年3月23日，我院腹部B超示：①肝脂质沉积；②胆囊炎；③肠气多，胰腺显示不清；④脾脏、双肾未见明显异常。铁蛋白336.2 μg/mL。当时未予处理。2009年5月13日，复查铁蛋白326.7 μg/mL。腹部B超示：①胆囊壁毛糙；②肠气多，胰腺显示不清；③腹腔少量腹水。腹部CT示：①大量腹水；②肝胆脾胰及双肾未见明显占位性病变。现为进一步诊治，门诊拟"消瘦原因待查"收住病房。

患者病来神清，精神尚可，胃纳可，大便日解1次，小便无殊，夜眠安。

【既往史】

既往体质可，20年前有急性阑尾炎史，保守治疗后好转。有胆囊炎病史8年。否认肝炎、结核及传染病病史。否认高血压、糖尿病、心脏病病史。否认手术、外伤、输血史。否认食物、药物过敏史。预防接种随社会。

【个人史】

出生成长于江苏淮安，后于杭州工作20余年。否认疫水、疫源接触史。否认毒物接触史。有吸烟史30年，约1包/天；有饮酒史30年，约2两白酒/天，平时应酬多，偶有酗酒。

（二）体格检查

患者神清，精神可，查体配合，皮肤、巩膜无黄染，浅表淋巴结未及肿大，颈软，气管居中，甲状腺不大，双肺呼吸音清，未及干湿啰音。心界不大，心率78次/分，律齐，各瓣膜听诊区未及明显病理性杂音。腹软，右下腹可及一拳头大小包块，质地硬，表面尚光滑，肝脾触诊不满意，无明显压痛及反跳痛，移动性浊音可疑阳性，肠鸣音4～5次/分。未见胃肠型，双肾区无叩痛，双下肢无水肿。

(三)辅助检查

【实验室检查】

铁蛋白 326.7 μg/mL。

【影像学检查】

1. 腹部 B 超示:①胆囊壁毛糙;②肠气多,胰腺显示不清;③腹腔少量腹水。

2. 腹部 CT 示:①大量腹水;②肝胆脾胰及双肾未见明显占位性病变。

(四)目前诊断

消瘦原因待查:消化道肿瘤待排。

(五)诊治经过

入院后完善相关检查,因不能明确病变原因转至外科腹腔镜探查。排除禁忌于 2009 年 6 月 3 日全麻下行腹腔镜探查术＋腹壁结节切取活检术,术中见腹壁弥漫性大小不等结节。切取部分送冰冻活检,提示恶性间皮瘤、转移或浸润性黏液腺癌。术中予顺铂腹腔化疗,植入 5-Fu 缓释剂,术程顺利。术后病理提示:"腹壁"恶性间皮瘤(上皮样型)。2009 年 6 月 24 日予术后辅助化疗一次:DDP 腹腔化疗＋赛珍全身化疗。化疗后曾有恶心、呕吐以及出红疹等不良反应,予对症处理后好转。

二、临床思维分析

本例患者主要表现为右下腹部肿块合并腹水,诊断要点在于腹部包块合并腹水的可能病因及鉴别。腹部包块应考虑肠内及肠外病变,鉴别良恶性。后续病理活检结果提示为恶性间皮瘤,应掌握恶性间皮瘤的诊断、鉴别诊断、相关分型及治疗。

(一)腹部包块鉴别

1. 70 例右下腹非肠道占位病变 CT 表现

(1)病变部位:后腹膜病变占 34.2%,腹膜腔病变占 32.0%,盆腔病变占 20.0%,来源于其他部位或脏器占 12.8%。

(2)病变形态:类圆形占 75.7%,不规则及弥漫生长占 24.2%;肿块长度为 2.0～3.5 cm,平均 10.2 cm。

(3)病变密度与边缘:以软组织密度为主的肿块 32.8%,以囊性低密度为主的肿块 37.2%,肿块内见低密度坏死区 18.5%,含脂肪密度 8.5%,合并钙化骨骼影 7.1%。肿块包膜完整、边界清 71.4%,无完整包膜、边界不清或呈分叶 28.6%,其中良性病变密度均匀、边界清楚 26 例,恶性病变密度不均、边界欠清有分叶 23 例。

(4)病变强化方式:恶性病变呈中重度不均匀强化,良性病变(脓肿、淋巴结)呈环形及结节状强化。

(5)病变与周围组织关系:肠管受压推移40例,肠壁增厚及受侵4例,肠管扩张1例,膀胱受压8例,肾脏腰大肌受压13例。

总之,CT对于右下腹非肠道占位诊断应注意:①与肠道病变区别;②明确病变来源;③鉴别良恶性。对回盲部癌CT,肠壁偏心性不规则增厚,肠腔狭窄,周围肠管脂肪间隙浑浊,局部或远处淋巴结转移,需与肠结核、克罗恩病、憩室等良性病变相鉴别。

2.腹腔镜手术对97例不明原因腹水诊断阳性率

诊断为结核性腹膜炎52%,转移性腺癌30%,肝硬化3%,腹膜间皮瘤5%,结肠淋巴瘤、巴德基亚里综合征2%。此外,CT或MRI对诊断腹膜及网膜上0.1~0.5 mm结节病灶困难,需腹腔镜手术探查。

3.32例回盲部包块鉴别

回盲部范围:回肠末端、回盲瓣及盲肠、阑尾、升结肠起始10 cm。

回盲部肿块:多与感染有关(回盲部炎症或阑尾切除术后局部感染和缝线异物反应),肿块与肠道无关。其病灶特点为边缘不清,活动度差,局部有压痛,但无反跳痛。

其他回盲部肿块鉴别诊断:①回盲部癌,占63%;②恶性淋巴瘤;③克罗恩病;④结核;⑤炎性肉芽肿,阑尾炎所致多见,多见包块在肠壁间;⑥肠套叠;⑥良性间叶瘤;⑦阑尾黏液囊肿;⑧阑尾切除术后炎性肿块,直径4~6 cm(非特异性肉芽肿),肿块中可找到粗号(7号)缝线头,是感染和异物反应引起的一种良性炎症增殖病变。

4.以腹部肿块为主要表现的结核性腹膜炎

肿块由肠曲、大网膜、肠系膜、腹膜的慢性肉芽肿病灶,肿大淋巴结和干酪样坏死组织构成。肿块内可有多个大小不等的小房,小房内为干酪样坏死和脓性组织,可有继发感染。

诊断:①好发于中青年,平均年龄28岁,而恶性肿瘤平均年龄59岁。②腹部肿块边界不清,活动度差,质地较硬。③多伴有消瘦、发热、贫血、腹胀等症状。④伴有腹水者,5%患者可找到抗酸杆菌,细菌培养和动物接种阳性率可提高至14%。⑤B超对肿块定性无特殊价值,CT显示不规则软组织,中心呈低密度液化灶,周围绕以厚厚的实性部分,呈囊实性肿块。若累及网膜或系膜,肿块呈“星芒状”或“大饼状”。伴腹水时,CT值达25~35 Hu;若伴淋巴结结核,CT增强可有环状强化。⑥术中见腹腔广泛粘连,纤维板形成,“冰冻胶”样。⑦活检镜下表现为上皮样细胞，干酪样坏死灶，并找到朗格汉斯细胞，特别应与腹膜间皮瘤鉴别。⑧术中可见广泛腹腔粟粒样结节，腹腔多成“冰冻”状。

5.24 例腹膜后肿瘤

腹膜后肿瘤包括平滑肌肉瘤、脂肪肉瘤、淋巴瘤、胰岛细胞瘤、神经鞘瘤、小细胞瘤、神经源性肿瘤、胰腺浆液性囊腺瘤、胰腺乳头状瘤、胰腺炎性肿块、错构瘤、异位嗜铬细胞瘤、囊性畸胎瘤、淋巴管瘤、血管瘤。

腹部少见囊性占位：囊性畸胎瘤、肠系膜囊肿、胆总管囊肿、胰腺囊肿、肾上腺囊肿、恶性神经鞘瘤、输尿管囊肿。

本例患者右下腹部肿块伴腹水。①首先考虑结核性腹膜炎、大网膜结核；②腹腔转移肿瘤（来源于胃、结肠、肝、卵巢、胰腺、乳腺、肺、淋巴瘤等）；③回盲部癌伴腹腔转移；④回盲部炎症性肿块，炎症肉芽肿与以往阑尾炎反复发作有关（但腹水不易解释）。

建议：①腹腔穿刺，腹水常规判断渗出液、漏出液；②小肠灌钡造影，判断右下腹部肿块属肠腔内或肠腔外。

（二）腹膜间皮瘤

腹膜间皮瘤占间皮瘤的 10%～20%，与接触石棉有一定关系。大体可分为：①腺瘤样间皮瘤：常发生在输卵管角处、子宫体或附睾等处，属良性肿瘤；②囊性间皮瘤：好发于腹膜脏层，易与邻近脏器粘连，可有假包膜；③恶性间皮瘤：肿瘤进一步发展可占据整个腹腔，引起腹腔内广泛粘连，肠管成团大网膜呈饼状。

恶性间皮瘤分 4 期：①Ⅰ期，肿瘤同侧胸膜心包膜或腹膜增厚；②Ⅱ期，肿瘤侵及相应淋巴结；③Ⅲ期，胸腹膜外淋巴结受累；④Ⅳ期，远处血行转移。此病患者波形蛋白（Vimentin）阳性率高。组织分型包括：上皮型（30.87%）、纤维型（18.12%）、混合型（48.32%）、未分泌型（26.9%）。

恶性间皮瘤常见症状有上腹或右上腹痛、发热、消瘦，腹痛症状多与腹腔壁层受侵犯、肿瘤与盆腔脏器粘连、肠腔狭窄、梗阻、器官扭转等有关。90%以上患者有腹腔积液，可为黄色或血性腹水。

辅助检查：血小板上升，血糖下降，血纤维蛋白降解产物增加，高免疫球蛋白血症，血 CA125 升高，腹水透明质酸水平＞0.8 μg/L 有诊断意义。腹水 CEA＞10～15 ng/L，可排除恶性间皮瘤（因其缺 CEA）。一项 13 例恶性腹膜间皮瘤患者的研究显示，在肿瘤标记物方面，以 CA125 升高为主的有 6 例（46.2%），CA199 升高的有 2 例（15.4%），CA153 升高的有 2 例（15.4%）。CT 显示广泛腹膜不规则增厚，腹膜脏、壁层增厚可达 1.5 cm，呈波浪起伏，CT 值高低不一，全胃肠道可见胃肠受压、移位、排列异常、饼状腹块。腹腔镜下见腹膜网膜弥漫结节、斑块、肿物，广泛粘连。

诊断：B超或CT引导下穿刺活检，腹腔镜或剖腹探查。

鉴别诊断（表3-1）：①结核性腹膜炎；②腹膜转移癌；③恶性腹膜间皮瘤。

治疗：手术（不易彻底治愈，易复发）联合化疗、放疗。Ⅰ、Ⅱ期建议采取手术治疗。

腹膜间皮瘤能产生和分泌多种异常激素，如抗利尿激素、生长激素、胰岛素样因子，导致低血糖、低血钠、血小板增多、纤维蛋白降解产物增加等伴癌综合征。少数患者可发生粘连性肠梗阻、低血糖、血小板增多、血栓栓塞的表现（FDP增加），其中低血糖昏迷占2.1%。

此外，有研究显示，胸腔积液间皮细胞计数在鉴别结核性和恶性胸腔积液中具有价值。在结核性胸腔积液中，间皮细胞计数<5%有36例，间皮细胞阴性6例，而25例恶性胸腔积液中，有16例的间皮细胞计数占15%～54.9%。

表3-1 鉴别诊断要点

	CA125	间皮细胞	ADA	CEA	波形蛋白	透明质酸
恶性腹膜间皮瘤	↑	↑	−	−	+	>0.8 g/L
结核性腹膜炎	↑	<5%	↑	−	−	−
腹膜转移癌	↑	↑	−	+	−	−

（三）鉴别诊断

1. 恶性腹膜间皮瘤

66%以上的患者有石棉接触史，一般20～40年后单倍体形成，染色体损伤从而发病。临床表现有腹胀、腹痛、腹部包块，可有慢性肠梗阻、低血糖、血小板增多，血栓形成表现。若患者腹水呈包裹性，则穿刺、吸抽困难。CT检查均提示有腹水，腹膜弥漫性不规则增厚，肠管与前腹壁间距增加并见不规则软组织肿块。可与小肠粘连，呈冰冻状，较难分离。腹腔镜下表现为腹膜充血水肿，血管扩张，血管网模糊，可见厚薄不均胼胝样增厚，并与腹腔脏器或大网膜、肠系膜粘连，壁层可见散在白色小结节或融合较大结节，可有淡黄或血性腹水。粟粒样结节或包块相对较少，但包块充血水肿明显，且颜色较深，多呈暗红色或紫色，质脆，活检易出血，粘连相对较少。腹腔镜下表现易误诊为结核，故明确诊断只能依靠病理。

局限性恶性间皮瘤CT特征：①腹盆腔或后腹膜腔巨大囊性实质肿块，伴多囊腔形成，部分囊壁厚薄不均，可见壁结节；②肿瘤实质部分显著强化；③肿瘤可侵犯相邻脏器。CT 诊断难与腹膜转移肿瘤、结核性腹膜炎、后腹膜肿瘤相鉴别。

治疗：手术后 2～4 周采用腹腔温热化疗泵往腹腔滴注丝裂霉素 8 mg、卡铂 400 mg、地塞米松 15 mg，43℃生理盐水 1500～2000 mL，阿霉素、顺铂、卡铂、博来霉素、长春新碱、培美曲塞可用于全身或腹腔化疗。亦可采用放疗。

2. 结核性腹膜炎

腹腔镜下可见腹膜及邻近脏器表面有白色粟粒样结节，腹膜充血、粗糙，腹膜与邻近脏器有局限或广泛粘连，可有淡黄或血性腹水。

3. 腹膜转移癌

腹腔镜下可见腹膜及邻近脏器表面有大小不一的灰白色小结节，分布不均，腹腔内可见粘连，腹膜充血，腹腔内肿块，腹水呈淡黄色，亦可呈血性。

三、年轻医生的感悟

本例患者消瘦、右下腹包块伴腹水，对腹部包块需要明确其来源于肠内还是肠外。我们需要熟悉常见良恶性疾病的鉴别诊断，了解各类疾病 CT 下特征性表现并重视 CT 对腹部包块的诊断价值。本例中，尤其需要注意鉴别腹部包块合并腹水的可能病因，重点在于排除恶性腹膜间皮瘤、结核性腹膜炎和腹膜转移癌。本例患者最终通过腹腔镜检查结合病理确诊恶性腹膜间皮瘤。对该疾病要注意其症状、分期、CT 表现、诊断、鉴别诊断及治疗方法。我们需要学习并领会结核性腹膜炎以腹部包块伴腹水起病者的 CT 表现。腹腔镜检查能提高上述疾病诊断阳性率，应熟知其腹腔镜表现。

（整理：张昊晨；审核：李蒙）

病例 4　嗜酸性粒细胞性胃肠炎

一、病历摘要

（一）病史归纳

患者，女性，59 岁，退休人员，因“反复腹泻 2 月，恶心呕吐 5 天”于 2009 年 12 月 25 日入院。

【现病史】

患者 2 个月前因服用高丽参后出现腹痛腹泻，腹痛以左上腹为主，大便呈水样便，色黄，一日 2～3 次，无恶寒、发热，无咳嗽、咳痰，无便血、黑便，无呕血，到某医院门诊就诊，予以“双歧杆菌三联活菌胶囊、中药”等治疗后，患者症状缓解。2 周前，腹痛、腹泻再发，再次到某医院门诊就诊，予以“硫酸镁”静滴及中药治疗。患者症状反复，无明显缓解。1 周前，肠镜检查示肠黏膜大致正常，B 超示宫腔、盆腔少量积液。5 天前，患者出现呕吐，呕吐物为胃内容物，无血丝、血块。1 天前，患者在某医院急诊就诊，血压 137/108 mmHg，查大便常规示霉菌孢子阳性，予以“丁溴东莨菪碱止痛，亚宁定降血压”等对症治疗。现为求进一步诊治，于我院门诊收住入院。

患者病来神清，精神软，胃纳欠佳，夜寐差，大便水样泻，小便无殊，4 个月内体重减轻 20 余斤。

【既往史】

既往体质可，有高血压病史 10 年，未服用药物控制，否认糖尿病病史。有下肢静脉曲张病史，经保守治疗缓解。否认肝炎、肺结核等传染病病史，否认输血、外伤、中毒史，否认食物药物过敏史。预防接种史随社会。

【个人史】

无殊。

（二）体格检查

体温 36.5℃，心率 78 次/分，血压 193/113 mmHg，呼吸 19 次/分。神志清，精神软，皮肤、巩膜无黄染，全身浅表淋巴结未及肿大，双肺呼吸音清，未闻及明显干湿啰音。心率 78 次/分，律齐，心界不大，各瓣膜听诊区未闻及病理性杂音，腹平软，右下腹轻度压痛，无反跳痛，肝脾肋下未及，墨菲征(－)，移动性浊音(－)，肠鸣音正常，双肾区无叩痛，双下肢无水肿，神经系统查体(－)。舌淡红有裂纹，苔薄白，脉缓。

(三)辅助检查

【实验室检查】

1. 血常规：白细胞计数 6.8×10^9/L，中性粒分数百分比 49.8%↑，嗜酸性粒细胞绝对值 1.17×10^9/L，嗜酸性粒细胞 8.8%↑，血红蛋白 106 g/L↓，血小板计数 176×10^9/L。

2. 尿常规：蛋白质 1＋，亚硝酸盐＋，胆红素 1＋。

3. 大便找霉菌：镜检有霉菌。

4. 凝血功能：凝血酶原时间 10.4 s，部分凝血酶原时间 22.9 s，D-二聚体 755 μg/L。

5. 生化全套：肌酐 40.94 μmol/L↓，尿素氮 2.4 mmol/L↓，血钾 3.2 mmol/L↓，血钙 1.98 mmol/L↓，血磷 0.71 mmol/L↓，血镁 0.54 mmol/L↓，总胆固醇 2.59 mmol/L↓，高密度脂蛋白 0.67 mmol/L↓，载脂蛋白 A_1 0.63 g/L↓，载脂蛋白 B 0.56 g/L↓，总蛋白 51 g/L，白蛋白 28 g/L↓，甘氨酸辅氨二酞氨肽酶 32 U/L↓，胆碱酯酶 3598 U/L↓。

6. 肿瘤类：CA125 41.3 U/L。

7. 肿瘤相关六项：肿瘤相关物质 103.2 U/mL。

8. 甲状腺功能类：TT_3 0.57 ng/mL，FT_3 1.28 pg/mL。

9. ANA 谱：ANA 阳性 1∶100，nRNP 阳性。

后复查：

(1)大便找霉菌：未找到。

(2)凝血类：凝血酶原时间 9.7 s。

【影像学检查】

1. 腹部 B 超：胆囊炎，腹腔内中等量至大量积液。

2. 动态心电图：窦性心律；室性期前收缩(3 次)；房性期前收缩(1 次)。

3. 胃镜：慢性浅表性胃炎，病理为胃窦黏膜轻度慢性炎。

4. 超声心动图：心脏结构、房室大小、瓣膜活动未见明显异常；主动脉硬化；三尖瓣轻度反流。

5. 2009 年 12 月 26 日腹部 CT：①胃肠道广泛黏膜水肿，管壁增厚，考虑急性胃肠炎可能；②胆囊结石可能；③腹水；④膀胱壁局部不规则增厚；⑤左侧斜疝形成。

2010 年 1 月 8 日腹部 CT:①左侧股沟鞘膜积液;②胆囊炎;③腹、盆腔积液;④小肠壁黏膜水肿;⑤附见右侧少量胸腔积液。

6. TCT(液基薄层细胞检测):宫颈细胞呈炎症反应性改变。

7. 膀胱 B 超:膀胱壁局限性增厚,盆腔积液。

8. 膀胱镜检:发现较多肌小梁分布,未见憩室。

(四)目前诊断

1. 嗜酸粒细胞性胃肠炎。

2. 高血压 3 级,高危。

(五)诊治经过

治疗上予以丹参酮、银杏叶提取物活血,西普乐抗感染及营养等对症治疗,同时予以甲强龙治疗。

二、临床思维分析

1. 病史小结及体检情况

患者陈某,女,59 岁;反复腹泻 2 月,恶心呕吐 5 d,腹痛以左上腹为主,大便呈水样便,2~3 次/天。2009 年 12 月 17 日肠镜:肠黏膜大致正常;B 超:宫腔盆腔少量积液。5 天前呕吐为胃内容物,大便示霉菌孢子(+),血压193/113 mmHg;查体:心(-),肺(-),移动性浊音(-),右下腹压痛。

诊断:①不全性肠梗阻;②高血压 3 级,高危。

心电图:①窦性心律;②电轴中度左偏。

生化:中性粒细胞 6.8×10^9/L,嗜酸性粒细胞 6.2%~7.5%(正常范围 0.5%~5.0%)。(2009 年 12 月 17 日)外院盆腔 CT:子宫及两侧附件正常,盆腔少量积液,无肿大淋巴结。CA125 升高 50 U/L(正常范围 0~35 U/L),铁蛋白 46 μg/L(正常范围 7~323 μg/L),尿白细胞 3~5/HP,血钾下降 3.43 mmol/L(正常范围 3.5~5.3 mmol/L)。

2. 用 CA125 鉴别良恶性卵巢肿瘤

卵巢癌患者 CA125 阳性检出率 88.25%,CA125 值高于 67~18345 U/mL 的正常值范围。卵巢癌包括浆液性和黏液性,转移性卵巢癌阳性检出率 83.33%,但 CA125 值不高,卵巢肿瘤需剖腹探查。妇科良性疾病如盆腔脓肿、子宫内膜异位症、卵巢囊肿蒂扭转时,CA125 也可明显升高,但对于 50 岁以上的患者,CA125 阳性时,恶性肿瘤可能性高,故 CA125 对绝经后的卵巢肿瘤诊断意义更大。

CA125 是肿瘤相关抗原,非肿瘤特异性,但对腹水具有高度敏感性,是预测腹水是否良性的标志物,可早于腹水出现,并可监测腹水消涨。CA125 与腹水良恶性无关,而与腹水存在有关。良性腹水治疗前,CA125 浓度为(312±165) U/L。对于不同性质的腹水,CA125 无明显差异。卵巢癌伴腹水较其他癌的腹膜转移高,不伴腹膜转移的卵巢癌 CA125 可正常。肝硬化患者 CA125 可以升高,伴腹水者浓度更高,且与 Child 分级呈正相关,因为肝功能不全患者的 CA125 分解及清除能力下降。凡体腔上皮来源组织,包括卵巢上皮、腹膜间皮等,都可以表达 CA125。卵巢、胃、直肠、肺、胰、食管、肝、乳腺等癌的 CA125 可升高,盆腔结核 CA125 可升高,CA125 表达与肝纤维化、Ⅲ型前胶原、Ⅲ型胶原呈正相关。

3.绝经期后宫腔积液

绝经后卵巢功能下降,子宫萎缩,宫腔应呈永久闭合状态。绝经后妇女易患生殖系统恶性肿瘤,尤其是子宫内膜癌,有 75%发生在绝经期后。

绝经期后宫腔积液主要病因:①子宫内膜炎占 14.13%,子宫内膜增生(包括息肉、不典型增生)占 9.78%,出血占 6.52%,恶性肿瘤占 5.43%,1 例乳腺癌口服 TMX 2 年后出现子宫内膜腺癌。绝经期后,宫腔积液患者子宫内膜单层厚度>3 mm占 38.04%(包括病理证实的 5 例恶性肿瘤),即超出正常界值的双层厚度 5 mm,故可为是否须做宫颈刮片提供诊断。用宫腔镜检查,有 15%子宫内膜癌漏诊。

宫腔积液有生理因素和病理因素两种。生理因素者表现仅为少量积液,且透声好,亦可宫腔操作引起。绝经后无器质性病变者,超声探查宫腔积液量少,宫腔积液厚度多<5 mm,透声较好,积脓者透声差。病理因素中,因宫颈癌导致宫腔积液者占 1.2%,B 超提示宫颈增大呈菜花状,回声不均,高回声斑点状或团块状回声。因子宫内膜癌导致宫腔积液者占 0.83%,其子宫内膜呈弥漫性不均匀增厚或有团块状回声,增厚的内膜基底不完整,宫腔扩张。若宫腔内无回声,则无器质病变,可归纳为生理性。绝经后,宫腔积液分为两型:Ⅰ型为单层宫内膜很薄,宫腔积液厚度<5 mm,宫腔内无回声;Ⅱ型宫内膜薄,宫腔积液厚度>5 mm,多为脓肿,子宫随之扩大。不同途径 B 超诊断特异性也不同,其中经阴道超声符合率 85.7%,腹部超声符合率 66.7%。

4.嗜酸性粒细胞性胃肠炎

嗜酸性胃肠炎 CT 表现如下:

(1)可见胃肠壁增厚,肠系膜淋巴结肿大或腹水;

(2)浆膜型可见浆膜增厚并可累及肠系膜淋巴结,引起腹膜炎、腹水。

(3)腹主动脉旁可见小淋巴结。

(4)胃腔明显扩张,肠腔扩张。

(5)胃肠道壁增厚,肠腔狭窄,可伴梗阻、肠系膜肿块、肠系膜淋巴结增大、腹水等征象。

(6)CT 小肠造影:小肠广泛性肠壁增厚,空回肠、十二指肠可同时受累,但空肠受累最常见,增厚肠壁强化增强,水肿严重时黏膜下层强化减弱呈靶征。

三、年轻医生的感悟

本案例患者为绝经后女性,反复腹泻伴呕吐入院,血嗜酸性粒细胞比例升高,血 CA125 升高,CT 提示胃肠道广泛黏膜水肿伴腹水。该患者最终诊断考虑嗜酸性粒细胞性胃肠炎,激素治疗后症状缓解。对此类疾病,尤其要重视其 CT 表现,提高诊断的阳性率。该患者有绝经后宫腔积液,需要注意排除妇科恶性肿瘤(如子宫内膜癌等)的可能,必要时建议行宫腔镜检查。CA125 升高可由多种疾病引起,尤其是卵巢肿瘤。该患者 CA125 升高主要考虑与腹水有关。

(整理:陆一帆;审核:李蒙)

病例 5　肝性脊髓病

一、病历摘要

(一)病史归纳

患者,男性,54 岁,农民,因“反复乏力 10 余年,腹胀尿黄 2 月,发热腹痛 2 天”于 2010 年 5 月入院。

【现病史】

患者 10 余年前到上海工作后出现乏力纳差、厌油腻,至医院检查,诊断为“乙肝”。起初予护肝治疗为主,起病 2～3 年后开始拉米夫定治疗。服药约 4 年后,因病毒变异停药,改服中药治疗。因肝功能反复异常,病毒载量高,后又改服阿德福韦酯治疗。近 2 年,患者反复肝功能异常,多次在浦江某医院住院,住院期间出现肝昏迷,治疗后好转。患者于 2009 年 5 月自行停用阿德福韦酯,后一直服用草药治疗(具体方剂不详)。2009 年 12 月复查 HBV-DNA(+),肝功能异常(具体不详),未引起重视。2010 年 2 月患者出现乏力加重、腹胀、尿黄、少尿,在当地医院住院治疗后症状缓解。2 周前患者又出现腹胀、尿黄加重,再次在浦江第二人民医院住院。复查肝功能:总胆红素 149.2 μmol/L,直接胆红素 71.2 μmol/L,谷丙转氨酶 200 U/L,谷草转氨酶 298 U/L,乙肝三系 HBsAg(+)、HBeAg(+)、HBV-DNA 3.44×10^{7} copy/mL。予拉米夫定联合阿德福韦酯抗病毒治疗,苦参碱针、甘利欣针护肝降酶,头孢哌酮舒巴坦针抗感染,症状改善后于 2010 年 4 月 13 日出院。出院后门诊继续输液治疗。2010 年 4 月 20 日饮食不节后,患者出现腹胀腹痛,无腰背部放射性疼痛,伴发热、恶心,并呕吐 1 次,呕吐物为少量胃内容物;解稀便 1 次,量不多,色质不详;无泛酸、嗳气。现为进一步诊治,来我院住院治疗。

2008 年 8 月,患者因“双下肢进行性无力”在本院神经科住院治疗,当时脑电图检查示轻中度异常,查血氨、脑脊液常规及三定、胸椎 MRI 均无明显异常,诊断为“肝性脊髓病”,对症治疗后症状改善不明显。

患者病来神清,精神软,胃纳欠佳,尿量偏少,尿色黄,大便如上述,体重无明显增减。

【既往史】

否认肺结核、伤寒等其他传染病史，否认高血压、糖尿病等病史，否认外伤、手术、中毒史，有输血史，否认食物、药物过敏史，预防接种史不详。曾有少量饮酒史，已戒近 10 年。否认吸烟等其他不良嗜好。其兄有乙肝病史，已去世。

(二)体格检查

体温 37.9℃，心率 82 次/分，血压 100/60 mmHg，呼吸 20 次/分。神志清，精神软，肝病面容，肝掌(+)，蜘蛛痣(+)，皮肤、巩膜黄染，浅表淋巴结未及肿大，扑翼样震颤(+-)，咽稍红，扁桃体未见明显肿大，心律齐，心尖区及各瓣膜区未闻及病理性杂音。两肺呼吸音稍粗，未闻及干湿啰音，腹饱满，全腹压痛，脐周明显，无肌紧张，肝脾触诊不满意，移动性浊音(+)，麦氏点压病(-)，墨菲征(+-)，双下肢浮肿，双下肢肌力Ⅲ级，感觉对称，双巴宾斯基征(-)。

(三)辅助检查

【实验室检查】

1.血常规：(2010 年 4 月 21 日)白细胞计数 4.7×10^9/L，中性粒细胞 79.4%，血红蛋白 98 g/L，血小板计数 25×10^9/L，C-反应蛋白 14 mg/L；(2010 年 5 月 12 日)白细胞计数 3.7×10^9/L，中性粒细胞 74.5%，血红蛋白 84 g/L，血小板计数 18×10^9/L。

2.凝血功能：(2010 年 4 月 22 日)凝血酶原时间 30.5 s，凝血酶原活动度 27.3%，D-二聚体 1193 μg/L；(2010 年 5 月 12 日)凝血酶原时间 20.7 s，凝血酶原活动度 43.8%。

3.肝功能：(2010 年 4 月 22 日)血钠 129.2 mmol/L，血氯 99.7 mmol/L，白蛋白 19.4 g/L，总胆红素 433 μmol/L，直接胆红素 255 μmol/L，谷丙转氨酶 80 U/L，谷草转氨酶 119 U/L，胆碱酯酶 480 U/L；(2010 年 5 月 12 日)血钠 118 mmol/L，血氯 118 mmol/L，白蛋白 28 g/L，总胆红素 455.2 μmol/L，谷丙转氨酶 42 U/L，谷草转氨酶 63 U/L。

4.腹水常规：(2010 年 4 月 26 日)黄，清晰，无凝块，李凡他试验(-)，有核细胞 200×10^6/L，红细胞计数 310×10^6/L，分叶核细胞 34%，淋巴细胞 52%，间皮细胞 14%。

5.腹水生化：(2010 年 4 月 26 日)葡萄糖 10.78 mmol/L，总蛋白<8 g/L，腺苷脱氢酶 2 U/L，乳酸脱氢酶 22 U/L。

6.血氨：(2010 年 4 月 22 日)59 μmol/L；(2010 年 5 月 12 日)57 μmol/L。

7.尿常规：胆红素 3+，尿胆原 1+，白细胞+-。

8. 甲胎蛋白:86.59 ng/mL。

9. 腹水培养+药敏:阴性。

10. CA199、大便常规+OB、HIV+RPR、HCV 均无明显异常,肾功能基本正常。

【影像学检查】

1. B 超:①慢性弥漫性肝病,考虑肝硬化;②胆囊炎;③脾肿大。

2. 心电图:窦性心律;完全性右束支传导阻滞。

3. 胸片:右下肺局部纤维条索灶。

(四)目前诊断

1. 乙型肝炎肝硬化(肝功能失代偿),自发性腹膜炎,肝性脑病,慢性肝功能衰竭。

2. 肝性脊髓病。

3. 胆囊炎。

(五)诊治经过

入院后继续拉米夫定联合阿德福韦酯抗病毒,门冬氨酸鸟氨酸、复方甘草酸单铵、还原谷胱甘肽、凯时护肝降酶退黄,维生素 K_1 及输血浆改善凝血,螺内酯片、速尿针利尿,多巴胺扩肾血管,熊去氧胆酸片利胆,胸腺素 α_1 调节免疫,普萘洛尔降门脉压力,先后头孢哌酮钠舒巴坦、亚胺培南抗感染,中药口服和灌肠等。患者入院 2 天后体温恢复正常,腹痛缓解,至 5 月 12 日腹胀缓解,双下肢水肿消退,凝血功能改善,但住院期间胆红素波动明显。因经济原因,5 月 16 日患者拒绝继续治疗,要求出院。

二、临床思维分析

男,54 岁,反复乏力 10 余年,诊断乙肝,起病 2~3 年后开始拉米夫定治疗,服药 4 年因病毒变异停药。因肝功能异常、病毒量高,后又改服阿德福韦酯治疗近 2 年,但仍然反复因肝功能异常及肝性脑病住院治疗。1 年前患者自行停用阿德福韦酯,2 周前复查 HBV-DNA 3.44×10^7 copy/mL,再次因肝损,黄疸,住院予拉米夫定+阿德福韦酯抗病毒治疗,苦参碱针、甘利欣针护肝降酶,头孢哌酮舒巴坦针抗感染,病情改善出院。出院后症状反复,再次因腹痛,发热住院治疗。

曾有少量饮酒史。患者 2 年前开始双下肢进行性无力,脑电图轻中度异常,查血氨、脑脊液常规及三定、胸椎 MRI 均无明显异常,结合病史及辅助检查结果,诊断"肝性脊髓病"。

乙肝后肝硬化失代偿期有诸多并发症,最常见为上消化道出血,死亡率最高的为肝性脑病，此外还有自发性腹膜炎、肝肾综合征、肝肺综合征、脾功能亢进等。本患者所并发的是严重肝病引发的一种罕见神经系统并发症，多见于中年男性，通常在如本患者这样反复发作肝性脑病的基础上发病。此病药物治疗效果较差，治疗方式与肝性脑病基本相同，早期肝移植是当前较好的治疗方法。绝大多数患者最终死于肝硬化严重并发症。

1.肝性脊髓病

肝性脊髓病，又称门-腔分流性脊髓病，是多种肝病引起颈髓以下脊髓侧索脱髓鞘病变，呈现肢体慢性进行性对称性痉挛性瘫痪。一般在门静脉高压、门脉分流术后出现脑和脊髓症状者，称为分流术后脑脊髓病（偶尔可累及感觉和括约肌功能）。发病年龄30～60岁，男多于女，晚期肝硬化，伴门体分流或并发反复肝昏迷。查体：下肢肌力下降，肌张力增高，腱反射亢进，双侧踝痉挛（＋），双侧巴宾斯基征（＋），双侧腹壁反射消失，双侧深感觉无异常。

2.发病机理

目前发病机制并不明确，考虑为多种因素共同作用的结果，主要存在以下几种发病机制：①慢性中毒学说：血氨、尿素、硫醇等未经肝处理直接通过血脑屏障干扰神经细胞，对脊髓损害；②营养缺乏学说：如维生素缺乏，磷脂降低，VitB族引起脊髓神经损害，对巨型椎体神经元细胞（Betz细胞）；③血流动力学改变学说：门静脉高压导致胸、腰段椎静脉慢性缺血、缺氧及营养代谢障碍，最终发生变性坏死；④免疫损伤学说：肝炎病毒引发肝外脊髓病的细胞免疫应答，从而造成免疫损伤，可溶性免疫复合物沉积于神经系统，当补体被激活或引起结节性多动脉炎时，可以导致脊髓神经损伤。

3.病理

肝性脊髓病（hepatic myelopath，HM）患者的中枢神经系统变性自颈髓起，一般以胸髓水平变化最为明显，脊髓变性以脊髓侧索中的锥体束脱髓鞘最为显著，并伴有中等度轴索变性和胶质细胞增生；脊髓后索尤其薄束，以及背侧和腹侧脊髓小脑束也可有轻度变性。此外，脑部中枢系统包括大脑皮质、苍白球、壳核均有弥漫性层性坏死，伴以微腔形成，大脑皮质深部见多数Alzheimer（阿尔茨海默）Ⅱ型星形细胞，这些变化与肝性脑病无本质上差异。

4.病程

本病可分四期：①神经症状前期：主要为急慢性肝病、肝功能失代偿的表现。本期多在自发或人为门体分流形成后，出现神经症状及脊髓症状之前。②肝性脑病期：主要表现为一过性或反复性意识障碍和精神症状，如欣快、兴奋、智力异常、言语错乱、狂躁不安、扑翼样震颤、一过性视力障碍、意识障碍等。③脊髓病期：又称痉挛性截瘫期，由双下肢无力、行走困难开始，逐渐发展成对称性痉挛性截瘫及病理征阳性。

5. 实验室检查

转氨酶↑，胆红素↑，白蛋白↓，血氨↑。

6. 影像学

一般认为HM患者颅脑和脊髓MRI无特异征性影像学表现，对于HM特异征性影像学改变，仍需要大样本量的研究和分析。

7. HM诊断标准

①有肝病史；②有门体静脉分流术后或自然分流；③进行性痉挛性截瘫，呈明显肌萎缩及浅感觉障碍；④反复发作或一过性肝性脑病；⑤血氨显著↑；⑥脑脊液正常，血铜蓝蛋白正常。①③⑥三项加上②④⑤中任两项。

8. 治疗

①病因治疗。②肝性脑病治疗、脊髓病治疗：大量维生素、辅酶A、ATP、肌酐前列腺素、复方丹参、弥可保、卵磷脂等。③降血氨治疗：肝性脑病同时或不久即出现脊髓损害症状，时间≤18个月，因此肝硬化患者应尽量避免发生肝性脑病。病变以胸腰段明显，脑电图广泛中度异常，肌电图呈现上运动神经元损害。④肝移植是最有效方法。

9. 预后

HM的脊髓损害是不可逆的，故预后不良。

三、年轻医生的感悟

本例患者乙肝后出现肝硬化，没有规律用药控制，导致病毒复制活跃，加速病情发展，诱发了多种并发症，还出现了相对罕见的肝性脊髓病。由于该病无法逆转，亦无有效治疗方式，因此，在此病防治中，预防更为重要。该患者给我们的警示在于，不可忽视对乙肝患者的长期管理，需要尽快抑制病毒复制，从而改善患者预后。

（整理：陆一帆；审核：朱林文思）

病例 6　先天性肝纤维化

一、病历摘要

(一)病史归纳

患者,女性,7 岁,因“皮肤、巩膜黄染伴肝脾肿大 7 年”于 2008 年 10 月 13 日入院。

【现病史】

患者家属代述,患者出生 3 个月时无明显诱因而出现躯体及双下肢皮下大片淤血,皮肤及眼睛发黄,当时在温州某医院住院,查肝功能示总胆红素 100 μmol/L,谷草转氨酶 189 U/L,谷丙转氨酶正常,凝血酶原时间延长,凝血因子Ⅸ、Ⅺ低下。B 超提示肝脾肿大,乙肝三系抗 HBS 阳性,诊断为“后天性凝血因子缺乏(肝源性)”。予输血浆、止血、护肝退黄对症治疗,好转出院。以后再未出现皮下淤血症状,时有皮肤发黄,多次复查肝功能皆有轻微异常,经口服草药一年后恢复。近两年来多次检查肝功能均正常。这期间多次在当地及上海多家大医院就诊,没能明确诊断。2008 年 9 月因咳嗽、咳痰再次在当地住院治疗,当时肝功能正常,B 超提示肝硬化、脾肿大、多囊肾。为明确肝硬化原因,行肝穿刺,病理诊断:符合肝硬化改变。后又去上海某医院病理科会诊,结果示:肝硬化,HBsAg(—),HBcAg(—),铜(—),D-PAS(—)。因诊断仍不明,来本院进一步诊治。患者体格发育正常,智力正常,食欲无殊,大便色黄,每天 1 次,小便无殊,家长认为患者行走时容易摔跤。

【既往史】

患者平素体质一般,足月顺产,有“皮下血肿”史。否认肝炎、结核等传染病史。否认外伤、中毒史。有输血史。否认食物、药物过敏史。预防接种史随社会。

【家族史】

9 年前,其姐在出生 3 个月时也因皮肤、眼睛黄染,皮下出血,肝功能异常,肝脾肿大,在当地医院救治,9 个月时治疗无效死亡。其余家属中否认有类似情况。父母非近亲结婚。

(二)体格检查

体温 36℃,心率 100 次/分,血压 92/58 mmHg,呼吸18 次/分。神志清,发育正常，皮肤、巩膜无黄染，全身浅表淋巴结未触及。心率 100 次/分，律齐，心前区未闻及病理性杂音，双肺未闻及干湿啰音。腹部柔软，无压痛。腹壁静脉无曲张，肝肋下未及。剑突下 3 cm，质地中等；脾肋下 4 cm，质地中等，边钝。移动性浊音阴性，双下肢不肿，肝掌(＋)。神经系统未引出病理征。步态无明显异常。

(三)辅助检查

【实验室检查】

1. 血常规：白细胞计数 9.8×10^9/L，中性粒细胞 65.2%，血红蛋白 142 g/L，血小板计数 136×10^9/L。

2. 大便隐血(－)。

3. 尿常规(－)。

4. 凝血全套正常，血清铁、铁蛋白正常。

5. 生化全套：谷丙转氨酶 40 U/L，谷草转氨酶 64 U/L，血糖 4.3 mmol/L。

6. 血铜蓝蛋白 0.5 mg/dL。

7. 血铅、血锌、血铜、血铁、血钙、血镁皆在正常范围。

8. ANA(－)，乙肝三系(－)，丙肝抗体(－)。

9. 自身免疫肝抗体：ANA 弱阳性 1∶100。

10. 病毒类：CMV(－)，EBV(－)，疱疹病毒(－)。

【影像学检查】

1. 头颅 CT 未见明显异常。

2. 脑电图：轻度异常。

3. 胸片、心电图未见明显异常。

4. 肺功能测定：轻中度限制性通气障碍。

5. 腹部 B 超提示：肝硬化，脾肿大，肾多发囊肿。

(四)目前诊断

1. 先天性肝纤维化。

2. 脾肿大。

3. 支气管炎。

4. 多囊肾。

二、临床思维分析

患者 1 周岁内出现肝源性凝血因子缺乏，病理性黄疸，此后反复出现肝功能异常，可诊断为婴儿肝炎综合征。

婴儿肝炎综合征主要指 1 岁以内(包括新生儿期)起病，伴有血清胆红素升高、肝脏肿大(或肝脾肿大)和肝功能损害的临床症候群。病因复杂,预后悬殊,因此明确诊断是治疗的重中之重。病因可分为:感染、先天性代谢异常、肝内胆管及间质发育障碍等。有部分患者无法明确病因。

(一)病毒感染

1.巨细胞病毒,在我国较多见,约占本综合征的40%~80%。

2.肝炎病毒:包括甲型肝炎病毒、乙型肝炎病毒、丙型肝炎病毒。

3.其他病毒:巨细胞病毒、风疹病毒、埃可病毒、腺病毒、水痘病毒和EB病毒等也可通过胎盘或在出生后感染婴儿。

(二)先天性代谢异常

1.糖代谢障碍,如半乳糖血症、遗传性果糖不耐症、糖原贮积病Ⅳ型等。

2.脂类代谢障碍,如尼曼-皮克病、戈谢病、二羟酸尿症等。

3.氨基酸代谢障碍,如酪氨酸血症等。

4.其他代谢障碍,如胆酸代谢异常、遗传性血色病和α_1抗胰蛋白酶缺乏症等。

5.肝内胆管及间质发育障碍。如肝内胆管缺加入胆管发育不良、胆管囊性扩张、肝纤维化等。

本例患者出生1年内起病,嗜肝病毒未见阳性,未见先天性代谢异常,有直系亲属(胞姐)病史,首先怀疑遗传性疾病,结合肝穿刺病理,诊断为:先天性肝纤维化。

先天性肝纤维化(CHF)是一种少见的常染色体隐性遗传病,其特点是肝纤维化、门静脉高压,常伴有肾脏囊性疾病。从幼童时期至60岁均可发病。根据不同的临床表现,CHF分为4型:门静脉高压型、胆管炎型、混合型和无症状型。门静脉高压型是CHF中最常见的类型。CHF临床症状无特异性,主要表现为门静脉高压引起的脾肿大、脾功能亢进和食管胃底静脉曲张等。

该病病理特点:肝实质细胞多为正常,不存在肝内胆汁淤积或肝细胞破坏,因此多数患者(包括本例患者)肝功能基本正常。肝组织活检证实肝组织中存在大量肝纤维化,从而导致门静脉高压,脾脏可出现增大,脾功能亢进,自发性门-体血管分流。

影像特点:胆管囊状扩张,并可进行性加重。多数并发多囊肾、多囊肝。

除上述常规应用于CHF诊断的检查方法外,目前还可通过连锁基因分析和直接检测PKHD1基因的突变来诊断CHF。但由于其基因的复杂性,DNA分析并不作为常规检测方法,只在疑难病例诊断或者产前诊断时采用。

先天性肝纤维化的诊断特点:①幼年或青年发病,门静脉高压,肝炎(一);②肝功能良好;③影像:肝脏各种比例正常;④转氨酶升高 1～2 倍,碱性磷酸酶升高 1～5 倍;⑤肺纤维化 2%～5%,门脉海绵样变性 2.8%,肾小管损害。

明确诊断后,可采取的治疗策略:目前尚无特效的治疗方法来逆转或停止 CHF 的纤维化进程,临床上主要处理 CHF 所带来的并发症。目前能够治愈 CHF 的唯一方法就是肝移植,适用于难治性的门静脉高压和经保守治疗无效而反复发作的胆管炎患者。肝移植效果非常显著。

三、年轻医生的感悟

本例患者婴儿期起病,且直系亲属中有相同病史,首先需考虑基因病。由于肝穿刺活检有创伤,一旦活检结果不理想后难以反复活检,因此在排除其他情况后可行基因检测以明确诊断。

(整理:陆一帆;审核:朱林文思)

病例 7　特发性门静脉高压

一、病历摘要

(一)病史归纳

患者,女性,19 岁,因"呕血黑便 1 天"门诊拟"上消化道出血"收住入院。

【现病史】

患者于 1 天前无诱因下出现恶心,并呕暗红色血 2 次,量较多(具体量诉说不清);解黑便 1 次,量不多;伴有头晕,心悸,面色苍白,黑蒙;无晕厥,无黄疸,无腹痛,无胸痛,无气急。为求进一步诊治,门诊拟"上消化道出血"收住入院。

患者病来神志清,精神软,胃纳欠佳,睡眠尚可,小便量少,体重无明显增减。

【既往史】

既往体健。否认高血压、糖尿病等病史,否认结核、肝炎等传染病史,否认手术、外伤、输血、中毒史,否认药物食物过敏史,曾有油漆致皮疹史。

【个人史】

无殊。

(二)体格检查

体温 37.7℃,心率 100 次/分,血压 110/70 mmHg,呼吸 20 次/分。神志清,精神软,贫血貌,皮肤、巩膜无黄染,浅表淋淋巴结未及肿大,甲状腺未及肿大。两肺呼吸音清,未闻及干湿啰音。心界正常,心率 100 次/分,律齐,未闻及病理性杂音。腹平软,无压痛,肝脾肋下未及,墨菲征阴性,麦氏点无压痛,包块未扪及。移动性浊音阴性,肠鸣音 5~6 次/分。双下肢无浮肿。神经系统阴性。

(三)辅助检查

【实验室检查】

1. 血常规:白细胞计数 2.5×10^9/L,中性粒细胞百分比 55.4%,红细胞计数 2.36×10^9/L,血红蛋白 69 g/L,血小板计数 62×10^9/L。

2. 肝肾功能:白蛋白 36.8 g/L,谷丙转氨酶 31 U/L,谷草转氨酶 28 U/L,总胆红素 17.2 μmol/L,谷氨酰转肽酶 1311 U/L↑,胆碱酯酶 4303 U/L↓。

3. 凝血类:纤维蛋白原 1.47 g/L↓,余指标正常。

4. 血铜蓝蛋白：0.28 g/L。

5. 乙肝三系、丙肝抗体、ANA、CEA、CA199、血氨、铁蛋白正常。

【影像学检查】

1. 上腹 B 超：胆囊水肿，胰头、胰体增大，不排除胰腺水肿可能，脾肿大，脾静脉内径 1.47 cm，腹腔积液。

2. 胸片、心电图未见异常。

3. 全腹 CT：脾大，门静脉高压，腹腔积液，盆腔积液，胰腺密度减低。

4. 胃镜：食管胃底静脉重度曲张，慢性浅表性胃炎。

5. 骨穿：粒、巨两系成熟左移伴轻度缺铁。

(四)目前诊断

1. 食管胃底静脉曲张破裂出血。

2. 特发性门静脉高压。

3. 脾功能亢进。

(五)诊治经过

入院后予垂体后叶激素降低门脉压力，泮托拉唑针抑酸。患者住院期间感胸闷，大便颜色转黄，查血气分析氧分压 78 mmHg，二氧化碳分压 30.5 mmHg，复查血常规白细胞计数：1.5×10^9/L，中性粒细胞百分比 75.8%，血红蛋白 61 g/L，超敏 C-反应蛋白<1 mg/L。予垂体后叶激素时减量至停用，改普萘洛尔 10 mg bid 降低门脉压力，螺内酯 40 mg bid，呋塞米 20 mg qd 利尿。左下肺可及湿啰音，复查胸片示两下肺少许炎症，予头孢哌酮钠舒巴坦抗炎后啰音消失。

后转外科全麻下行脾切除、贲门胃底周围血管离断、近端脾肾静脉分流、肝活检、腹腔引流术。术中测门脉压力 37 mmHg，脾大小约 20 cm×20 cm×18 cm，腹腔内见少量淡黄色腹水。手术顺利，术后予抗炎、补液、营养支持对症治疗，患者恢复顺利，伤口甲级愈合，病情稳定出院。

术后病理肝硬化(早期)，慢性淤血性脾肿大，脾门淋巴结慢性炎。

二、临床思维分析

患者因上消化道出血入院，经内镜检查诊断为食管胃底静脉曲张出血。食管胃底静脉曲张继发于门静脉高压症。门静脉高压症(portal hypertension)，是指门脉系统血流受阻和/或血流量增加，导致门脉系统压力持续病理性升高。正常门静脉压力(PVP)为 5～10 mmHg，PVP 或肝静脉楔压(WH-VP)大于 12 mmHg 即为门静脉高压。门静脉血流量增加和(或)门静脉阻力升高的因素会导致门静脉高压。

(一)门静脉血流量增加

1.动脉-门静脉瘘(包括肝内、脾内及其他内脏)。

2.脾毛细血管瘤。

3.门静脉海绵状血管瘤。

4.非肝病性脾大(如真性红细胞增多症、白血病、淋巴瘤等)。

(二)门静脉血流阻力增加

1.肝前型

(1)血栓形成:门静脉血栓形成、脾静脉血栓形成、门静脉海绵样变。

(2)门静脉或脾静脉受外来肿瘤或假性胰腺囊肿压迫或浸润,或门静脉癌栓。

2.肝内型

发病率占90%以上。最常见肝炎后肝硬化引起的门静脉高压。

(1)窦前型:早期血吸虫病、先天性肝纤维化、特发性门静脉高压、早期原发性胆汁性肝硬化、胆管炎、肝豆状核变性、砷中毒、硫唑嘌呤肝毒性、骨髓纤维化(早期)、结节病、骨髓增生性疾病等。

(2)窦型/混合型:肝炎肝硬化、酒精性肝硬化、脂肪肝、不完全间隔性纤维化、肝细胞结节再生性增生、维生素A中毒、氨甲蝶呤中毒、晚期血吸虫病及胆管炎等。

(3)窦后型;肝静脉血栓形成或栓塞、布-加氏综合征等。

3.肝后型

发病率占1%。由肝静脉和(或)其开口及肝后段下腔静脉阻塞性病变引起,主要见于Budd-Chiari综合征、下腔静脉闭塞性疾病、缩窄性心包炎、慢性右心衰、三尖瓣功能不全(先天性、风湿性)等。

三、年轻医生的感悟

患者因食管胃底静脉曲张破裂出血入院,临床上多见于肝硬化失代偿期,通常患者有长期肝病病史。但针对既往无肝病病史的消化道出血患者,也需警惕静脉曲张性出血。在门静脉高压患者中,不同病因、治疗方式和预后都有差异,不可简单将门静脉高压和肝硬化等同。

(整理:蔡畅;审核:朱林文思)

病例 8　胰腺囊腺瘤癌变

一、病历摘要

(一)病史归纳

患者,男性,44 岁,因“反复腹痛、大便烂 1 年余”于 2010 年 7 月 5 日由门诊拟“直肠多发性息肉”收住入院。

【现病史】

患者 1 年余开始出现左下腹隐痛,持续性,能忍,无放射痛;无恶心、呕吐,无呕血、黑便;大便为黄色稀烂便,每天 2～3 次,偶有黏液,无脓血便,无里急后重感;无畏寒、发热,自服诺氟沙星等药物后能缓解。近日上述症状再发,故今来我院门诊就诊,行结肠镜检查示:“直肠多发性息肉”。

【既往史】

无殊。

【个人史】

无殊。

(二)体格检查

体温 37℃,心率 72 次/分,血压 140/100 mmHg,呼吸20 次/分。神志清,精神可,皮肤、巩膜无黄染,气管居中,甲状腺不肿,两肺呼吸音清,未闻及干湿啰音。心率 72 次/分,律齐,未及病理性杂音。腹软,平坦,未见胃肠型及蠕动波,未见曲张静脉,无明显压痛及反跳痛,肝脾肋下未及,移动性浊音(－),肠鸣音 4～6 次/分,双下肢不肿,NS(－)。

(三)辅助检查

【实验室检查】

1. 血生化:总胆红素 23.49 μmol/L,直接胆红素 6.2 μmol/L,丙氨酸氨基转移酶 24 U/L,天冬氨酸氨基转移酶 23 U/L,r-谷氨酰转肽酶 143.0 U/L,肌酸激酶 225 U/L,肌酸激酶同工酶 29 U/L,血糖 7.16 mmol/L,甘油三酯 2.9 mmol/L,游离脂肪酸 802.4 μmol/L,其余各项指标均在正常范围。

2. 血常规:血红蛋白 183 g/L,红细胞计数 5.58×10^{12}/L,白细胞计数

6.93×10^{9}/L，血小板计数 188×10^{9}/L，中性粒细胞百分比 66.1%。

3. 尿常规：细菌沉渣 29/μL，其余各项指标均在正常范围。

4. 男性肿瘤类：铁蛋白>500 ng/mL，其余各项指标均在正常范围。

5. 空腹血糖 6.31 mmol/L。

6. 凝血功能、大便常规未见明显异常。

【影像学检查】

1. 肝胆脾胰双肾及腹水 B 超：①不均质脂肪肝；②肝门静脉增宽伴蜂窝样回声：门脉海绵样变？建议患者行上腹 CT 检查。

2. 胸片：两肺未见明显实质性病变。

3. 心电图：窦性心律，轻度电轴左偏。

4. 上腹 CT 平扫＋增强：胰尾部低密度灶(3.0 cm×2.3 cm，边界不清，增强后未见明显异常强化，内见分隔。胰管未扩张)，考虑囊腺瘤可能大，建议进一步检查。

5. 追问患者病史：自述 22 年前医生体检时发现胰腺上有个小东西，但未重视，之后也未曾关注，未曾行相关检查。

6. 结肠镜：发现结肠、直肠多发性息肉，予内镜下行息肉高频电凝电切除术。病理提示：炎性息肉伴管状腺瘤形成，腺上皮低级别上皮内癌变(轻度异要多型增生)。

7. 胰腺超声＋胰腺穿刺：十二指肠降部乳头上方见约 1.5 cm×1.5 cm 的息肉样隆起，表面似有开口。超声呈低回声结构，内部回声均匀，起源于超声第二回声层。胰腺尾部可见低回声结构，约 38 mm×35 mm，边界欠清；内部回声不均，中间可见团块状偏高回声，包膜呈膨胀性生长，未见明显血管压迫。予 EUS(超声内镜检查术)引导下 22G 穿刺针抽取组织 3 条及细胞图片送检，并见门静脉增宽约 1.6 cm，扭曲。

8. 病理结果：胰腺组织内见数片不典型增生的细胞，癌可能，请结合临床。十二指肠黏膜慢性炎。

9. 细胞涂片：(胰腺)涂片内找到少量肿瘤细胞。

(四)目前诊断

1. 胰腺囊腺瘤癌变。

2. 胰源性门静脉高压。

3. 肠道良性肿瘤。

二、临床思维分析

该病例需要分析的是患者胰腺囊性肿瘤的性质，以及是否与 22 年前就有的胰腺占位病史有关。表 8-1 总结了胰腺囊性肿瘤的分型及特点。胰腺囊腺瘤(pancreatic cystic neoplasms,PCN)在普通人群中的发病率为 2%～45%。PCN 生长缓慢,一般病史较长,有报道最长可达 30 年,如本例患者 22 年前就有胰腺占位病史。PCN 是以胰管或腺泡上皮细胞增生、分泌物潴留形成囊肿为主要特征。囊腺癌常由囊腺瘤恶变而来,即使是原发性囊腺癌,其病程也比胰腺癌长。上腹胀痛或隐痛、上腹部肿块是胰腺囊性肿瘤的主要临床表现;其次有体重减轻、黄疸、消化道出血、各种胃肠道症状和肝转移。

表 8-1 胰腺囊性肿瘤的主要特点

肿瘤类型	年龄段	发病率	好发部位	囊液特征	影像学特征	恶变倾向
浆注脚性囊泉瘤	老年	女性＞男性	约 50%在胰体	清亮稀薄,癌胚抗原和淀粉酶水平低	多微囊,蜂窝状,囊壁较薄,中心可见星状缀痕及钙化	很低
黏液性囊性肿瘤	中年	女性＞男性	80%～90%在胰体尾部	黏液,常黏稠,癌胚抗原水平高,淀粉酶水平低	多单发,囊壁较厚,可见壁结节、蛋壳样钙化及分隔	中等至高等
导管内乳头状黏液性肿瘤	老年	男女相当	胰头、钩突	黏液,常黏稠,癌胚抗原水平中等或高等,淀粉酶水平高	胰管扩张,囊实性混合,边界清晰	主胰管受累则为高等,分支胰管受累则为中等
实性假乳头状肿瘤	青年	女性＞男性	胰头、体、尾部比例相当	血性,癌胚抗原水平低	囊实性占位	低度恶性,常局部侵犯

各类 PCNs 性质不同,预后完全不同,癌变发生率也存在较大差异。因此,准确的定性诊断对选择治疗策略意义极大。不同囊性肿瘤虽有各自好发年龄及影像学特点,但对于不典型患者的鉴别诊断往往非常困难。

临床表现:胰腺囊性病变主要以中老年女性多见,肿瘤生长缓慢,多数无症状,在体检时发现。随着肿瘤逐渐增大,压迫邻近器官或肿瘤囊内压力增高,出现上腹部疼痛不适或腹部肿物,少数病例可有梗阻性黄疸、消化道出血、急性胰腺炎等表现。此外,胰腺导管内乳头状黏液性肿瘤(intraductal papillary mucinous neoplasm,IPMN)可反复发作胰腺炎,病程长者可表现为脂肪泻、糖尿病和体重下降等胰腺内外分泌功能不全的症状。

诊断：目前可大致分为影像学检查、囊液分析和内镜检查三部分。①影像学诊断：应关注肿瘤的生长部位、单发或多发、病变大小、胰管直径、病变是否与胰管相通、有无壁结节、有无钙化等。建议同时采用增强型计算机断层扫描（CT）、磁共振成像（MRI）及磁共振胰胆管造影（MRCP）等多种检查手段。②针吸囊液分析及细胞学检查内镜超声下细针穿刺可以获取组织和囊液，进行肿瘤标志物、淀粉酶或分子生物学检测。③内镜检查：内镜下逆行胰胆管造影、胰管镜检查、胰腺导管内超声、相干光断层扫描、激光共焦纤维内镜等。

在明确诊断后胰腺囊性肿瘤因其生长特性，需要给患者一个科学的治疗策略。胰腺囊性疾病治疗方案的制订，取决于对疾病性质、生物学行为的评估，还应考虑患者的年龄、一般状况、治疗意愿、医疗及随访条件等诸多因素（图 8-1）。大部分 PCN 为良性，临床上仅需密切观察，对手术指征的把握需谨慎。由于 PCN 对其他治疗均不敏感，手术切除仍是最主要、最关键的治疗手段。如果影像学表现或囊液分析结果显示有相应的手术指征，则建议应尽早行手术治疗。对于有明显症状、确诊或可疑恶性的 PCN，均推荐手术治疗。手术的目的不仅在于切除有明确侵袭性癌的病变，也要切除中度或重度异型增生改变的病变，对于提高长期生存率及缓解症状均有直接效果。但考虑到胰腺手术并发症发生的风险及高危、高龄患者高手术风险的客观原因，对于无恶性表现的 PCN，是否必须立刻外科手术治疗尚存争议。对于肿瘤最大径＜3 cm、CA199 无升高、无临床症状并排除恶变者，可以考虑保守观察的方法，定期随访。

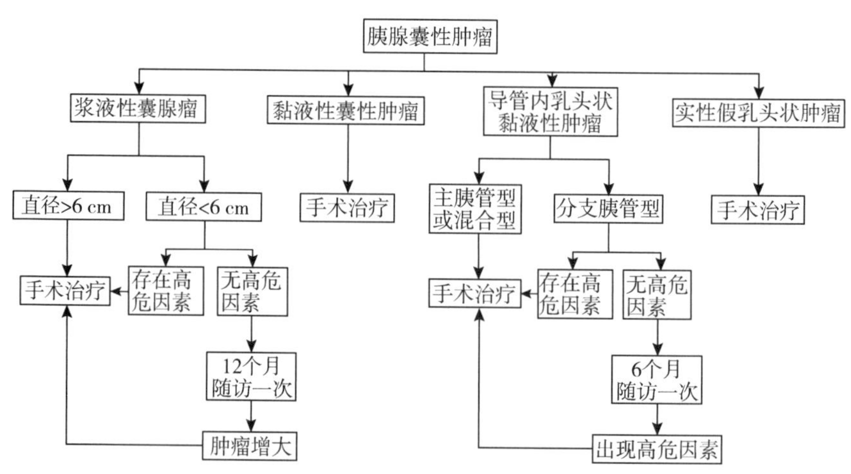

图 8-1 胰腺囊性肿瘤治疗路线

三、年轻医生的感悟

胰腺囊性占位发病率虽较低，但因我国人口总数巨大，在临床中也时有遇到。胰腺癌恶名在外，患者一旦被告知胰腺占位后经常处于惊恐之中。其实胰腺囊腺瘤病情发展缓慢，多数患者不会恶变，只要及时随访、保守治疗即可。但另一方面，如本例患者，22 年前就发现胰腺占位，此后并无规律随访，幸而在体检中发现腺瘤恶变及时干预。我们当以此为戒，合理管理胰腺囊腺瘤患者，安排科学的随访方式，保障患者预后。

（整理：蔡畅；审核：朱林文思）

病例9　肝小静脉闭塞综合征

一、病历摘要

(一)病史归纳

患者,男性,54 岁,因“乏力、腹胀、少尿 1 月余”,门诊拟“肝功能异常待查”收住入院。

【现病史】

患者 1 月余前无明显诱因下出现乏力、腹胀、尿量减少(具体未记录),伴胃纳减少,无恶寒、发热,无恶心、呕吐,无腹痛、腹泻,当时未予重视。因症状无缓解,于 2 月 19 日到淳安县某卫生院就诊,查“肝功能提示丙氨酸氨基转移酶729 U/L,天冬氨酸氨基转移酶 988 U/L,总胆红素 35.7 μmol/L;乙肝表面抗体阴性;白细胞计数 8.7×10^9/L;B 超提示肝大,肝内占位性病变,胆囊壁水肿,胆囊息肉,大量腹水”。在淳安县某医院就诊,予输液及服药(具体不祥)治疗 3 天,症状无缓解。故自服当地土方中药 1 周,腹胀进行性加重,尿量减少,到本院复查“B 超提示肝内多发实质性占位性病变,胆囊壁毛糙,腹腔积液”。为进一步诊治收住入院。

一般情况无。

【既往史】

既往体健,否认高血压、糖尿病等重大内科疾病史,否认肝炎、结核等传染病史,否认手术、外伤、中毒、输血史,否认食物、药物过敏史。

【个人史】

有 30 年饮酒史,每天白酒半斤;吸烟 30 余年,每天 1～2 包。

(二)体格检查

体温 36.4℃,心率 70 次/分,血压 130/90 mmHg,呼吸18 次/分。神清,精神软,肝病面容,皮肤、巩膜轻度黄染,浅表淋巴结未及肿大,肝掌(+),颜面及颈胸部毛细血管扩张,皮肤无瘀斑、瘀点,心脏(−),双肺呼吸音偏低,未及干湿啰音,腹稍隆,按之软,全腹无压痛及反跳痛,墨菲征(−),肝肋下 1 cm,剑突下 4 cm,质中偏硬,无触痛,肝区叩痛(−),脾肋下未及,移动性浊音(+),双下肢轻度凹陷性浮肿,双肾区叩痛(−),NS(−)。

(三)辅助检查

【实验室检查】

1. 血常规:(3 月 2 日)白细胞计数 5.1×10^9/L,中性粒细胞百分比 72.7%,血

小板计数 66×10^9/L。(3 月 13 日)白细胞计数 7.2×10^9/L,中性粒细胞百分比 81.2%,血小板计数 53×10^9/L。

2. 二便常规:无殊。

3. 腹水常规及生化:黄色,李凡他试验(－),红细胞计数 540×10^9/L,有核细胞 40×10^9/L;腹水涂片未找到肿瘤细胞。

4. 肝炎全套:乙肝表面抗体及乙肝核心抗体阳性,余皆阴性。

5. 自身免疫性肝炎抗体全套(－),HBV-DNA (－)。

6. 凝血全套:(3 月 2 日)凝血酶原时间 16.6 s,凝血酶原活动度 59.5%。(3 月 8 日)凝血酶原时间 13.9 s,凝血酶原活动度 73.1%。(3 月 19 日)凝血酶原时间 14.3 s,凝血酶原活动度 70%,D-二聚体 864 μg/L。

7. 生化全套:(3 月 2 日)丙氨酸氨基转移酶 306 U/L,天冬氨酸氨基转移酶 402 U/L,总胆红素 40.6 μmol/L,直接胆红素 19 μmol/L,白蛋白/球蛋白 28/27.3, Na^+ 133.2 mmol/L, Cl^- 93 mmol/L。(3 月 8 日)丙氨酸氨基转移酶 139 U/L,天冬氨酸氨基转移酶 136 U/L,总胆红素 46.2 μmol/L,直接胆红素 14.9 μmol/, Na^+ 128.5 mmol/L, Cl^- 89.5 mmol/L。(3 月 19 日)丙氨酸氨基转移酶 169 U/L,天冬氨酸氨基转移酶 245 U/L,总胆红素 74.3 μmol/L,直接胆红素 42.2 μmol/L,白蛋白/球蛋白 29.1/25.4, Na^+ 126.3 mmol/L, Cl^- 87.6 mmol/L。

8. 电解质:(3 月 12 日) Na^+ 118.3 mmol/L, Cl^- 82.5 mmol/L。(3 月 13 日) Na^+ 121.1 mmol/L, Cl^- 83.4 mmol/L。(3 月 15 日) Na^+ 124.2 mmol/L, Cl^- 89.1 mmol/L。

9. 血气分析:(3 月 13 日)pH 值 7.442,二氧化碳分压 30.4 mmHg,碱剩余 －2.8 mmol/L, HCO_3^- 20.2 mmol/L。

【影像学检查】

1. B 超:(3 月 13 日)肝弥漫性病变,胆囊炎、胆囊息肉、腹腔积液。

2. CT:(3 月 2 日)肝静脉及下腔静脉改变,考虑肝小静脉闭塞症可能,请结合临床;脂肪肝;脾肿大;胸腹水;胆囊炎。

3. 胃镜:(3 月 6 日)食管静脉轻度曲张,慢性浅表性胃炎。

4. 心电图:窦性心律;低电压倾向。

5. 病理报告:(3 月 16 日)考虑肝静脉流出道梗阻(Budd-Chiari 综合征可能)。活检:肝细胞肿胀,部分水样变性,毛细胆管胆栓形成,肝内静脉扩张,血栓形成,肝内片状出血,含铁血黄素沉着,汇管区少量淋巴细胞、组织细胞浸润。免疫组化:CD34、F8 血管内皮细胞(＋),CD68 少数(＋)。

6. CT 口头报告:(3 月 20 日)肝静脉似有栓塞,下腔静脉通畅。

(四)目前诊断

1.肝功异常原因待查:酒精性肝病?其他?

2.肝内占位性质待查。

(五)诊治经过

肝科护理常规,一级护理,记 24 h 量。甘利欣、易必生、阿拓莫兰、丹参、维生素 K_1、支链氨基酸、呋塞米、螺内酯等护肝降酶、利尿,白蛋白、血浆对症支持治疗。其间行 2 次腹穿,分别抽腹水 450、1300 mL,并于 3 月 9 日行肝脏穿刺术。入院后,检查发现低钠低氯血症,予补 NaCl 对症治疗。

二、临床思维分析

患者因出现乏力、腹胀等表现入院,入院前发现肝功能异常,本次入院主要围绕引起肝功能异常的原因进行排查。常见病因包括慢性肝病病毒感染、酒精性损伤、脂肪肝、药物损伤、自身免疫性等多种因素。经初步排查,未发现有上述因素的存在,因此,围绕引起肝功能异常的少见原因进行排查及分析。

肝小静脉闭塞症(hepatic veno-occlusive disease,HVOD)是由于某种病因导致肝小叶中央静脉和小叶下静脉内皮肿胀或纤维化,引起非血栓性闭塞;由于肝小叶下静脉内皮肿胀或纤维化,引起血栓闭塞;由于肝小静脉广泛阻塞引起肝淤血,肝细胞坏死,结缔组织增生,形成肝硬化、肝内窦后性门静脉高压症。临床上可表现为肝大或伴脾大,黄疸,门静脉高压,食管静脉曲张,腹水。诊疗进展:早在 1945 年,Mefarlane 就有报道 VOD。1953 年,Hill 报道 150 例牙买加儿童服用千里光致 VOD(当时称浆液性肝病)。1954 年,在 Fellife 和 Bras 的报道中使用了 VOD 这一名词。1980 年,侯景亮报道服用土三七过量引起 VOD。近年来,由于对该疾病的认识提高,以及骨髓干细胞、肝移植的增多,VOD 的报道逐渐增多。

病因:①植物类:食入含有吡咯生物碱类草药,常见的有千里光(狗舌草)、猪尿豆、野百合及土三七等。②化学类:达卡巴嗪、血消胺、硫唑嘌呤、硫鸟嘌呤、硫嘌呤、砷剂、乌拉坦、卡莫司汀、丝裂霉素、卡莫司丁等。③放疗:放疗可致 VOD,一次性全身放疗比分多次全身放疗的 VOD 发生率高,肝区放疗照射量超过 35 Gy 时可引起 VOD。④骨髓造血干细胞移植:异基因骨髓移植 VOD 发生率在 2%~4%,多发生在移植后 20 d 内,且明显高于同种基因移植。外周血干细胞移植的 VOD 发生率低于骨髓移植。但发生 VOD 的原因与移植及大剂量化疗后的毒性有关。

造血干细胞移植与 VOD 相关,国际上的诊断标准有两种。巴尔的摩标准,即造血干细胞移植后 21 d 出现总胆红素≥34 μmol/L 且出现以下任何 2 项者:①肝大伴疼痛;②腹水;③体重增加,超过原先 5%。西雅图标准,即造血干细胞移植后

20 d 内，至少出现以下 2 项者：①总胆红素≥34 μmol/L；②肝大，伴上腹疼痛；③腹水；④体重增加，超过原先 2%。

病理：VOD 病理可分为 3 期。①急性期：肝小叶中央静脉和小叶下静脉内皮肿胀，血液回流受阻，中央静脉周围肝窦明显扩张淤血，肝细胞不同程度坏死。②亚急性期：受累肝小静脉内皮增生，纤维化，管腔狭窄，血液回流受阻加重，肝小叶中央区肝窦有扩张，中央静脉周围纤维化但尚未形成假小叶。③慢性期：假小叶形成，肝内有淤血伴有细小结节形成，为非门脉性肝硬化。

临床表现：①急性期：服用吡咯生物碱类草药或化学药品后，一般在 3 周左右发病，骨髓或造血干细胞抑制一般在 20 d 内起病，患者突然出现肝区胀痛，肝大，腹胀，纳差，恶心、呕吐，可出现黄疸，肝功能明显异常可出现腹水。②亚急性期：持续性肝大，腹水，肝功能异常加重。

酒精性肝病的病理变化：①肝细胞脂肪变；②肝细胞水样变性（比较常见）；③Mallory小体；④巨大线粒体；⑤细胞内铁颗粒沉积；⑥凋亡小体及肝细胞坏死。

酒精性肝炎并发症：肝内胆汁淤积：胆红素 68.4～102.0 μmol/L。酒精性肝病肝活检可有 25%胆汁淤积。

布加征：肝静脉及下腔静脉完全阻塞引起肿胀及排血障碍，可见蛛网征，肝静脉内可有血栓形成，位于肝右静脉或流出道全部受累。

本病历诊断：①肝小静脉闭塞症诊断不能成立；②酒精性肝病成立；③布加综合征诊断要根据影像学结果。

三、年轻医生的感悟

本案例患者中年男性，以乏力、腹胀、少尿急性起病，辅助检查主要表现为肝功能受损，因此寻找肝功能异常的病因是本案例讨论的重点。回顾患者病史，引起肝功能受损的病因可能有长期大量饮酒、土方中药、乙肝病毒、自身免疫性疾病、肝脏肿瘤。患者自身免疫性肝炎抗体均阴性，乙肝表面抗体和核心抗体阳性，HBV-DNA 阴性，因此，乙肝病毒感染、自身免疫性疾病引起急性肝炎暂不考虑。在服用土方中药前，患者已经有急性肝炎表现，因此长期大量饮酒导致急性肝炎发作首先考虑，土方中药加重病情不能排除。腹部 CT 提示肝静脉及下腔静脉改变，考虑肝小静脉闭塞症可能。肝小静脉闭塞症和布加综合征在临床表现、血检、影像学上表现相似，难以鉴别诊断。为了进一步明确病因，肝脏穿刺活检非常必要。肝脏活检结果提示肝细胞肿胀、水样变，毛细胆管胆栓形成，符合酒精性肝病表现，从而可以更好地指导下一步治疗以及患者宣教，以改善患者的预后。

（整理：蔡畅；审核：马盼盼）

病例 10　Gilbert 综合征

一、病历摘要

(一)病史归纳

患者,女性,54 岁,农民,因“反复下肢痛、腹痛伴黄疸 2 月余,再发半月”于 2008 年 7 月 14 日收住入院。

【现病史】

患者 2 月余前无明显诱因下出现双足刺痛,逐渐上移,最终固定于腹部疼痛,脐周为主,阵发性,喜按压,无恶心、呕吐,无腹泻。持续半月,腹痛逐渐加重,就诊于东阳某医院,腹部平片示“肠腔积气”。外院 CT 示“盆腔底部钙化灶”,B 超示“左肾小结石”,对症治疗后无明显缓解。2008 年 5 月 24 日至 6 月 9 日于我院住院治疗,生化示“总胆红素 99.5 μmol/L,直接胆红素 11.7 μmol/L,间接胆红素 87.8 μmol/L”。血常规示“白细胞计数 6.6×10^9/L,血红蛋白 122 g/L,血小板计数 129×10^9/L,网织红细胞 1.7%”。肝炎类、肿瘤类、凝血类、肾功能、心肌酶谱、血清淀粉酶均未见异常。腹部 CT 示“肠系膜下动脉管腔狭窄,周围附壁斑块形成;胆囊增大,胆总管上段轻度扩张,考虑炎性病变可能”。腹部超声示“胆囊炎伴胆囊内炎性胆汁淤积;脾偏大,厚 0.41 cm;左肾小结石”。胃镜示“慢性浅表性胃炎”。肠镜示“结肠息肉,活检+氩气切除,病理:管状腺瘤;缺血性肠炎”。胶囊内镜未见异常。MRCP 示“肝外胆管轻度扩张;胆囊增大伴炎症”。心脏超声、冠脉 CT、双下肢静脉超声、脑电图均未见异常。经对症治疗后腹痛缓解,患者要求出院。

半月前患者腹痛再发,于 2008 年 7 月 14 日再次入住我院。

【既往史】

既往体质尚可,否认高血压、糖尿病、心脏病史,否认肝炎肺结核病史,有 3 岁患脑膜炎病史,否认手术、重大外伤、输血史,有“磺胺类”过敏史,口服后出现尿少皮疹。预防接种史随社会。

【个人史】

无殊。

(二)体格检查

皮肤、巩膜轻度黄染,甲状腺无肿大,心肺(一),腹平软,无压痛、反跳痛,未及包块，肠鸣音不亢，移浊(－)，双下肢不肿，NS(－)。

(三)辅助检查

【实验室检查】

1. 血常规：(2008 年 7 月 14 日)白细胞计数 4.2×10^9/L，血红蛋白 108 g/L，血小板计数 122×10^9/L；(2008 年 7 月 16 日)白细胞计数 6.2×10^9/L，血红蛋白 127 g/L，血小板计数 128×10^9/L，网织红细胞 3.76%；(2008 年 7 月 17 日)白细胞计数 6.7×10^9/L，血红蛋白 126 g/L，血小板计数 140×10^9/L，网织红细胞3.89%；(2008 年 7 月 20 日)白细胞计数 3.6×10^9/L，血红蛋白 110 g/L，血小板计数126×10^9/L，网织红细胞 2.86%。

2. 尿常规：(2008 年 7 月 14 日)隐血 2＋，胆红素 1＋，白细胞弱阳性；(2008 年 7 月 22 日)隐血弱阳性，白细胞弱阳性。

3. 大便常规＋OB 无殊。

4. 生化：(2008 年 7 月 14 日)总胆红素 102 μmol/L，直接胆红素 12 μmol/L，间接胆红素 90 μmol/L；(2008 年 7 月 18 日)总胆红素 67 μmol/L，直接胆红素 17.5 μmol/L，间接胆红素 49.5 μmol/L。

5. 凝血：纤维蛋白原 189 mg/dL。

6. CD55/CD59、Coombs 试验、ham 试验、冷凝集试验无殊。

7. 红细胞脆性试验：开始溶血 0.48 g/dL NaCl，完全溶血 0.32 g/dL NaCl。

8. 红细胞手工分类、血红蛋白电泳结果未返。

9. 肿瘤类、ANA 谱无殊。

10. (2008 年 7 月 16 日)行骨髓穿刺，骨髓常规示“红系明显增生伴粒系成熟障碍”。

【影像学检查】

1. 腹部 B 超示：①左肾小结石，米粒大小；②肝胆胰脾未见异常。

2. 双下肢肌电图未见异常。

(四)目前诊断

黄疸待查：溶血性贫血？

(五)诊治经过

患者入院予丹参粉活血，泮立苏抑酸，异丙嗪、阿托品、布桂嗪、哌替啶、多瑞吉止痛。止痛药使用后患者便秘腹胀，通便后腹痛逐渐缓解。目前，腹部阵发性隐痛，脐周轻压痛。脐周、大腿内侧出现一过性皮疹，瘙痒，皮肤科会诊“慢性荨麻疹”。

二、临床思维分析

患者黄疸待查入院。黄疸按照病因学进行分类，主要包括溶血性黄疸、肝细胞性黄疸、胆汁淤积性黄疸、先天性非溶血性黄疸。其中,前三类最为多见,最后一类较罕见。该患者总胆红素升高,间接胆红素为主,根据病因主要包括溶血性贫血、UGT 基因变异及其他原因,鉴别如下。

(一)溶血性贫血

凡是能引起溶血的疾病都可产生溶血性黄疸,包括:①先天性溶血性贫血,如珠蛋白生成障碍性贫血、遗传性球形红细胞增多症等;②后天性获得性溶血性贫血,如自身免疫性溶血性贫血、输血后溶血、蚕豆病、伯氨喹、蛇毒、毒蕈、阵发性睡眠性血红蛋白尿等。临床多表现为轻度黄疸,呈浅柠檬色,急性溶血时可伴有发热、寒战、呕吐、腰痛、头痛、血红蛋白尿、大便颜色加深等,严重者可有急性肾衰竭。慢性溶血多为先天性,可伴有脾肿大。实验室检验提示总胆红素、间接胆红素、尿胆原增加,溶血试验阳性。该患者红细胞脆性试验、Coombs 试验、ham 试验、冷凝集试验阴性,目前暂不考虑该病因。

(二)UGT 基因变异

主要包括 Gilbert 综合征和 Crigler-Najjar 综合征,后者多于婴幼儿期发病,暂不考虑。Gilbert 综合征可累计 3%～8%的人群,男性较多,多表现为血清间接胆红素增加而不具备溶血性贫血的表现,黄疸多为慢性、轻度、反复发作。临床缺乏特异性诊断技术,饥饿实验可协助诊断:禁食 24 h 复测血清总胆红素、间接胆红素上升 1.5～2.5 倍,上升绝对值(20.4～80.6 μmol/L),平均升高(42.35±10.27) μmol/L。低热量饮食(每日 1667.2 kJ)3 d,血清胆红素浓度较正常人上升至少 1 倍,网织红细胞升高 5%～20%。服利福平 600 mg,4 h 后再测总胆红素对照(TB 患者 0.45～0.60 mg)。本病诊断依据为:①间歇或波动黄疸,有家族史,全身情况良好;②巩膜黄染,肝大少见,肝功能:非结合胆红素偏高,余(—)。本病为良性疾病,通常无需治疗。

(三)其他原因

如某些药物、禁食状态、心脏手术、充血性心衰、脾功能亢进等。

需要注意的是,高胆红素血症易诱发缺血性心脏病危险。间接胆红素>120 mmol/L,出现倒 u 波。

三、年轻医生的感悟

患者中年女性,因反复腹痛、黄疸入院。患者脐周痛,腹部 CT 提示肠系膜下动脉管腔狭窄,周围附壁斑块形成,肠镜提示缺血性肠炎。患者黄疸待查,血检提示胆红素升高,间接胆红素为主,超声及 CT、MRCP 提示胆囊增大、胆囊内胆汁淤积、胆总管轻度扩张。患者间接胆红素升高为主,轻度贫血,骨髓穿刺提示红系增生明显，溶血性黄疸、肝细胞性黄疸首先考虑。红细胞脆性试验、Coombs试验、Ham试验、冷凝集试验阴性，可协助鉴别诊断。患者黄疸反复发作，转氨酶、肝脏合成功能未见明显异常，肝脏影像学检查未见明显异常，Gilbert综合征首先考虑，可完善饥饿实验协助诊断，肝脏穿刺鉴别诊断。Gilbert综合征临床少见，多有家族史，大多无需特殊治疗。本病例患者胆红素升高明显，易诱发缺血性肠病，需引起临床医生注意。

（整理：姚鑫怡；审核：马盼盼）

病例11　血吸虫肠病伴肠梗阻

一、病历摘要

(一)病史归纳

患者，男性，77岁，退休，因“反复腹痛腹泻1年余，伴大便不解3天”于2010年11月4日入院。

【现病史】

患者1年半前无明显诱因出现腹泻，每天5～6次，色黄，量不多，呈水样；便前腹痛，便后缓解，无黏液脓血，无里急后重，不夹未消化食物，于浙江省某医院门诊随访，予得舒特、米雅、呋喃唑酮等药物治疗，症状改善不明显。1年前患者于浙江省某医院行肠镜及钡灌肠检查，诊断为“炎症性肠病”。患者拒绝住院治疗，继续予贝飞达、米雅、甲硝唑等药物治疗。后患者症状反复，未明显好转。1年前患者开始出现右下腹疼痛，无放射痛，无恶寒、发热，便后腹痛无缓解，于浙江省某医院门诊随访，予西普乐等药物治疗缓解。后腹痛反复发作，9个月前患者腹痛加重，于浙江省某医院住院治疗，诊断为“不全性肠梗阻”。经相关治疗后，患者症状得到缓解，而后出院。出院后患者症状稳定。7个月前患者再次感右下腹疼痛，伴肛门停止排气排便，于外院住院治疗，诊断为“肠梗阻，回盲部息肉”，经相关治疗后，患者症状缓解后出院。出院后患者来我院门诊，予中药汤剂服用，患者情况稳定。患者于3个月前又因“肠梗阻”来我院住院治疗，2010年9月3日查肠镜示“升级肠息肉PSD术，回肠末端息肉，回盲瓣炎，大肠黑病变”，2010年9月7日病理提示“‘回盲瓣’黏膜中度慢性炎(活动性)；‘回肠末端’黏膜中度慢性炎伴炎性息肉形成；‘升结肠’管状绒毛状腺瘤伴低级别上皮内瘤变”，予丹参酮、新络纳等相关治疗后缓解，好转出院，予中医汤药调理。

患者3天前出现脐周腹痛，伴肛门停止排气、排便，纳少，每天吃馄饨10个左右；2天前服中药后呕吐褐色液体2次；1天前夜间饮清水后呕吐清水3～4次，量不多，无放射痛，无咯血，无恶寒、发热，无咳嗽、咳痰等。现为进一步治疗，门诊拟“不全性肠梗阻”收住入院。

患者病来神清，精神软，胃纳少，睡眠欠佳，小便无殊，大便如上述，体重无明显增减。

【既往史】

既往体质一般，2009 年因颅脑肿瘤在上海某医院行颅底肿瘤切除术，否认高血压、糖尿病、冠心病、支气管炎、哮喘等病史，否认肝炎、肺结核等传染病史，有重大手术、输血史，无明显外伤史，否认中毒史，有青霉素过敏史，否认其他药物食物过敏史。预防接种史随社会。

【个人史】

无殊。

(二)体格检查

体温 35.9℃，心率 68 次/分，血压 100/50 mmHg，呼吸19 次/分。神志清，精神可，左颌面部缺如，浅表淋巴结未及肿大，皮肤、巩膜无黄染。颈软，气管居中，甲状腺不大。双肺呼吸音清，未闻及干湿啰音，心率 68 次/分，律尚齐，未闻及病理性杂音。腹平坦，软，全腹未及包块，脐周部轻压痛，无反跳痛，肝脾肋下未及，麦氏点无压痛，墨菲征阴性，移浊阴性，肠鸣音约 2 次/分，双肾区无叩击痛，双下肢不肿，病理反射未引出。

(三)辅助检查

【实验室检查】

1. C-反应蛋白：67.63 mg/L。
2. 凝血类：正常。
3. 总 T_3：0.49(0.58～1.59) μg/mL；游离 T_3：1.65(1.71～3.71)。
4. 钠离子：124.8(135～145) mmol/L。
5. 铁蛋白：589.7(16.4～293.9) ng/mL。
6. 鳞状上皮细胞癌抗原：16.10(0～1.5)。

【影像学检查】

1. (2009 年 7 月 10 日省某医院)钡灌肠：符合结肠炎症性病变表现。
2. (2009 年 7 月 10 日省某医院)结肠镜：结直肠炎(结肠镜检查未全程完成)
3. (2010 年 5 月 4 日外院)电子肠镜：结肠多发溃疡性质待定，回盲部息肉，回盲部憩室，回肠末端炎，结肠血管畸形，病理示：(回盲部)管状-绒毛状腺瘤伴上皮轻度异型增生(回盲部)，黏膜慢性炎伴血吸虫卵沉积，抗酸(－)。
4. (2010 年 9 月 2 日省某医院)肝胆胰脾 B 超：①血吸虫病肝脏；②肝内囊肿；③慢性胆囊炎伴胆囊息肉。
5. (2010 年 9 月 3 日)肠镜：升结肠息肉，回肠末端息肉 PSD 术，回盲瓣炎，大肠黑病变。(2010 年 9 月 7 日)病理:①“回盲瓣”黏膜中度慢性炎(活动性);②“回肠末端”黏膜中度慢性炎伴炎性息肉形成;③“升结肠”管状绒毛状腺瘤伴低级别上皮内瘤变。

(四)目前诊断

1. 腹痛待查。肠梗阻?

2. 血吸虫病肝脏。

3. 慢性胆囊炎伴胆囊息肉。

(五)诊治经过

入院后予以完善各项检查,治疗上予丹参酮改善循环,乐凡命、水乐维他等营养支持,中药对症治疗。

二、临床思维分析

患者慢性腹痛腹泻病史,大便每天 5～6 次,曾钡剂、结肠镜诊断炎症性肠病,此属 UC 抑或 CD,具体不详。近 1 年来右下腹痛、便秘、恶心呕吐,诊断不全性肠梗阻。近来加重,每月发病 2 次,原因不明,既往肠镜提示结肠溃疡。鉴别诊断如下。

(一)不全性肠梗阻

老年患者长期卧床引起不完全性肠梗阻,胃肠蠕动减慢,导致粪便在肠内停留时间过长,粪便干燥引发不全性肠梗阻。

(二)血吸虫病肠病

CT 可见受累肠壁增厚及肠壁钙化,病理巨检表现肠壁增厚变硬,肠黏膜增厚呈息肉样增生及弥漫性纤维化,间杂有数量不等钙化虫卵和钙化斑块,肠腔狭窄。依次侵犯直、乙、降、升、回盲部全结肠。息肉好发部位依次为全结肠(结肠多发息肉)升、直、乙。由于血吸虫肠病较少,且与 UC、CD、肠结核及结肠癌易混淆,故应鉴别。血吸虫肠病可致肠壁增厚,钙化,弥漫性纤维化导致肠腔狭窄是本例频发不全性肠梗阻基础病变。患者平时少进食水果蔬菜,活动少,皆会导致肠蠕动减少,粪便干燥,导致不全性肠梗阻发病。

(三)结肠黑变病

结肠黑变病(melanosis coli,MC)是以结肠黏膜黑色素沉着为特征的非炎症性肠病,其本质是结肠黏膜固有层内巨噬细胞含有大量脂褐素。73%的 MC 与服用蒽醌类泻药有关(姜鼠、李皮、番泻叶、大黄等),牛黄解毒片、麻仁通肠丸、芦荟、果导、比沙可啶亦可引起 MC。服泻药可致 MC,其中连续服泻药<1 年致 MC 占77.78%,连续服泻药>1 年致 MC 占81.06%。但并非 MC 都与泻药有关,1/4 MC

有长期服药史，1/4 MC 无长期服药史。有患者随便秘减轻而 MC 减轻或消失。便秘可能是原因之一。

对有便秘和长期口服泻药病史的 MC 患者，应高度警惕结肠癌，癌变率为 1.8%。癌变平均 28 年，病程 15～20 年后，增加 1%，国外癌变率 3%～5%，甚至 10%；我国 0.8%～1.1%，10 年以上要注意癌变。MC 无特效药物，随便秘症状改善。停服泻药后，MC 即减轻、消失。对 MC 要长期随访肠镜。

(四)溃疡性结肠炎(UC)并发症之一——肠梗阻

该病发生率为 8.11%，狭窄往往多见左半结肠、乙状结肠。狭窄原因并非纤维组织增生，而是黏膜增厚，也可因假息肉原因阻塞肠腔。UC 肠外表现 20.9%，关节病变 9.7%，依次胆病变(psc 7.9%)，皮肤病变 5.4%，口 3.8%，眼 2.3%。实验室指标：pANCA，UC 有黏膜血管炎时阳性率高，敏感性 32.5%，特异性 100%。UC 完整诊断：包括临床类型、严重程度、病变范围、病情分期和并发症五方面。类型：慢性复发型、慢性持续型、暴发型、初发型。严重程度：①轻度：腹泻＜4 次/天，不含或含少量血，体温正常，心率正常，无或仅轻度贫血，血沉正常。②重度：腹泻＞6 次/天，黏液血便，体温＞37.5℃，心率＞90 次/分，贫血，血沉＞30 mm/h。③中度：两者之间。病变范围：广或全结肠。病情分期：活动期、缓解期。

(五)白塞氏病

这是一种全身性免疫系统疾病，属于血管炎的一种。其可侵害人体多个器官，包括口腔、皮肤、关节肌肉、眼睛、血管、心脏、肺和神经系统等，主要表现为反复口腔溃疡和会阴部溃疡、皮疹、下肢结节红斑、眼部虹膜炎、食管溃疡、小肠或结肠溃疡及关节肿痛等。多发于肠系膜对侧，溃疡是圆形而易穿孔，亦有直径 2～3 cm 大溃疡。病变从食道至大肠全消化道都可见，回肠末端和盲肠占 80.2%，小肠 36.4%，胃 12%。

患者超声提示血吸虫病肝脏，需警惕血吸虫病肝硬化的发生。血吸虫病肝硬化、钙化特征：肝内线样、网状、蟹爪状、地图样、团块样、龟板状改变，门静脉系统血管壁钙化，肠壁钙化，血吸虫病肠病。显微镜下，肠壁各层有陈旧性或钙化的血吸虫卵沉着，病变部位黏膜增厚，黏膜下结缔组织增生，伴不同程度的纤维化。血吸虫寄生于人体的静脉及肠系膜下静脉，成虫在肠壁小静脉末梢产卵，50%虫卵寄生在结肠壁黏膜和黏膜下层微血管内，25%进入肝内，16%从粪便排出，10%在小肠壁内。血吸虫肠病主要表现为黏膜粗糙变白，失去光泽，可见微隆起黏膜面的针尖大小黄色结节，也可见息肉样突起成溃疡状改变，严重者肠道狭窄，内镜不宜通过。在内镜下分炎症型、溃疡型、增生型。CT 提示血管壁钙化，分布于脾静脉、门静脉、肠系膜上下静脉，钙化一般呈分散点状钙化灶。血吸虫寄生在静脉中，易致局部血管内膜炎和静脉周围炎而后形成钙化，此时门静脉高压后部分虫卵可随血流至脾静脉和肠系膜静脉而形成钙化，肠壁钙化见点状及平行于肠壁细条状钙化。

三、年轻医生的感悟

患者为老年男性，慢性起病，急性加重，反复腹痛，不全性肠梗阻发作，腹痛位置不固定。此次入院为脐周痛，伴肛门停止排便、排气，恶心、呕吐，完善全腹增强 CT 或小肠 CTE 检查可协助鉴别诊断。患者多次结肠镜检查提示结肠炎，此次入院结肠镜提示结肠溃疡、大肠黑变病，结肠溃疡性质待定，既往血吸虫感染病史，病理结果可协助诊断，指导下一步治疗。

（整理：姚鑫怡；审核：马盼盼）

病例 12　非结石性胆囊炎

一、病历摘要

(一)病史归纳

患者,男性,66 岁,因“畏寒发热伴恶心 8 天”,门诊拟“黄疸原因待查”收住入院。

【现病史】

患者 8 天前无明显诱因下出现畏寒、发热,伴恶心、食欲减退,出冷汗,小便色如红茶,无呕吐,无呕血、黑便,无明显腹痛、腹泻,无肩背部放射痛,无皮肤瘙痒,无尿频、尿急、尿痛,巩膜情况未留意,当时未予重视。5 天前患者因上述症状无缓解,到当地社区医院就诊,体温 38℃,具体治疗不详。2 天前患者因症状未缓解,到萧山某医院就诊,查肝肾功能示:总胆红素 60.1 μmo/L,直接胆红素 21.3 μmol/L,间接胆红素 38.8 μmol/L,谷丙转氨酶 53 U/L,谷草转氨酶 30 U/L。肿瘤全套:铁蛋白 881.2 μg/L。血常规:白细胞计数 4.7×10^9/L,中性粒细胞百分比 73.1%,血红蛋白 124.0 g/L,血小板计数 127.0×10^9/L。尿常规:尿胆原阳性。予美洛西林抗感染治疗,效果不佳。今为求进一步诊治,到我院门诊,拟“黄疸原因待查”收入院。

患者病来神清,精神可,胃纳欠佳,小便如上述,大便无殊,体重无明显下降。

【既往史】

既往体质可,自诉 2 年前体检时腹部 B 超发现有肝、肾多发小囊肿,肾脏中最大者约 1.5 cm×1.6 cm。2009 年 7 月因感左胸闷痛,检查提示肺气肿,未予特殊处理。否认肝炎、结核等传染病史,否认高血压、糖尿病、心脏病史,否认食物药物过敏史,否认重大手术外伤史,否认输血史,预防接种史随社会。

【个人史】

有吸烟史 30 余年,每天 1 包;饮酒史 40 余年,每天 1.0～1.5 斤黄酒。

(三)体格检查

体温 37.8℃,心率 72 次/分,血压 94/64 mmHg,呼吸19 次/分。神志清,精神可,皮肤、巩膜轻度黄染,全身浅表淋巴结未及肿大。两肺呼吸音清,未闻及明显病理性杂音。心界不大,心率 72 次/分,律齐,各瓣膜听诊区未闻及病理性杂音。右后背肩胛骨内侧有一凸出体表的血管团，直径约1.0 cm；后背皮肤因患者自行拔火罐有多处瘀斑。腹软，全腹无压痛及反跳痛，肝脾肋下未及，Murphy's征阴性，移动性浊音阴性，肠鸣音无亢进，双肾区无叩痛，双下肢无浮肿，病理征未引出。

(三)辅助检查

【实验室检查】

1.(2010年3月28日萧山某医院)肝肾功能示：总胆红素60.1 μmol/L，直接胆红素21.3 μmol/L，间接胆红素38.8 μmol/L，谷丙转氨酶53 U/L，谷草转氨酶30 U/L。

2.肿瘤全套：铁蛋白881.2 μg/L。

3.血常规：白细胞计数4.7×10^9/L，中性粒细胞百分比73.1%，血红蛋白124.0 g/L，血小板计数127.0×10^9/L。

4.尿常规：尿胆原阳性。

【影像学检查】

1.胸片：①左上肺陈旧性结核；②左下肺支扩影；③双侧支气管炎性改变。

2.头颅CT：未见明显异常。

(四)目前诊断

1.黄疸原因待查：消化道肿瘤？胆石症？

2.发热待查：胆道感染？

3.左肺支气管扩张。

4.肝脏囊肿？

5.肾多发囊肿？

(五)诊治经过

入院积极完善各相关检查：三大常规+OB、生化类、肿瘤类、凝血类及肺功能。治疗上予易善复、阿拓莫兰护肝，美之全抗炎，美奥泰抑酸及其他对症支持治疗。待相关检查返回后，视情况及时调整治疗方案。

二、临床思维分析

黄疸的发生源于胆红素代谢障碍引起血清内胆红素浓度升高所致，表现为皮肤、巩膜等黄染。总胆红素为17.1～34.2 μmol/L，肉眼看不出皮肤、巩膜黄染，成为隐性黄疸。当总胆红素超过34.2 μmol/L时，临床多表现出黄疸，成为显性黄疸。黄疸的病因很多，根据病因学可分为溶血性黄疸、肝细胞性黄疸、胆汁淤积性黄疸和先天性非溶血性黄疸四种。

患者畏寒、发热，伴恶心，谷丙转氨酶轻度升高，直接胆红素/总胆红素(直/总)

为 35.4%，属肝细胞性黄疸或混合性黄疸。

肝炎病因常见为嗜肝病毒感染，但甲-戊肝皆阴性，暂不考虑。非嗜肝病毒性肝炎可完善病毒类全套检查，协助诊断。患者血沉 51 mm/h，CRP 83～85 mg/L，肠源性细菌引起的胆道感染不能除外。

患者胆囊有胆汁淤积，但无明显胆囊炎，墨菲征（－），白细胞计数又不高，但ESR 偏高、C-反应蛋白偏高，即可支持胆囊炎症。B 超诊断胆总管无结石，属非胆结石胆囊炎。患者年龄 66 岁，属老年性非胆结石胆囊炎。由于老年人反应退化，临床胆囊炎症不明显；由于无结石，不引起结石嵌顿，无胆囊区疼痛。但老年人常有动脉粥样硬化，胆囊动脉又是终末动脉，胆囊供血不足容易引起胆囊坏疽穿孔，病情较重。

患者尿 β_2 微球蛋白 1927 ng/L，*N*-乙酰-β-D-氨基葡萄糖苷酶 24.2 U/L，微量白蛋白 23.2 ng/L，说明有肾小管与肾小球病变，存在慢性肾小球肾炎（隐匿性肾小球肾炎），抑或继发性肾小球肾炎，结缔组织、代谢性中毒、血液系肿瘤、感染等均可能继发肾小球肾炎。

三、年轻医生的感悟

患者为老年男性，急性起病，发热、畏寒、恶心、黄疸入院。辅助检查提示血沉、CRP 升高，胆红素升高，间接胆红素为主，转氨酶轻度升高，胆囊内胆汁淤积，无胆囊结石。因此，首先考虑患者胆道感染。老年患者的胆道感染临床表现可不典型，非结石性胆囊炎需引起临床医生注意，本案例为我们提供了很好的参考。

（整理：姚鑫怡；审核：马盼盼）

病例13　Caroli病

一、病历摘要

(一)病史归纳

患者,女性,47岁,因“反复发热黄疸伴腹痛2月余,再发伴腹胀1周”于2010年2月4日入院。

【现病史】

患者2月前无明显诱因下出现右上腹痛,皮肤、巩膜黄染及尿色发黄,伴有恶心,有发热,无呕吐,无腹泻。予抗炎、补液、解痉治疗后,热退,但黄疸无缓解,皮肤瘙痒,肝区偶尔疼痛,遂至我院肝胆外科住院,诊断为Caroli病,行ERC+ERBD术。术后黄疸情况较前减轻,无发热,偶有上腹及右腰背疼痛。患者1周前无明显诱因下出现发热,最高达40℃,皮肤、巩膜黄染及尿色发黄情况进一步加重,偶有持续性上腹部胀痛,疼痛牵扯后背;无恶心、呕吐,无腹泻,无陶土样大便,无皮肤瘙痒。于当地医院治疗(具体不详)后,热退,黄疸及腹痛腹胀情况无缓解,尿量减少。今为进一步诊治来我院,门诊拟“胆管炎”收住入院。

患者病来神清,精神软,胃纳差,夜眠安,大便正常,尿量减少,体重增加8 kg。

【既往史】

7年前曾因胆囊结石在本院行胆囊切除术,术后恢复良好。术前检查发现患者有肝炎,治疗后好转。否认高血压、糖尿病史,否认结核等传染病史,否认其他手术及重大外伤史,否认输血史,否认过敏史,预防接种史不详。

【个人史】

无殊。

(二)体格检查

体温36.7℃,心率92次/分,血压89/60 mmHg,呼吸18次/分。神志清,精神软,皮肤、巩膜黄染。浅表淋巴结未及肿大,颈软,气管居中,甲状腺不大。右下肺呼吸音低,左肺呼吸音清,未闻及干湿啰音。心界不大,心率92次/分,律齐,心音中等,心前区及各瓣膜未闻及杂音。腹部膨隆,触之软,剑突下及肝肋下有压痛,无反跳痛。肝肋下4指,质中,边缘钝。脾肋下未扪及,肝区有叩痛。胆囊切除术后,移动性浊音(+),肠鸣音活跃,10次/分左右,双肾区叩击痛阴性,双下肢凹陷性水肿,病理反射未引出。

(三)辅助检查

【实验室检查】

(2010年1月29日武义某医院)血常规:WBC 15.6×10^9/L,NE% 85.1%,LY% 13.3%,HGB 74 g/L。

(2010年1月21日武义某医院)肝功能:TB 121.9 μmol/L,DB 45.2 μmol/L,IBIL 76.6 μmol/L,ALT 43 IU/L,AST 811 U/L,ALB 33.4 g/L。

【影像学检查】

(2010年1月7日本院)ERCP诊断示:肝门部胆管狭窄,恶性狭窄考虑,Caroli病,右肝内胆管结石,胆囊切除术后。

(四)目前诊断

1.先天性胆管扩张症Ⅴ型,恶变可能。

2.肝内胆管结石。

3.胆管炎。

(五)诊治经过

入院后予以完善各项检查,予抗感染、护肝降酶退黄、抑酸护胃、利尿消肿、纠正电解质紊乱、镇痛、补充人血清白蛋白等对症支持治疗。患者持续右上腹隐痛(口服美施康定情况下),呈持续性,向后背处放射。进食后时有恶心呕吐,吐胃内容物,无咖啡色液体,伴腹胀乏力,纳少,无畏寒发热,大便未解,24 h尿量400~600 mL,综合辅助检查考虑存在急性肾功能不全。患者病情危重,随时存在生命危险,家属表示理解,要求出院。

二、临床思维分析

(一)疾病特点

Caroli病可合并发生肾脏囊性病变(双肾多发囊肿)。Caroli病癌变:囊肿壁厚薄不均匀,有结节向囊内突出。癌变部位肝外囊壁55.7%,肝内囊壁10.2%,周围淋巴结转移5/49,癌浸润十二指肠和胰头1/49,穿入心包2/49。演变肝癌16例,乳头状癌10例,未分化癌3例,腺鳞癌、低分化癌、葡萄状瘤各1例,癌变未分型1例。癌变率2.5%~15.0%,一般8.0%。Caroli病癌变80%的患者不到30岁,且一旦确诊,多已广泛转移。癌变因素:各种胰酶对囊肿壁的直接作用;囊内含有化学致癌物反复刺激(脱氧胆酸等不断刺激);接受内引流→囊肿壁厚、不收缩,并发化脓性胆管炎,反复发作→上皮癌变;胆管结石刺激胆管;胰液反流,溶血卵磷脂使组织糜烂→胆管上皮细胞变性→癌变。本病可伴有肾小管囊性扩张和其他脏器如胰腺囊性改变。

(二)症状

有三联征仅占20%～30%，多数仅有1～2个症状。

(三)病因

胆胰管合流异常，共同通道长>1.5 cm，致胰液反流入主胆管引起胆总管炎症，破坏胆管壁；胆管上皮异常增殖，远端狭窄；神经发育异常学说。可发生肝胆管结石、胆管炎、穿孔、腹膜炎、癌变等并发症。

(四)辅助检查

MRCP是首选方法。MRCP示肝内外胆管囊状、柱状扩张，女性多见，女∶男为4∶1。先天性胆管囊性扩张CT/MRI诊断：成人10%泛影葡胺10 mL静推40 min到1 h后再做CT检查。可见肝内外呈囊柱状扩张。发生癌变时可见胆管壁突向腔内的癌结节明显增强等。诊断依据：不对称的胆管狭窄，呈胆管截断改变。

(五)治疗

囊肿切除，肝胆管空肠Roux-en-Y吻合术。132例肿Ⅰ型80.3%，Ⅱ、Ⅲ型各占0.76%、18%，Ⅳa、Ⅵb各占15.9%、1.5%，Ⅴ型占0.76%，癌变占10.6%，再手术率占70%，反复胆管炎12.1%，胆道结石41.7%，胆管狭窄16.2%，胆汁性肝硬化6.0%，肾多发囊肿占3.8%，发生癌变平均年龄(36.7±7.6%)，癌肿发生与高龄、病程长、手术史明显相关，做内引流术到癌变的时间平均10年。

(六)鉴别诊断

1.胆管癌：呈环形狭窄，管壁对称或不对称狭窄变细、截断、梗阻，上胆管呈较规则枯树枝状或软藤状扩张。Caroli病分类：单纯胆管扩张型；伴有肝先天性纤维化和门静脉高压。本病典型症状：腹痛、腹部肿块和黄疸三联征。有1/3无典型临床症状。CT/MRI示：肝内散在多个大小不等囊状低密度影，CT值似水；囊状低密度影与胆管相通；囊状低密度区内有小点状高密度结石影；伴有明显肝纤维化，可见肝硬化表现。

2.多发性肝囊肿：多呈类圆形、水密度影，不与胆管相通，胆管不扩张，无中心点征。

3.胆道阻塞引起肝内胆管扩张，常可见肝区软组织结节、肿块影，扩张胆管呈软藤状，无囊状影。

4.弥漫性肝癌：肝内多发低密度、范围较大、不伴肝内胆管扩张，门脉可见癌栓。先天性胆管扩张症分型：Ⅰ型，胆总管囊状扩张，又分Ⅰa（弥漫性胆总管囊状扩张）和Ⅰb（局限性胆总管扩张）；Ⅱ型，肝外胆总管憩室；Ⅲ型，胆总管末端囊肿；Ⅳ型，肝内外或肝外胆管多发性囊肿，又分Ⅳa（肝内外胆管多发性囊肿）和Ⅳb型（肝外胆管多发性囊肿）。Ⅴ型肝内胆管单发或多发性囊肿，即 Caroli 病。

三、年轻医生的感悟

Caroli 病癌变患者的临床症状并没有特异性，通常表现为畏寒、发热、腹痛及黄疸等胆道感染的症状。患者若有短期内反复发作的胆道感染，腹痛性质改变及进行性黄疸，应警惕胆总管囊肿并发胆管癌可能。Caroli 病癌变影像学检查时常表现为扩张肝内胆管壁局限性或广泛不规则增厚和腔内肿块，增强扫描时病灶有不同程度的强化。延迟强化是胆管癌的特点之一，胆总管囊肿发生胆管癌时也同样具有这个特点，且 Caroli 病伴癌变预后极差，生存期短。该患者全身基础情况较差，已失去手术机会。提高 Caroli 病治疗效果的关键在于及早发现，提前干预及治疗，可提高患者的生存质量及延长寿命。

（整理：郑国淀；审核：李宁）

病例14　Oddi括约肌功能紊乱

一、病历摘要

(一)病史归纳

患者,女性,35 岁,个体户,因"反复右上腹疼痛 3 年,伴发作时黄疸 7 月"于 2011 年 1 月 7 日入院。

【现病史】

患者 3 年前因进食生冷后出现剑突下疼痛,右侧为主,呈阵发性剧痛,无恶心、呕吐,无肩背放射性疼痛,无恶寒,体温未测,持续约 1 h,当时未予特殊处理。此后,患者每年反复发作 1～2 次,部位及性质同前,未行特殊检查及治疗。7 个月前,患者因"发热"至杭州市某医院呼吸科住院治疗。住院期间腹痛症状再次发作,伴皮肤、巩膜发黄,尿色深。查生化示:谷丙转氨酶 173 IU/L,谷草转氨酶 208 IU/L,碱性磷酸酶 188 IU/L,谷氨酰转肽酶 123 IU/L,乳酸脱氢酶 366 IU/L,考虑为"非嗜肝病毒性肝炎",遂转入该院消化科,予复方甘草单胺、硫普罗宁、甘利欣降酶护肝,症状好转后出院。5 个月前患者上腹痛症状再次发作,未特殊治疗。半个月前,患者上述症状再发,发作时无发热、恶寒,就诊于杭州市某医院消化科,查肝功能提示转氨酶升高,行磁共振胰胆管造影未见胰胆管异常,胆囊内小息肉,考虑为"化学性肝损",予优思弗、百赛诺等对症治疗,腹痛好转后出院。现患者因上腹痛症状再次发作,为进一步明确诊断,以"上腹痛原因待查"收住入院。

患者病来神清,精神可,胃纳可,夜寐安,大小便无殊,近期体重无明显减轻。

【既往史】

既往体质一般,否认高血压、糖尿病、冠心病等重大疾病史,否认肝炎、肺结核等传染病史,否认中毒、外伤史,4 年前在杭州市妇保医院行剖宫产术,否认输血史,否认食物过敏史、青霉素过敏史。无烟酒嗜好。预防接种史随社会。

【个人史】

出生在黑龙江哈尔滨市,7 年前移居杭州。否认疫水、疫源、疫区接触史。否认工业毒物粉尘、放射性物质接触史,否认冶游史,家庭关系和睦。

(二)体格检查

体温 36.7℃,心率 78 次/分,血压 105/65 mmHg。神志清,精神可。全身皮肤、巩膜无黄染，浅表淋巴结未触及肿大。颈软，气管居中，甲状腺不大，双肺呼吸音清，为未闻及干湿啰音。心界不大，各瓣膜听诊区未闻及病理性杂音。腹平，下腹部可见一长约 15 cm 手术疤痕，愈合良好。未见胃肠型，全腹软，未及包块，全腹无压痛及反跳痛，肝脾肋下未及，墨菲征（一），移动性浊音（一），肠鸣音 3～4 次/分，双肾区无叩击痛，双下肢不肿，病理反射未引出。

(三)辅助检查

【实验室检查】

1.(2010 年 12 月 31 日)生化类：谷丙转氨酶 181 IU/L，谷草转氨酶 414 IU/L，碱性磷酸酶 155 IU/L，谷氨酰转肽酶 207 IU/L，总胆红素 28.8 μmol/L，间接胆红素 23.0 μmol/L。

2.(2011 年 1 月 7 日)生化类：谷氨酰转肽酶 89 IU/L，总胆固醇 2.89 mmol/L，总胆红素 30 μmol/L，间接胆红素 12.8 μmol/L。

(四)入院诊断

上腹痛原因待查：Oddi 括约肌痉挛？胆道感染？

(五)诊疗计划

1.消化内科二级护理，普食。

2.入院后查三大常规、生化、肿瘤、凝血类、心电图、上腹 CT 平扫等。

3.行磁共振胰胆管造影明确胆道系统情况，择期行经内镜逆行性胰胆管造影。

4.根据检查结果及病情变化随时调整方案。

二、临床思维分析

根据发作性右上腹疼痛已 3 年伴发作时黄疸 7 个月，B 超胆囊息肉，磁共振胰胆管造影阴性，肝功能有损害，分析如下：

1.根据目前掌握的临床资料，存在 Oddi 括约肌功能异常，但有黄疸，转氨酶增加，胰酶正常（淀粉酶 35 U/L），拟根据罗马Ⅱ标准诊断胆道型 Oddi 括约肌功能异常，但根据罗马Ⅲ标准诊断胆管 Oddi 括约肌功能紊乱。

2.Oddi 括约肌功能异常分原发性和继发性，为了进一步检查是否存在可解释的病因（器质性疾病），建议行经内镜逆行性胰胆管造影检查是否存在胆总管结石。

3.若经内镜逆行性胰胆管造影发现胆总管结石，则可行内镜下乳头括约肌切开术。若无异常发现，注意造影剂胆管排空时间，若大于 45 min，亦支持患者存在 Oddi 括约肌功能异常，或者发现胆总管下段有狭窄，亦可考虑内镜下乳头括约肌切开术或气囊扩张。

4.患者是否存在异位胰腺：淀粉酶/脂肪酶正常，可进一步做检查。是否活检：

太浅，未钳及胰腺组织，考虑超声内镜检查，进一步明确诊断(异位胰腺存在组织结构，有三种情况：腺泡、腺管、胰岛；症状根据分型：梗阻、出血；溃疡，肿瘤，憩室，隐匿)。

(一)罗马Ⅱ与罗马Ⅲ诊断标准

1999 年，Gut 增刊上发表功能性胃肠病罗马Ⅱ诊断标准。2006 年，Gastroentarology 杂志发表罗马Ⅲ标准。

1. 罗马Ⅱ标准

Oddi 括约肌(sphincter of Oddi，SO)功能障碍：右上腹和上腹肯定而较重的疼痛发作，并伴有以下各点：

(1)发作持续 30 min 或以上；

(2)在过去 12 个月中有一次或多次的发作；

(3)疼痛是稳定不变的，并影响日常活动或需就医；

(4)没有足以解释这些症状的结构方面异常的证据。

2. 罗马Ⅲ标准

Oddi 括约肌功能障碍必须包括局限于上腹和(或)右上腹的疼痛发作及以下所有条件：

(1)发作持续 30 min 或更长；

(2)间隔不同时间(不是每天)症状复发；

(3)疼痛程度维持稳定：

(4)疼痛呈中到重度并足以影响患者的日常活动或需到急诊科就诊；

(5)排便后疼痛不缓解；

(6)改变体位后腹痛不缓解；

(7)应用抗酸药后疼痛不缓解；

(8)排除可以解释症状的其他器质性疾病。

总体不同点：①罗马Ⅱ症状时间需 12 个月，至少 12 周有症状，罗马Ⅲ为至少 6 个月近 3 个月有症状，符合诊断标准；②淡化功能性和器质性的界限；③更阐明胃肠功能动力与内脏感知，中枢系统与肠脑轴关系皆经大脑皮层调控。

继发性 Oddi 括约肌功能障碍：主要病因为胆总管结石，发生炎症反应甚至纤维化。

原发性 Oddi 括约肌功能障碍：无胆管结石，Oddi 括约肌狭窄或运动功能紊乱，主要原因为十二指肠乳头纤维化，腺体或平滑肌增生可致括约肌狭窄。

(二)Oddi 括约肌功能异常定义

Oddi 括约肌运动功异常致患者胆汁、胰液排出受阻，使胆管、胰管内压升高，临床上表现为胆源性腹痛、梗阻性黄疸、胰源性腹痛或急性胰腺炎。通常情况下，Oddi 括约肌基础压力超过 5.33 kPa。

(三)Oddi 括约肌功能异常临床表现

临床主要表现为高热、寒战 4 例，肝大、黄疸、呕吐各 1 例。实验室检查均提示感染血象(白细胞计数增高，中性粒细胞比率增加)，胆红素增高(以直接胆红素为主)。

(四)Oddi 括约肌功能异常临床分型

1.胆道型

(1)Ⅰ型：胆源性疼痛(上腹或右上腹疼痛向肩胛或背部放射)；谷丙转氨酶、谷草转氨酶或碱性磷酸酶升高 2 倍以上；经内镜逆行性胰胆管造影示胆总管排空时间延长，超过 45 min；经内镜逆行性胰胆管造影示胆总管直径扩张，超过 8 mm。

(2)Ⅱ型：胆源性疼痛，同时伴有上述 1 项或 2 项检查结果阳性。

(3)Ⅲ型：仅有胆源性腹痛，其他指标无异常。

2.胰腺型

(1)胰源型疼痛(上腹或右上腹疼痛向肩胛或背部放射)；淀粉酶和(或)脂肪酶升高 2 倍以上；经内镜逆行性胰胆管造影示胰管扩张(胰头直径＞6 mm，胰体尾部直径＞5 mm)；胰管排空时间延长，超过 9 min。

(2)Ⅱ型：胰源性腹痛。同时伴有上述 1 项或 2 项检查结果阳性。

(3)Ⅲ型：仅有胰源性腹痛，其他指标无异常。

(五)Oddi 括约肌功能异常诊断

1.激发试验：肌注吗啡和新斯的明后，若患者出现腹痛发作和/或胰、胆相关酶升高，为阳性。但此方法敏感性不高，特异性较差。

2.Oddi 括约肌测压：直接测压，Oddi 括约肌基础压力比胆总管高 5～15 mmHg。

(六)Oddi 括约肌功能异常治疗

1.药物治疗：钙离子阻滞剂、生长抑素。

2.内镜下乳头括约肌切开术：Oddi 括约肌功能异常Ⅰ型或Ⅱ型有效，但 Oddi 括约肌功能异常Ⅲ型效果不佳。

3.支架放置(恶性肿瘤)。

4.内镜下乳头肌球囊扩张术。

5.外科手术。

6.内镜下肉毒杆菌毒素注射：于十二指肠乳头周围四点各注射 A 型肉毒素 1 mL(垂直针头至固有肌层)。

(七)Oddi 括约肌

1. Oddi 括约肌的解剖

SO 结构复杂,长约 6～10 mm,完全位于十二指肠壁内,由大量环形、少量纵形平滑肌细胞构成。SO 包括三部分:胆总管括约肌、胰管括约肌、壶腹部括约肌。但有学者研究发现,在胆总管和胰管之间,有一种薄的扇形肌膜组织作为两个管道的共同管壁,可能是一种重要的解剖结构,被称为纵肌束,人胆总管和胰管汇合成共同通道,斜行穿过十二指肠壁,终止于 Vater 乳头。

2. Oddi 括约肌的生理

SO 是具有适应性的功能结构。在中等程度收缩时起"蠕动泵"作用,而在强力收缩时有"阻力器"作用,在调节胆汁流量、协调胆囊充盈、排空和维持胆道与十二指肠间压力梯度中起着重要作用。在消化间期,SO 收缩,张力增强,促使肝脏分泌的胆汁转送入胆囊浓缩;在进食期,食糜进入十二指肠,激发胆囊收缩素(CCK)释放,胆囊收缩,SO 松弛,使胆汁和胰液排入十二指肠以助消化。SO 在维持胆道流体力学方面有极为重要作用,对胆道流体力学平衡和胆道静水压起着"阀门"作用。SO 的生理功能还受许多其他因素调控。①胃肠道神经肽在 SO 活动期间引起的胆总管和 SO 之间的压力梯度变化可能是他们调节胆汁流动的重要原因。②正常情况下,迷走神经对人的 SO 起着持续性抑制作用,能导致 SO 的基础压、收缩幅度降低,从而有利于胆汁的排出。③胆道流体力学与血流动力学有互动的关系,SO 动力学改变同心血管系统和血液流变学有密切联系,可相互影响。④在生理状态下,胆囊和 SO 作为一个整体,对胆汁从肝脏经胆道排出到肠道起着协调作用。胆囊调节胆管内的压力与容积的变化,并对 SO 有基础性抑制作用,一旦被切除,就有可能引起 SO 功能异常。

(八)异位胰腺

约 90%的异位胰腺位于上消化道,主要是胃(通常位于距幽门 5 cm 以内的大弯侧)、十二指肠、空肠。少见部位有胆总管、十二指肠乳头部、肝、回肠、肠系膜、大网膜、肺、Meckel 憩室、结肠、阑尾、横膈、肺及食管。

临床表现:①梗阻型;②出血型;③溃疡型;④肿瘤型;⑤憩室型;⑥隐匿型。

X 线:呈圆形光盘充盈缺损,中央有脐样凹陷或颊窝(小钡斑);在切位片上,有时可见充盈缺损中有一细管状致密影伸入其中,称为导管征。导管流出道可检测淀粉酶。

胃异位胰腺好发于胃窦大弯侧距幽门 5～6 cm,大多位于胃大弯后壁,很少位于小弯侧。分类:十二指肠 27.7%,胃 25.5%,空肠 15%,Meckel 憩室 5.3%;黏膜下层 50%～60%，肌层 25%，浆膜层 7.4%，少数累及全层，多为单发。

异位胰腺可并发胰腺炎、胃肠穿孔、恶变。

三、年轻医生的感悟

本案例中患者以右上腹疼痛伴发作时胆红素及转氨酶异常为主要表现，反复发作是本病例讨论的重点考量因素。该患者需考虑胆道系统疾患，胆道感染及 Oddi 括约肌功能障碍待排。患者发作时无畏寒、寒战，炎症指标无明显升高，感染依据并不充分，但仍有部分 SO 功能障碍患者有高热感染征象，需警惕及予以仔细鉴别。本例患者应考虑诊断为 Oddi 括约肌功能障碍，但需区别是原发性还是继发性原因，可以根据 MRCP 和/或 ERCP 予以明确诊断。根据患者发作时症状及辅检结果，考虑诊断原发性胆道型Ⅱ型。诊断过程需与胆管炎、非嗜肝性病毒感染、药物性肝损、胆管炎、胆道结石等常见疾病予以鉴别。

（整理：周焱琳；审核：胡玥）

病例 15　肝淋巴瘤

一、病历摘要

(一)病史归纳

患者,男性,61 岁,农民,因“突发皮肤、巩膜黄染 5 天”于 2007 年 12 月 14 日入住消化科。

【现病史】

患者 5 天前无明显诱因下出现皮肤、巩膜黄染,尿色变黄,胃纳下降,乏力明显,无发热、寒战,无腹痛,无腹泻、便秘,大便每日 1 次,黄、软成形,无黑便,无陶土便。5 天来上述症状加重,黄疸更为明显,遂到我院门诊,查血白细胞计数 10.83×10^9/L,血总胆红素 304.8 μmol/L,直接胆红素 232.4 μmol/L,谷草转氨酶 51 IU/L,碱性磷酸酶 284 IU/L,谷氨酰转肽酶增加。B 超示:肝脾肿大,胆囊炎。为进一步诊治,门诊拟“黄疸待查”收入院。

患者 2 周前无明显诱因下出现畏寒、发热,自诊为“感冒”,服用阿莫西林片 0.5 g tid,头孢拉定 0.5 g tid,次日自觉症状改善,体温恢复正常遂停药。

患者病来神清,精神可,胃纳差,夜寐尚可,大便如上述,尿色黄,尿量无殊,体重无明显增减。

【既往史】

有乙肝小三阳病史 10 余年,未治疗。否认结核病史,否认肝硬化病史,否认高血压、糖尿病、心脏病、肾病等内科疾病史,否认外伤、手术、输血史,否认中毒史,否认食物、药物过敏史。

【个人史】

每日饮酒 2 斤(黄酒);每日抽烟 1 包半,近 40 年。母亲曾患慢性肝病、肝腹水,已亡。

(二)体格检查

体温 36.7℃,心率 84 次/分,血压 125/70 mmHg,呼吸20 次/分。神志清,精神可,慢性肝病面容,皮肤、巩膜重度黄染,浅表淋巴结未及明显肿大,双瞳等大等圆、直径0.4 cm,甲状腺无肿大、未及结节,两肺呼吸音清,未闻及干湿啰音。心浊音界不大，心率 84 次/分，各瓣膜未闻及病理性杂音。腹平软，无压痛。肝肋下 3 指，质软，边缘钝，无压痛。肝浊音上界右锁骨中线第Ⅴ肋间，脾肋下 3 指，质中，边缘钝，无压痛，移动性浊音(－)，肠鸣音 6 次/分，不亢。双肾区无叩痛，双下肢无水肿。病理反射未引出。

(三)辅助检查

【实验室检查】

1.(2007 年 12 月 12 日)血常规：白细胞计数 10.83×10^9/L，中性粒分数百分比 38.9%，血红蛋白 160 g/L，血小板计数 82×10^9/L↓。

2.(2007 年 12 月 12 日)尿常规：隐血试验(＋＋)，胆红素(＋＋＋)，白细胞计数(＋)。

3.(2007 年 12 月 12 日)生化：血总胆红素 304.8 μmol/L↑，直接胆红素 232.4 μmol/L↑，谷草转氨酶 57 IU/L↑，碱性磷酸酶 284 IU/L↑，谷氨酰转肽酶↑(具体不详)。

4.(2007 年 12 月 15 日)血常规：白细胞计数 9.0×10^9/L，中性粒分数百分比 32.40%↓，淋巴细胞 57.8%↑，红细胞计数 9.0×10^9/L，血红蛋白 160 g/L，红细胞计数 4.27×10^{12}/L↓，血红蛋白 156 g/L，血小板计数 75×10^9/L↓。

5.(2007 年 12 月 16 日)尿常规：隐血(＋)，胆红素(＋＋＋)，尿胆原(＋)。

6.(2007 年 12 月 16 日)大便常规：隐血试验(－)。

7.(2007 年 12 月 15 日)生化：总蛋白 64 g/L，白蛋白 34.1 g/L↓，总胆红素 273.6 μmol/L↑，直接胆红素 216 μmol/L↑，谷草转氨酶 46 IU/L↑，谷丙转氨酶 29 IU/L，碱性磷酸酶 254 IU/L↑，谷氨酰转肽酶 191 IU/L↑，淀粉酶 79 U/L。

8. 乙肝三系：乙型肝炎表面抗原(＋)，乙肝核心抗体(＋)，乙型肝炎 E 抗体(＋)，乙肝病毒 DNA 低于检测限，乙肝病毒前 S2 抗原(＋)，自身免疫性肝炎抗体(－)。

9.(2007 年 12 月 15 日)凝血类：活化部分凝血活酶时间 22.6 s↓。

10.(2007 年 12 月 15 日)肿瘤标志物：无异常。

11.(2007 年 12 月 15 日)免疫学检查：无异常；糖化血红蛋白 3.7%；血沉 11 mm/h；C-反应蛋白 3 mg/L。

【影像学检查】

1.(2007 年 12 月 12 日)B 超：胆囊炎，肝脾肿大。

2.(2007 年 12 月 18 日)B 超：脾形态饱满，径厚 7.1 cm，回声均匀，其内未见明显异常回声。后腹膜特点：胰头周围可见多个大小不等低回声团，边界清，形态规则，大小为 2.15 cm×2.30 cm。B 超诊断：①脾肿大；②后腹膜低回声团，淋巴结可能。余未见明显异常。

3.(2007 年 12 月 18 日)上腹部 CT 平扫+增强:CT 描述:肝脏体积增大,外形饱满,全肝密度普遍性减低,未见局灶性密度异常,肝内血管走行正常。肝内外胆管无扩张,脾脏明显增大,其内密度均匀,胆囊明显缩小,壁厚,胆囊窝内似可见一囊肿影,腹膜后未见明显肿大淋巴结影,增强扫描后未见异常强化灶。CT 诊断:①肝、脾肿大;②胆囊炎;③左肾囊肿;④脂肪肝可能。

(四)入院诊断

胆汁淤积性黄疸原因待查:

1.病毒性肝炎:急性重症肝炎?

2.药物性肝炎?

3.肝脏肿瘤:肝癌?

(五)诊治经过(表 15-1)

患者入院后,先后予易善复针 465 mg ivgtt qd 以及思美泰 0.5 g iv-vp bid 护肝治疗,优思弗片 0.25 g po qd 利胆、改善淤胆,阿拓莫兰针 1.2 g iv-vp bid 等治疗。5 d 后,患者黄疸仍持续上升。(2007 年 12 月 19 日)生化:总胆红素 402.9 μmol/L↑,直接胆红素 293.5 μmol/L↑。(2007 年 12 月 20 日)复查血常规:白细胞计数 9.9×10^9/L,中性粒分数百分比 35.7%↓,淋巴细胞百分比 53.9%↑,红细胞计数 4.03×10^{12}/L,血红蛋白 145 g/L,血小板计数 75×10^9/L↓。入院一周后(2007 年 12 月 21 日),加用泼尼松 30 mg qd。为减轻淤胆于同日转入 ICU,次日行血浆+白蛋白置换后,黄疸渐下降,4 d 后改用甲强龙 40 mg iv q8h。2008 年 1 月 3 日停用甲强龙,改用泼尼松 30 mg qd,加用头孢噻肟钠 2.0 g ivgtt bid 抗感染。

表 15-1 检查结果

日期	总胆红素(μmol/L)	直接胆红素(μmol/L)	间接胆红素(μmol/L)	谷草转氨酶(IU/L)	谷丙转氨酶(IU/L)
2007 年 12 月 24 日	415.7↑	297.8↑	117.9↑	33	20
2008 年 1 月 2 日	129.9↑	103.5↑	26.4↑	46↑	55
2008 年 1 月 2 日	血常规:白细胞计数 10.1×10^9/L↑,中性粒分数百分比 40.6%↓,淋巴细胞百分比:54.5%↑,红细胞计数 3.09×10^{12}/L↓,血红蛋白 109 g/L↓,血小板计数 110×10^9/L				

续表

<table>
<tr><th>日期</th><th>总胆红素
(μmol/L)</th><th>直接胆红素
(μmol/L)</th><th>间接胆红素
(μmol/L)</th><th>谷草转氨酶
(IU/L)</th><th>谷丙转氨酶
(IU/L)</th></tr>
<tr><td>2008 年 1 月 5 日</td><td colspan="5">血常规：白细胞计数 17.6×10^9/L↑，中性粒分数百分比 30.5%↓，淋巴细胞百分比 63.3%↑，红细胞计数 3.06×10^{12}/L↓，血红蛋白 109 g/L↓，血小板计数 110×10^9/L</td></tr>
<tr><td>2008 年 1 月 11 日</td><td colspan="5">血常规：白细胞计数 16.8×10^9/L↑，中性粒分数百分比 32.1%↓，红细胞计数 3.01×10^{12}/L↓，血红蛋白 109 g/L↓，血小板计数 56×10^9/L↓；生化：总胆红素 144 μmol/L↑，直接胆红素 119.5 μmol/L↑，间接胆红素 24.5 μmol/L</td></tr>
<tr><td>2008 年 1 月 19 日</td><td colspan="5">生化：总胆红素 235.1 μmol/L↑，直接胆红素 183.9 μmol/L↑，间接胆红素 51.2 μmol/L↑</td></tr>
<tr><td>2008 年 1 月 20 日</td><td colspan="5">患者出现高热 39.4℃，左上腹脾区持续性胀痛，周身汗出，血压 81/54 mmHg，腹饱满，质中，肝脾均有肋下 4 指，有轻叩痛。予腹腔穿刺未抽出液体。急诊复查 B 超。B 超诊断：①肝脏肿大，右肝最大斜径约 18.21 cm；②慢性胆囊炎；③脾肿大；④脾内异常无回声暗区，考虑脾实质血肿可能；⑤脾周少量积液；⑥后腹膜多发低回声团，淋巴结可能；⑦胰腺未见明显异常</td></tr>
<tr><td>2008 年 1 月 21 日</td><td colspan="5">患者仍左上腹脾区持续性胀痛，吸气时明显，体温 37℃，血压 100/64 mmHg。肝肋下 4 指，脾肋下 4 指，质中，有压痛，移动性浊音(＋)，左下肺呼吸音低，语音传导减弱。血常规：白细胞计数 27×10^9/L↑，中性粒分数百分比 25.7%↓，淋巴细胞百分比 72.21%↑，红细胞计数 2.89×10^{12}/L↓，血红蛋白 105 g/L↓，血小板计数 48×10^9/L↓。胆红素显著上升，总胆红素 402.9 μmol/L↑，直接胆红素 293.5 μmol/L↑。急行上腹 CT 平扫＋增强，诊断：①肝大；②脾肿大，脾脏密度不均匀，考虑局部梗死伴出血可能；③腹膜后主动脉旁多个肿大淋巴结；④左肾囊肿</td></tr>
</table>

二、临床思维分析

诊断步骤：从阻塞性黄疸入手。

(一)阻塞性黄疸原因不明，尚未行影像学检查，属肝内或肝外阻塞。唯谷氨酰转肽酶、碱性磷酸酶有所增高但不明显(皆不到 2 倍)，不像肝内外胆道阻塞，而像肝内胆汁淤积。因有乙肝小三阳，亦不支持肝炎活动所致胆汁淤积性肝炎，因谷丙转氨酶、谷草转氨酶皆基本正常。

(二)除外其他肝炎：除外甲乙丙丁戊庚以及自身免疫性肝炎(Ⅰ型、Ⅱ型、Ⅲ型)、原发性胆汁性肝硬化。

(三)除外药物性肝损(胆汁淤积型)：曾服用头孢拉定，可致肝损。

1.干扰胆汁排放(肝细胞血窦面浆膜有胆汁转运系统):如氯丙嗪、炔雌醇。

2.干扰胆汁酸肝内转运:如利福平,可抑制胞体蛋白。

3.干扰毛细胆管的胆汁分泌:毛细胆管腔内静水压>血窦的静水压,可使胆汁流动。

4.干扰毛细胆管的骨架结构:毛细胆管微细纤维(微丝)是胆汁流动的动力泵,可保证胆汁沿胆管顺流。

5.抗生素:可引起肝内胆汁淤积,包括阿莫西林、一代头孢(先锋Ⅲ)、二代头孢(头孢克洛)、阿奇霉素、磺胺药、利福平。

(四)患者有酗酒史:每日2斤(黄酒)。男性≥40 g/d,女性≥30 g/d,连续5年(女性≥20 g/d),或2周内大量饮酒>80 g/d,考虑酒精性脂肪肝。肝炎、活动性肝硬化,谷氨酰转肽酶明显增加,可达2000 IU/L,谷丙转氨酶、谷草转氨酶亦可明显增加,且重症酒精性肝炎可致明显胆汁淤积。本病例虽存在酒精性脂肪肝,但谷氨酰转肽酶、谷丙转氨酶、谷草转氨酶均增高不明显,故存在其他疾病可能导致胆汁淤积。

(五)外周血淋巴细胞增加,考虑入院前曾有发热,可能是病毒感染所致。2007年12月19日病程录:诊断乙肝、酒精性肝病,排除自身免疫性肝病和原发性胆汁性肝硬化,后因胆红素急剧增加转入ICU行血浆置换,2007年12月22日转回消化科(ICU意见不一致,有人认为排除乙肝、酒精性脂肪肝外,还有药物性肝损)。从2008年1月2日起白细胞计数逐渐增加,2008年1月20日B超示肝、脾肿大,脾梗死,脾周少量积液,后腹膜多发淋巴结。

(六)于2008年1月23日第二次查房时,体格检查发现左侧颞后淋巴结肿大,似蚕豆大小,质稍硬,肝、脾肿大,脾头区域压痛,未闻及摩擦音。诊断步骤:从脾梗死结合肝内胆汁淤积入手。

(七)脾梗死原因:①脾动脉内血栓形成;②脾动脉硬化管腔狭窄梗死;③肿瘤细胞浸润动脉内膜内皮损伤,血栓形成;④微血管栓塞,如真性红细胞增多症;⑤异位栓子阻塞:如风湿性心脏病、心房颤动。脾梗死CT:急性期<5 d,等密度影难以发现,亚急性期(5～15 d)三角形低密度影,基底部于脾外缘,尖端指向脾。增强无强化,但轮廓平扫清楚,少数梗死灶呈不规则形,大梗死病灶中央有囊性变。>15 d为低密度类似肿性病变。磁共振检查,T1呈低信号,T2呈高信号。需鉴别:急性淋巴细胞白血病、毛细胞性白血病、淋巴瘤、霍奇金或非霍奇金淋巴瘤。

三、年轻医生的感悟

本案例中患者以黄疸入院,经积极药物护肝、降酶、退黄等治疗后,效果不明显，黄疸仍急剧升高，遂转入 ICU 行血浆置换，加用激素后黄疸逐步下降。针对黄疸的病因，值得思考。结合胆红素升高特点及转氨酶变化，考虑阻塞性黄疸，又以肝内胆汁淤积为主，故血浆置换＋激素治疗能取得较好疗效。患者治疗前期，外周血淋巴细胞增加，考虑入院前曾有发热，可能是病毒感染所致，不排除非嗜肝病毒感染。患者后期出现脾梗死，其常见病因有脾动脉栓塞形成（如左心瓣膜血栓或左房附壁血栓脱落）、脾动脉内膜的局限性纤维化增厚，以及其他伴有脾脏肿大的疾病（如二尖瓣疾病、骨髓增生性疾病、动脉炎、脾动脉瘤、动脉硬化、淤血性脾肿大、原发性血小板减少性紫癜、真性红细胞增多症和慢性白血病等）。当有门静脉高压等引起脾大时，更易出现脾梗死。结合患者不存在房颤、肿瘤等异位栓塞的疾病，则需排查血液系统疾病如急性淋巴细胞白血病、毛细胞性白血病、淋巴瘤等。

（整理：周焱琳；审核：胡玥）

病例 16　妊娠合并急性胰腺炎

一、病历摘要

(一)病史归纳

患者,潘某,女性,30 岁,因“停经 33 周,转移性右下腹痛 36 小时”于 2010 年 10 月 17 日入住我院。

【现病史】

患者停经 33 周,于 2010 年 10 月 16 日中午 12 时许(约 36 小时前)无明显诱因出现中上腹部疼痛不适,呈持续性隐痛,无放射痛,伴恶心、呕吐,无腹泻、畏寒、发热、尿频、尿急、尿痛、肉眼血尿、咳嗽、咳痰、胸闷、胸痛等伴随情况。当天到杭州市某医院就诊,血常规示:WBC 13.6×10^9/L,NE 87.9%。考虑“急性胃肠炎”可能性大,予观察治疗。2010 年 10 月 17 日中午进食后,患者自觉腹痛加重并逐渐转移至右下腹部,呈持续性锐痛,伴恶心,呕吐一次,呕吐物为胃内容物,遂到省妇保及市某医院就诊,均考虑“急性阑尾炎”,未予治疗。现患者为求进一步治疗,急诊以“急性阑尾炎,妊娠 33 周”收入院。

【既往史】

否认高血压、心脏病等重要脏器慢性疾病史。否认肝炎、结核等传染病史。否认中毒,输血史。否认手术及重大外伤史,否认食物药物过敏史。

【个人史】

无殊。

(二)体格检查

体温 36.7℃,心率 104 次/分,血压 155/110 mmHg,呼吸 26 次/分。神志清,精神可,皮肤、巩膜无黄染。颈部等处浅表淋巴结未扪及明显肿大。颈软,气管居中,甲状腺无肿大。胸廓对称,呼吸平稳,两肺听诊呼吸音清,未闻及干湿啰音。心律齐,音中强,各瓣膜听诊区未闻及病理性杂音。腹部膨隆,未见胃肠型及蠕动波。全腹均有压痛,以右中腹为重,无反跳痛及肌紧张,未触及肿块。肝脾肋下未触及肿大,肝浊音界未缩小。墨菲征阴性。移动性浊音阴性。肠鸣音 1～2 次/分。双肾区无叩痛。双下肢无浮肿。各病理反射未引出。

(三)辅助检查

【实验室检查】

血常规见表 16-1。

表 16-1 血常规

日期	2010 年 10 月 17 日	2010 年 10 月 18 日	2010 年 10 月 19 日	2010 年 10 月 24 日	2010 年 10 月 28 日	2010 年 11 月 1 日
WBC	30.5×10^9/L	39.8×10^9/L	28.1×10^9/L	16.5×10^9/L	23.2×10^9/L	11.4×10^9/L
NE	96.1%	96.8%	94.9%	88.5%	92.6%	83.6%
HCT	45.7%	46.8%	34.2%	25.2%	29.7%	27.2%,
HB	170 g/L	173 g/L	122 g/L	89 g/L	92 g/L	91 g/L
CRP	—	103 mg/L	160 mg/L	160 mg/L	135 mg/L	48 mg/L

血淀粉酶见表 16-2。

表 16-2 血淀粉酶

日期	2020 年 10 月 17 日	2020 年 10 月 18 日	2020 年 10 月 19 日	2020 年 10 月 22 日	2020 年 10 月 24 日	2020 年 10 月 25 日	2020 年 10 月 28 日	2020 年 11 月 1 日
血淀粉酶	917 U/L	626 U/L	630 U/L	131 U/L	132 U/L	142 U/L	105 U/L	49 U/L

血脂肪酶见表 16-3。

表 16-3 血脂肪酶

日期	2020 年 10 月 18 日	2020 年 10 月 18 日	2020 年 10 月 20 日	2020 年 10 月 21 日	2020 年 10 月 22 日	2020 年 10 月 27 日
血脂肪酶	470 U/L	99 U/L	39 U/L	39 U/L	59 U/L	62 U/L

尿淀粉酶见表 16-4。

表 16-4 尿淀粉酶

日期	2020 年 10 月 18 日	2020 年 10 月 23 日	2020 年 10 月 24 日	2020 年 10 月 25 日
尿淀粉酶	13030 U/L	392 U/L	753 U/L	721 U/L

血钙见表16-5。

表16-5 血钙

日期	2020年10月20日	2020年10月20日	2020年10月21日	2020年10月22日	2020年11月1日
血钙	1.87 mmol/L	1.97 mmol/L	1.96 mmol/L	2.14 mmol/L	1.88 mmol/L

血生化见表16-6。

表16-6 血生化

日期	2020年10月17日	2020年10月20日	2020年10月21日	2020年10月22日	2020年10月23日	2020年10月24日	2020年11月1日
Glu	8.30 mmol/L	5.88 mmol/L	4.46 mmol/L	6.4 mmol/L	4.92 mmol/L	5.59 mmol/L	5.57 mmol/L
Scr	39 μmol/L	31 μmol/L	25 μmol/L	24 μmol/L	26 μmol/L	28 μmol/L	34 μmol/L
TG	2.65 mmol/L	1.81 mmol/L	1.17 mmol/L	1.09 mmol/L	—	—	—
Ch	7.43 mmol/L	3.22 mmol/L	2.75 mmol/L	2.85 mmol/L	—	—	—
ALB	36.4 g/L	26.0 g/L	28.7 g/L	30.1 g/L	27.0 g/L	30.4 g/L	31.1 g/L
T-BIL	32.9 μmol/L	22.2 μmol/L	29.6 μmol/L	24.3 μmol/L	26.7 μmol/L	32.0 μmol/L	12.0 μmol/L
D-BIL	23.6 μmol/L	13.8 μmol/L	20.6 μmol/L	15.4 μmol/L	18.6 μmol/L	20.9 μmol/L	3.7 μmol/L
ALT	32 U/L	11 U/L	12 U/L	9 U/L	18 U/L	11 U/L	12 U/L

腹水常规：褐色，浑浊，李凡他试验(−)，RBC和有核细胞计数0/L。

(2010年10月29日)找霉菌：痰(−)，尿(−)，腹水(−)。

(2010年11月01日)找霉菌：痰(−)，尿(+)，腹水(−)。

腹水生化：(2010年10月18日)GLU 11.43 mmol/L，ALB 34.5 g/L，ADA 37 U/L，LDH>1100 U/L；(2010年11月1日)GLU 4.9 mmol/L，ALB 13.1 g/L，ADA 15 U/L，LDH 824 U/L。

【影像学检查】

B超示：(2010年10月17日，杭州市某医院)腹腔少量积液(主要集中两侧腹及肝肾隐窝)。(2010年10月19日，本院)胰腺形态正常大小，内部回声均匀，胰腺管未见扩张，腹部、盆腔可见游离液性暗区。(2010年10月21日，本院)腹、盆腔可见游离液性暗区，胰腺形态正常大小，内部回声均匀，胰腺管未见扩张。(2010年10月23日，本院)肠间、胰周、肝肾隐窝可见液性暗区，胰腺显示不清。(2010年10月27日，本院)肝肾隐窝、脾肾隐窝可见液性暗区；右肾周液性暗区，胰腺头体尾部回声影尚均匀。

腹部CT示：(2010年10月18日)腹水；子宫内妊娠；胰腺未见明显异常；回盲部肠管组织边缘略模糊。(2010年10月19日)胰腺体积肿大，胰周、肝脾周、网膜囊可见液性暗区。(2010年10月25日)胰腺外观尚可，肾周和小网膜囊积液。

(四)入院诊断

1.腹痛待查：急性阑尾炎？

2.妊娠33周。

(五)诊疗经过

积极行术前准备,请产科会诊,CST显示:胎心基线150次/分,宫缩20"/1～2 min,建议先予硫酸镁抑制宫缩等保守治疗,必要时再行剖宫产手术。同时予以积极术前准备。复查血常规(2010年10月17日):WBC 30.5×10^9/L,NE 96.1%,Hb 170 g/L,HCT 0.457;血淀粉酶(2010年10月17日)917 U/L;血脂肪酶(2010年10月18日)470 U/L;尿淀粉酶(2010年10月18日)13030 U/L。考虑"急性胰腺炎"而立即取消阑尾手术准备。即给予禁食、胃肠减压、善宁抑制胰酶分泌、奥美拉唑抑酸等综合治疗,并密切监测生命体征、胎心和宫缩等指标变化,同时告病重。当天(2010年10月18日)腹部CT提示:腹水;子宫内妊娠;胰腺未见明显异常;回盲部肠管组织边缘略模糊。腹腔穿刺抽出咖啡色液体,腹水淀粉酶15400 U/L。诊断为"急性重症胰腺炎,妊娠33周"。继续请产科会诊,先予硫酸镁抑制宫缩保守治疗,建议继续密切观察宫缩、胎心、产程进展,若宫口大于3 cm时停用硫酸镁,等待自然分娩或行剖宫术。

2010年10月18日15时10分左右,出现阵发性宫缩,较前频繁,阴道出血。再次产科急会诊后转入产科行分娩,产出一死婴,母体平安,随即转入ICU继续监护治疗。鉴于患者为妊娠并发急性重症胰腺炎,分别组织科间讨论和全院病例讨论,决定在局麻下放置腹腔引流管2根,继续胃肠减压,抗炎、抑酸、抑制胰酶分泌、补液、中药通腑导滞等治疗。2010年10月20日,胃镜下放置空肠营养管一根,开始少量鼻饲。患者症状、体征和辅助指标逐渐趋于好转,于2010年10月25日转入外科继续治疗。转入外科后,继续给予胃肠减压、抗炎、抑酸、抑制胰酶分泌、补液、中药通腑、肠外肠内营养等支持治疗。目前患者仍感中上腹部隐痛,无反射痛、无畏寒发热、无恶心呕吐。大便较溏,尿量充足,尿量约2500 mL/24 h,胃肠减压管200 mL/24 h草绿色液体,腹腔引流液约200～500 mL/24 h褐色液体,CVP和膀胱内压正常。

目前诊断:①重症急性胰腺炎。②妊娠33周,产后15天。

二、临床思维分析

患者转移性右下腹痛36 h,36 h前无明显诱因出现中上腹部持续性隐痛,逐渐加重且转移至右下腹部,呈持续性锐痛,伴恶心呕吐一次。全腹均有压痛,以右中腹为重。墨菲征(—),肠鸣音1～2次/分。B超:腹腔少量积液(主要集中于两侧腹及肝肾隐窝)。

入院诊断急性阑尾炎,妊娠33周,胎心150次/分,宫缩20"/1～2 min。行硫酸镁抑制宫缩等保守治疗，(10 月 17 日)WBC 30.5×10^9/L，NE 96.1%，(10 月 18 日)尿淀粉酶 13030 U/L，血淀粉酶 917 U/L，脂肪酶 470 U/L，考虑急性胰腺炎。CT 显示腹水，子宫内妊娠，胰腺未见明显异常，回盲部肠管组织边缘略模糊，腹穿，咖啡色液，淀粉酶 15400 U/L。联合产科会诊，行硫酸镁抑制宫缩治疗，密切观察宫缩、胎心、产程进展。2010 年 10 月 18 日下午，分娩一死婴。该病例属于妊娠合并重症急性胰腺炎。

(一)疾病鉴别分析关键点

妊娠合并急性胰腺炎(APIP)是妊娠期一种少见而严重的并发症，具有起病急、并发症多、死亡率高、易导致多脏器衰竭、临床表现不典型、诊断困难等特征。APIP 患者常因腹痛就诊，若诊断不及时，往往会延误病情。通常需与妇产科急腹症、外科急腹症相鉴别。根据病史、体征，诊疗过程中需明确如下几个方面内容。

(1)主诉：转移性右下腹痛，①从中上腹部疼痛，经历了几小时？②右下腹痛后，中上腹部疼痛情况如何？存在或消失？

(2)入院 PE：全腹均有压痛，以右中腹为重，①是否为急性阑尾炎体征？②孕中晚期右下腹麦氏点位置定位？

(3)外院 B 超腹腔少量积液，主要集中于两侧腹及肝肾隐窝(不支持阑尾炎)。(2010 年 10 月 18 日)CT 腹水、回部肠管组织边缘略模糊，胰头及降结肠旁沟，(2010 年 10 月 19 日)CT 胰腺体积肿大，胰周、肝脾周、网膜未可见液性暗区。CT(未能及时诊断重症胰腺炎)。

(4)既往史中曾有终止妊娠一次。①胎孕几个月？②终止原因？

(5)入院 PE：血压 155/110 mmHg，既往无高血压史，分析本次血压高因素。

在饱餐、进食油腻食物后出现腹痛和呕吐需警惕 APIP 的发生。血、尿淀粉酶是诊断胰腺炎的重要依据。①血淀粉酶：75%的患者升高，生理也可升高，中孕可比正常高 4 倍。②尿淀粉酶：在发病后 12～24 h 开始升高。下降缓慢，持续 1～2 周。③血脂肪酶：脂肪酶活性常在起病后 4～8 h 内开始升高，24 h 达峰值，升高 2～3倍预示疾病。腹痛 48 h 内，血脂肪酶若正常则胰腺炎可能小。90%胰腺炎患者血脂肪酶超过正常，脂肪酶多与淀粉酶平行升高，且升高的程度大。淀粉酶和脂肪酶联合测定使得诊断的敏感性、特异性和准确率大大提高。超声检查是最常用的方法，在可疑胆源性 APIP 时首选影像学检查，不足之处在于容易受肠道积气的影响。当诊断存疑时，应选择 MRI、CT 检查。对于妊娠中晚期 APIP 患者，在知情选择的基础上可酌情行 CT 检查。急性水肿性胰腺炎靠血尿淀粉酶可诊断，而坏死性胰腺炎的诊断不能仅凭化验指标，只有增强 CT 扫描才能在手术前做出肯定的诊断。

【误诊原因分析】

急性坏死性胰腺炎误诊为阑尾炎。

误诊原因:妊娠期子宫增大,胰腺位置深,腹痛及恶心、呕吐症状难以鉴别,APIP 早期病情易被掩盖,坏死胰腺渗出液由肠系膜根部流至右下腹腔引起局限性腹腔炎。

(二)妊娠期胰腺炎病因分析

该患者急性重症胰腺炎发病原因是什么?胆管梗阻疾病是主要原因,胆系占45.8%,胆石占37.5%,高脂血症占50%。(2010 年 10 月 17 日)T-BIL 32.9 μmol/L,D-BIL 23.6 μmol/L;(2010 年 10 月 24 日)T-BIL 32.0 μmol/L,D-BIL 20 mmol/L。一直有黄疸(隐性)且直接胆红素增高为主有 6 次,直至 2010 年 11 月 1 日胆红素才恢复正常,说明患者存在胆道梗阻可能(胆源性)。

1. 胆道结石与妊娠

(1)孕激素→胆囊平滑肌松弛→胆道张力↓,胆汁排空时间↑。

(2)孕 14 周后→胆囊空腹时的容量/排空后的残余容量↑→非孕期的两倍。

(3)雌激素→胆囊黏膜上皮钠泵的活性↓→水分吸收↓→胆汁吸收↓→胆固醇的溶解率↓→胆固醇结晶↑→结石风险↑。

(4)阻塞胆道/引起胆总管 Oddi 括约肌梗阻→胆汁逆流行至胰管/直接压迫胰管→胰液引流不畅、胰管压力增加→诱发胰腺炎。

2. 高脂血症与孕期

妊娠期的血脂会逐渐升高,单纯高脂血症不足以直接导致急性胰腺炎。肥胖、妊娠期营养增加,特别是高脂饮食是 APIP 的重要诱因。血清甘油三酯>11.3 mmol/L,即为急性胰腺炎的高危因素。

3. 机械压迫

子宫增大后压迫胆管、胰管而使胆汁及胰液排除受阻,与肠液逆流胰腺。

(三)产科处理分析

该疾病中存在的问题需进一步明确。

1. 入院后请产科会诊,CST 显示胎心 150 次/分,宫缩 20"/1～2 min,建议予硫酸镁抑制宫缩等保守治疗,需密切关注患者肌腱反射、血压、心率、呼吸及尿量。

2. 当腹穿抽出咖啡色液体腹水淀粉酶 15400 U/L,诊断重症急性胰腺炎,再次请产科主任会诊。①相隔第一次会诊多久?②用了硫酸镁,孕妇有何改变?③为何再次会诊,目的何在?④宫口大于 3 cm 时停用硫酸镁,等待自然分娩,此时为何不转，还在外科（是否应立即转产科）？

3. 直至 2010 年 10 月 10 日 15 时 10 分宫缩较前频繁，阴道出血，再次产科急会诊。①当时，孕妇和胎儿、胎心如何，有无观察记录？②从急会诊至转产科分娩死胎，多久时间？③孕妇心率、呼吸、血压有否记录？④导致死婴原因需进一步分析。

妊娠晚期胰腺炎发病时，孕产妇及围生儿病死率高达 20%～50%。妊娠合并急性胰腺炎的治疗原则与非孕期急性胰腺炎基本相同，同时应加强对胎儿的监测，是否终止妊娠应个体化处理。

妊娠子宫可因胰腺坏死或炎症性渗液激惹引起宫缩致早产，早产率可达 60%，建议应用宫缩抑制剂，预防早产。

硫酸镁能直接抑制子宫平滑肌的动作电位，对子宫平滑肌的收缩有抑制作用，使宫缩频率减少，强度减弱，可治疗早产。治疗早产首次负荷量 4 g，用 25% GS 20 mL稀释后 5 min 内缓慢注射，后用 25%硫酸镁 60 mL（15 g）加 5% GS 1000 mL 静滴，2～3 g/h，直至子宫停止收缩 2 h 以后，口服 β_2 肾上腺素受体激动剂维持。

不良反应：肌腱反射消失、血压下降、心悸、呼吸困难、胸闷、新生儿高血镁、少数呼吸抑制现象。每次用药过程中，定时做膝反射，测定呼吸次数，如出现膝反射明显减弱或消失，或呼吸次数少于 14 次/分，尿量多于 30 mL/h 或 24 h 少于 600 mL，应及时停药。

另外，硫酸镁可用于治疗高血压脑病、急性肾性高血压危急等，高热惊厥、子痫、破伤风、尿毒症，保胎时不宜与 β_2 肾上腺素受体激动剂（利托君等）同时使用，易引起血管不良反应。

妊娠合并急性胰腺炎可造成胎盘血液循环障碍，导致胎儿缺氧、胎儿窘迫死胎等。是否终止妊娠应个体化处理。终止妊娠首选剖宫产，除非产妇条件好，估计可在短时期内分娩者。妊娠期合并急性胰腺炎首先是保守治疗，同时应加强对胎儿的监测，但对于经保守治疗后病情恶化或重症胰腺炎或有明显流产、早产征象，胎儿宫内窘迫，应考虑手术治疗。

手术处理指征：①不能排除其他急腹症；②重症急性胰腺炎（SAP）存有 MODS；③腹内高压持续不改善；④合并腔道受阻；⑤经 24 h 非手术治疗继续恶化；麻痹性肠梗阻未改善；胎儿窘迫，死胎或胎儿畸形。手术先行剖宫产，再处理胰腺坏死组织。

外科与产科医师相互配合，治疗规范，大多妊娠晚期合并重症胰腺炎可用非手术治愈，应密切观察胎心率、宫缩及阴道分泌物的变化，NST 及 B 超胎儿监护。

需要多科联合,肝胆外科、新生儿科、重症监护科以及内科相互协助。

三、年轻医生的感悟

本案例中,妊娠期急性胰腺炎(APIP)属于罕见重症,是妊娠合并外科急腹症的病死率的首位原因,并发症多,严重威胁母儿安全。强调多学科协作、早诊早治在 APIP 救治中的重要性,也是本病例讨论重点。该患者的三大临床症状为腹痛、恶心呕吐、腹胀。其中,腹痛是最主要临床症状,表现为急性发作的持续性剧烈腹痛,主要疼痛部位在左上腹、右上腹。肠鸣音减弱,腹胀的早期为反射性肠麻痹,严重时发展为炎症性肠麻痹,肠鸣音消失,排便排气停止,血性脓性腹水。其他临床表现还有腹膜炎、发热、黄疸、胃肠道出血、水电解质紊乱、多脏器功能衰竭等。疾病特点:①上腹部持续性疼痛;②血清淀粉酶和(或)脂肪酶浓度至少高于正常上限值的 3 倍;③腹部影像学检查结果显示符合急性胰腺炎影像学改变;④病情凶险,72 h 内迅速出现进行性多脏器功能障碍的病例,SAP 的诊断条件非常符合。诊断时需与多种疾病相鉴别,尤其是妊娠合并急性胰腺炎需内科/外科联合产科共同快速做出精准诊断,并积极治疗。妊娠合并急性胰腺炎的治疗原则在产科方面主要加强对胎儿的监测,是否终止妊娠应个体化处理。急性胰腺炎非终止妊娠的指征疾病,但极易导致胎儿宫内缺氧甚至死亡,故诊治期间应密切监护胎儿宫内情况,出现产科情况或者病情严重且胎儿评估生存希望不大时,宜尽快终止妊娠并进行有效的外科综合救治。在终止妊娠的决策过程中,虽以保全孕妇生命为首要目标,但也不能因为治疗胰腺炎的需要而盲目伤害胎儿,导致终止妊娠最佳时机的丧失。

妊娠期急性胰腺炎预防方面,根据妊娠对胰腺的影响因素,胆道疾病和甘油三酯是妊娠合并急性胰腺炎最主要的病因。对妊娠妇女均应做血脂检查,一旦发现血脂升高,则应于整个妊娠期间随访血脂的变化,并通过饮食调节限制脂肪摄入,同时控制体重。早诊断、早治疗是提高治愈率、降低母婴死亡率的关键,须适时终止妊娠,防止发展为重症胰腺炎及 MODS。

(整理:周群;审核:窦晓青)

病例 17　胰腺炎伴腹腔间隔综合征

一、病历摘要

(一)病史归纳

患者,男性,34 岁,因“中上腹痛 15 小时”于 2009 年 2 月 11 日入院。

【现病史】

患者入院前 15 h 在进食油腻性食物后出现中上腹胀痛,疼痛呈持续性,阵发性加剧,伴恶心,无呕吐,伴肛门停止排气、排便,无恶寒发热,无皮肤、巩膜黄染,无呕血、黑便等,遂来我院急诊。当时查血常规示:白细胞计数 18.4×10^9/L,中性粒细胞百分比 76.3%,血淀粉酶 420 U/L,脂肪酶 740 U/L。腹部 CT 示:胰腺周围改变,考虑急性胰腺炎、重度脂肪肝,予抑酸补液治疗,腹胀痛仍十分明显,为进一步诊治收入消化科。

【既往史】

患者既往体健,否认高血压、糖尿病等病史,否认结核、肝炎等传染病,否认手术史、外伤史、输血史,否认药物食物过敏史。

【个人史】

无殊。

(二)体格检查

体温 37℃,心率 110 次/分,血压 138/70 mmHg,呼吸19 次/分。神志清,精神软,急性病容,语声低微、急促,皮肤、巩膜无黄染,浅表淋巴结未及肿大。两肺呼吸音清,未闻及湿性啰音。心率 110 次/分,律齐,未闻及病理性杂音。腹膨隆,全腹可及压痛,以左上腹及右下腹明显,无反跳痛,未扪及包块。墨菲征阴性。肝脾肋下未及,移动性浊音(一),肠鸣音减低,右肾区叩痛,双下肢不肿,病理反射未引出。

(三)辅助检查

【实验室检查】

血常规:白细胞计数 18.4×10^9/L,中性粒分数百分比 76.3%↑,血淀粉酶 420 U/L,脂肪酶 740 U/L。

【影像学检查】

腹部 CT:胰腺周围改变,考虑急性胰腺炎,急性胰腺炎 CT 严重程度指数评分 3 分、重度脂肪肝。

(四)目前诊断

入院诊断:

1. 急性胰腺炎。

2. 脂肪肝。

(五)诊治经过

患者入院后予禁食、胃肠减压、泮立苏抑酸、善宁抑制胰腺分泌及胰酶活性等治疗,患者腹胀加剧,出现呼吸困难,于 2009 年 2 月 11 日出消化科转入 ICU。2 月 12 日,患者腹胀更明显,胸闷气促,呼吸 37 次/分,心率逐渐加快,140～150 次/分。考虑患者呼吸窘迫,予无创呼吸机辅助通气,加强补液,增加胶体输入,先后予舒普深、克林霉素、克倍宁等抗感染,奥美拉唑、善宁、乌司他丁等抑酸、抑制胰腺分泌及胰酶活性,抑制炎症因子等,丹参酮改善微循环,中药大黄粉灌肠及营养支持治疗,并行血液净化以清除炎症因子及过高血脂,并于 2 月 13 日在全麻下行腹腔减压术＋胰腺包膜切开减压术＋胰床引流术空肠造瘘＋盆腔引流术。术中见腹腔中有大量暗褐色混浊液体,网膜及肠系膜、肠壁上大量皂化斑,胰腺包膜呈灰白色改变,胰腺实质呈紫褐色坏死改变。于胰头处置入引流管 3 根,胰尾处置入引流管 4 根,盆底处置入引流管 2 根,并在距十二指肠悬韧带 20 cm 处行空肠造瘘。

1. 血常规

2009 年 2 月 11 日:白细胞计数 19.2×10^9/L,中性粒分数百分比 83.4%,血红蛋白 219 g/L,血小板计数 157×10^9/L。

2009 年 2 月 12 日:白细胞计数 10.3×10^9/L,中性粒分数百分比 71.8%,血红蛋白 213 g/L,血小板计数 127×10^9/L。

2009 年 2 月 13 日:白细胞计数 7.6×10^9/L,中性粒分数百分比 78.1%,血红蛋白 110 g/L,血小板计数 55×10^9/L。

2009 年 2 月 14 日:白细胞计数 8.9×10^9/L,中性粒分数百分比 71%,血红蛋白 75 g/L,血小板计数 111×10^9/L。

2. 生化全套

2009 年 2 月 12 日:葡萄糖 15.05 mmol/L,肌酐 97 μmol/L,尿素氮 4.74 mmol/L,钾离子 5.3 mmol/L,钠离子 134.9 mmol/L,氯离子 199.4 mmol/L,钙离子 1.9 mmol/L,总胆固醇 37.45 mmol/L,甘油三酯 13.86 mmol/L,总胆红素

14.6 μmol/L,直接胆红素 6.4 μmol/L,谷丙转氨酶 47 U/L,谷草转氨酶 133 U/L,血淀粉酶 1070 U/L,脂肪酶 1035 U/L。

2009 年 2 月 13 日:葡萄糖 8.77 mmol/L,肌酐 71 μmol/L,尿素氮 6.63 mmol/L,钾离子 3.37 mmol/L,钠离子 121.1 mmol/L,氯离子 111.7 mmol/L,钙离子 1.82 mmol/L,总胆固醇 9.74 mmol/L,甘油三酯 19.41 mmol/L,总胆红素 23.6 μmol/L,直接胆红素 8.4 μmol/L,谷丙转氨酶 20 U/L,谷草转氨酶 86 U/L,血淀粉酶 776 U/L,白蛋白 24.4 g/L。

2009 年 2 月 16 日:葡萄糖 16.97 mmol/L,肌酐 66 μmol/L,尿素氮 4.45 mmol/L,钾离子 3.66 mmol/L,钠离子 140 mmol/L,氯离子 110.5 mmol/L,钙离子 1.65 mmol/L,总胆固醇 4.01 mmol/L,甘油三酯 3.02 mmol/L,总胆红素 39.8 μmol/L,直接胆红素 29.2 μmol/L,谷丙转氨酶 28 U/L,谷草转氨酶 49 U/L,血淀粉酶 74 U/L,C-反应蛋白 182.7 mg/L,白蛋白 28.5 g/L。

3.血气分析

2009 年 2 月 11 日:酸碱值 7.328,动脉血氧分压 120 mmHg,动脉血二氧化碳分压25.6 mmHg,碳酸氢根 13.1 mmol/L,碱剩余−11.0 mmol/L(面罩吸氧)。

2009 年 2 月 11 日:酸碱值 7.284,动脉血氧分压 108 mmHg,动脉血二氧化碳分压35.7 mmHg,碳酸氢根 16.6 mmol/L,碱剩余−9.2 mmol/L(吸入氧浓度60%,呼气终末正压 6 cm H_2O)。

2009 年 2 月 16 日:酸碱值 7.41,动脉血氧分压 97.6 mmHg,动脉血二氧化碳分压35.5 mmHg,碱剩余−21.0 mmol/L。

4.凝血功能

2009 年 2 月 11 日:凝血酶原时间 11.6 s,国际标准化比值 0.97,纤维蛋白原 5.92 g/L,活化部分凝血活酶时间 31.5 s,凝血酶时间 13.8 s,D-二聚体 629 μg/L。

2009 年 2 月 16 日:凝血酶原时间 11.7 s,国际标准化比值 0.98,纤维蛋白原 5.48 g/L,活化部分凝血活酶时间 29.3 s,凝血酶时间 13.7 s,D-二聚体 1032 μg/L。

5.腹部 CT

2009 年 2 月 11 日:胰腺及周围组织改变,考虑出血坏死性胰腺炎。急性胰腺炎 CT 严重程度指数评分 10 分、重度脂肪肝。

6.肺部 CT

双下肺少许炎症伴左下肺实变;双侧胸腔积液。

二、临床思维分析

高脂血症性重症胰腺炎。

(一)高脂血症分类

可简单分为:高甘油三酯血症、高胆固醇血症和混合型的高脂血症和低密度脂蛋白胆固醇血症。

根据 fredrickson 分类,可分为:①Ⅰ型、高脂蛋白血症,主要是血浆中乳糜微粒浓度增加所致,将血浆置于 4℃冰箱中过夜,可见血浆外观顶层呈奶油样,下层澄清,测定血脂主要为甘油三酯升高、胆固醇水平正常或者是轻度增加,此型在临床上较为罕见。②Ⅱ型、高脂蛋白血症,又分为Ⅱa 型和Ⅱb 型。③Ⅲ型、高脂蛋白血症,又称为异常 β 脂蛋白血症,主要是血浆中乳糜微粒残粒水平增多。④Ⅳ型、高脂血、高脂蛋白血症。⑤Ⅴ型、高脂蛋白血症,指的是血浆中乳糜微粒的水平均有升高的现象。

(二)高脂血症重症急性胰腺炎诊断标准

1. 急性胰腺炎;

2. 排除其他病因;

3. 高脂血症病史;

4. 甘油三酯>11.3 mmol/L 或 5.6~11.3 mmol/L,伴乳糜样血;

5. Ranson 评分>3 分,APACHE-Ⅱ评分>8,胰腺 CT 分级 D、E。

(三)高脂血症重症急性胰腺炎发病机制

高脂血症是急性胰腺炎的高危因素。

1. 胰腺及其周围高浓度甘油三酯被脂肪酶分解产生大量游离脂肪酸,造成胰腺损伤;

2. 高血脂致胰腺血流速度和流量改变,是高脂血症重症急性胰腺炎的发病基础;

3. 血黏度增高致胰腺微循环障碍,胰腺缺 O_2;

4. 脂肪微粒栓塞胰腺血管;

5. 胰腺脂肪酶(胰腺毛细血管中)使血清甘油三酯释放大量游离脂肪酸,毛细血管栓塞,血管内膜损伤。

(四)高脂血症重症急性胰腺炎治疗

除常规治疗外,还包括:①重症监护;②液体复苏;③禁食;④胃肠减压;⑤抗生素;⑥抑制胰腺外分泌,即抑制胰酶活性,改善胰腺微循环等,使甘油三酯降至5.65 mmol/L。

常用血液疗法:①血液净化(血脂吸附,血液滤过);②降血脂药物氟伐他汀钠 40 mg/d 或阿托伐他汀(立普妥)40 mg/d;③防止脂肪微血管栓塞抗凝血活性,低分子量肝素[达肝素钠(法安明)5000 U/d,或低分子量肝素钙(速碧林)0.1 mL/10 kg]预防栓塞,每次 0.3 mL 国际单位,这类药物在抗栓同时出血危险小;④胰岛素持续静脉注射,将血糖控制在 11.1 mmol/L 以下;⑤全腹皮硝外敷,大黄落胃落肠。低分子量肝素可加速乳糜微粒降解,应用血液净化,在早期 72 h 内为佳,越早越好,对伴发腹腔间隔综合征可显著改善腹内高压,避免开腹减压。

非手术治疗时机及指征:①早期血液滤过;②低分子量肝素与胰岛素持续静脉注射给药;③早期使用 6%羟基淀粉胶体溶液和低分子右旋糖酐,对腹腔间隔综合征经非手术(上述方法)治疗未缓解时,行剖腹减压,腹腔引流。

手术治疗时机及指征:①经非手术治疗难以缓解脏器损害或腹腔间隔综合征;②胰腺坏死伴青紫,胰周包裹积液继发青紫(但应穿刺证实),高脂血症重症急性胰腺炎手术应避开全身炎症反应期。手术遵循微创,首先 B 超引导下经皮穿刺置管引流,若无效,腹腔镜清除坏死组织,减压选择引流术,然后可考虑转剖腹手术,但应注意不要贻误手术时机。

三、年轻医生的感悟

患者诊断明确,为高脂血症重症急性胰腺炎,同时病情变化迅速,入院当天即出现呼吸窘迫,肠麻痹,血钙下降,ransom 评分>3 分,APACHE-Ⅱ评分>8,胰腺 CT 分级 D、E,存在其他器官功能的累及。早期识别了这是一个重症患者,及时转入 ICU 治疗。ICU 给予了呼吸支持及血液净化,解决了内环境紊乱及呼吸窘迫的问题。但该患者胰腺坏死严重,出现了腹腔高压及腹腔间隔综合征,此时应及时采取控制腹腔压力的措施,如限制输液,适度镇痛,胃肠减压,胰周液体引流,改善胃肠动力、导泻(生大黄、甘油、芒硝、硫酸镁、乳果糖),中药外敷减轻肠道水肿。胰周液体引流旨在减轻腹腔压力、改善全身炎症反应,是极其重要的一环,首选 B 超引导下经皮穿刺置管引流,必要时可以多点多处穿刺,务必引流彻底。伴严重器官功能衰竭且保守治疗对患者无效时,可考虑手术减压。还应该关注该患者远期预后,其出现胰腺假性囊肿及包裹性坏死的可能性极大,应密切观察,必要时可超声内镜穿刺引流。

(整理:周焱琳;审核:胡玥)

病例18　肺淋巴管平滑肌瘤，乳糜胸

一、病历摘要

（一）病史归纳

患者，女性，37岁，因“突发气急伴意识不清、发绀2小时”于2010年4月5日入院。

【现病史】

患者约于2 h前无明显诱因下出现气急，不能平卧，无咳嗽发热，无胸闷胸痛，无恶心呕吐，无四肢抽搐，无二便失禁。半小时后家人紧急送至医院，途中意识逐渐模糊，并出现口唇发绀。急诊予以紧急气管插管，呼吸机辅助通气，气道内见大量粉红色痰，SpO_2 273%。床边B超提示胸腔、腹腔可见积液。胸片提示两下肺野病灶、两下胸膜反应可能。为进一步治疗，收入ICU。

【既往史】

患者5～6年前曾出现右侧乳糜胸，先后在杭州某医院和上海某医院诊治，行两次开胸手术，均未发现胸腔内病变。另行右侧胸导管结扎术，但症状仍未缓解，后因经济原因自动出院，出院时仍留置胸腔引流管。回家后每天引流乳糜液500 mL左右，约十余天后突然乳糜液减少，后逐渐消失。之后患者曾怀孕生子，均未出现异常。患者于去年7～8月突发腹腔乳糜，在我院湖滨院区外科治疗半月后病情稍好转出院。出院后一直腹部膨隆，口服速尿片能缓解。有间质性肺炎病史可能，具体不详。

【个人史】

无殊。

（二）体格检查

体温36.9℃，脉搏116次/分，血压104/86 mmHg，呼吸16次/分。神志不清，药物镇静。双侧瞳孔直径约3 mm，对光反射存在，颈无抵抗。形体消瘦。经口气管插管接呼吸机辅助通气，两肺呼吸音粗，左下肺偏低，可及少量湿性啰音。HR 116次/分，律齐，未及明显病理性杂音。腹微隆、软，肝脾触诊不满意，移动性浊音（+），肠鸣音1～3次/分。四肢肌张力正常，双侧巴宾斯基征（－）。

(三)辅助检查

【实验室检查】

1.(2010年4月5)血常规:白细胞计数14.9×10^9/L,中性粒细胞百分比82.9%。

2.(2010年4月5日)血气分析:pH值7.156,氧分压95.1 mmHg,二氧化碳分压246.6 mmHg,碱剩余12.4 mmol/L,碳酸氢根16.1 mmol/L(管接呼吸机后),血生化无殊。

3.(2010年4月8日)腹水CA125 555.80 U/mL,血CA125 490.40 U/mL。

4.(2010年4月9日)病理报告:腹水涂片未见肿瘤细胞。

5.(2010年4月5日)胸腔积液常规报告:颜色:红色;透明度:乳糜;凝块:无凝块;李凡他试验:阳性。胸腔积液生化示:总蛋白53.1 g/L;红细胞计数191500.00×10^6/L;有核细胞计数20.0×10^6/L。

【影像学检查】

1.(2010年4月5)床边B超:①腹腔内大量积液;②左侧胸腔积液;③肝、胆、胰、脾、双肾未见明显异常;④心包少量积液。

2.(2010年4月9)肺部CT示:①双肾间质性病变,右肺下叶间质性炎症;②左侧液气胸,左肺组织压缩20%。

(四)目前诊断

1.乳糜胸、乳糜腹原因待查。

2.急性肺水肿Ⅱ型呼吸衰竭。

(五)诊治经过

入院后予呼吸机辅助通气,左侧胸腔及腹腔置管引流乳糜液,以及抗感染、化痰、营养支持及维持水电解质酸碱失衡等治疗,好转后出院。

二、临床思维分析

患者为生育年龄女性,CT肺部多发薄壁空腔,肾错构瘤,肝血管平滑肌脂肪瘤,腹腔多发实性淋巴结,腹腔盆腔肿块,骨骼多发结节样增生,可考虑肺淋巴管肌瘤,亦可合并肺结节病。

(一)肺淋巴管肌瘤肺多发小空腔形成机制

小气道狭窄→空气蓄积→肺泡扩大呈囊状→薄壁囊腔→平滑肌细胞产生→金属蛋白酶破坏肺间质胶原蛋白和弹力蛋白→肺泡壁破坏融合呈囊腔。

PLAM分度:①轻度,范围<30%,囊腔<5 mm;②中度,范围30%~60%,囊腔5~10 mm;③重度,范围>60%,囊腔>10 mm。

病理诊断:支气管镜,肺活检,经皮肺穿刺活检,胸腔镜肺活检。

(二)乳糜胸腹水鉴别

食管癌术后并发乳糜胸:胸导管术中损伤,溶解不彻底亦可发生乳糜腹,另外食管癌根治胸腔两区淋巴结极可能损伤膈下淋巴管。

骨恶性淋巴病并发乳糜胸腹水:肿瘤浸润胸导管、乳糜胸腹腔及肠管淋巴管或明外层,导致乳糜液外溢。

先天性发育畸形:创伤、绦虫病、肿瘤、损伤,均可致乳糜外流,可应用^{99m}Tc-AS放射性核素淋巴显像定位诊断乳糜外溢。

(三)假性乳糜性胸腹水常见原因

肾脏病(肾病综合征)血液浓稠,高脂血症。

慢性胸腹腔性感染,脓细胞脂肪变性呈乳糜样。

肝硬化自发性细菌性腹膜炎,腹水,囊脓细胞与脂肪变性有关。

TB脓胸由TB菌或干酪样物质进入胸腔。

恶性肿瘤:可见卵巢腹腔浆液性乳头状瘤。

其他:风湿性关节炎、梅毒、酒精中毒、糖尿病。

乳糜胸腹水:乳白色,不透明,镜下可见脂肪球;苏丹红染色或乙醚提取试验(+),静置后可分3层,上层奶酪,中层水,下层为不透明层;细胞主要为淋巴细胞,脂肪含量>20 g,甘油三酯>2 g/L(且应>血浆含量)。

(四)肺淋巴管平滑肌瘤

这是一种罕见病,原因不明,弥漫性间质性肺病,主要发生在生育期妇女,平滑肌增生和肺实质囊性破坏并导致支气管淋巴管和血管阻塞。主要表现为活动后呼吸困难,反复发作自发性气胸、咳嗽、胸痛、痰中带血、乳糜胸,50%以自发性气胸为首发症状。X线:两肺广泛网格状或结节状粟米状阴影,晚期呈蜂窝样改变,早期胸中可正常。CT示两肺广泛囊状阴影,部分有纵隔淋巴结肿大。

治疗:孕酮,卵巢切除,促性腺激素释放激素,三苯氧胺(有抗雌激素的作用),肺移植。

病理:支气管及其周围平滑肌增生,部分或完全阻塞气道,引起肺囊肿,肺大疱,易并发气胸,平滑肌阻塞肺小静脉,引起血液瘀滞、出血、肺毛细血管出血、咯血。淋巴管及其周围平滑肌增生导致淋巴管阻滞,最后导致乳糜胸。肺间质平滑肌增生,造成肺弥散功能障碍,出现低氧血症。

本病可侵袭肺外组织,特别是纵隔及腹壁后淋巴管淋巴结节。血管平滑肌脂肪瘤常见于肾脏。

淋巴结病:盆腔淋巴结肿大,可见呼吸困难(国外87%,国内44%),气胸(国外

65%,国内44%),咳嗽51%,胸痛34%,乳糜胸28%,咯血22%。长期组织缺氧导致肺动脉高压,肺心病,继发性红细胞增多症。双肺广泛薄壁空囊,可乳糜胸腹水及心包积液。

治疗:孕激素和抗雌激素。前者肌注甲羟孕酮400~500 mg/月,或口服孕激素10~20 mg/d,三苯氧胺是雌激素受体。

育龄期女性呼吸困难,咯血,反复气胸,或乳糜胸腔积液,可考虑卵巢切除。HR CT示肺多发或弥漫囊性改变应考虑本病。出现症状一般存活10年,多死于呼吸衰竭。

(五)肺淋巴管平滑肌瘤鉴别

1.肺气肿:PLAM的CT囊腔壁更清楚,囊腔分布更均匀。

2.肺间质纤维化:囊腔分布主要集中在基底和胸腔下区,囊腔壁较厚,形状不规则。

3.嗜酸性肉芽肿:有时不易鉴别,肉芽肿往往有结节,呈空洞,好分布于肺尖。

4.结节病:广泛大小不等肺大疱,囊肺,蜂窝肺,肺部上提。

5.弥漫性肺淋巴瘤:平滑肌增生较少,且不累及肺泡,无囊腔形成。

6.外源性过敏性肺泡炎:有反复接触有机粉尘史、X线,弥漫结节与网纹,以上、中部为主。

三、年轻医生感悟

患者反复出现乳糜胸,曾行开胸手术,未见胸腔明显病变。此次病情加重发作,入院后胸腔、腹腔可见积液,穿刺引流后可见乳糜胸。首先需鉴别乳糜胸的真假,结合患者胸CT等辅助检查综合判断。

(整理:童佳欢;审核:朱渊红)

病例 19　肺癌伴抗利尿激素异常分泌

一、病历摘要

(一)病史归纳

患者,女性,58 岁,因“发现右肺占位 4 月,气急 1 月,加重伴面部浮肿 1 周”于 2010 年 10 月 7 日收住入院。

【现病史】

患者 2010 年 6 月初因右肩背部疼痛,就诊于浙一医院,胸片示肺部占位,进一行 CT 检查示:右肺上叶肿块,右肺及胸膜上多发结节,右侧胸腔积液。患者拒绝进一步治疗,仅服中药治疗。1 个月前(2010 年 9 月),患者无明显诱因下出现胸闷气急,进行性加重,但无咳嗽咳痰。1 周前患者出现右侧面部浮肿伴双下肢乏力,及胸闷气急加重,难以行走。遂就诊于我院。

患者病来神清,精神软,胃纳差,夜寐欠佳,小便可,大便少,体重近期无明显变化。

【既往史】

既往体质可,否认高血压,糖尿病,冠心病等重大脏器疾病史,否认肝炎,肺结核等传染病史,1996 年因“乳腺癌”行“左乳癌根治术”,病理示:左乳腺单纯癌,行 5-Fu+MTX+CTX 方案化疗 2 次。1997 年有畸胎瘤手术史,否认其他重大外伤史,否认输血史,否认其他药物食物过敏史,否认中毒史。

【个人史】

无殊。

(二)体格检查

体温 36.5℃,心率 104 次/分,血压 111/76 mmHg,呼吸 27 次/分。

神志清,精神软。皮肤、巩膜无黄染,全身浅表淋巴结未及肿大,甲状腺无肿大。左侧乳缺如,可见长约 10 cm 手术疤痕,愈合尚可,左肺可及干啰音,右肺呼吸音低,HR 104 次/分,律齐,未闻及病理性杂音。腹平软,下腹可见手术疤痕约 10 cm,肝脾肋下未及,无压痛及反跳痛,未及明显包块,移动性浊音(—),双肾区无叩痛,双下肢不肿,NS(—)。舌淡苔薄白,脉细弱。

(三)辅助检查

【实验室检查】

1. 血常规:白细胞计数 21.2×10^9/L↑,中性粒分数百分比 93.3%↑,血小板计数 369×10^9/L。

2. 血气分析:钠 102 mmol/L,氯 62 mmol/L。

3. 生化:碱性磷酸酶 197 U/L,谷氨酰转肽酶 69 U/L,余无殊。

4. 肿瘤类:癌胚抗原 36.5 ng/mL。

5. 胸腔积液常规:李凡他试验阳性。

6. 胸腔积液涂片找到少量腺癌细胞。

7. 胸腔积液肿瘤类:CEA 4234.2 ng/mL,CA199 11049 U/mL,CA125 2201 U/mL,CA153 184 U/mL。

【影像学检查】

(2010 年 10 月 11 日)脑 MRI:未见明显占位性病变。

(2010 年 10 月 13 日)脑电图:轻度异常。

(2010 年 10 月 13 日)上腹部 B 超示:慢性胆囊炎。

(四)目前诊断

入院诊断:

中医:肺积,肺脾气虚。

西医:右肺部占位待查;右侧胸腔积液;低钠低氯血症。

(五)诊治经过

就诊患者入院时气急乏力明显,查电解质提示严重低钠低氯血症,血钠 100 mmol/L,故予纠正电解质紊乱、利尿、抗感染、平喘、化痰等对症支持治疗。同时 B 超发现右侧大量胸腔积液,(2010 年 10 月 8 日)胸腔穿刺胸腔积液引流,并找到腺癌细胞。

二、临床思维分析

患者乳腺癌术后已 15 年,再发生转移概率较小,通常情况下,浸润性导管癌、乳腺印戒细胞癌、炎性乳腺癌等转移可能性较高。

肺癌,尤其是非小细胞肺癌,可通过抗利尿激素异常分泌综合征(SIADH)引起低钠血症。SIADH 是由于抗利尿激素(ADH)分泌较多或病变刺激分泌累死 ADH 的物质,导致水中毒、恶心、呕吐,甚至意识不清、抽搐、血浆渗透压下降等。可予补钠、适当补充白蛋白等对症治疗,以及针对原发病治疗。

三、年轻医生的感悟

在肺癌的低钠血症患者中,有 15%是由 SIADH 引起的,即肺癌分泌出抗利尿激素(ADH)所致,ADH 会在远端肾小管重吸收水增多,从而导致体内水分过多形成低钠血症。症状与低钠血症形成的速度和程度有关,例如轻度的低钠血症(血钠低于 130 mmol/L)通常造成轻微的症状,如乏力、纳差和轻度的恶心感;一旦血钠低于 115 mmol/L,症状会出现抽搐、颤抖、昏迷,容易出现永久的脑损伤。本综合征的治疗最主要是治疗原发病,原发病好转后本病会自然消失。严重低钠血症的情况下需要纠正低钠血症,血钠恢复到 125～130 mmol/L 时,就可以暂停快速补钠,避免补钠速度过快导致的脱髓鞘病变。在治疗过程中要密切监测电解质情况,避免过度补钠。

(整理:童佳欢;审核:朱渊红)

病例20　重症酒精性脂肪肝

一、病历摘要

(一)病史归纳

患者,男性,33岁,因“黄疸腹胀伴发热3天”于2011年11月12日入院。

【现病史】

患者3天前无明显诱因下出现全身皮肤黄染,同时乏力明显,食欲缺乏,呈进行性加重,同时巩膜黄染,小便色黄;大便呈水样泻,颜色无异常,约6～8次/天。无皮肤瘙痒,无腹痛,无背部放射性疼痛,伴腹胀,伴发热,当时未测体温,伴咳嗽,无咳痰,无胸闷气急,偶有恶心,无呕吐。在家未予以处理,遂今日由家人送我院治疗,门诊以“黄疸查因”收住入院。

病来神清,精神可,胃纳较差,二便如上述,夜寐安。

【既往史】

既往体质可,否认高血压、糖尿病等重大内科疾病,否认肝炎、结核等传染病史,否认外伤、输血史,有阑尾切除史10余年,预防接种史随社会。

【个人史】

患者有饮酒史15余年,每天饮1000 mL黄酒。否认疫水、疫源接触史,否认工作粉尘、毒物、放射性物质接触史,否认吸烟等不良嗜好史,否认冶游史。

(二)体格检查

体温38.5℃,心率86次/分,血压100/88 mmHg,呼吸19次/分。神志清,精神软,步入病房,自动体位,查体合作。浅表淋巴结未及肿大,全身皮肤及巩膜黄染,皮肤黏膜无瘀点、瘀斑。颈软无抵抗,甲状腺未及肿大,两肺呼吸音清,未闻及干湿啰音。心率86次/分,律齐,各瓣膜听诊区未及病理性杂音。腹平软,右肋下8 cm可触及肿大肝脏,质偏硬,无压痛,脾肋下可及、肠鸣音不亢。双肾区无叩痛,NS(—)。

(三)辅助检查

【实验室检查】

1.生化类:直接胆红素130.8 μmol/L,间接胆红素25.5 μmol/L,总胆红素156.3 μmol/L,白蛋白32.4 g/L,钾3.06 mmol/L,钠131 mmol/L,谷草转氨酶

139 U/L，碱性磷酸酶 367 U/L，谷氨酰转肽酶 866 U/L，α-L-岩藻糖苷酶 44 U/L。

2. 肿瘤类（男性）铁蛋白：1606.9 ng/mL。

3. 血沉：30 mm/h。

4. 肝炎类：乙肝核心抗体-免疫球蛋白 G 5.01 S/CO。

5. 血气分析：酸碱度 7.494，二氧化碳分压 33.9 mmHg，血红蛋白浓度 8.8 g/dL，CO 结合血红蛋白 2.5%，动脉血氧含量 12.0 vol%，钾 2.30 mmol/L，钠 131.0 mmol/L，氯 99.0 mmol/L，渗透压 269.70 mOsm/kg H_2O。

6. 尿常规（含沉渣）：酮体+－，蛋白质+－，胆红素 3+，尿胆原 1+，红细胞 16.7 个/μL，白细胞 16.7 个/μL，上皮细胞 10.3 个/μL。

7. 血常规+CRP：白细胞计数 15.6×10^{9}/L，中性粒百分数 84.80%，淋巴百分数 8.60%，中性粒绝对值 13.23×10^{9}/L，红细胞计数 2.11×10^{12}/L，血红蛋白 82.0 g/L，红细胞比容 0.2340 ratio，平均红细胞体积 110.5 fl，平均血红蛋白量 38.70 pg，红细胞分布宽度 23.50%，平均血小板体积 7.70 fl，血小板分布宽度 17.50%。

【影像学检查】

1. 心电图：窦性心动过缓。

2. 胸片：右下肺结节影，建议 CT 复查。

3. 肺部 CT：右肺小叶少许支气管扩张伴少许炎症，脂肪肝。

4. 胸部 CT：弥漫性肝病；胆囊炎，胆囊窝少量积液；脾梗死；盆腔少量积液。

5. MRCP：图像欠佳。胆总管及肝内胆管明显扩张；肝大伴弥漫性脂肪浸润；酒精性肝病所致脾大、胆囊炎，少量腹水。

6. 胆囊 B 超：胆囊炎，胆囊内异常回声，考虑胆囊内炎症性沉积物，脾肿大。

7. 肝脏 B 超：肝弥漫性病变，胆囊壁增厚，毛糙。

（四）目前诊断

1. 重症酒精性脂肪肝；低蛋白血症；低钾血症；腹水。

2. 胆囊结石伴急性胆囊炎。

3. 脾梗死。

（五）诊治经过

入院后予以完善各项检查，予以美罗培南抗感染、泮立苏抑酸护胃、瑞甘及思美泰护肝补钾等对症支持治疗。

二、临床思维分析

该患者因“黄疸腹胀伴发热 3 天”入院，既往有 15 年黄酒史，每天 1000 mL，折合酒精 1000×17%×0.8＝136 g/d。乙肝核心抗体-免疫球蛋白阳性。辅助检查可见，总胆红素 156.3 μmol/L，其中直接胆红素 130.8 μmol/L；谷草转氨酶 139 U/L。影像学可见：弥漫性肝病；胆囊炎，胆囊窝少量积液；脾梗死。胆总管及肝内胆管明显扩张。

该患者第一诊断为重症酒精性脂肪肝，是由于长期大量饮酒导致的肝脏疾病。初期通常表现为脂肪肝，进而可发展成酒精性肝炎、肝纤维化和肝硬化。其主要临床特征是恶心、呕吐、黄疸，可有肝脏肿大和压痛，可并发肝功能衰竭和上消化道出血等。酒精对肝脏有明显的毒性。在重度饮酒者中，90％～100％有脂肪肝，10％～35％有酒精性肝炎，8％～20％可发展为肝硬化。

酒精性肝病诊断标准：①有长期饮酒史，一般超过 5 年，折合乙醇量男性≥40 g/d，女性≥20 g/d，或 2 周内有暴饮史；②禁酒后，血清谷丙转氨酶、谷草转氨酶和谷氨酰转肽酶明显下降，4 周内基本恢复正常；③除外病毒感染、代谢异常和药物所致肝损。未能符合上述条件者，应取得组织学证据。酒精量换算公式：酒精量(克)＝饮酒量(毫升)×酒精含量(％)×0.8(酒精比重)。本次患者有 15 年饮酒史，折合酒精 136 g/d，远超标准，肝脏 B 超或 CT 检查有典型表现，符合诊断标准。丙肝病毒和乙肝病毒对酒精性肝的毒性作用呈协同效应。并发丙肝病毒和乙肝病毒感染，有 56％概率发展为肝硬化。单纯乙肝病毒发生肝硬化概率为 6.3％。若合并肝炎，更易发生肝癌。本例患者乙肝核心抗体-免疫球蛋白阳性，提示既往病毒存在，可能协同了酒精性脂肪肝发展。

酒精性肝病的治疗：①戒酒；②营养支持(肠内营养)；③药物：糖皮质激素，是对酒精性肝炎(严重)最有效的药物，但急性感染、胃肠道出血、糖尿病应作为禁忌证；④己酮可可碱能降低血黏度，增加微循环和携带氧气能力，改善白细胞、红细胞变性能力，改善脑及四肢血循环，对酒精性肝病可降低 TNFα 及许多效应细胞因子表达。TNFα 水平与酒精性肝炎患者死亡率呈正相关。

该患者同时并发脾梗死。约半数患者可无症状。较大范围急性脾梗死可出现突发性左上腹疼痛，或全腹痛向左肩、背部放射，弯腰或深呼吸时加重，伴恶心、呕吐，或呼吸困难、高热等表现，症状可持续一周。常伴左膈抬高和左侧胸腔积液。严重者查体可触及肿大脾脏，左上腹乃至全腹有压痛、反跳痛。伴纤维性脾周围炎，听诊可闻脾区摩擦音。重者甚至腹穿可抽出血性液体。本例患者出现发热，白细胞上升，其原因可能与之相关。

大部分脾梗死可自愈或纤维化，病灶不需特别处理。如果出现液化坏死区域直径≤5 cm，可以随诊，不需处理。若直径＞5 cm，应该 B 超或 CT 引导下穿刺引流。如出现脾脓肿，主张穿刺引流，必要时才考虑脾部分切除或全脾切除。

三、年轻医生的感悟

随着经济发展和人民生活水平的提高，我国酒精性脂肪肝患者发病率不断增加。大部分酒精性脂肪肝无症状，但如果患者不及时停止饮酒，疾病极有可能进一步发展成肝炎甚至肝硬化。影响酒精性肝损伤进展或加重的因素较多，目前国内外研究已经发现的危险因素主要包括：饮酒量、饮酒年限、酒精饮料品种、饮酒方式、性别、种族、肥胖、肝炎病毒感染、遗传因素、营养状况等。女性相比男性对酒精更为易感。因此，对于酒精性脂肪肝患者，医生需及时对其进行健康教育，严令其戒酒，并及时处理如病毒性肝炎、肥胖等相关危险因素，阻止疾病进一步恶化。

（整理：周焱琳；审核：朱林文思）

病例 21　SLE

一、病历摘要

(一)病史归纳

成某,男,20 岁,个体劳动者,诸暨人,因“发热 2 月伴全身浮肿 1 周”于 2009 年 11 月 3 日入院。

【现病史】

患者 2 个月前无明显诱因出现反复发热,最高体温 38.5℃,下午甚,伴畏寒,咳嗽、咳痰,痰少色黄,无腹痛、腹泻,无尿频、尿痛,无皮肤瘀点、瘀斑,就诊于当地医院并经抗感染治疗后体温降至正常,咳嗽、咳痰消失。

2 周后患者再次出现咳嗽、咳痰伴鼻出血,无发热,就诊当地医院。查血常规:白细胞减少(具体数据不详);尿常规:尿蛋白 2+;胸片提示:两肺炎症。予抗感染治疗后咳嗽、咳痰减少,鼻出血消失,未复查血、尿常规。

1 周前无诱因下再次发热,伴乏力,全身浮肿,尿量稍减少,双下肢瘀点、瘀斑,颜面少量红色皮疹,无关节疼痛,无咳嗽、咳痰,无牙龈出血,无鼻出血,无视物模糊,无恶心、呕吐,无腹痛、腹泻,就诊于南京某医院。查血常规:白细胞计数 $2.1\times10^9/L$,血红蛋白 93 g/L,血小板计数 $7.0\times10^9/L$。肺部 CT 提示:①两肺炎症;②双侧胸腔积液;③腹腔积液。腹部 B 超提示:①肝脏弥漫性增大;②脾大。骨髓细胞检查报告:分类 25 个有核细胞,其中异型淋巴细胞 3 个,提示巨核系成熟障碍。诊断为“噬血细胞综合征”。予地塞米松 10 mg、吡酮片 3# tid * 3d 及抗病毒、输血等对症治疗。病情无好转,水肿进一步加重,尿量明显减少,每日尿量＜1000 mL,咳嗽气急,不能平卧。为求进一步诊治转我院血液科,门诊拟“血三系减少待查、噬血细胞综合征”收住入院。

患者病来神志清,精神软,全身浮肿,胃纳差,睡眠不佳,小便量少,大便通畅,体重无明显异常。

【既往史】

既往体健,否认高血压、糖尿病等内科疾病史,否认肝炎、结核等传染病病史,否认重大手术、外伤、中毒史,无输血反应,否认药物食物过敏史,预防接种随社会。

【个人史】

无殊。

(二)体格检查

体温 36.9℃，心率 72 次/分，呼吸 21 次/分，血压 142/105 mmHg。神志清，精神软，高枕卧位，呼吸稍急促，颜面浮肿明显，鼻部及两颧部可见散在色素沉着，轻度贫血貌，皮肤、巩膜无黄染。浅表淋巴结未及明显肿大，咽部无充血，扁桃体不大，颈软，气管居中，胸骨压痛可疑。两下肺呼吸音低，可闻及中等量湿啰音。HR 72 次/分，律齐，各瓣膜听诊区未闻及病理性杂音。腹略膨隆，移动性浊音(＋)，肝脾肋下可及，质软光滑，全腹无压痛或反跳痛。腰背及双下肢呈凹陷性水肿，双下肢可见瘀斑、瘀点，NS(－)。

(三)辅助检查

【实验室检查】

1. 血常规：白细胞计数 2.2×10^9/L，中性粒细胞比例 46.7%，淋巴细胞比例 45.2%，血红蛋白 84 g/L，血小板计数 22×10^9/L。

2. 尿常规：蛋白质 3＋，胆红素 3＋，红细胞 3＋/HP。

3. 大便常规：隐血弱阳性。

4. 凝血类：D-二聚体 1292 μg/L，余无异常。

5. 生化类：尿酸 451 μmol/L，肌酐 111 μmol/L，尿素氮 16.9 mmol/L，钾 3.08 mmol/L，甘油三酯 3.89 mmol/L，总胆固醇 9.52 mmol/L，总蛋白 39 g/L，白蛋白 17 g/L，直接胆红素 18.8 μmol/L，门冬氨酸转移酶 294 IU/L，谷丙转氨酶 193 IU/L，腺苷脱氨酶 58 U/L，肌酸激酶 303 IU/L，乳酸脱氢酶 306 IU/L。

6. 肿瘤类：CA199 51.92 U/mL，铁蛋白 2944.8 ng/mL，鳞状细胞癌抗原 1.9 ng/mL。

【影像学检查】

1. 肺部 CT：①双侧胸腔积液伴两肺下叶膨胀不全；②两肺下叶片状影，考虑感染病灶可能；③心包少量积液可能。

2. 腹部 CT：①大量腹水；②脾大。

3. (2009 年 11 月 4 日)分别于髂后上棘、胸骨行骨髓穿刺术。骨髓病理报告：骨髓有核细胞增生欠活跃，粒系增生尚活跃，红系增生欠活跃；间质纤维组织增生。

4. 腹穿后腹水病理报告提示：漏出液。腹水涂片、腹水肿瘤类未见异常。

(四)目前诊断

血三系减少待查：

1.噬血细胞综合征:淋巴瘤?病毒感染?

2.急性白血病?

3.自身免疫性疾病?

(五)诊治经过

入院后予以完善相关检查,治疗上予舒普深抗感染,呋塞米利尿消肿,阿拓莫兰护肝及补充白蛋白等对症处理。患者体温在37.0~37.5℃之间波动,咳嗽、咳痰,痰多,色黄,黏稠,活动后气急,不能平卧,腰背及双下肢水肿严重,每日尿量约1500 mL。辅助检查提示血三系低下,大量血尿、蛋白尿,肝功能损害,低蛋白、低钾血症,肿瘤指标(CA199、铁蛋白、鳞状细胞癌抗原)均明显升高,肺部炎症及胸腔积液,有大量腹水。

二、临床思维分析

患者为青年男性,以"发热2月伴全身浮肿1周"为主诉,病程中出现发热、咳嗽咳痰、乏力、全身浮肿、颜面部皮疹、双上肢淤血瘀斑;辅助检查提示血三系减少、肺部炎症、胸腹腔积液、肝脾肿大;骨髓细胞检查见分类25个有核细胞,其中异型淋巴细胞3个,提示巨核系成熟障碍。诊断为"噬血细胞综合征"。曾予地塞米松10 mg、抗炎及抗病毒治疗。目前患者仍有全血细胞减少、肝肾损害、多浆膜腔积液等,现进行以下诊断及鉴别诊断分析。

(一)全血细胞减少原因分析

全血细胞减少一般为血红蛋白<100 g/L,白细胞手工计数<4×10^9/L,血小板计数<1×10^9/L。

1.急性白血病(AL)为首,其中急性早幼粒细胞白血病(APL)占51%,大多呈增生性骨髓象,外周血三系下降。检查血象(外周血)有无原幼细胞。骨髓原幼细胞≥30%即诊为AL。

2.骨髓增生异常综合征(MDS):外周血1~3系下降,骨髓增生两系以上病态造血,尤其病态巨核细胞生成。

3.再生障碍性贫血(AA):骨髓穿刺稀薄,粒、红、巨三系增生减少,骨髓小粒中非造血细胞增生多。

4.巨幼红细胞贫血:骨髓粒、红、巨三系均巨幼变。

5.恶性组织细胞病:三系下降,长期不明原因发热。骨穿中发现异常组织细胞或多核巨组织细胞。

6.多发性骨髓瘤:老年患者居多,全血细胞下降伴骨痛,蛋白尿,高球蛋白血症,高血钙,反复感染。骨髓瘤细胞>15%,尿M蛋白(+)。

7. 骨髓纤维化：全血细胞下降，伴巨脾，幼红、幼粒细胞贫血，骨髓干抽，外周有泪滴形红细胞。

8. 阵发性睡眠性血红蛋白尿：贫血，酱色尿，水肿，脾大，黄疸，可全血细胞减少。

其他：药物，可全血细胞减少。TB、肝炎、伤寒、菌痢，由于细菌病毒或其毒素对骨髓抑制。

(二)噬血细胞综合征

噬血细胞综合征(hemophagocytic syndrome，HPS)，又称噬血细胞淋巴组织细胞增生症(hemophagocytic lymphohistiocytosis，HLH)，是单核细胞系统反应性增生的组织细胞病。表现：持续发热，肝脾肿大，肝功能异常，全血细胞减少，凝血功能异常，高甘油三酯，高细胞因子血症，高铁蛋白血症。有的还伴严重神经系统症状。骨髓、肝、淋巴结内有大量噬血细胞。

1. 机理

致病因素激活 T 淋巴细胞，促使其分泌大量细胞因子 IL-12、IFN-α、IL-18，引起 T 细胞介导的细胞因子风暴，从而刺激和激活大量组织细胞增生并吞噬血细胞，引起高热、肝脾淋巴结肿大、黄疸、肝功能异常、凝血功能障碍和全血细胞减少。

2. 类型

(1)原发性(遗传性)：为常染色体隐性遗传性疾病，因有穿孔素基因突变，导致 T 细胞和巨噬细胞激活失控，从而产生大量炎性细胞因子。散发病例常无家族史。

(2)继发性：①感染相关噬血细胞综合征：病毒感染，称病毒相关性噬血细胞综合征，半数以上为 EB 病毒，其次为疱疹巨细胞病毒、腺病毒、人类微小病毒(HPV-B19)、Q 热病毒、流感病毒及麻疹病毒等。其他感染 G^-、G^+、结核、伤寒、麻风、李斯特菌、布氏杆菌、梅毒、支原体、真菌、原虫等，故改称感染相关性噬血细胞综合征。②恶性肿瘤相关噬血细胞综合征：急白、淋巴瘤、多发性骨髓瘤、肝细胞肿瘤、胸腺瘤、胃癌等。以非霍奇金淋巴瘤最为常见，特别是血管内大 B 细胞淋巴瘤、外周 T 细胞淋巴瘤、EB 病毒相关 T 细胞淋巴瘤、间变性大细胞淋巴瘤合并噬血细胞综合征，往往误诊为恶组病。恶性 T 淋巴细胞及组织细胞促发大量细胞因子，导致巨噬细胞过度激活，从而诱发本病。③伴发于自身免疫病的巨噬细胞活化综合征：也是一种继发性噬血细胞综合征，见于幼年类风湿关节炎、成人 Still 病等。

3. 临床表现

(1)典型表现：起病急，进行性加重，高热寒战，关节肌肉酸痛，肝脾淋巴结肿大，黄疸。

(2)血细胞减少,外周血可一系、二系或三系减少。

(3)肝损:可伴有转氨酶异常,如:谷丙转氨酶、谷草转氨酶、胆红素、甘油三酯、乳酸脱氢酶、铁蛋白升高。乳酸脱氢酶可>1000 U/L,铁蛋白可>1000 μg/L。

(4)凝血障碍:凝血酶原时间延长,纤维蛋白原降低,纤维蛋白原降解产物升高。尤以纤维蛋白原下降为甚,可<18 g/L。

(5)免疫学检查异常:CD、HLA、DR的T细胞升高>25%。疾病活动期IFN-γ↑,IL-10↑,血浆巨噬细胞炎症蛋白(MIP)-1α↑,NK细胞活性下降或缺乏,血浆可溶性CD25(可溶性IL-2受体)升高(≥2400 U/mL)。

(6)骨髓、脾、脑脊液或淋巴结细胞,形态学或病理学:骨髓增生下降,组织细胞增生活跃,可有吞噬血细胞现象。每个巨噬细胞吞噬血细胞少则2~3个,多则10余个。淋巴结活检,被膜完整,淋巴细胞减少,生发中心区域消失,吞噬性组织细胞增多,累及窦状隙及髓索。

4.诊断标准

以下8条中有5条即可诊断:①发热>1周,T≥38.5℃;②脾大;③两系或三系减少;④甘油三酯≥3 mmol/L和(或)纤维蛋白原<1.5 g/L;⑤血清铁蛋白≥500 μg/L;⑥血浆可溶性CD25升高(≥2400 U/mL);⑦NK细胞活性下降或缺乏;⑧骨髓、脾、脑脊液或淋巴结发现噬血细胞现象,未见恶性肿瘤细胞。噬血细胞数量为≥2%(占骨髓有核细胞)或≥5%(占组织细胞)。骨髓涂片发现噬血细胞,灵敏度不高,常需连续多次骨穿或活检以提高阳性率。HLH指南起源于1991年,至2004年增加了铁蛋白、NK细胞活跃性和可溶性CD25这3项实验室指标。在2项临床体征和6项实验室指标中,只要符合5项,诊断即可成立。

5.与恶性组织细胞病鉴别

恶性组织细胞病(简称恶组)病理多为异常组织细胞、多核巨组织细胞浸润,吞噬现象不及本病明显。恶组淋巴结是沿窦状隙向实质侵犯。

6.治疗

治疗原发病外,应尽快抑制过度炎症反应。肾上腺皮质激素类药如地塞米松易穿过血脑屏障;环孢素可抑制T细胞活化;静脉大剂量免疫球蛋白对病毒相关噬血细胞综合征有缓解作用;依托油苷(VP16)对抑制组织细胞有明显疗效,宜及早使用至少3~4个剂量。

7.噬血细胞淋巴组织细胞增生病23例病因分析

相关文献报道23例噬血细胞综合征患者,其具体病因分析如下:相关病因未明56.5%,与病毒感染相关21.7%,与淋巴瘤相关13.1%,与其他相关8.69%,

1 例与系统性红斑狼疮相关，另 1 例为坏死性淋巴结炎，年龄 9 月～13 岁，均未发现家族史(HLH)。病毒感染：EB 病毒感染 1 例，巨细胞病毒感染 2 例，急性乙型病毒性肝炎感染 1 例。淋巴结活检肿大 4 例。2 例间变性大细胞淋巴瘤，1 例 T 细胞淋巴瘤，1 例组织细胞坏死性淋巴结炎，1 例 ANA 和 dsDNA(+)符合 SLE。

对不同病因继发的 HLH 疾病，具体治疗方案选择也不同：典型家族性噬血细胞综合征多起病于 2 岁内，使用免疫-化疗，只能使病情暂时缓解，最终需干细胞移植才能治愈。在治疗 EB 病毒相关 HLH 中，早期使用 VP-16(是拓扑异构酶的抑制剂，有强烈诱导细胞凋亡)，致病、发病共同机制之一是单核巨噬细胞反应性增生和凋亡障碍，VP-16 抑制其增生和诱导其凋亡，作用是直接的。VP-16 对细胞周期 S 及 G2 有较大的杀伤作用，使细胞阻滞于 G2 期。对于感染诱发 HPS，应在有效抗微生物治疗基础上应用免疫抑制剂，多用糖皮质激素大剂量冲击治疗，甲泼尼龙 20～30 mg/(kg·d)，2～3 d 后停用。可静脉注射大剂量丙球。

8. 本病例临床思维

诊断：①发热≥38.5℃，>1 周；②肝脾肿大(是否存在淋巴结肿大未提及)；③实验室：三系减少；④肝损：谷丙转氨酶、谷草转氨酶、胆红素、甘油三酯、乳酸脱氢酶、铁蛋白皆升高；⑤凝血障碍：D-二聚体升高，纤维蛋白酶原、凝血酶原时间有否检查不知，组织细胞有否吞噬血细胞现象不知。根据 2004 年 HLH 诊断标准，可以考虑噬血细胞综合征，属继发性。继发疾病分析如下。

(1)感染性疾病：病毒感染特别是 EB 病毒感染容易诱发，建议查病毒抗体全套、EB 病毒 DNA 定量。

(2)恶性肿瘤：患者存在 CA199 51.92 U/mL 升高，乳酸脱氢酶 306 IU/L 升高，需进一步排查淋巴瘤可能。另患者大量蛋白尿，需进一步鉴别多发性骨髓瘤。该病多发于老年人(也称浆细胞骨髓瘤)，临床表现有：①骨质破坏，75%有骨病，病理性骨折；②贫血；③感染；④肾损害，50%早期出现蛋白尿；⑤出血倾向；⑥高黏滞血症；⑦淀粉样变性；⑧高血钙；⑨髓外浸润；⑩神经系统损害。

(3)自身免疫性疾病：患者多系统损害，肝功能异常、大量蛋白尿、血三系偏低，需考虑结缔组织病可能，ANA 谱是否检查及结果不知，建议完善。

三、年轻医生的感悟

讨论时该患者很多检查结果如 ANA 谱等未返回，后查阅其资料发现 ANA 阳性 1∶320。考虑该患者为年轻男性，表现为反复发热、多浆膜腔积液、三系减少、蛋白尿等，有多系统损害，结合抗核抗体阳性，诊断为系统性红斑狼疮，后行肾脏穿刺活检病理提示为狼疮性肾炎 3 型。因此，该患者噬血细胞综合征为系统性红斑狼疮继发。2009年之前关于结缔组织病继发噬血细胞综合征的研究并不多，也缺乏治疗规范，项柏康教授查阅文献后提出了激素冲击治疗，对该患者的病情好转起到了重要的作用。

由自身免疫性疾病继发的噬血细胞综合征，又称巨噬细胞活化综合征，治疗上应积极控制风湿病的病情活动，处理感染等诱因。一线治疗方案通常选择大剂量糖皮质激素[1.5～2.0 mg/(kg·d)]，甚至甲强龙冲击治疗[15～30 mg/(kg·d)，最大剂量为1 g/d，持续3～5 d]，应答不充分的患者可加用环孢素治疗。对于病情危重、铁蛋白显著升高(常＞10000 ng/mL)的患者，主张尽早使用大剂量丙种球蛋白。对原发病治疗起效迅速(如2～3 d以内)的患者，可能免于接受进一步HLH特异性化疗。

（整理：蔺娜；审核：戴巧定）

病例 22　SLE 合并呕吐的鉴别诊断

一、病历摘要

(一)病史归纳

卢某,女性,34 岁,因“皮疹 10 月,口齿不清 5 月余,恶心呕吐 3 周”诊拟“系统性红斑狼疮”于 2010 年 3 月 1 日入院。

【现病史】

患者 2009 年 6 月份日晒后出现面部、双上肢皮肤红色斑疹,伴疲乏,无发热、口腔溃疡、关节疼痛、脱发等。6 月底就诊上海某医院,查血白细胞减少,ESR 升高,补体 C3、C4 减低,蛋白尿阴性,ANA1:1000、抗 dsDNA、Sm、SSA 抗体等(+),诊为“系统性红斑狼疮”,予美卓乐 7#/日、帕夫林等口服。7 月底出现发热、咳嗽咳痰,当地医院予抗生素抗感染治疗,同时加用硫酸羟氯喹等治疗,因出现“荨麻疹”停药,病情无好转。8 月 23 日转杭州某医院风湿科,查血培养:大肠埃希菌;胃镜:(胃窦)黏膜慢性炎伴少数腺体中寄生虫卵感染。8 月 28 日因出现突发意识障碍转杭州某医院住院,头颅 MR:额叶、两侧基底节区及半卵圆中心多发病灶,脑脊液培养、血培养提示大肠埃希菌,诊为“化脓性脑膜炎、多发性脑梗、SLE、药物性皮疹、习惯性下颌关节脱位”,予美罗培南、甲强龙、弥可保、阿苯达唑等治疗,病情好转,仍有口齿不清,肢体活动基本正常。11 月 14 日出院,服美卓乐 6#/日、帕夫林等治疗。2009 年 12 月至 2010 年 1 月在我科住院诊治,诊断“系统性红斑狼疮,狼疮性脑病,脑梗死后遗症”,予美卓乐控制狼疮,阿司匹林抗血小板治疗,病情稳定出院,目前美卓乐减量至 12 mg/d,病情稳定。2010 年 2 月发现高血糖,予胰岛素治疗,血糖正常,后停用胰岛素。

3 周前患者服药后出现恶心呕吐,伴反酸,呃逆,呕吐胃内容物,无头晕、头痛,遂来我院,拟“SLE、脑梗死后遗症、类固醇性糖尿病”收住入院。

患者病来神志清,精神软,胃纳差,二便无殊,夜寐欠佳。

【既往史】

患者既往体健,否认高血压等重大内科系统疾病,否认肺结核、肝炎等传染病,否认输血、外伤史,否认食物过敏史,今年发病来发现青霉素、克林霉素、庆大霉素、氧氟沙星、羟氯喹、波立维等药物过敏(具体不详)。

【个人史】

无殊。

(二)体格检查

体温 37.0℃,心率 96 次/分,血压 100/65 mmHg,呼吸 19 次/分。神志清,精神偏软,口齿欠清晰,皮肤、巩膜无黄染。浅表淋巴结未及肿大,气管居中,两肺呼吸音清,未闻及干湿啰音。心律齐,各瓣膜区未闻及病理性杂音。腹软,无压痛或反跳痛,肝脾肋下未及,双肾区无叩痛,双下肢无明显水肿。四肢肌力正常,左下肢远端肌力Ⅴ-级,余肌力正常,双巴宾斯基征(—),舌红苔薄脉数。

(三)辅助检查

【实验室检查】

1.尿常规:亚硝酸盐 2+,尿白细胞±↑,细菌 1027.5/μL↑(0～130.7/μL)。

2.尿培养:大肠埃希菌。

3.肝炎类:乙肝表面抗体(+),乙肝核心抗体(+)。

4.生化:血总蛋白 4.2 g,白蛋白 2.5 g,球蛋白 2.2 g,直接胆红素 9.3 mg/dL(0.1～8.6 mg/dL),胆碱酯酶 1828 U/L↓。

5.血沉:2 mm/h。

6.补体:C3 0.41↓(0.66～1.30),C4 0.3(0.12～0.36)。

【影像学检查】

腹部 CT:腹主动脉与肠系膜上动脉夹角较小,伴十二指肠水平压迫,以上肠腔扩张。

(四)目前诊断

1.系统性红斑狼疮。

2.脑梗死后遗症。

3.类固醇性糖尿病。

4.十二指肠淤积。

5.慢性胃炎。

(五)诊疗计划

入院后予完善相关检查,治疗予美卓乐 12 mg/d 控制免疫炎症反应,拜阿司匹林抗血小板,耐信抑酸、阿法迪三抗骨质疏松等。

二、临床思维分析

患者女性,34 岁,反复皮疹 10 月余,日晒后出现,为面部及双上肢红色斑疹,有口腔溃疡、关节疼痛、脱发。辅助检查提示血白细胞减少，ESR 升高，补体 C3、C4 减低，蛋白尿阴性，ANA 1∶1000，抗 dsDNA、Sm、SSA 抗体等(+)。头颅 MR：额叶、两侧基底节区及半卵圆中心多发病灶。脑脊液培养、血培养提示大肠埃希菌。胃镜：(胃窦)黏膜慢性炎伴少数腺体中寄生虫卵感染。结合病史，患者系统性红斑狼疮诊断明确，在治疗过程中出现中枢神经系统症状，经抗感染治疗之后中枢症状好转。患者入院前 3 天出现恶心呕吐，引起恶心呕吐原因不明，是胃肠道还是中枢性原因，须进行以下鉴别。

(一)狼疮性脑病

1. 发病机制

①免疫复合物沉积于颅内血管壁上诱发血管炎，导致血栓和脑软化；②抗磷脂抗体与脑血管内皮细胞上的磷脂相结合，损伤内皮细胞，使花生四烯酸释放和前列腺素合成减少，从而导致血小板聚集、血管栓塞和脑软化；③抗脑细胞抗体直接与神经系膜上的分子相结合，感染神经系统的传递；④血液高凝状态形成致 Libman-secks 赘生物脱落，使颅内血管栓塞。L-S：疣状心内膜炎，当病变累及瓣膜时，常见为二尖瓣，偶见主动脉瓣及三尖瓣，引起瓣尖乳头肌挛缩、粘连、变形或腱索断裂，心内膜内形成血栓，可脱落引起栓塞(亦可颅内)。

从发病机制角度看：SLE 脑部广泛中小动脉损害、闭塞或脑实质微血管炎。但亦需与①SLE 肾炎→肾衰→尿毒症精神症状，②狼疮心内膜炎赘生物脱落，③大剂量激素诱发脑膜脑炎，④激素产生精神症状等相鉴别。

2. 诱发因素

原发：①自身抗体，抗神经元抗体等；②血管闭塞：免疫复合物介导血管炎，抗磷脂抗体相关高凝(血栓形成，心脏血栓脱落)。

继发：①感染、电解质紊乱、肝性脑病、尿毒症、反应性抑郁症等；②药物：皮质类固醇、NSAIDs、羟氯喹、硫唑嘌呤、抗抑郁药等。

3. 临床表现

SLE 神经系统损害：可以为首发症状，但多数出现于 SLE 病情活动或病情晚期：①癫痫 27.2%，CT 示脑萎缩；②脑出血 9.1%；③脑梗死 9.1%；④精神异常 54.5%，精神分裂症，抑郁症，幻觉；⑤颅神经和周围神经损害。根据累及部位不同可分为中枢神经系统及外周神经系统病变。

中枢神经系统：弥漫性表现(35%～60%)：器质性脑病综合征，认知障碍遗忘症，意识改变，精神病，器质性焦虑综合征。局灶性表现(10%～35%)：脑神经、脑血管意外，横贯性脊髓炎，截瘫，运动障碍。癫痫发作(5%～57%)：大发作，小发作，局灶性发作，精神运动性发作或杰克森发作。其他：头痛，无菌性脑膜炎，颅内假瘤，颅内压正常的脑积水。

外周神经系统：外周神经病，其他自主神经病，重度肌无力。

4.狼疮性脑病的临床特点

(1)1/3 脑脊液异常压力增高，细胞总数、抗 dsDNA、总补体、IgG、蛋白轻度升高，补体 C3 下降。

(2)狼疮活动与血清 dsDNA、补体、脑脊液糖下降，和 IgG 升高相关。

(3)①抗核糖体 P 蛋白(45%～90%)与糖异常，抑郁相关；②抗磷脂抗体(45%～50%)和脑局灶表现和脑卒中相关；③细胞数增高(6%～34%)应排除感染，和非甾体抗炎药所致脑膜炎；④抗神经元抗体(90%)与弥漫性脑病相关；⑤40%局灶性脑病也阳性；⑥狼疮性脑病的血清标记物：ⅰ.特异性：抗核糖体 P 蛋白抗体，抗神经元抗体，抗淋巴细胞毒抗体；ⅱ.非特异性：抗 dsDNA 抗体，血清补体，抗磷脂抗体，抗 Sm 抗体。

SLE 中有 25%～75%有中枢神经系统受累，尤其脑损害，称之神经精神性红斑狼疮(NPSLE)或狼疮性脑病。

5.SLE 累及中枢神经 CT 与 MRI 诊断

CT：双侧额顶叶皮质下弥漫性低密度影，增强病变区未见明显异常增强。

MRI：矢状位 T1W1 显示额顶叶低信号区内散在斑片状高信号。T1W1 上高信号呈局限性低，混杂信号。T2W1 双侧额顶叶皮质下及脑室周围多发不均匀高信号。MRI 改变有脑梗死，脑出血，脱髓鞘改变，小血管周围改变，脑萎缩。

SLE 累及中枢神经，影像学表现主要包括脑梗死、出血、脑萎缩、脓肿、脑膜炎和弥漫性白质病变及钙化等。但 CT、MRI 无明显特异性，必须结合临床。MRI 脑病检出率 69%，主要表现为脑白质多发片状等长 T1 长 T2 信号，脑萎缩常见。

头颅 MR 对神经精神性红斑狼疮(NPSLE)早期诊断、指导治疗、判断疗效、提示预后有重要价值。脑部损害在 SLE 中较为多见，仅次于感染，是第二大死因。脑萎缩发生率 33%～71%，多数为轻度病程(<5 年)。

(二)系统性红斑狼疮与感染

系统性红斑狼疮与感染密切相关。SLE 感染发病率：呼吸道 26.7%，泌尿道 22.4%，肠道和败血症 12.2%。致病菌：大肠杆菌 22.4%，金黄色葡萄球菌 16.3%，肠炎杆菌 16.3%，表皮葡萄球菌 12.2%，TB 8.2%，铜绿色假单胞菌 2%，真菌 6.1%，病毒 10.2%，不明病菌 6.1%。鉴别系统性红斑狼疮患者并发感染还是疾病活动可依据以下辅检：中性粒细胞升高伴左移，ESR 及 CRP 升高考虑感染；若抗

dsDNA 滴度上升，C3、C4 明显下降，提示 SLE 活动。

SLE 死亡病因：第一位感染，第二位神经精神病（SLE 脑病），第三位 SLE 肾炎尿毒症。

（三）肠系膜上动脉综合征

另外患者腹部 CT 见十二指肠水平压迫，即十二指肠壅滞，肠系膜上动脉综合征是最常见原因，占 50%，为肠系膜上动脉压迫综合征，主要表现为反复发作的餐后恶心、呕吐、腹痛、腹胀，缓解期或长或短。十二指肠总长 25～30 cm。十二指肠水平部和升部在第四腰椎的左前方经过，腹主动脉在第一腰椎水平分出肠系膜上动脉，在十二指肠水平部外经过，对十二指肠形成生理性压迫，促使食糜排空稍为耽搁。升部上升至第二腰椎处向左侧扭转，形成十二指肠空肠曲，在此处有十二指肠悬韧带常固定于第一腰椎上。正常人肠系膜上动脉与腹主动脉形成一个锐角，约 30°～42°，若夹角小于 20°即可造成对水平部钳夹过度。发生肠系膜上动脉综合征有5 个因素：①肠系膜上动脉过长或过短；②肠系膜上动脉变异，从主动脉分出部位过低或角度狭窄；③十二指肠悬韧带过短，向上过度牵拉十二指肠第三段；④第四腰椎过度前凸；⑤各种能引起腹膜后脂肪、组织迅速丢失，如严重烧伤、晚期肿瘤等，内脏下垂腹部往往也可引起肠系膜和肠系膜上动脉受牵拉使夹角缩小。其他有十二指肠本身病变，溃疡反复发作形成瘢痕狭窄，肿瘤，大憩室，十二指肠急慢性炎症，纤维化病，SLE，十二指肠损伤（系统性硬化症，糖尿病，SLE，由于肠壁结缔组织增生代替平滑肌及肌萎缩从而导致肌张力下降、肠蠕动减慢等）。

影像学如下：①X 线钡餐检查：水平段中心处呈纵行刀切样阻断或瀑布状下落，称笔杆征或刀切征；侧位时肠系膜上动脉与腹主动脉夹角小于 20°，约 20%患者胃潴留。②DSA：可见腹主动脉与肠系膜上动脉夹角小于 20°（通常小于 25°），腹主动脉和肠系膜上动脉之间距离缩短（7～20 cm）有诊断价值。

（四）本例临床思维

1. 患者 SLE 诊断明确。

2. 病程中有中枢症状，此次胃肠道症状是否为 SLE 神经精神病变引起（或称 SLE 脑病，表现血管病变脑梗死），需查抗脑磷脂抗体、抗核糖体 P 蛋白抗体进一步证实。

3. SLE 脑病可首发，亦可活动期或晚期发生，可在感染后诱发。本患者败血症发生在应用大量激素之后。

4. 本例存在肠系膜上动脉综合征，夹角一般 32°～40°，小于 20°出现症状，小于 25°可诊断；可解释胃肠道症状。

5.抗核糖体 P 蛋白抗体和抗心磷脂抗体(ACL)阳性的 NPSLE(神经精神 SLE)分别为 57.9%、73.7%。抗核糖体 P 蛋白抗体阳性病情活动性较高。抗核糖体 P 蛋白抗体与肾脏及中枢神经损害具有相关性。

三、年轻医生的感悟

该患者系统性红斑狼疮诊断明确,病例主要针对入院前出现的恶心呕吐症状进行详细鉴别,主要通过中枢性及胃肠道两个方面进行详细鉴别。最后影像学证实呕吐原因是十二指肠瘀滞症,进一步分析是肠系膜上动脉综合征所致。目前对于狼疮性脑病的诊断尚无统一的分类诊断标准,一般认为,系统性红斑狼疮病程中突然出现癫痫、精神症状、脑局部体征等临床表现,影像学显示脑实质损害,并排除其他疾病便可诊断。有学者按照 Barada 诊断标准,即 SLE 患者出现神经精神症状,附加以下任何一项便可诊断:①脑电图异常;②脑脊液异常;③头颅 CT 或 MRI 结果异常。但需排除颅内感染、精神病、高血压、尿毒症脑病、激素治疗过程中出现的神经精神异常者。

(整理:蔺娜;审核:戴巧定)

病例 23　成人 Still 病

一、病历摘要

(一)病史归纳

患者,男性,27 岁,甘肃灵台人,来杭工作 1 年余,从事机械制造业。2009 年 2 月 12 日因“发热 1 周”入住本院呼吸科。

【现病史】

患者一周前无明显诱因下出现畏寒发热,傍晚及夜间明显,未自测体温,伴咽痛,有少量咳嗽,咳少量白色痰,无鼻塞、流涕,无腹痛、腹泻,无尿频、尿急、尿痛等,当时未引起重视,未予诊治。

4 天前乘火车从西安来杭州,途中曾服用克拉霉素 1 天,到杭后在社区医院输液 2 天,具体用药不详。

2 天前来我院门诊就诊,予查血常规中白细胞计数 30.4×10^9/L,中性粒细胞比例 89.5%,血红蛋白 135.9 g/L,血小板计数 229×10^9/L;胸片无明显异常。曾输注头孢唑啉 1.0 g,每日 2 次,输液 2 天后,仍有高热,体温在 39～40℃之间。今为进一步诊治,门诊拟“发热待查”收治入院。

【既往史】

无殊。

【个人史】

无殊。

(二)体格检查

体温 39.8℃,心率 100 次/分,血压 100/70 mmHg,呼吸 20 次/分。神志清,精神可,皮肤、巩膜无黄染,无皮疹。浅表淋巴结未及肿大,颈软,气管居中,甲状腺未及肿大,胸骨压痛(+),两肺呼吸音清,未及明显干湿啰音。心率 100 次/分,律齐,未闻及病理性杂音。腹软,肝肋下未及,脾肋下 0.5 cm。NS(—)。

(三)辅助检查

【实验室检查】

1. 血常规:(2 月 13 日)白细胞计数 27.6×10^9/L,中性粒细胞比例 91.9%,C 反应蛋白 160 mg/L。(2 月 14 日)白细胞计数 34.5×10^9/L,中性粒细胞比例

91.8%，中性粒细胞 31.6×10^9/L。(2月21日)白细胞计数 22.8×10^9/L，中性粒细胞比例 87.7%。(2月24日)白细胞计数 38×10^9/L，中性粒细胞比例 91.7%，C-反应蛋白 87 mg/L。

2. 血沉：(2月13日)100 mm/h；(2月24日)54 mm/h。

3. 生化：(2月13日)谷丙转氨酶 189 IU/L，乳酸脱氢酶 273 IU/L；(2月19日)谷丙转氨酶 169 IU/L；(2月24日)谷丙转氨酶 205 IU/L。

4. 肿瘤类：(2月13日)铁蛋白>2000 ng/mL；(2月24日)铁蛋白 897 ng/mL。

5. ANA：阳性 1∶100。

6. 血、骨髓培养阴性。

7. 骨髓穿刺报告示：有核细胞、粒系增生明显活跃。诊断：感染骨髓象。

【影像学检查】

1. 肺部 CT：双侧胸腔少量积液。

2. 腹部 CT：胆囊炎，脾脏偏大，双侧胸腔少量积液。

3. 腹部 B 超：脂肪肝，胆囊壁炎症样改变，脾偏大，双肾未见明显异常。

4. 心超：三尖瓣轻度反流，心包少量积液。

(四)目前诊断

发热待查：成人 Still 病？感染？白血病？

(五)诊治经过

入院后，先以头孢米诺针联合左氧氟沙星针抗感染治疗，复方甘草酸单铵护肝及补液等对症治疗。因考虑感染严重，第二天改用头孢哌酮舒巴坦联合左氧氟沙星针治疗。三天后仍高热，改用帕尼培南倍他米隆针联合左氧氟沙星针抗感染治疗。2月16日、18日予地塞米松 5 mg 对症降温治疗，17、19日体温基本正常。2月22日考虑成人 Still 病，停用左氧氟沙星针，予泼尼松 20 mg bid 治疗。2月24日，体温控制不理想，考虑激素剂量不足，用甲强龙 40 mg q12h 静滴治疗。目前诊断考虑成人 Still 病，继续激素治疗，头孢唑肟抗菌，佳倍敏护肝治疗。

二、临床思维分析

患者男性，21岁，因“发热1周”入院，伴有咽痛，辅助检查提示白细胞升高，脾大，转氨酶异常。根据 Yamaguchi 标准，本例发热、白细胞升高二主症，咽痛、脾大、肝损三次症，符合5条标准。目前考虑成人 Still 病，在病程中仍需要注意：(1)感染：若增加激素，发热不退，要考虑是感染病灶，应排除胆囊炎引起的败血症(脓毒血症)可能。(2)急性粒细胞白血病：临床表现有：①发热；②出血 40%～70%(血小板下降，血管壁损伤，凝血障碍，抗凝物质减少)；③贫血；④淋巴结、肝、脾增大；⑤神经系统侵犯；⑥肺：因感染或浸润引起；⑦骨和关节痛，常有胸骨下端局部压痛；⑧性腺损害；⑨黏膜病。下面主要对成人 Still 病进行概述。

(一)疾病概述及病历特点分析

成人 Still 病是一种少见的、病因不明的全身性自身免疫性疾病，以发热、皮疹、关节炎或关节痛、咽痛、肝脾及淋巴结肿大、外周血总数及中性粒细胞比例增高为主要表现。该患者发热，白细胞升高，咽痛，铁蛋白升高，脾大，肝损，胸腔、心包积液，ESR 及 CRP 升高。发热、关节痛、皮疹是诊断成人 Still 病的核心症状。铁蛋白升高对诊断特异性达 95%。本例缺关节痛、皮疹，有胸腔、心包积液。发热，日间温度起伏很大，多>3℃，甚至达到 5℃。而中毒症状较轻，皮疹可随发热出现，为红色斑、丘疹，常见于四肢近端和躯干，可融合成片，无瘙痒感。关节痛最易累及膝、腕关节，多发一般对称。铁蛋白往往高于正常 3～5 倍，严重者可高于正常值几十倍。

(二)成人 Still 病发病机理

这是感染后引起的变态反应，变态原是感染体及其代谢产物，是变态反应和自身免疫。另外与遗传因素 HLA 抗原有关：与 HLA-B17、B18、B35、DR2，HLA-B14、DR7 或 BW35、CW4、DR4、DW6 有关。

(三)诊断标准

主症：①发热>39℃，间歇性≥1 周；②特征性皮疹；③关节痛>2 周；④WBC>10×10^9/L，N>80%。

次症：①咽痛；②淋巴结和(或)脾大；③肝功能异常；④RF(－)，ANA(－)。

本例符合 5 项标准(其中至少 2 项为主症)，即 Yamaguchi 标准。

(四)Still 症状的百分率

关节痛或关节炎 64%～100%；咽痛，肌痛，淋巴结肿大，肝脾肿大，肝损 67%～92%；肌痛 56%～84%，(与发热有关)炎症性肌痛却很少，但肌酶可升高；肝损 50%～75%；胸膜炎 26.4%；心包炎 23.8%；血沉升高 83.3%；CRP 升高 13.3%。

(五)关于铁蛋白升高

它是一种急性期产物，与炎症反应关系密切。铁蛋白是大分子量，46 万含铁蛋白，其中含铁 10%～20%。Fe^{2+} 在肠黏膜细胞中氧化成 Fe^{3+} 结合铁蛋白(刺激核糖体合成铁蛋白)，广泛存在于抗体组织细胞内、体液中(主要于肝、脾、骨髓内，是网状内皮系统存铁的主要形式。外周血中铁蛋白来自网状内皮系统分泌，或内皮系统细胞死亡时被动释放)。

铁蛋白升高与感染、发热性结缔组织病鉴别有统计学意义。自身免疫性是炎性疾病,可使铁蛋白合成增加。同时炎症可使抗体组织细胞破坏而释放铁蛋白(SF)。SF 可由肝库普弗细胞分泌,并通过特异性 SF 受体清除。在 Still 病中,SF 受体减少,因而清除减少。Still 病 SF 可>5 倍,严重者可高出几十倍(SF 正常值 16.4~323 ng/mL)。SF 越高者,其需糖皮质激素剂量愈大,为正相关。血清铁蛋白≥750 μg/L,预测率 67.3%;≥1259 μg/L,预测率 74.29%。此外肝细胞炎症破坏及 TNF-α、IL-1、IL-6 升高与 SF 升高有关。

又:SF 升高并非与炎症相关,而是与库普弗细胞分泌及特异性 SF 受体减少清除下降有关。SF 升高是一种急性期反应,与炎症过程密切相关。SF 在组织巨噬细胞系统生成增加和(或)由受损肝细胞释放增加。正常铁蛋白 50%~80%被糖基化,炎症性疾病由于糖基化的饱和作用下降至 29%~50%,则 Still 中 SF 就更高(但不能作为 Still 病活动和疗效的治标,因其变动很缓慢),但糖化铁蛋白下降,结合 SF 升高 5 倍,则 Still 敏感性下降至 43%,而特异性升高至 93%~95%。

(六)治疗

首选 MTX+低剂量糖皮质激素。必要加 NSAIDs,无效时可加用 TNF-α 单克隆抗体。二线药:来氟米特、硫唑嘌呤、CTX、环孢素 A 等。疗程待 ESR、CRP 等治标恢复正常后逐渐减量,至维持剂量再坚持 3~6 个月停药。

对诊断尚未明确的发热疾病(酷似感染病)在寻找病灶的同时应用抗生素 7~10 d 是必要的。亦有长疗程小剂量维持治疗 1~2 年,或疗程不小于 3 个月。

(七)预后

大多数预后良好,第一次发病,一年内缓解不再发。少数在数年内缓解后再发,但再发症状轻于初发。

三、年轻医生的感悟

成人 Still 病是临床上发热待查疾病的主要病种之一,其临床特征非特异性,容易造成误诊和漏诊。项柏康教授对疾病进行了详细的分析及阐述。由于现在临床研究的不断更新及新药的推出,对该病的治疗也有更新,具体如下。

(一)非甾体消炎药

作为本病治疗的基础用药,在急性发热期可首先使用,但 82%~84%的成人 Still 病(Adult onset Still's disease, AOSD)患者使用非甾体抗炎药未能控制症状,约 20%的患者可发生不良事件。由于风险/收益比不佳,非甾体抗炎药主要作为诊断过程中使用糖皮质激素之前的一种支持性治疗,发挥抗炎、控制体温、缓解关节疼痛的作用。使用期间定期复查肝肾功能,注意药物不良反应。

(二)糖皮质激素

它是治疗 AOSD 的一线用药,在 65%的患者中可以改善临床症状。推荐糖皮质激素的起始剂量为泼尼松 0.5～1.0 mg/(kg·d)。糖皮质激素作用迅速，常在数小时或数天后起效。一般起始治疗 2～4 周后，当症状和炎症标志物恢复正常时，开始逐渐减量。部分患者对常规剂量的糖皮质激素反应不佳或合并严重并发症时，可考虑给予甲强龙 500～1000 mg/d，连续用药 3 d，必要时 1～3 周后重复给药。有研究表明，连续 3 d、1 mg/(kg·d)的泼尼松治疗后，体温仍未降至正常，提示预后不佳。此外，对每日单剂泼尼松治疗应答不佳的患者，可以考虑每日多次给药，或者改为地塞米松，常可以达到临床缓解。应用糖皮质激素需注意高血压、高血糖、高血脂、水钠潴留、感染、胃肠道风险、骨质疏松等不良反应。

(三)改变病情抗风湿药(disease modifying anti-rheumatic drugs，DMARDs)

对于应用糖皮质激素治疗效果不佳或者虽有效但减量后复发的患者，应尽早使用 DMARDs。氨甲蝶呤(MTX)是 AOSD 患者中使用最多的 DMARD，MTX 每周一次，每次 7.5～15.0 mg，可减少激素依赖型 AOSD 患者的糖皮质激素用量。该药常见的不良反应有胃肠道反应、肝功能损害、骨髓抑制、脱发等。环孢素 A(cyclosporine A)3～5 mg/(kg·d)口服，维持剂量为 2～3 mg/(kg·d)。特别是对于合并肝功能异常和(或)发生噬血细胞综合征的患者，环孢素更有利于早期控制症状。该药常见不良反应有高血压、肾功能损害、神经系统损害、齿龈增生、多毛等。其他一些免疫抑制剂，如来氟米特、他克莫司、羟氯喹等也可酌情应用。

(四)生物制剂

AOSD 患者常伴有 TNF-α、IL-1β、IL-6、IL-18 等炎症因子的增高，这些炎症因子参与了疾病的发生和发展。越来越多的研究提示，针对IL-1、IL-6、TNF-α 和潜在的 IL-18 细胞因子的抑制剂可有效控制炎症反应，改善 AOSD 的症状。①肿瘤坏死因子(tumor necrosis factor，TNF)抑制剂：TNF 抑制剂包括依那西普(Etanercept)、英夫利西单抗(Infliximab)和阿达木单抗(Adalimumab)。TNF 抑制剂更适用于慢性关节炎型的患者。在改善系统和关节症状方面，英夫利西单抗可能比依那西普更有效。TNF 抑制剂的不良反应包括注射部位反应、皮疹、不明原因的疾病反跳、感染、急性重型肝炎等。②IL-6 抑制剂：托珠单抗(Tocilizumab)是一种人源化抗 IL-6 受体抗体。托珠单抗可用于难治性 AOSD 的治疗，可有效控制发热、皮疹、关节疼痛等临床症状。托珠单抗对于慢性关节炎型患者显示了更好的疗效，同时也可以改善伴随的全身症状。托珠单抗的应用过程中要注意感染、血脂升高、白细胞减少、转氨酶升高等不良反应。③IL-1 抑制剂：目前有三种 IL-1 拮抗剂，即阿那白滞素(Anakinra)，卡纳单抗(Canakinumab)和利纳西普(Rilonacept)。Anakinra 是一种重组的 IL-1 受体拮抗剂，用法为每日 100 mg 皮下注射。Anakinra 在系统型患者中获得了很好的疗效，大多数接受 Anakinra 治疗的患者全身症状和关节炎症状都有明显且持续的改善，有助于实现糖皮质激素的减量或停用，但其半衰期短，停药后容易复发。Anakinra 需要每天注射，常见不良反应为注射局部疼痛。Canakinumab 是一种全人源的抗 IL-1β 的单克隆抗体，是第一个被批准用于 AOSD 治疗的生物制剂，半衰期较 Anakinra 长，每 8 周给药 1 次。虽然 Canakinumab 治疗 AOSD 的总体应用的数据有限，但大多数患者的系统性症状和关节炎改善迅速，并且可以持续数月至数年，通常可以实现激素的逐渐减量。特别是对于使用其他 IL-1 抑制剂治疗失败的难治性 AOSD 患者，Canakinumab 具有很好的疗效。Rilonacept 是一种可溶性 IL-1 捕获融合蛋白，每周给药 1 次。小样本的数据提示其可以治疗难治性的 AOSD，但临床数据有限。④JAK 抑制剂：JAK 抑制剂包括托法替布（Tofacitinib）和巴瑞替尼（Baricitinib）。Tofacitinib 是一种 JAK1/3 抑制剂，5 mg，每天两次口服。小样本的病例报道提示其在难治性 AOSD 患者中展示了很好的疗效，有助于疾病的缓解和糖皮质激素的减量，尤其适用于多关节炎的患者。Baricitinib 是一种 JAK1/2 抑制剂，2 mg，每天两次口服。已有病例报道提示巴瑞替尼对难治且激素依赖的患者有效，但其疗效有待更多的临床数据证明。JAK 抑制剂的应用过程中需要注意转氨酶升高、血脂升高、贫血等不良反应。

（五）静脉注射免疫球蛋白

对于复杂和激素依赖的 AOSD 病例，可加用ⅣIG 治疗。ⅣIG 对 AOSD 的病程和预后无影响，对于激素减量的作用仍有待进一步明确。但在危及生命的并发症，如 MAS 发生时，ⅣIG 体现出明显的优势，剂量为 200～400 mg/(kg・d)，连续 3～5 d，必要时 4 周后重复给予。此外，每月输注ⅣIG 有助于妊娠期 AOSD 的治疗。

（整理：蔺娜；审核：戴巧定）

病例 24　自身免疫性肝炎

一、病历摘要

（一）病史归纳

患者，女性，48 岁，杭州下沙人，因“发现肝功能异常 5 月，再发伴恶心、纳差、尿黄 1 周”于 2010 年 6 月 28 日入院。

【现病史】

患者 5 月前因常规检查来院行肝功能检查，结果发现肝功能异常，具体数值为：胆红素 40.6 μmol/L，谷丙转氨酶 63 IU/L，谷草转氨酶 56 IU/L，自诉当时无腹胀腹痛，无乏力纳差，无恶心、呕吐等症状，未重视，未进一步诊治。后患者曾在外院复查肝功能及血常规指标，结果示：谷丙转氨酶 135 IU/L，谷草转氨酶 148 IU/L；血常规：白细胞计数 3.13×10^9/L，中性粒细胞 56.5%，血小板计数 77×10^9/L，当时予阿拓莫兰、利可君片等治疗（具体不详）。1 月前患者因发热乏力至我科就诊，复查相关指标提示：胆红素 50.3 μmol/L，谷丙转氨酶 173 IU/L，谷草转氨酶 294 IU/L；抗核抗体：1∶320（+），SS-A（+），SS-B（+）；乙肝三系、丙肝抗体均阴性；B 超：肝脂质沉积，胆囊壁毛糙，胆囊息肉，双肾结晶。门诊予美能针输液三天及易善复、九味肝泰口服治疗后，症状较前改善。20 天前，患者因症状反复至松州某医院住院治疗，胆红素 46.1 g/L，谷丙转氨酶 58 U/L，谷草转氨酶 41 U/L；谷氨酰转肽酶 69 U/L；Ig、IgA、RF↑，补体 C4↓；腹部 CT：慢性胆囊炎，胆石症，脾大，后腹膜多发小淋巴结；肝炎类（—），甲亢类（—）。经护肝治疗后好转出院。近 1 周，患者再次出现乏力，伴恶心，纳差，尿黄，曾呕吐 1 次胃内容物，口干、眼干明显，无皮肤瘙痒，无畏寒发热、无腹痛腹泻等。今至我院复查生化类总胆红素 176.2 μmol/L，直接胆红素 142.8 μmol/L，胆红素 53.2 g/L，谷丙转氨酶 292 IU/L，谷草转氨酶 757 IU/L，谷氨酰转肽酶 126 IU/L；胃镜：十二指肠球部霜斑样溃疡，慢性浅表性胃炎伴糜烂，反流性食管炎 A 级。为进一步诊治，收治入院。

患者病来神清，精神可，夜寐可，胃纳差，小便颜色加深，尿量无明显变化，大便不畅，体重无明显增减。平时易出现口干、眼干症状，活动后自觉心跳加速明显；曾有关节酸痛病史，现症状不明显。

【既往史】

自诉20余年前有黄疸肝炎病史，治愈(具体不详)。2007—2008年反复左侧颈部淋巴结肿痛病史，抗感染治疗后好转。2009年2月因“双手指发紫、麻木”就诊，考虑为“雷诺综合征?”。现症状仍反复发作。否认高血压、糖尿病史，有输卵管结扎手术史，否认严重外伤、中毒史、输血史，否认食物药物过敏史，预防接种史不详。

【个人史】

无殊。

(二)体格检查

体温37.2℃，心率80次/分，血压120/80 mmHg，呼吸20次/分。神志清，精神可，皮肤、巩膜明显黄染，浅表淋巴结未及明显肿大，肝掌(+)，未见蜘蛛痣。心肺听诊无殊，腹平软，全腹无压痛及反跳痛。墨菲征(+)，肝区叩痛(−)，肝脾肋下未及，肠鸣音无亢进，移动性浊音(−)，双肾区无叩痛，双下肢不肿，神经系统(−)。

(三)辅助检查

【实验室检查】

1.(6月29日)血常规：白细胞计数4×10^9/L，中性粒分数百分比54.8%，嗜酸性粒细胞百分比0，血小板计数55×10^9/L，C-反应蛋白6 mg/L。

2.(6月29日)尿常规：酮体+−，胆红素1+。

3.(6月29日)大便常规+OB：黄褐色，软便，隐血(−)。

4.(6月29日)凝血类：凝血酶原时间15.9 s，国际标准化比值1.33，凝血酶原活动度60.4%，D-二聚体：233 μg/L；(7月4日)凝血酶原时间13.8 s，国际标准化比值1.15，凝血酶原活动度74.0%，D-二聚体140 μg/L。

5.(6月29日)肝炎类：(−)。

6.(6月29日)AFP+CA199：无明显异常。

7.(7月1日)病毒类：巨细胞病毒-IgG(+)，单穿疱疹病毒1型-IgG(+)，EB病毒-IgG(+)，柯萨奇病毒-IgG(+)，流感病毒-IgG(+)。

8.肝功能：(7月1日)总胆红素296.6 μmol/L，直接胆红素232.8 μmol/L，间接胆红素63.8 μmol/L；(7月4日)白蛋白36.3 g/L，总胆红素326 μmol/L，直接胆红素252 μmol/L，谷丙转氨酶166 IU/L，谷草转氨酶161 IU/L，谷氨酰转肽酶106 U/L。

【影像学检查】

1.胸片：两肺纹理增多。

2. 心电图：正常。

3. 腹部 B 超：肝区回声略增密；胆囊炎并胆囊内泥沙样结石考虑，建议复查；脾偏大；双肾结晶；胰腺未见明显异常。

4. 胃镜病理："胃角"中度慢性浅表性胃炎伴局限萎缩、中度肠腺化生，HP(－)。

5. 上腹部 CT：①胆囊炎、胆石症，胆囊窝积液；②脾大。

6. MRCP：①肝内胆管主干及分支显示较细小，请结合临床；②胆囊炎伴结石可能；③脾脏增大。

(四)目前诊断

1. 急性黄疸型肝炎(待分型)。

2. 慢性胆囊炎，胆石症。

3. 十二指肠球部霜斑样溃疡。

4. 慢性浅表性胃炎伴糜烂。

5. 反流性食管炎 A 级。

6. 干燥综合征?

7. 雷诺综合征?

(五)诊治经过

入院后予佳倍敏、阿拓莫兰、思美泰、凯时、瑞甘护肝降酶退黄，氨曲南抗感染，优思弗利胆，吗丁啉促进胃动力，输血浆改善凝血功能及中药口服，并于 7 月 6 日开始予地塞米松 10 mg iv qd 治疗。目前患者纳差、腹胀等症状明显，黄疸进行性上升。

二、临床思维分析

患者反复出现肝功能异常，结合病史、体格检查及目前检查结果进行肝功能损伤的病因分析。本例的难点在于患者是肝脏原发疾病引起的肝功能异常，还是自身免疫性疾病在消化道，特别是肝脏的表现。

(一)干燥综合征(SS)诊断标准

1. 眼部症状(以下 3 项中至少有 1 项)：①眼干 3 月以上；②反复眼内沙砾感；③人工泪液滴眼每天 3 次以上。

2. 口腔症状(以下 3 项中至少有 1 项)：①持续口干 3 个月以上；②反复或持续腮腺肿大；③咽干需频繁饮水。

3. 眼部体征(以下 2 项中至少有 1 项)：①滤纸试验≤5 mm/5 min；②角膜染色≥4 个斑点。

4. 病理：唇腺病灶 4 mm^2，至少 1 个淋巴细胞浸润灶，至少有 50 个淋巴细胞聚集。

5.腮腺受累(以下3项中至少有1项):①腮腺闪烁灯检查异常;②造影异常;③唾液流量<1.5 mL/15 min。

6.自身抗体:SS-A或SS-B,或两者均有。

以上6项标准中,≥4项诊断原发性干燥综合征;条件1或条件2加上条件3~5中的2项可诊断继发性干燥综合征。

CA125水平升高可以评判肝脏综合征活动性及唇腺受累程度。

(二)原发性胆汁性肝硬化(PBC)诊断标准

1.①乏力瘙痒或伴有黄疸的胆汁淤积;②AMA(+),1∶40>M2>1∶100;③谷氨酰转肽酶和碱性磷酸酶升高;④血清甘氨酸胆酸升高;⑤肝活检有胆管破坏减少;⑥抗M2(−),抗GP210或抗SP100抗体(+);⑦碱性磷酸酶一般高于正常3倍,少数不明显。

2.病理:①Ⅰ期(破坏性胆管先期):有炎症细胞浸润但肝实质未累及;②Ⅱ期(胆管增生期):炎症从汇管区侵入肝实质;③Ⅲ期(瘢痕期):汇管区炎症细胞及胆管少或消失,有纤维化形成;④Ⅳ期(肝硬化期):胆管区-中央区相互连接,胆汁淤积,有结节再生。

3.高胆红素不常见,疾病进展胆红素可逐步升高。

(三)原发性硬化性胆管炎(PSC)

①有胆管受损的手术史;②先前有胆囊溃破,有胆系手术史;③长期随访(5年以上)或手术,排除硬化性胆管癌;④肝内外胆管节段性或弥漫性病变。实验室:碱性磷酸酶高出正常5倍,转氨酶轻-中度升高,谷氨酰转肽酶升高70%,抗中性粒细胞抗体阳性。

(四)自身免疫性肝炎(AIH)(表24-1)

Ⅰ型:抗核抗体ANA(+),抗平滑肌抗体SMA(+);

Ⅱ型:抗肝肾微粒体抗体-Ⅰ型(抗-LKM-1)(+);

Ⅲ型:抗可溶性肝抗原抗体(抗SLA)(+),与抗肝胰抗体(抗LP)相同,又称为抗SLA/LP。

(五)干燥综合征的消化系统表现

23例SS中,B超示胆囊是胆石症3例,总胆红素、直接胆红素升高3例,有肝损23.5%,有PBC 5%~10%。SS是唾液腺(外分泌)损害,胃肠肝胰的外分泌腺功能亦会被损害。SS中可有77.1%消化系损害,有肝损害28.9%。有碱性磷酸酶升高或谷氨酰转肽酶升高或共同升高,血总胆红素升高,且病理可有活动性肝

表 24-1　自身免疫性肝炎分型及特点

特征	Ⅰ型	Ⅱ型	Ⅲ型
抗体	ANA,SMA	抗 LKM-1	抗 SLA/LP
年龄(岁)	10～20	2～14	30～50
	45～70	(成人 4%)	
女性(%)	70	89	90
免疫性疾病(%)	17	34	58
γ-球蛋白	+++	+	++
低血清 IgA	—	+	—
类固醇反应	+++	++	+++
发展为肝硬化(%)	45	82	75

炎、小胆管炎,对激素治疗敏感。有 46.7%可有黄疸,可有 AMA(+)。SS 致胆管炎引起胆汁淤积不少见。对有胆汁淤积及 AMA(+),不宜皆诊断为 PBC。SS 亦可能是硬化性胆管炎病因之一,亦可致自身免疫性肝炎,个别毛细胆管明显瘀堵,肝细胞灶性坏死,淋巴及中性粒细胞浸润。自身免疫性肝病可与 SS 重叠。14 例 SS 中,碱性磷酸酶、谷氨酰转肽酶、总胆红素、直接胆红素同时升高 4 例,提示肝内胆管梗阻及胆汁淤积,胆管功能减退。

PBC 与 SS 并存关系,可能三种情况:①PBC 与 SS 并存;②PBC 继发 SS;③全为 SS 胆管炎表现。300 例 SS 中,有 6.6% AMA(+),其中经肝穿证实为 PBC Ⅰ期,肝穿病理示胆管炎及小胆管周围炎,与 PBC Ⅰ期相似,故认为 SS 肝损可能与 PBC 高度相关。

SS 肝损和毛细胆管炎均可出现。碱性磷酸酶、谷氨酰转肽酶与胆管排泄升高,反映胆管上皮损害。胰原纤维化致管腔狭窄。直接胆红素升高,提示肝胆改变的优势,其激素治疗反应较好。SS 肝损可有小胆管炎及小胆管炎合并胆管周围炎。

有学者认为小胆管炎或小胆管炎合并胆管周围炎与 PBC Ⅰ期相似,但与本例患者临床明显的黄疸不符(总胆红素 176.2 μmol/L)。PBC Ⅰ期可以有 10%出现黄疸,但不会如此之高,SS 与 PBC 并发是自身免疫性胆管炎(小胆管炎),胆管旁肉芽肿及纤维硬化是 PBC 的典型改变。

本例总胆红素 176.2 μmol/L 明显升高,一般出现于 PBC 晚期,而本例 AMA(—),更说明本患者不存在 PBC。

(六)自身免疫性胆管炎诊断标准

①ANA 或 SMA 阳性,或高丙种球蛋白;②AMA-M2(—);③临床或病理上有病变胆囊。

亦有 SS 肝损未定型，SS 肝损往往有 IgM↑及 Ig↑，亦有学者把 AMA(－)PBC(肝损黄疸)称为自身免疫性胆管炎(AIC)，且认为 AIC 与 PBC 是不同的疾病。

(七)雷诺现象鉴别

多为女性，病程>2 年，对称性肢端发作性变色之坏疽和闭塞性动脉疾病，或其他解释学上异常如存在坏死溃疡，而各种实验室检查均正常，甲被微循环正常，结缔组织病、系统性硬化(SSC)最多见，其次是未分化结缔组织病(UCTD)、系统性红斑狼疮(SLE)和 SS，而系统性血管炎、类风湿关节炎(RA)、多发性肌炎皮肌炎(PM/DM)和重叠综合征较少见。

雷诺病：原发性；继发性：结缔组织病、SSC、SLE、PM/DM、UCTD 和系统性胆管炎。

目前本例患者均已做上述自身免疫性肝炎抗体。根据已查抗体，可考虑 AIH-Ⅰ型[ANA 1∶320(＋)，而且碱性磷酸酶、谷氨酰转肽酶不是很高]，但Ⅰ型 70%为<40 岁女性。本例已 48 岁，30%并发免疫性疾病，如自身免疫性甲状腺炎、骨膜炎等。谷丙转氨酶水平高，谷丙转氨酶 292 IU/L，谷草转氨酶 757 IU/L，PBC 不符。AMA-M2 不升高，碱性磷酸酶、谷氨酰转肽酶不是很高，要考虑自身免疫性胆管炎。

三、年轻医生的感悟

本案例中患者既往有雷诺综合征病史，治疗过程中辅检及症状提示患者存在干燥综合征，均表明患者有免疫系统功能异常基础。本例患者因反复肝功能异常伴有乏力纳差就诊，胆红素及转氨酶异常升高，需鉴别病毒性肝炎、胆道感染、胆管梗阻等常见问题。患者腹部症状不显，肝炎类阴性，炎症指标不高，腹部 CT 未见明显胆道梗阻及胰腺异常征象，结合基础疾病，需警惕自身免疫性疾病在消化道表现，应积极完善自身免疫性肝炎类、免疫类、ANA、ANCA、AKP、IgG4 等指标，有条件可行活检取得病理以支持诊断。

(整理：郑思慧；审核：李德见)

病例 25　结节病

一、病历摘要

(一)病史归纳

患者,女性,48 岁,农民,因“反复上肢关节疼痛半年余,右胁肋部疼痛 1 周余”于 2010 年 3 月 22 日入院。

【现病史】

患者半年前反复出现上肢关节疼痛,主要是两侧肩关节和肘关节,呈游走性,使用止痛膏药后好转,诱发因素不明显。1 周余前因右胁肋部疼痛来本院门诊就诊,查胸片提示两肺门增大。后查胸 CT 平扫+增强提示:双肺肺门类圆形影伴纵隔淋巴结增大,考虑淋巴瘤可能。为求进一步诊治收住入院。

患者病来神志清,精神可,胃纳可,大小便无数,夜间眠尚可。近期体重无明显减轻。

【既往史】

高血压病史十余年,血压最高为 170/90 mmHg,目前服用替米沙坦片降血压治疗。糖尿病史 2 年,平时服用“盐酸二甲双胍片、达美康片”降血糖治疗。否认肝炎、结核等传染病史。否认重大外伤及手术史,否认药物食物过敏史。

【个人史】

无殊。

(二)体格检查

体温 37.2℃,心率 84 次/分,血压 140/90 mmHg,呼吸 20 次/分。神志清,精神可,形体偏胖,呼吸平稳,口唇无明显发绀,皮肤、巩膜无黄染。浅表淋巴结未及重大,颈软,气管居中,颈静脉无怒张。胸廓正常,两侧呼吸运动对称,两肺呼吸音稍粗,未闻及干湿啰音。心率 84 次/分,律齐,未闻及病理性杂音。腹部脂肪肥厚,肝脾肋下触诊不满意,右上腹压痛(+),无反跳痛,双肾无叩击痛,双下肢不肿。

(三)辅助检查

【实验室检查】

1. 血常规:白细胞计数 4.8×10^9/L,中性粒分数百分比 59.6%,淋巴细胞百分比 31.6%,红蛋白 129 g/L,血小板计数 218×10^9/L。

2. 生化全套:甘油三酯 2.05 mmol/L,载脂蛋白 3.45 mmol/L,载脂蛋白 B 0.21 mmol/L,其余指标均为正常范围。

3. 类风湿全套:免疫球蛋白 G 15.26 g/L,免疫球蛋白 A、M 正常;补体 C3 62 g/L,补体 C4 0.39 g/L,抗"O"、类风湿因子正常,超敏 C-反应蛋白<1 mg/L。

4. ANA 全套,ANA 阳性 1∶100,SS-A 阳性,其余均为阴性。

5. 血清血管紧张素转化酶:65 IU/L。

6. 血沉、血钙、血碱性磷酸酶正常。

【影像学检查】

1. 腹部 B 超:脂肪肝;左侧肾脏结石;左侧肾皮质钙化灶考虑;胆囊、胰腺、脾未见明显异常。

2. 心脏 B 超:心脏结构、房室大小、瓣膜活动及血流信号未见明显异常,左室舒张顺应性下降,左室收缩功能测定正常。

3. 支气管肺活检术:右肺第二脊 2 点方向,隆突偏右侧 0 点方向细针穿刺;镜下诊断:两肺支气管炎症性改变。病理报告示:纵隔淋巴结涂片未见肿瘤细胞。

(四)目前诊断

1. 两肺门类圆形阴影伴纵隔淋巴结增大待查。结节病? 淋巴瘤?

2. 脂肪肝,胆囊炎?

3. 高血压 2 级,高危。

4. 2 型糖尿病。

(五)诊治经过

入院后治疗予替米沙坦降压,二甲双胍片、达美康降糖等对症处理,2010 年 3 月 25 日患者出院。

二、临床思维分析

结节病是一种非干酪样坏死性上皮细胞肉芽肿炎症性疾病,典型的病变分为中心区和周边区两部分。中心区结核致密,没有坏死,由上皮样细胞、多核巨细胞等组成;周边区由圈状的疏松排列的淋巴细胞、单核细胞和成纤维细胞组成。

结节病鉴别诊断:①肺门淋巴结有中毒症状,肺部淋巴结肿大一般为单侧性,有时伴钙化,可见肺部原发病灶淋巴结周边环形强化;②淋巴瘤:发热消瘦,贫血,胸膜受累,出现胸腔积液,胸腔淋巴结肿大,为单侧或双侧(不对阵),淋巴结可呈融合,常累及上纵隔;③肺门转移性肿瘤;④粟粒性肺结核。

肺门淋巴结肿大可能病因分析如下。

1. 单侧肺门增大：

儿童——支气管淋巴结核；

成人——肺癌、支气管癌变。

2. 双侧肺门增大：

快、全身情况差——淋巴瘤、白血病；

全身情况好——粉尘接触史、肺内小结节(硅沉积症)；

双侧对称性肿块——硅肺。

结节病的初发病变有较广泛的单核细胞、巨噬细胞、淋巴细胞浸润的肺泡炎，累及肺泡壁和间质，结节内常见多核巨细胞(朗格汉斯细胞和异物巨细胞同时存在)。

关节炎是结节病常见表现，5%～37%患者急性结节性关节炎呈对称、游走性，常累及膝踝、近端指(趾)关节、腕、肘关节等多部位。

(一)本例临床思维

1. 双侧肺门淋巴结肿大伴纵隔淋巴结肿大。

2. 血清血管紧张素转化酶 65 U/L↑。

要考虑肺结节病(结节病分 0～Ⅳ期共 5 期)。

3. 本例属Ⅱ期，但其首发症是结节病性关节炎(特点：双侧对称)，具游走性，最后应诊断为结节病性关节炎。

4. 本例首发症状为两侧上肢关节酸痛，非肺部淋巴结。

结节病是一种原因不明的、非干酪性肉芽肿为病理特征的系统性疾病，以肺和淋巴结受侵为最常见，其次可见于皮肤、眼神经系统、心脏等。

病因：①遗传，家族簇集，与白细胞阻滞相关抗原(H2A)有关；②环境、病毒、支原体、真菌感染；③免疫 TLF-α、IL-12、IL-15、IL-18 等参与，CD+4 被激活增殖。

病理：单核细胞、巨噬细胞、淋巴细胞浸润的肺泡炎，累及肺泡壁和间质，局部形成肉芽肿，由单核吞噬细胞(上皮样细胞、巨细胞)和淋巴细胞组成非干酪性上皮细胞肉芽肿。

临床：约 1/4 病例有眼或皮肤病变，眼急性葡萄膜炎、角膜炎、结膜炎、皮肤结节性红斑(占皮损 1/3)，多见于前臂及下肢，通常 6～8 周消退，复发少见。发热、急性结节性关节炎双侧肺门淋巴结肿大，可见结节性红斑。Lofgren 综合征关节炎见于 5%～37%的患者，呈对称性游走性，常累及膝、踝近端指(趾)关节、腕关节、肘关节等多部位。关节炎可隐秘发作，病程中急性发作。神经系统可有脑神经瘫痪、神经肌肉病、颅内占位性病变、脑膜炎；消化系统可见腮腺炎、唾液腺炎、肝脾肿大或累及 Crohn 病回肠炎结节病；心肌炎可心律不齐、传导阻滞，浅表淋巴肿大也常见；内分泌可有垂体病变，发生烦渴多尿，以及促性腺、促肾上腺皮质激素分泌缺陷。

（二）肺外首发结节病

结节病发病高峰为 20～29 岁（青年），第二高峰为 50 岁以上中年，女多于男，90％患有肺部病变，肺外累及皮肤、眼、周围淋巴结、心脏、肾、肝、脾、骨关节、神经系统、血液系统。首发关节病 25％，皮肤 25％，周围淋巴结肿大 18.8％。有 30％结节病的患者长期随访会出现各种肺外表现。

（三）肺内孤立结节 CT 诊断与鉴别

这是指≤3 cm 圆形、类圆形病灶，不伴肺不张、肺炎卫星灶和局部淋巴结肿大，产生肺内孤立结节的疾病。最常见病变有周围性肺癌、结核球、炎性假瘤、错构瘤、转移瘤、肺囊肿。

1. 毛刺征：周围型肺癌毛刺征 90.3％，多为细小毛刺影，是肺癌 CT 表现。炎性结节边缘毛刺较粗长。

2. 分叶征：深分叶为周围型肺癌。良性肿瘤，浅分叶或无分叶。

3. 空泡征及空气支气管征：为病灶内表现，受肿瘤累及的肺支架结构，为瘤组织在细支气管和肺泡表面生长而不填充管腔，恶性结节明显高于良性结节。

4. 胸膜凹陷征：类三角形或喇叭口状图像是炎症结节的重要征象。

5. 血管集束征：病灶与肺门侧有索条状阴影相连，呈漏斗状或鼠尾状狭窄，多为恶性。

6. 钙化：几乎肯定是良性，结核球错构瘤常见。

7. 强化程度：恶性强化明显，20～60 Hu 或＞60 Hu；炎性结节≤20 Hu，良性。

（四）结节病肺外表现

浅表淋巴结肿大 14.9％，皮肤损害 34.3％，关节病（骨关节炎）2.5％，眼部改变 7.5％，EKG 异常 7.5％，肝、脾肿大 4.5％，以肺外首发症状占 22.4％～33.3％，血清血管紧张素转换酶（SACE）高于正常（54.7±18.1）U/L，占 95.2％（正常值＜45 U/L）。

ESR 升高占 69％，为结节病肉芽组织中巨噬细胞、上皮样细胞和单核细胞分泌 ACE 进入体循环导致 SACE 升高。误诊率为 40％。

（五）胸部结节病 CT 征象分析

结节病为多系统、多器官受累非干酪性肉芽肿疾病。

1. 胸内淋巴结增大，一般两侧肺门对称扩大，并纵隔多组淋巴结肿大，亦有一侧肺门淋巴结增大，亦可呈土豆样结节。常见于右上纵隔旁、腔静脉后、主动脉弓旁及气管分叉部。

2. 肺部病变：支气管血管束增粗呈串珠状，两肺多发结节，肺内纤维化，胸膜改变，肺内肉芽肿，结节少见，亦可为磨砂玻璃样改变（广泛间质内肉芽肿所致），胸腔积液，胸膜受累 25%～50%。

胸内结节病分期：0 期：无肺内损害；Ⅰ期：单侧或双侧肺门淋巴结肿大；Ⅱ期：以肺门淋巴结肿大为主，胸内淋巴结肿大伴肺内改变；Ⅲ期：仅有肺内病变；Ⅳ期：两肺广泛纤维化，可表现为肺内结节网格状、片状影等。

治疗：泼尼松 20～60 mg/d，症状改善后，减量至维持量 5～10 mg/d，维持 1 年，硫唑嘌呤、氨甲蝶呤等有效。

在活动期 SACE 升高，CD4/CD8＞3.5（通过支气管肺泡灌洗液中淋巴细胞分析，亦可用 67Ga 肺扫描来显示受累的双侧泪腺、腮腺和肺内淋巴结）。典型的结节病的 67Ga 放射性核素征象头面部为熊猫征（panda sign）。双侧肺门和纵隔淋巴结处也有放射性核素浓聚，与增大的淋巴结一致，称为 λ 征（lambda sign），其外观看起来像倒置的 Y。采用纤维支气管镜黏膜活检及支气管镜肺活检（TBLB），总阳性率 75%。

血沉 64.6%↑，血钙↑3%，尿钙↑7.5%，浅淋巴结活检 95.3%（＋），皮肤或皮下结节活检 62.5%（＋）。纵隔镜检查优点明显，直视下取材，组织大，创伤小，操作时间短，较为安全，是明确纵隔淋巴结性质的最佳手段。

ACE 又称激肽酶，是将血管紧张素Ⅰ（ATⅠ）转化为血管紧张素Ⅱ（ATⅡ）的转化酶。血管内皮细胞含有 ACE，肺毛细血管上皮细胞、巨噬细胞、肺毛细血管极为丰富。ATⅠ→ATⅡ和灭火缓激肽促使血管收缩→肺内压↑→肺损伤，肺结节病病情越重，ACE 值越高。

三、年轻医生的感悟

结节病的关节累及率可达 17.5%，常同时累及腕关节、膝关节、踝关节等多个关节囊，初始可有发热，继而发展成为典型的畸形多发性关节炎。若误诊为结缔组织相关疾病，以激素治疗后症状可以改善，因此需要仔细鉴别。在确诊结缔组织病时，若出现各种呼吸系统的异常症状和体征，且胸片或者 CT 发现有相应的肺、胸膜病变时，患者关节、皮肤病变一般较重，且较特异，须考虑是否为结节病。

（整理：童佳欢；审核：朱渊红）

病例 26　复发性多软骨炎

一、病历摘要

(一)病史归纳

许某,男性,62 岁,农民,因“反复咳嗽咳痰伴发热 2 月余,加重 20 余天”于 2010 年 4 月 2 日入院。

【现病史】

患者于 2 个月前受凉后出现咽痒,咳嗽、咳痰,痰量少,色白,呈泡沫样,伴畏寒发热,自测体温 38℃,咳嗽加剧时伴有胸部闷塞感及胸骨前区疼痛。曾在当地诊所抗感染退热治疗 2 周,未见明显好转。治疗过程中仍间断出现发热,多在午后出现,夜间体温可降至正常,有时发热伴有下肢关节疼痛,无明显关节肿胀,无皮疹出现。此后患者就诊当地医院,行双侧鼻息肉切除术,住院期间体温最高达 38.8℃,查肺部 CT 未见明显异常,给予抗感染及对症退热治疗(具体药物不详),10 余天后出院。出院后患者仍有间断咳嗽、咳痰,夜间咳嗽明显,自行服解热镇痛药及中药治疗,效果不佳。

20 余天前患者咳嗽较前加剧,咽痒,仍有发热(具体体温波动不详),服用退热药能缓解。咳嗽以夜间平卧时明显,俯卧位休息或坐位能缓解,咳剧时偶有恶心与泛酸,曾应用“信必可、施力华”等解痉平喘治疗无好转,并咳嗽加剧,曾至长春某医院检查喉镜未见异常。3 天前至本院门诊,查肺功能示轻中度阻塞为主的混合性通气功能障碍:支气管舒张试验阴性,弥散功能轻度降低,过敏原测定阴性。经“中药、酮替芬及阿斯美”治疗三天无好转而入院。

病来神志清,精神软,二便正常,体重变化不详。

【既往史】

患者平素体健,否认有肝炎、肺结核等传染病史,否认有高血压、糖尿病、心脏病史,否认有哮喘、消化性溃疡、肾病史,否认有放射性毒物接触史,有青霉素过敏史。

【个人史】

出生于并长期居于吉林,否认有长期旅居外地史,否认有冶游史,否认有接触宠物及禽鸟史。有吸烟史 40 年,20 支/天,已戒 1 年。否认有嗜酒史。

(二)体格检查

体温 38.4℃,心率 90 次/分,血压 110/64 mmHg,呼吸 20 次/分。患者步入病房,神志清,精神软,面色无华,全身皮肤、巩膜无黄染,无出血点及瘀斑,可见散在陈旧性皮疹,未见肝掌及蜘蛛痣,全身浅表淋巴结未及肿大。耳鼻无畸形,鼻腔通畅无异常分泌物,鼻窦及乳突无压痛,筛窦区按压时有闷塞感。口唇无发绀,颊黏膜无溃疡,咽部无充血,双扁桃体无肿大,气管居中,颈静脉无怒张,甲状腺未及肿大。胸廓无畸形,双侧胸廓扩张度正常,未及胸膜摩擦感,双肺叩诊清音,双肺呼吸音清,未及明显啰音。心率 90 次/分,律齐,未及病理性杂音。腹平软,无腹壁静脉曲张,未及胃肠型及蠕动波,无压痛和反跳痛。肝脾肋下未及,肝颈返流征(－),移浊(－),双肾区无叩痛。四肢关节无红肿畸形,未见杵状指,双下肢无水肿,双侧巴宾斯基征(－)。

(三)辅助检查

【实验室检查】

1. 血气分析:pH 7.475,CO_2 分压 37.2 mmHg,O_2 分压 64.6 mmHg,血氧饱和度 93.2%,碳酸氢根(HCO_3^-)27 mmol/L。

2. 血常规:白细胞计数 6.8×10^9/L,中性粒细胞百分比 76.9%,血红蛋白 111 g/L,血小板计数 286×10^9/L。

3. C-反应蛋白:155 mg/L。

4. 血沉:102 mm/h。

5. 抗 O＋类风湿因子:阴性。

6. 抗核抗体:ANA (1∶100),余 ENA 谱(－);ANCA (－)。

7. PPD(－);TB 抗体:弱(＋);痰找抗酸杆菌 4 次均阴性;痰培养 4 次均为正常菌群。

【影像学检查】

1. 腹部 B 超:①肝内囊肿;②右侧肾脏囊肿;③胆囊、胰腺、脾脏、后腹膜无殊。

2. 心脏 B 超:①房室大小瓣膜活动未见异常;②肺动脉瓣轻中度反流;③三尖瓣轻度反流;④肺动脉轻度高压(38 mmHg);⑤左室舒张期顺应性下降;⑥左室收缩功能正常(EF 70.8%)。

3. 肺部 CT 平扫＋增强:左肺上叶支气管近段管壁增厚,管腔狭窄,左肺上叶舌段少量纤维性病灶,纵隔内多枚小淋巴结影。

4. 支气管镜检查示隆突明显增宽,主支气管黏膜粗糙,滤泡样增生,各脊增宽,各支气管黏膜肿胀，管腔狭窄，左下各支气管及右下各支气管开口处黏膜僵硬。

5.纤维支气管镜病理示左上肺叶支气管黏膜慢性炎。

(四)目前诊断

1.发热待查：肺炎？恶性肿瘤？免疫系统疾病？

2.鼻息肉术后。

(五)诊治经过

治疗上先后予"头孢美唑钠、头孢他啶、左氧氟沙星"抗感染，"伊诺舒"化痰，"阿斯美"止咳治疗无好转，咳嗽仍阵发性加剧，体温波动在38.3～38.6℃，时有胸闷气急。支气管镜检查时患者出现胸闷气急，有窒息感，喉间哮鸣音明显，予以地塞米松治疗症状好转，体温下降，但1～2 d后咳嗽、发热又反复。

二、临床思维分析

患者，男，62岁，反复咳嗽咳痰伴发热2个月入院，抗生素治疗无效，有时发热伴下肢关节疼痛。查体：耳鼻无畸形，皮肤可见散在陈旧性皮疹，筛窦区按压有闷塞感，心肺腹无殊。辅助检查提示：血气 CO_2 分压37.2 mmHg，O_2 分压64.6 mmHg，CRP 155 mg/L，ESR 102 mm/h，ANA 1∶100(+)；肺部CT见左肺上叶支气管近段管壁增厚，管腔狭窄；支气管镜见支气管隆突明显增宽，主支气管黏膜粗糙，各支气管黏膜肿胀，管腔狭窄，左下和右下各支气管开口处黏膜僵硬，病理左上肺叶支气管黏膜慢性炎。诊疗经过抗炎病情无好转，仍有发热38.3～38.6℃，喉间有哮鸣音，DXM应用曾有一时好转。综上，本病例为老年男性，以咳嗽、咳痰为主症，有发热，辅助检查提示炎症指标高、支气管炎症、管腔狭窄，糖皮质激素治疗有效，诊断要考虑复发性多软骨炎。

(一)复发性多软骨炎

可累及软骨和其他全身结缔组织，以耳廓受累(85%)最常见，喉、气管70%，关节50%～75%，鼻59%，12%的呼吸道受累为首发。自1923年至今全球有800例，而国内400例。本病是以软骨组织炎症为特征的自身免疫性疾病(又称未明的风湿性疾病)，50%发生于呼吸道，55%眼炎症，60%鼻软骨炎，80%关节病变，少数脑膜脑炎。还累及皮肤、心脏、血管、神经。血清IgM升高，C3、C4正常，血清中Ⅱ、Ⅸ、Ⅺ型胶原抗体(+)，HLA-DR4密切相关，推测有一定遗传易感性基础(以软骨和结缔组织为主的自身免疫性疾病)。

1.临床表现

耳廓软骨炎，耳垂不受累(66%～95%)，关节软骨受累(52%～85%)，喉气管支气管病变(50%～70%)，眼部炎症(50%～65%)，鼻软骨改变(33%～72%)，主动脉关闭不全、心肌炎、血管炎（20%～25%），紫癜结节红斑皮肤病变（4%～38%）。又：90%耳软骨炎，80%呼吸道受累，75%鼻软骨炎，20%严重气管、支气管软骨炎，20%合并其他风湿性疾病或自身免疫性疾病。诊断标准目前多用中华医学会风湿病分会制定的标准。本病有抗软骨抗体及抗Ⅱ型胶原抗体存在。常累及关节踝、腕、足趾、肘关节，间歇性，非对称性。吸气性喘鸣，三凹征，濒死感（大气道阻塞性狭窄）。

主要特点如下：①耳：耳廓 85%，其中 30%首发。耳廓红肿热痛，耳廓松弛和塌陷畸形，26%内耳听力损伤，13%～18%前庭病变，旋转性头晕，共济失调，恶心呕吐。②鼻：鼻软骨 54%～82%，反复发作，鼻软骨塌陷形成鞍鼻畸形。③眼：50%受累，巩膜或外巩膜炎，非肉芽肿性葡萄膜炎，角膜、结膜、眼睑水肿，眼球突出及眼肌麻痹。④喉气管：50%～70%受累，20%以上可发生气管狭窄，咽痛，甲状软骨肿痛，声嘶，咳嗽，呼吸困难，吸气性哮鸣音。⑤心血管：10%～30%受累，可及内膜炎造成主动脉及二尖瓣反流。主动脉炎造成主动脉环形扩张，可引起主动脉关闭不全。动脉瘤见于大中动脉，升主动脉最多，心传导系统炎症和纤维化可引起完全性房室传导阻滞。⑥关节：70%受累，间歇性关节痛或关节炎呈游走性，常累及膝、踝、肘和手足小关节。X 线示关节间隙变窄（软骨破坏）（对称或不对称性，游走性，少数关节肿胀，X 线少有阳性发现）。⑦皮肤：25%，无特异性。荨麻疹，血管性水肿，多形红斑，网状青斑，活检可为白细胞破碎性血管炎。⑧肾：25%，镜下血尿、蛋白尿，肾活检节段坏死性新月体肾小球肾炎，常会有 SLE 或 SS，部分可有肾间质病变。⑨其他：急性发作期可有神经受损表现与单发或多发脑神经或其他外周神经病变或无菌性脑膜炎，还有胃肠血管炎、肝损、贫血等。

2. CT 表现

气管、主支气管管壁增厚及管腔狭窄，软骨环不清，有的软骨环消失。部分向上累及喉软骨，有的伴有肺叶支气管及段支气管腔狭窄（可伴有软骨的钙化）。

3. 支气管镜

黏膜充血水肿，肥厚，软骨环模糊不清，隆突和分嵴增宽，以声门、声门下及支气管明显，软骨塌陷，尤以呼气期明显。气道功能萎缩，管腔狭窄明显。

4. 血气分析

PaO_2（68±8）mmHg 降低，$PaCO_2$（40±15）mmHg 升高。肺功能：阻塞性通气功能障碍，重、中、轻皆有，均伴有小气道功能障碍。

5. 诊断标准

①双耳复发性软骨炎，无耳垂受累；②非侵蚀性多关节炎；③鼻软骨炎；④眼部炎症（包括结膜炎、角膜炎、巩膜炎、巩膜外层炎、葡萄膜炎）；⑤侵及喉和（或）气管

软骨的呼吸道软骨炎;⑥耳蜗和(或)前庭受损,表现为感觉神经性听力损失,耳鸣和(或)眩晕。符合以下1项即可诊断:①满足上述6项中的3项或更多;②至少上述1项阳性,另有组织学的证据(软骨活检);③有2处或更多处不同解剖部位的软骨炎,用糖皮质激素或氨苯砜治疗有效。

本病缺乏特异性标志,但急性期或活动期CRP、ESR明显升高。

鼻软骨受累者早期表现为反复副鼻窦炎。

6.治疗

活动期泼尼松[0.5~1.0 mg/(kg·d)]联合氨苯砜和(或)免疫抑制剂,氨苯砜25~200 mg/d。其他可选择的药物有TNF-α拮抗剂、CTX、环孢素A、反应停、雷公藤总甙。气管软化症的管腔塌陷是致死的首要原因。置入管内支架,4~6周内整合入气管壁中,被上皮细胞所覆盖,支架有扩展性并有倒钩。自体外周造血干细胞移植已成功治疗复发性多软骨炎(中山大学附属二院血液内科)。

氨苯砜:对麻风杆菌有抑制作用,治疗各型麻风。近年试用治疗SLE痤疮、银屑病、疮疡,开始12.5~25.0 mg/d,以后逐渐100 mg。本药有蓄积作用,故每服用6 d后停药1 d,每服用10周停药2周。

7.鉴别诊断

须与支气管内膜结核、支气管哮喘、坏死性支气管炎、骨化性支气管炎鉴别诊断。

8.并发症

包括强直性脊柱炎、SLE、脂膜炎、白细胞破碎性血管炎、MDS、肾小管酸中毒。

(二)本例临床思维

1.62岁(高发年龄40~60岁)。

2.反复咳嗽、发热,抗生素无效。

3.有时伴关节改变(膝、踝、肘、手足小关节)。

4.皮肤可见散在陈旧性皮疹。

5.筛窦处有发病(CT:两侧上颌窦、筛窦有炎症)。

6.CT:左肺上叶支气管近段管壁增厚,管腔狭窄。

7.支气管镜:隆突明显增宽,主支气管黏膜粗糙,各支气管黏膜肿胀,管腔狭窄。

8.血气分析中PaO_2降低。

9.ESR 102 mm/h,CRP 155 mg/L。

10.糖皮质激素治疗有效。

支气管内膜结核：支持有以下几点：①反复咳嗽发热，午后发热（抗感染无效）；②伴下肢关节疼痛（过敏性关节炎）；③CRP 155 mg/L，ESR 102 mm/h；④支纤镜：各支气管管腔黏膜增厚，管腔狭窄；⑤CT：左肺上叶管腔黏膜增厚，且有少量纤维灶。

不支持以下几点：①PPD（－），抗体弱（＋），体位性咳嗽，随体位变化咳嗽减轻；②痰 4 次找结核菌（－）；③CRP 155 mg/L，一般不会这样高；④无刺激性咳嗽，喘息，亦无咯血，中毒症状不明显；⑤无活动性结核，约 10%～40%有单纯内膜结核少见。

CT 诊断支气管内膜结核（检出率 73.52%），分为 4 型：充血水肿型、浸润增殖型、溃疡肉芽型、瘢痕狭窄型（纤维狭窄型）。

三、年轻医生感悟

复发性多软骨炎（relapsing polychondritis，RP）是一种免疫介导的全身炎症性疾病，主要累及软骨及富含蛋白多糖成分的组织，如耳、鼻、气道、眼和关节等，特征性表现为耳和鼻软骨炎症、畸形。约 1/3 患者可伴发其他疾病，如系统性血管炎等风湿性疾病、骨髓异常增生综合征（MDS）等血液病及恶性肿瘤等。RP 是一种罕见病，国外研究发现 RP 发病率为（0.35～9.00）/100 万，各种族和年龄段均可发病，好发于 40～60 岁，发病率无明显性别差异。本病例为一罕见疾病，诊断困难，项柏康教授抽丝剥茧、层层分析，最终聚焦于该疾病，但仍然强调临床中的诊断及鉴别诊断的重要性，避免误诊。

随着近几年关于复发性多软骨炎研究不断增加，该疾病的诊断及治疗不断更新，现将目前临床上治疗简述如下。

RP 的治疗目标主要是缓解症状，阻止疾病进展，保护脏器功能，延长生存期，改善生活质量。治疗的基本原则是根据患者病情及并发症情况，选择激素和免疫抑制剂治疗，还应强调多学科协作。应嘱咐患者注意休息，适当运动，定期接种流感和肺炎疫苗，避免感染和创伤等诱发因素。

轻症患者可选择非甾体抗炎药（NSAIDs）如双氯芬酸钠、吲哚美辛等或秋水仙碱。糖皮质激素是急性发作期基本治疗用药，常用剂量为 0.5～1.0 mg/（kg·d）。急性发作患者如出现严重喉和气管软骨炎、严重眼炎、感音神经性聋或合并活动的系统性血管炎时，可行糖皮质激素冲击治疗，常用甲泼尼龙 500～1000 mg/d，连用 3～5 d，然后减至常规剂量。激素应逐渐减量至最小有效剂量，病情稳定可使用低剂量泼尼松（<7.5 mg/d）维持治疗，直至病情稳定至少 3 个月后考虑减停。联合使用免疫抑制剂可更好地控制病情，协助激素减量，可使用氨甲蝶呤、环磷酰胺、吗

替麦考酚酯、来氟米特、硫唑嘌呤、环孢素等。生物制剂治疗经验有限，对于难治性或反复发作的患者，有报道可使用免疫球蛋白、血浆置换和生物制剂等，如 TNF-α 抑制剂、IL-6 受体单克隆抗体、IL-1 受体拮抗剂、T 细胞共刺激因子抑制剂、JAK 抑制剂等。

严重的眼炎应予眼部专科治疗，如局部注射激素或使用激素类滴眼液等。感音神经性聋可行耳蜗移植。对于气道严重狭窄、塌陷的患者，可行持续气道内正压通气、气管切开造瘘术或气管重建术。对于心脏瓣膜病变患者，可行心脏瓣膜修补术或瓣膜置换术；对于心脏传导阻滞的患者，可行起搏器置入术。合并气道受累的患者，麻醉时应特别关注。

（整理：蔺娜；审核：戴巧定）

病例 27　系统性血管炎

一、病历摘要

(一)病史归纳

患者,男性,71 岁,因“头痛 1 月余”于 2005 年 7 月 15 日入院。

【现病史】

患者于 2005 年 6 月中旬无明显诱因下出现头痛,以前额及头顶部为主,呈阵发性,抽痛及胀痛为主。头痛剧烈时呈裂开痛,不能忍受,需抱头钻进棉被。服止痛药无效,头痛前无先兆,无诱因。头痛以夜间及早上 6 点发作较多,每天均有发作,持续时间起初二十小时,后逐渐减少至几小时。当时无发热,无恶心呕吐,无颈项强直,无肢体活动障碍,无意识丧失,无抽搐,无咳嗽,无胸闷气急等。就诊于卫生所,予正天丸、天麻丸效果不佳,为进一步诊治收住入院。

发病以来神志清,精神可,胃纳可,睡眠可,二便正常,无明显消瘦。

【既往史】

高血压病史 2 年,最高 150/90 mmHg,服卡托普利,血压控制可。有前列腺增生史 8 年。有心动过速,服丹参滴丸、速效救心丸可缓解。否认肝炎、肺结核,否认手术外伤中毒史,否认药物食物过敏史。

【个人史】

无殊。

【家族史】

否认家族遗传病史。

(二)体格检查

血压 130/80 mmHg,神志消,精神可,心肺(—)、腹部(—),双下肢不肿。专科查体:神志清,对答切题,颈软无抵抗,眼球活动自如,眼震(—)。伸舌居中,四肢肌张力正常,肌力 5 级,病理征未引出。共济检查(—)。

(三)辅助检查

【实验室检查】

1. 血常规(三次):白细胞计数(6.1～8.2)$\times10^9$/L,中性粒分数百分比 66.2%～

76.4%。

2.生化全套:白蛋白 28.6 g/L,球蛋白 36.4 g/L,肌酸激酶 390 IU/L,其余正常。

3.血沉:(7 月 23 日)65 mm/h;(8 月 22 日)95 mm/h;(9 月 13 日)83 mm/h。

4.肿瘤全套:铁蛋白 503.7 ng/mL,其余正常。

5.脑脊液常规正常,潘氏试验(—),糖氯化物蛋白基本正常,脑脊液找隐球菌(—)。

6.抗核抗体全套、补体 C3/C4、病毒抗体全套、ANCA、抗心磷脂抗体、沙门氏菌抗原、痰培养、痰涂片找 TB、PPD 试验、血黏度无殊。

【影像学检查】

1.头颅 CT:轻度脑萎缩。

2.头颅 MRI:①两侧大脑半球白质区少许缺血灶;②脑萎缩。

3.头颅 MRA:右侧大脑后动脉近段局部轻度狭窄性改变。

4.经颅多普勒:①高血压性脑动脉硬化;②椎基底动脉供血不足;③左大脑中动脉轻度收缩性挛缩。

5.脑电图:(7 月 22 日)轻度异常;(8 月 24 日)中度异常。

6.心电图:窦性心律,T 波改变。

7.胸片:两肺纹理增多。

8.心超:①左房偏大;②主动脉硬化;③肺动脉瓣轻度反流;④偶发期前收缩;⑤左室舒张期顺应性下降;⑥左室收缩功能测定正常。

(四)目前诊断

1.头痛原因待查:血管性疾病相关性疼痛?

2.高血压病,1 级。

3.前列腺增生。

(五)诊治经过

入院以后给予扩血管改善脑代谢治疗,7 月 30 日予甲强龙 40 mg qd 五天,泼尼松 10 mg bid 八天,5 mg bid 四天停用,使用激素时体温正常,头痛略有好转。于 8 月 17 日出现发热,最高体温 38.8℃,下午 6 点最高,予抗生素治疗体温不降,效果不佳,头痛发热一直存在,但程度较前减轻。目前患者体温在 37.3~38.0℃之间,头痛偶有发作,胀痛为主,持续十几分钟至一两个小时不等。

二、临床思维分析

该患者为男性,71 岁,7 月 15 日入院,以发作性头痛 3 月余(入院前 1 个月出现及住院时间 2 个月)为主要表现,头痛以夜间及早上 6 点发作较多,头痛发作时服止痛药无效。8 月 17 日开始出现发热，最高体温 38.8℃，经抗生素治疗无效。目前仍有发热，37.3～38.0℃。辅助检查提示头颅 MRI 两侧大脑半球白质区少许缺血灶，头颅 MRA 右侧大脑后动脉近段局部轻度狭窄性改变，TCD 提示椎基底动脉供血不足，左大脑中动脉轻度收缩性挛缩。发热时辅检提示白细胞计数基本正常，血沉高(65～95 mm/h)、铁蛋白高(503.7 ng/mL)。

(一)发热待查角度进行疾病鉴别分析

患者目前诊断不明，现有发热，从发热待查角度进行以下疾病鉴别。

1. 感染性发热

感染性发热占发热待查的 60%～70%，但该患者血系不高，血沉快，未发现感染病灶，痰培养、结核涂片、PP 试验均为阴性，暂不支持感染性发热。

2. 肿瘤性发热

肿瘤性发热占发热待查的 20%左右，该类患者可伴有血沉增快及铁蛋白升高。需要鉴别的有：

(1)消化道肿瘤：肝癌、胰腺癌均伴有铁蛋白升高，特别是肝癌，而食管癌、结肠癌不会升高，且伴有失血表现。这类疾病如果出现头痛，一般为疾病晚期出现肿瘤转移时。目前检查结果暂不支持该类疾病。

(2)鼻咽癌：该类患者头痛早期一般为间歇性头痛，常发生在一侧颞部、顶部或枕部，表现为头部内侧深部疼痛，会有胀痛、刺痛感觉，晚期可能发展为持续性疼痛，且没有固定位置，一般在夜间家中，通常难以忍受，辅助检查亦可见铁蛋白升高。须行鼻咽部 CT 检查，以排查该类疾病。

(3)淋巴瘤：是起源于淋巴结和淋巴组织的恶性肿瘤，可发生于身体的任何部位，临床表现多样。如果是肿瘤细胞向脑部出现扩散、转移，刺激脑部神经，可以出现头痛，辅助检查也可见铁蛋白升高，因此需行进一步检查，以排查该类疾病。

3. 结缔组织病发热

结缔组织病发热占发热待查的 10%左右。结缔组织病是一组多系统、多器官受累的自身免疫性疾病，患者可有发热伴有 ESR 升高。结缔组织病种类众多，需针对容易出现中枢系统受累的几类疾病进行鉴别。

(1)狼疮性脑病：指系统性红斑狼疮患者合并中枢神经系统及周围神经系统损害。该类患者发病机制可为血管炎性改变或血管栓塞。对于系统性红斑狼疮的诊断，根据 1987 年美国风湿病学会所制订的 11 条标准(①颊部红斑：两颧突出部位有固定红斑；②盘状红斑：片状高起于皮肤的红斑或出现萎缩性瘢痕；③光过敏：对日光有明显反应，引起皮疹；④口、鼻腔溃疡：无痛性的口腔或鼻咽部溃疡；⑤关节炎:非侵蚀性关节炎,外周关节有压痛、肿胀或积液;⑥浆膜炎:胸膜炎或心包炎;⑦肾脏病变:尿蛋白定量(24 h)>0.5 g或+++;⑧神经病变:癫痫发作或精神病;⑨血液学疾病:溶血性贫血、白细胞减少、淋巴细胞减少等;⑩免疫学异常:抗dsDNA抗体阳性,抗Sm抗体阳性或抗磷脂抗体阳性;⑪抗核抗体:在任何时间使用免疫荧光法或其他等效方法测得抗核抗体异常,且排除与药物性狼疮有关的药物服用史),满足4条就可以诊断该疾病。该患者诊断不符。

(2)白塞氏病累及中枢神经系统:白塞病是一种血管炎性疾病,可累及全身动静脉血管,出现神经系统累及时可有脑膜脑炎、颅内压增高表现。该类患者主要表现为反复口腔和会阴部溃疡、皮疹、眼部症状。常用的诊断标准为:在反复发作的口腔溃疡基础之上,加上以下任何2条:反复生殖器溃疡、皮肤损害、眼部受累及针刺反应阳性。该患者不符。

(3)系统性血管炎:它是一种系统性疾病,根据动脉受累大小可分为大血管炎、结节性多动脉炎、ANCA相关性血管炎、白细胞破碎性血管炎等。

1)颞动脉炎:又称巨细胞动脉炎,属于大动脉炎中的一种类型。头痛为该病主要临床表现,多是病侧疼痛、呈持续性,平卧头低位加重、仰头压迫颞动脉减轻、咀嚼加重,可伴低热,晚期可出现脑血管病或心肌梗死。诊断:①年龄≥50岁;②新出现头痛;③颞动脉查体:颞动脉有触痛或搏动减弱;④ESR≥50 mm/h;⑤颞动脉活检常伴有多核巨细胞浸润。符合3条以上可确诊。

2)结节性多动脉炎:是一种累及中、小动脉全层的坏死性血管炎,随受累动脉的部位不同,临床表现多样。1990年,美国风湿病协会提出的诊断标准为:①体重自发病以来减少≥4 kg;②皮肤网状青斑;③能除外由于感染、外伤或其他原因所致的睾丸疼痛或压痛;④肌痛、无力或下肢触痛;⑤单神经炎或多神经病;⑥舒张压≥12.0 kPa(90 mmHg);⑦肌酐尿素氮水平升高;⑧HBsAg或HBsAb(+);⑨动脉造影显示内脏动脉梗死或动脉瘤形成(除外动脉硬化、肌纤维发育不育或其他非炎症性原因);⑩中小动脉活检示动脉壁中有粒细胞或伴单核细胞浸润。以上10条中至少具备3条阳性者,可认为是结节性多动脉炎。

3)肉芽肿性血管炎:是一种坏死性肉芽肿性血管炎,典型的临床表现有三联征:上呼吸道、肺和肾脏病变。

(二)血管性疾病进行头痛鉴别分析

1.脑血管意外

一种急性脑血管疾病,由于脑部血管突然破裂或因血管阻塞导致血液不能流入大脑而引起脑组织损伤的一种疾病,包括缺血性和出血性卒中。头颅CT和

MRI 可鉴别。

2. 颅内静脉窦及静脉血栓形成

脑静脉窦或脑静脉血栓形成疾病，头颅 MRA 可鉴别。

3. 高血压性脑病

高血压脑病是发生在高血压病或症状性高血压过程中的一种特殊的临床现象，是在血压显著升高的情况下，脑小脑部动脉发生持久而严重的痉挛后，出现被动性或强制性扩张，脑循环发生急剧障碍，导致脑水肿和颅内压升高，从而出现一系列临床表现。

4. 颅脑动脉疾病

包括多种疾病，如感染性动脉炎、大动脉炎、系统性红斑狼疮、结节性动脉炎、颞动脉炎及闭塞性血栓性脉管炎。

综合以上，该患者 71 岁，新出现头痛，血沉 65～95 mm/h，有发热，白细胞不高，抗生素治疗无效，泼尼松治疗效果明显，头痛一般在夜间发作。诊断首先考虑颞动脉炎，颞动脉查体是否有压痛僵硬及搏动性减弱不详，必要时行颞动脉活检。颞动脉 B 超可见颞动脉内膜增厚粗糙，壁上低回声团。血清学检查还可见 C-反应蛋白及免疫球蛋白升高。颞动脉炎可影响颞内动脉、椎动脉、颅外动脉病变，血管炎严重可导致缺血，血管节段性狭窄或完全闭塞。治疗上首选泼尼松 40～60 mg/d 治疗 4～6 周诱导缓解，同时可以加用氨甲喋呤帮助激素减量，6 个月内达到完全缓解，缓解期需小剂量激素维持 1～2 年。

三、年轻医生的感悟

本案例主要从发热及头痛两方面着手对患者诊断及鉴别诊断。进行深度剖析之后，诊断聚焦于结缔组织病中系统性血管炎引起的颅脑血管炎性疾病。对每种疾病的诊断标准进行分析和比对，最终确定患者为颞动脉炎。在体格检查中应完善颞动脉查体，如是否有颞动脉压痛僵硬及搏动性减弱，完善颞动脉 B 超等。

（整理：蔺娜；审核：戴巧定）

病例 28　MDS

一、病历摘要

(一)病史归纳

患者,男性,55 岁,个体经营,因“反复发热伴乏力 3 年余,再发加重半月”于 2009 年 10 月 15 日入院。

【现病史】

患者 3 年余前(2006 年 8 月 15 日)出现低热,最高 38℃,伴咳嗽,少痰,胸痛,无胸闷气急,无咯血,就诊宁海某医院。肺部 CT 示:右上肺叶后段肺癌伴两肺门及纵隔淋巴结肿大考虑,右肺上叶结节灶,转移性病灶不排除,两侧胸腔积液,伴左下肺叶膨胀不全。胸腔积液常规:李凡他试验++,白细胞 300/μL,N 45%,总蛋白 50 g/L,葡萄糖 5.89 mmol/L,乳酸脱氢酶 488 U/L,腺苷脱氨酶 44 U/L,胸腔积液及痰液 TB-DNA 阴性。诊断为左侧胸腔积液,原因待查,予左氧氟沙星、美罗西林抗感染治疗,症状未缓解。8 月 20 日转入杭州某医院,具体不详,诊断为肺结核,予抗肺结核治疗(具体不详)一年,门诊随诊,低热、咳嗽等渐缓解。2007 年 7 月出现白细胞降低,血红蛋白和血小板正常。升白治疗无效,白细胞维持在 1.5~2.5 g/L。2008 年 5 月骨穿常规:有核细胞数量多,粒系增生减低,原始细胞 3%,早幼粒 2%,提示增生伴病态造血。骨髓活检:造血组织增生明显活跃,诊断为骨髓增生异常综合征-难治性贫血(MDS-RA)。予复方造矾丸和十一酸睾酮治疗,白细胞升至6.0 g/L,但血红蛋白渐低,乏力渐重。2008 年 8 月 21 日就诊宁波某医院,血象:白细胞 8.5 g/L,血红蛋白 63 g/L,血小板 373 g/L。肺部 CT 示:左肺下叶间质性改变。胃镜:胃贫血性改变。肠镜示:未见异常。8 月 25 日骨髓检查:增生性贫血,原始粒细胞 2.5%,早幼粒细胞 2.5%,中幼粒 9%。染色体:正常核型。予十一酸睾酮、反应停及维 A 酸治疗。9 月 29 日 B 超:脾偏大,厚径 4.2 cm。肺部 CT:左下肺弧形高密度影,CD55/CD59 无殊,Coombs 试验(-),ANA(-)。骨髓常规示:粒系、红系病态造血。免疫分型:14%的原始髓细胞。血象维持在:白细胞 4~6 g/L,血红蛋白 50~60 g/L,血小板 200~300 g/L。10 月 13 日白血病免疫分型:异常成熟粒细胞占 73.4%,原始髓系细胞群占 4.35%。10 月 14 日骨髓常规示:有核细胞增多,原始细胞 2%,部分中性粒细胞可见内外浆发育不平衡现象,可见 P-H 样畸形。骨髓活检:骨髓组织增生活跃,粒系见幼稚细胞小簇聚集,巨核细胞散在,提示:造血组织增生活跃伴病态造血。予维 A 酸、反应停、新环孢素、十一酸睾丸素等治疗,血象维持在:白细胞 6～10 g/L,血红蛋白 70 g/L,血小板 200～300 g/L。2009 年 1 月 13 日复查骨髓常规:有核细胞数量明显增多,粒系增生相对受到抑制,原始细胞 1.5%,早幼粒 1.5%。2009 年 2 月首次就诊我院门诊,改用复方造矾丸、EP0、十一酸睾酮等联合中药治疗。2 月 24 日骨髓常规:有核细胞增生活跃,粒系增生相对减低占 17%,提示:红系增生明显活跃,不排除骨髓增生异常综合征可能。血象维持在:白细胞 8～10 g/L,血红蛋白 60～70 g/L,血小板 200～300 g/L。9 月 16 日骨髓常规:有核细胞增生活跃,粒系增生活跃(占 30%),原始细胞 4%,早幼粒 3%。9 月 30 日出现发热,未予重视。10 月 1 日持续寒战高热,最高 39.5℃,伴上腹部疼痛、烦躁,胸闷气急明显,昏睡。就诊宁波某医院,查体:贫血貌,皮肤、巩膜黄染,双肺呼吸音粗,未及啰音,肝脾肋下未及,余正常。10 月 2 日血象:白细胞 82 g/L,血红蛋白 63 g/L,血小板 115 g/L,网织红 8%,CD55/CD59 无殊。10 月3 日肝肾功能:谷草转氨酶 2761 IU/L,谷丙转氨酶 959 IU/L,直接胆红素 195 μmol/L,肌酐 272.7 μmol/L,总胆红素 217.7 μmol/L。凝血功能:凝血酶原时间 23.2 s,纤维蛋白原 7.85 g/L,活化的部分凝血活酶时间 42.8 s。予保肝护肾治疗,效果欠佳,肝肾功能进行性恶化,多脏器功能衰竭,血压进行性下降,意识淡漠。转入 ICU 抢救治疗,予输液扩容、输血、抗感染及脏器支持等治疗,患者临床症状明显好转,神志转清,肝肾功能明显好转。复查上腹部 CT 及 MRCP 示:肝内多发占位,感染性及肿瘤性疾病均待排。10 月 9 日肝肾功能:谷草转氨酶 59 IU/L,碱性磷酸酶 61 IU/L,总胆红素 80.7 IU/L,直接胆红素 72.8 IU/L,肌酐 95 μmol/L。血培养:阴性。骨髓:有核细胞增生明显活跃,粒系增生尚活跃,原始细胞 12%,早幼粒 10%,原单＋幼稚单核细胞 19%。10 月10 日肺部 CT:右肺炎症伴两侧胸腔积液,肝内多发低密度灶,性质待定。10 月12 日血象:白细胞 23.5 g/L,血红蛋白 6.9 g/dL,血小板 62 g/L。10 月15 日为求进一步治疗转入我院治疗。

【既往史】

既往体健,2004 年曾做过颅脑减压术。否认乙肝病史,否认心脏病、糖尿病病史,否认食物、药物过敏史。有输血史,否认重大创伤史。

【个人史】

无殊。

(二)体格检查

体温 37.9℃,心率 90 次/分,血压 117/74 mmHg,呼吸 22 次/分。患者精神软，贫血貌，自动体位，检体合作。皮肤黏膜未见瘀斑瘀点。左腹股沟可触及鸭蛋大小肿块，无压痛，质硬，活动度差，边界清。右腹股沟可及数枚黄豆大小淋巴结，无触痛，质硬，活动度较差。巩膜黄染，两侧瞳孔等大等圆，对光反射灵敏。口腔上颚黏膜完整光滑。颈无抵抗，颈静脉无怒张，气管居中，甲状腺未触及肿大。胸廓对称无畸形，肋间隙正常，胸骨无压痛。双肺叩诊呈清音，双肺呼吸音粗，未闻及干湿啰音，未闻及胸膜摩擦音。心前区无异常隆起，无异常搏动，无震颤，心界不大，心率 90 次/分，律齐，各瓣膜听诊区未闻及病理性杂音，未闻及心包摩擦音。腹部平坦，肝脾肋下未及。移动性浊音阴性，肝区隐痛，深呼吸为著，轻压痛，无反跳痛，双肾区无叩痛，肠鸣音 3 次/分。肛门、外生殖器未查。脊柱、四肢无畸形。双下肢无水肿，双巴宾斯基征阴性，双 Hoffmann 征阴性，Kernig 征阴性。

(三)辅助检查

【实验室检查】

1. 血象：白细胞计数 $16.1\times10^9/L$，血红蛋白 70 g/L，血小板计数 $57\times10^9/L$。

2. 白细胞手工分类：原始细胞 2%，幼红细胞 6%，淋巴细胞 42%，中性分叶核 48%，单核 2%。

3. 凝血类：凝血酶原时间 14.9 s，APTT 37.1 s，D-二聚体 790，余正常。

4. 生化类：总胆红素 59.5 IU/L，直接胆红素 35.5 IU/L，间接胆红素 24 IU/L，乳酸脱氢酶 226 IU/L，碱性磷酸酶 397 IU/L。

5. 白血病免疫分型：10%CD45 弱阳性细胞，CD117 69%，CD33+ 79.1%，CD13+ 92.9%，CD34+ 72.2%，CD38+ 99%，HLA-DR 90.6%。

6. 结核抗体：阳性；PPD：阴性。

【影像学检查】

1. 淋巴结 B 超：双侧腹股沟、左侧颈部、双腋下、后腹膜淋巴结肿大。

2. 腹部 B 超：①肝内多发实质性占位病变；②慢性胆囊炎伴胆囊内多发小结石；③脾轻度肿大。

3. 腹部增强 CT：①肝内多发低密度灶；②胆囊增厚，胆囊炎可能；③少量腹水；④双侧少量胸腔积液。

4. 肺部 CT：①右下肺炎改变；②两侧少量积液。

5. 骨髓：有核细胞增生活跃，原始粒细胞 11.5%，提示 MDS-RAEB。

6. 骨髓活检：原始幼稚细胞增多，ALIP(+)，见小巨核及多核巨核细胞，提示 MDS。

(四)目前诊断

1. 骨髓增生异常综合征(难治性贫血伴原始细胞增多-2 型，MDS-RAEB-2)。

2. 肝内占位待查。

二、临床思维分析(分五阶段)

(一)2006 年 8 月 15 日患者出现低热、咳嗽、胸痛、右肺上叶结节灶,伴两肺门纵隔淋巴结肿大,两侧胸腔积液,左下胸不张。胸腔积液:李凡他(++),总蛋白 50 g/L(>30 g/L),乳酸脱氢酶 488 U/L(>200 U/L)皆倾向渗出液。腺苷脱氨酶 44 U/L(0~25 U/L),如>45 U/L,支持结核。胸腔积液和痰液 TB-DNA:阴性,但抗感染无效,而抗结核治疗有效。2006 年 8 月 15 日开始抗结核治疗一年。

注:痰(+)49.6%~53.3%,外周血 39%,脑脊液(+)51.7%~53.5%,胸腔积液 ADA>45 U/L(+)。

(二)2007 年 7 月出现白细胞降低[(1.5~2.5)×10^9/L],骨穿粒系增生减低,原始细胞 3%。骨髓增生伴病态造血,骨髓活检示造血组织增生明显活跃,诊断 MDS-RA。

(三)至 2008 年 9 月 29 日骨髓粒系红系病态造血,免疫分型 14%原始髓细胞,疾病已由 MDS-RA(骨髓增生异常综合征-难治性贫血)发展到骨髓增生异常综合征-原始骨髓细胞增多(MDS-EB2)。

RAEB-1:骨髓原始细胞<5%,无 Auer 小体;

RAEB-2:骨髓原始细胞 5%~19%,无或有 Auer 小体。

骨髓中原始细胞≥20%可称为急性髓性白血病(本例 2009 年 10 月 9 日骨髓原始细胞 12%)。MDS 转向白血病的概率,低的为 11.46%~30.00%,高的患者转向白血病时间 1~50 个月,平均 11.5 个月,最长的有 20 年后疾病转变。

(四)患者于 2009 年 2 月首次来我院门诊,不排除 MDS 诊断。

(五)2009 年 9 月 30 日发热,肝、肾、凝血功能损害;CT、MRCP 示:肝内多发占位,不支持肿瘤(肝脓疡?)。2009 年 10 月 1 日持续寒战高热,体温 39.5℃,伴上腹痛,出现肝、肾、心血管衰竭(血压进行性下降,意识淡漠,感染性休克)。败血症引起全身炎症反应综合征致多功能脏器衰竭。肾功能衰竭:轻或中度。血肌酐 272 μmol/L(>176 μmol/L),尿量始终>75 mL/h,或尿钠>20 mmol/L。肝衰:血胆红素>340 μmol/L,谷丙转氨酶 959 U/L(>正常 2 倍)(收缩压低于 80 mmHg,血压进行性下降,意识淡漠)。心血管衰竭:轻或中度。全身浅表淋巴结肿大,腹腔淋巴结肿大,脾脏占位。上述病因:①感染? ②浸润?

最后诊断:

1. 骨髓增生异常综合征-难治性贫血伴原始细胞增多-2 型(MDS-RAEB-2)

2. 败血症。

3.肝脏多发性肝脓瘘;感染性休克。

4.肝、肾、心血管功能衰竭。

三、年轻医生的感悟

本案例中患者诊断为骨髓增生异常综合征,病史较长,有高危转白风险。患者骨髓原始细胞比例始终低于20%,目前无转白。患者此次发病高热,感染性休克,急性肝肾功能损伤,肝脏内新发病灶,多浆膜腔积液,且查体可见浅表淋巴结肿大。患者长期白细胞减少,免疫力低下,容易合并各种感染并发症。此例患者肝内多发病灶考虑肝脓肿,后出现感染性休克,败血症,多器官功能衰竭。对于免疫力低下的患者,要始终警惕患者感染并发症,在整个疾病治疗过程中,严密检测全身各个脏器的感染表现,早期干预抗感染,使得患者有更好的预后和生活质量。

(整理:葛杭萍;审核:郑智茵)

病例 29　病毒性脑炎

一、病历摘要

(一)病史归纳

患者,男,10 岁,学生,江西人,因“头痛、呕吐 10 天,发热 4 天”于 2010 年 3 月 10 日入院。

【现病史】

患者在入院 10 天前无明显诱因下出现头痛,阵发性,以双颞部明显,其性质不清,伴头晕,夜间睡眠后头痛、头晕可缓解,次日清晨复加剧,伴恶心、呕吐。初始呕吐呈喷射状,为胃内容物,量中等,每日 3～4 次,进食后明显,伴发热,体温最高时 38.5℃,热型不规则。于当地医院就诊,予“头孢菌素、维生素 C 注射液”静滴治疗,患者热退,恶心、呕吐有所减轻,但头痛、头晕无改善。患者热前无畏寒、寒战,我院门诊拟“头痛原因待查:脑膜炎？脑脓肿？”收住院。

患儿起病来精神欠佳,睡眠明显增多,食欲缺乏,消瘦明显,体力下降,大便 6 天未解,小便量略少。

【既往史】

既往有“上呼吸道感染”史,无惊厥史,否认传染病史及接触史,否认手术、外伤、中毒及输血史,否认药物及食物过敏史。预防接种史不详。

【个人史】

无殊。

(二)体格检查

体温 36.8℃,心率 75 次/分,血压 90/60 mmHg,呼吸23 次/分,体重 25 kg。急性病容,发育正常,营养欠佳,步入病房,面色稍苍白,神志清,精神软,呼吸平稳。皮肤弹性稍差,皮肤未见出血点、皮疹。浅表淋巴结未及肿大。头颅无畸形。双眼睑无浮肿,球结膜未见水肿和充血,巩膜无黄染,双侧瞳孔等大等圆,直径约 3 mm,光反射存在。鼻旁窦区无压痛,鼻道畅。口唇红润,口腔黏膜光滑。咽充血,扁桃体 Ⅰ°肿大,无分泌物。颈抵抗(一横指),胸廓无畸形,双侧呼吸运动对称。双肺呼吸音清,未闻及啰音。心率 75 次/分,律齐,心音有力,无杂音。腹平软,未及包块,无压痛。肝、脾肋下未及肿大，肾区无叩击痛，肠鸣音存在。脊柱、四肢无畸形，肌力、肌张力无异常，深、浅反射均存在。皮肤划痕试验阴性，克氏征(－)，布鲁津斯基征(－)，巴宾斯基征(－)。

(三)辅助检查

【实验室检查】

1. 血常规(2010 年 3 月 1 日外院)：白细胞计数 12.8×10^9/L，中性粒细胞百分比 78%，淋巴细胞百分比 14.3%，血红蛋白 137 g/L，血小板计数 349×10^9/L，CRP ＜ 1 mg/L。

2. 血常规(2010 年 3 月 7 日外院)：白细胞计数 5.6×10^9/L，中性粒细胞百分比 54.6%，淋巴细胞百分比 34.2%，血红蛋白 135 g/L，血小板计数 199×10^9/L，CRP＜1 mg/L。

3. 血常规(2010 年 3 月 10 日本院)：白细胞计数 4.6×10^9/L，中性粒细胞百分比 54.0%，淋巴细胞百分比 36.8%，血红蛋白 135 g/L，血小板计数 242×10^9/L，CRP 5 mg/L。

4. 血气分析：pH 7.423，PO_2 130 mmHg，PCO_2 34.9 mmHg，BE^- 1.5 mmol/L，HCO_3^- 22.3 mmol/L。

5. 生化：正常。

6. 脑脊液：糖 1.98 mmol/L，氯 117.9 mmol/L，蛋白 144 mg/dL；无色，微混，潘氏试验阳性，白细胞计数 830×10^6/L，中性粒细胞百分比 5%，淋巴细胞百分比 95%；墨汁染色未找到隐球菌。

7. 血沉(2010 年 3 月 11 日本院)：6 mm/h。

8. 电解质(2010 年 3 月 12 日本院)：钾 5.05 mmol/L，钠 140.5 mmol/L，氯 100.4 mmol/L，钙 2.37 mmol/L。

9. 病毒类(2010 年 3 月 12 日本院)：单纯疱疹病毒抗体Ⅰ型 IgG 阳性，柯萨奇病毒抗体-IgG 阳性，流感病毒抗体-IgG 阳性，腺病毒抗体-IgG 阳性，余无殊。

【影像学检查】

1. 经颅多普勒：未见明显异常。

2. 心电图：窦性心律不齐，交界性逸搏。

3. 脑电图：少量低幅快活动散在分布，中量低至 60 μV，4～7 Hz θ 活动分布各导，少至中量，高至 200 μV，2～3 Hz 复合 δ 活动散在分布或成段出现，头后部为著。

4. 胸部正位片：两肺及心膈未见明显异常改变，左上颌窦内侧团状密度增高。

5. 头颅 CT 未见明显异常，第五脑室形成。

6. 鼻旁窦 CT 示两侧筛窦炎。

7. 腹部 B 超示腹腔内多发低回声团，肝脏、脾脏、双肾未见异常。

(四)入院诊断

头痛原因待查：

1. 病毒性脑炎？

2. 副鼻窦炎？

(五)诊治经过

入院后予头孢噻肟、阿昔洛韦抗感染，甘露醇脱水及支持等治疗。入院后眼科会诊提示眼底未见异常。治疗 4 天后，患儿体温波动于 37.3～37.5℃，仍诉头晕，无头痛，恶心、呕吐渐止。精神反应好转，皮肤弹性可，颈软，心率 85 次/分，肺部无异常，腹部无特殊，神经系统无异常体征。

二、临床思维分析

本病例特点分析如下：患者，男，10 岁，头痛，阵发性发作，伴恶心、呕吐，发热 38.5℃。查体：颈抵抗(一横指)。辅助检查：血常规：白细胞计数 12.8×10^9/L，中性粒细胞百分比 78%，血小板计数 349×10^9/L，CRP ＜1 mg/L。脑脊液检查，可见蛋白144 mg/dL(156～450 mg/dL)，氯 117.9 mmol/L(119～129 mmol/L)，糖 1.98 mmol/L(3.1～4.4 mmol/L)。病毒类：病毒单纯疱疹Ⅰ型、柯萨奇病毒、流感病毒、腺病毒 IgG 抗体阳性。脑电图异常。X 线提示左上颌窦团块状密度增高。CT 提示两侧筛窦炎，第五脑室形成。结合病史、临床特点、辅助检查，考虑病毒性脑膜(脑)炎。以下从病毒性脑膜炎的病原学、脑电图、脑脊液、蛋白变化等方面进行总结。

(一)病毒性脑膜炎

国内外报道有 100 多种病毒可引起脑炎病变。常引起中枢神经系统感染的病毒有肠道病毒、单纯疱疹病毒(HSV)Ⅰ型和Ⅱ型、Ⅰ型副流感病毒(PⅣ)、腺病毒(ADV)、柯萨奇病毒 B(CVB)、虫媒病毒等。

1. 脑电图分析

一项 40 例病毒脑膜炎病例分析中，10 例呈重度弥漫性高中幅慢波，以额颞区为主，10 例呈轻-中度弥漫性慢波，其中 HSV-Ⅰ、HSV-Ⅱ型 7 例，CBV 1 例，ECHO 5 例，EB 病毒 3 例。另一项临床研究中，109 例患儿中，入院时 EEG 检查共 85 例，其中正常 28 例(32.9%)，轻度异常 42 例(49.4%)，轻至中度异常 7 例(8.2%)，中度异常 7 例(8.2%)，重度异常 1 例(1.2%)。异常脑电图主要表现出与年龄不相称的 δ、θ 频段能量明显增高或出现异常背景波基础上的弥漫性慢波。

近年的研究成果显示小儿病毒性脑炎的 EEG 检查异常率可达 87.5%～94.8%。本组结果显示 EEG 检查异常率68.2%，异常程度均以轻度改变为主，异常率明显低于以前文献报道(78.8%)。原因可能有以下几方面：①EEG 结果与临床表现的平行关系。根据患儿的主要临床表现分析，病变可能以脑膜为主，因此头皮电极有时测不出异常。②在临床上，病毒性脑膜(脑)炎的诊断过程中 EEG 的检查应把握时机，首次检查过早或过晚都可能会降低 EEG 的异常率。③病原体的不同也可能是导致 EEG 检查结果存在差异的原因之一。

2.脑脊液检查

病毒性脑膜炎和细菌性脑膜炎在临床表现上不易鉴别，因此，实验室检测结果对鉴别两者非常重要。从周围血象比较可以看出，细菌性脑膜炎患者的血白细胞总数和中性粒细胞计数均较病毒性脑膜炎患者高，但在两者中仍有部分患者的周围血象和中性粒细胞计数上相重叠。因此，不能仅依靠外周血象来对二者进行鉴别。有作者认为，当脑脊液白细胞总数增高且中性粒细胞占优势、糖降低、蛋白增高，即符合细菌性脑膜炎的诊断，但此种结果缺乏明确的量化标准。对 422 个病例分析结果发现，当脑脊液的糖小于 1.9 mmol/L，脑脊液白细胞大于 2000.0×10^6/L，中性粒细胞数大于 1180.0×10^6/L，蛋白大于 2.0 g/L，即应高度怀疑细菌性脑膜炎，其准确性在 99%以上。

细菌性脑膜炎早期脑脊液糖含量降低的主要原因：脑脊液中细菌释放葡萄糖分解酶，致脑脊液糖减少；细菌毒素致炎性代谢产物增加抑制了细胞膜的葡萄糖转运功能；脑脊液中大量白细胞对糖的消耗。脑脊液糖含量的降低常支持细菌性脑膜炎的诊断，但也有部分患者的含量正常，给诊断带来困难。

中枢神经系统感染患者的脑脊液中胆碱酯酶活性增高，原因有以下两点：①相对于脑脊液而言，血浆胆碱酯酶活性相当高，虽然胆碱酯酶分子量相当大，但在中枢神经系统感染时，由于血脑屏障被破坏，通透性增加，血浆中胆碱酯酶可能进入脑脊液中，使得胆碱酯酶含量增加。②脑组织中含有一定量的胆碱酯酶，在中枢神经系统严重感染时，这些组织中的胆碱酯酶可能被释放进入脑脊液中，从而使其在脑脊液中含量升高。

脑脊液蛋白增高主要与脑血管或脉络丛通透性增加有关，通常脑膜炎越重，中枢神经系统的血管通透性越高，导致脑脊液蛋白增高愈明显。脑脊液中，IgG 约在发病 2 周后才逐渐出现。IgM 属早期反应性抗体，感染后 3～5 d 最先产生，应用 ELISA 法起病后 1～6 d 可检出，亦有 5～7 d 出现。

3. 诊治方案

治疗上主要给予抗病毒，如阿昔洛韦、利巴韦林、阿昔洛韦等安全性较高的广谱高效抗病毒药，10 mg/kg，一日三次，疗程 2～3 周。利巴韦林 500～1000 mg，分 2 次给药，疗程 3～7 日。

(二)副鼻窦炎影像诊断

霉菌性鼻窦炎通常是一种良性疾病，最常见的病原菌为曲霉菌和毛霉菌(曲霉菌较常见)。临床上根据起病急缓和有无骨质破坏及向周围结构侵犯等特征可分为侵袭性和非侵袭性两种，以后者多见；非侵袭性病变可涉及鼻腔和鼻旁窦，以上颌窦最多见，蝶窦次之，也可累及其他鼻窦。病变多为单侧性，对侧鼻窦大多正常。

10 例霉菌性鼻窦炎的分析中，发现 7 例为单侧上颌窦，3 例为双侧上颌窦并同时累及筛窦。CT 表现为鼻旁窦腔内填充软组织密度影，平均 CT 值 55～70 Hu；病变中央或近鼻窦开口处可见形态不同的高密度钙化影，CT 值为 140～315 Hu；钙化影呈条带状、斑点状或云絮状，窦腔形态大多正常；冠状位示左侧上颌窦软组织密度影，并见小点、片状钙化影。鼻窦骨质改变，5 例窦壁呈不同程度反应性增生硬化，其中 3 例骨质增生硬化较明显，2 例上颌窦内壁骨壁破坏，CT 表现为局限性骨质缺损、消失，断端边缘锐利，无虫蚀状改变。其他未受累鼻窦影像学表现正常。

在鉴别诊断上，该病主要应与化脓性鼻窦炎及恶性肿瘤性病变相鉴别。化脓性鼻窦炎 CT 扫描多为双侧鼻窦发病，病变内大多无高密度钙化影，鼻旁窦骨质一般无破坏改变。副鼻窦恶性肿瘤可见窦腔内软组织密度团块影，病变钙化少见，窦腔扩大变形，窦壁骨质呈广泛溶骨性破坏，病变可侵犯邻近结构及远处转移。

(三)疑诊病毒性脑炎

这里探讨以发热、头痛、呕吐为首发症状的疑诊病毒性脑炎诊断问题。疑诊病毒性脑炎 89 例均于入院后 1～2 d 进行头部卡瓦氏位摄片或副鼻窦 CT 扫描及脑脊液常规、生化检查。确诊病毒性脑炎 39 例(43.8%)，化脓性脑膜炎 6 例(6.7%)，结核性脑膜炎 3 例(3.4%)，副鼻窦炎 31 例(34.8%)，副鼻窦炎合并病毒性脑炎 4 例(4.5%)。这表明副鼻窦炎是病毒性脑炎特别是早期诊断中最容易误诊的疾病，但同时也发现副鼻窦炎合并病毒性脑炎 4 例，说明确诊副鼻窦炎者必要时也应该做脑脊液检查，以排除合并病毒性脑炎。

(四)第五、六脑室形成的 CT 征象及其临床意义分析

胚胎晚期两层透明隔之间存在大小各异的间隙，称为第五脑室或透明隔腔，因腔隙内无室管膜，故不属脑室系统。透明隔腔虽然在婴儿期开始退化，但 8% 在婴幼儿期仍可见到,15%永存于成年,属正常变异,罕有临床意义。第六脑室又称Verge腔,位于中线,因无室管膜不属于真正的脑室系统,不与脑室相通,但常与第五脑室相通,为第五脑室向后延伸的腔隙,从尾部开始收缩,在婴幼儿期70%均已消失,常与第五脑室并存,偶尔单独出现,其发生率随年龄的增加而逐渐减低,通常无临床意义,属正常变异。然而随着CT和MRI技术的广泛开展,发现有第五、六脑室的患者不在少数,并且它与一些临床症状有一定的关系。为进一步探讨其临床意义,我们对头颅CT常规轴位平扫中发现的120例患者进行回顾与分析,现总结如下。

第五、六脑室可以是先天发育异常,也可因颅脑外伤等机械牵拉所致,其发生率随着年龄的增长而逐渐降低。第五脑室可因其内压的变化造成室间孔活瓣样闭合引起间歇性颅内压增高,导致头痛;第六脑室可对胼胝体、穹窿等边缘系统的刺激和压迫引起癫痫等一系列的神经、精神症状,其症状的发生率与脑室大小有关。因此不可否认第五、六脑室形成的患者可出现各种神经、精神症状,并不能完全将其认为是一种解剖变异和(或)正常表现。

120例患者中,单有第五脑室者50例(其中合并侧脑室轻度扩大者7例,合并一侧叶局限性萎缩者5例),第五、六脑室并存者66例,单有第六脑室者4例,第五脑室宽径4～25 mm,第六脑室宽径6～22 mm。临床表现与第五、六脑室有关的31例中,单有第五脑室者17例,第五、六脑室并存者14例,第五脑室宽径为2～25 mm,第六脑室宽径为8～22 mm。

所有患者均行脑电图检查,正常35例,轻度异常40例,轻度至中度异常45例,其中伴有棘慢波者7例。脑电图正常者第五、六脑室宽径均在12 mm以下,脑电图轻度至中度异常者均在10 mm以上。

脑脊液检查120例,正常85例,脑脊液压力轻度增高者35例,其中2例蛋白轻度增高。脑脊液检查异常者第五、六脑室宽径均在15 mm以上。

第五脑室在第三脑室上部层面,位于两侧脑室额角之间,可呈小条状、小三角形、球形或类似梯形;第六脑室位于第五脑室的后端,呈烧瓶状。两者并存者形态各异,无明确标准形状。

第五、六脑室如不与脑室系统相通,并持续存在、扩大,则会压迫周围结构,致室间孔闭塞,颅内压升高,或起活瓣作用致间歇性颅内压增高,可出现头痛。本组头痛22例,8例脑脊液压力大于200 mmH_2O,脑室宽径15～20 mm,较其他患者脑室宽径增大更为明显,提示一部分慢性发作性头痛患者可能与第五、六脑室有关,应作CT及脑脊液检查,且脑室越大越有临床意义。值得注意的是,2例眩晕患者第五脑室明显扩大,脑脊液蛋白轻度升高,也与其有关。

治疗方面,本病除手术治疗外,无特殊疗法。有报告行囊壁切除术,立体定向经脑室-囊腔分流术等。国内也有应用地塞米松、醋谷胺治疗 4 例第五脑室,治疗后囊壁回缩,张力减少,临床表现的额叶共济失调及小便失禁恢复正常。本组对脑脊液检查异常者给予短期甘露醇和少量地塞米松治疗,症状均明显改善。脑室宽径大于 5 mm 者且有头痛、眩晕、癫痫发作者,给予口服乙酰唑胺,其中癫痫患者同时亦给以抗癫痫药物治疗,但效果欠佳。

三、年轻医生的感悟

病例总结:①发热,头痛,恶心,呕吐,查体可见颈抵抗。②脑脊液糖 1.98 mmol/L(3.1～4.4 mmol/L),蛋白 144 mg/dL(156～450 mg/dL),氯 117.9 mmol/L(119～129 mmol/L),细胞数 830×10^6/L,淋巴细胞百分比 95%,有炎症,支持病毒,不支持结核。③脑电图异常,经抗病毒治疗,头痛、恶心、呕吐消失,颈软,目前低温,血沉 6 mm/h,CRP 正常,不支持细菌感染,亦不支持结核。外院第一次白细胞增高,可能炎症应激,短期内白细胞增高,细胞数很快降低。④病毒抗体四个 IgG 抗体阳性,该脑炎病毒可有 100 余种,常见高发的副流感病毒、合胞病毒、EB 病毒、埃可病毒、单纯疱疹型Ⅱ型病毒等皆需做检查,以免遗漏。患者存在副鼻窦炎,故对副鼻窦炎患者,必要时也应该做脑脊液检查,以便于脑炎确诊。

患者存在第五脑室,有时亦可致头痛,脑电图甚至脑脊液、MRI 均正常,必须进行鉴别。一般人有 4 个脑室:即一对侧脑室和不成对第三、四脑室。脑的中线前有 3 个潜在脑室,包括透明腔(第五脑室)、韦尔加腔(第三脑室)、中间帆腔(亦称脑室间隙)。第五脑室于胚胎期存在,至婴儿期退化,其中有 15%永存,属正常变异。第五脑室可有内压变化,造成室间孔闭合,脑室扩张,压迫周围脑组织,引起神经精神症状。

本案例中患者存在发热、头痛、恶心呕吐等症状,合并有颈抵抗,加之脑脊液提示感染。颅内感染的病因较多,包括细菌、病毒、结核、真菌等。本例患者辅助检查提示有多种病毒抗体阳性,另外合并有鼻窦炎,也是引起感染的原因。头颅 CT 检查可见第五脑室,给本病增加了诊断的难度。

(整理:于建忠;审核:郑国庆)

病例30　神经梅毒

一、病历摘要

(一)病史归纳

患者,男,45 岁,自由职业者,因“行为异常约 15 月余,反应迟钝 7 月余”入院。

【现病史】

患者 2007 年 12 月由家人发现行为异常,脾气变得暴躁,由原来性格外向、喜欢外出,变得不愿与外界交流,对亲戚和家人态度冷淡,外出购物时常买错物品。有时四肢及躯体会有莫名的小幅度扭动,嘴角常做咀嚼动作,性功能下降明显。家人未予重视,未予诊治。2008 年 8 月家人以其“脾气改变、记忆下降”到杭州某医院精神科就诊,当时行头颅 MRI 示双侧额顶叶脑缺血改变(2008 年 8 月 29 日),予以“维生素 B12、叶酸、安理申”等药物治疗 5 个月,患者记忆稍有改善,但仍有做事主动性下降,四肢扭动及嘴角咀嚼动作未见改善。于 2009 年 2 月至杭州某医院神经科治疗,按血管性痴呆予以“思博海、黛立新”等药物治疗,症状仍无缓解,有走路不稳、幻觉等症状,为求进一步治疗入我院病房。

患者发病来,意识清,无肢体抽搐及头痛头晕,无肢体偏瘫,饮食睡眠正常,大小便无殊。

【既往史】

既往身体健康,否认高血压、糖尿病病史,无肝炎结核病史,无严重外伤史,无手术及输血史,预防接种史不详,无药物食物过敏史。

【个人史】

无殊。

(二)体格检查

体温 36℃,心率 75 次/分,血压 105/60 mmHg,呼吸20 次/分。意识淡漠,全身皮肤黏膜无黄染,浅表淋巴结无肿大,耳鼻腔通畅,颈软,气管居中,甲状腺无肿大。胸廓对称,双肺呼吸音清,未闻及干湿啰音。心率75 次/分,律齐,各瓣膜听诊区未闻及病理性杂音。腹软,肝脾未及,无压痛及反跳痛。双肾区无叩击痛,双下肢无浮肿。专科检查:精神淡漠,注意力不集中,表情呆板,双侧瞳孔等大等圆,直径 3

mm，对光反射存在。双耳听力粗测正常，饮水无呛咳，四肢肌力Ⅴ级，肌张力稍高，双上肢腱反射（＋＋），双下肢腱反射（＋），双手轮替动作缓慢，直线行走步态不稳，双侧病理征（－）。

（三）辅助检查

【实验室检查】

1. 脑脊液检查：蛋白 72 mg/dL（15～45 mg/dL），氯化物 120 mmol/L（118～132 mmol/L），葡萄糖 2.77 mmol/L（2.5～4.5 mmol/L），白细胞计数 125×10^6/L，淋巴细胞百分比 73％，中性粒细胞百分比 25％。

2. 生化类、血常规、尿常规、大便常规无异常。

【影像学检查】

1. 头颅 MRI（2009 年 4 月 7 日）：两侧大脑半球白质区少许缺血灶、脑萎缩征象。

2. 脑电图（2009 年 4 月 8 日）：中度异常。

3. 简易认知评分（MMSE）测定：16 分（提示轻度痴呆）；汉密尔顿抑郁量表测定：9 分（提示可能有抑郁症）。

（四）目前诊断

痴呆原因待查。

二、临床思维分析

总结分析病例特点：患者，男性，45 岁，主要临床表现：行为异常 15 个月，反应迟钝 7 月余，脾气暴躁，不愿与外界交流，对家人态度冷漠，买错物，四肢小幅度扭动，咀嚼动作，性功能减退，步态不稳，幻觉。头颅 MRI 双侧颞叶脑缺血改变（外院），外院以血管性痴呆治疗。专科检查：精神冷漠，注意力不集中，表情呆板，肌力Ⅴ级，肌张力稍高，双上肢腱反射（＋＋），双下肢腱反射（＋），双手轮替动作缓慢，直线行走步态不稳。入院辅助检查：头颅 MRI 示两侧大脑半球白质少许缺血灶，脑萎缩征象。脑电图中度异常。MMSE 测定 16 分（提示轻度痴呆）。汉密尔顿抑郁量表 9 分（提示可能有抑郁症）。脑脊液蛋白 72 mg/dL（15～45 mg/dL），氯化物、葡萄糖正常，白细胞计数 125×10^6/L，淋巴细胞百分比 73％，中性粒细胞百分比 25％。

结合病史及辅助检查，患者梅毒诊断明确。现对梅毒相关的病因、机制、临床研究及梅毒所致的痴呆进行总结分析。

（一）梅毒

1. 梅毒概述

依照感染时间，可分为先天性梅毒和获得性梅毒。前者指由感染梅毒螺旋体的母亲传染给胎儿所患的梅毒，获得性梅毒指由母乳、血液或性接触传染的儿童或成年人梅毒。

依照临床特点，可分为显性梅毒和潜伏梅毒，前者有梅毒的临床表现，后者无临床表现，仅血清学检测证实感染梅毒螺旋体。隐性梅毒（潜伏梅毒）感染后血清阳性，但无临床症状，病程 2 年之内称早期，超过 2 年称晚期。

依照疾病过程，分为早期梅毒和晚期梅毒。早期梅毒又分为一期梅毒和二期梅毒。感染梅毒螺旋体后 3 个月内为一期梅毒，3 个月到 2 年为二期梅毒。晚期梅毒也称三期梅毒，目前规定感染梅毒后 2 年以上的为晚期梅毒。

在临床实践中，依据感染时间、临床特点、血清学检测和病程进行诊断，如先天性早期显性梅毒、获得性二期隐性梅毒、获得性晚期显性梅毒等。

一期梅毒：主要表现为硬下疳和硬化性淋巴结炎，由梅毒在侵入部位引起的无痛性炎症反应。好发于外生殖器，男性多见于阴茎冠状沟、龟头、包皮及系带，女性多见于大小阴唇、阴唇系带、会阴及宫颈，发生于生殖器外者少见，后者易被漏诊或误诊。典型的硬下疳初起为小片红斑，迅速发展为无痛性炎性丘疹，数天内丘疹扩大形成硬结，表面发生坏死，形成单个直径为 1～2 cm、圆形或椭圆形无痛性溃疡，边界清楚，周边水肿并隆起，基底呈肉红色，触之具有软骨样硬度，表面有浆液性分泌物，内含大量的梅毒螺旋体，传染性极强。未经治疗的硬下疳可持续 3～4 周，治疗者在 1～2 周后消退，消退后遗留暗红色表浅瘢痕或色素沉着。硬化性淋巴结炎发生于硬下疳出现 1～2 周后。常累及单侧腹股沟或患处附近淋巴结，呈质地较硬的隆起，表面无红肿破溃，一般不痛。消退常需要数月。

二期梅毒：梅毒螺旋体经血流传播全身引起各脏器出现多数小病灶，常累及皮肤黏膜、骨骼、内脏、感觉器官及神经系统。多在硬下疳发生后 6～8 周出现。发热，全身浅表淋巴结肿大，伴头痛、骨关节痛、厌食、乏力、肌病。皮肤黏膜损害，有玫瑰色斑疹、斑丘疹、丘疹、脓疱、扁平湿疣以及口唇、口腔黏膜、龟头、小阴唇内侧等黏膜斑，脱发、脱毛等。也可伴发眼角膜炎、结膜炎、视神经炎、视网膜炎、骨膜炎、骨炎、骨关节炎等，以及神经系统病变，包括梅毒性脑膜炎、梅毒性血管病等。

三期梅毒：发生时间一般在发病后 2 年，但也有更长时间达 3～5 年者，好发于 40～50 岁之间，主要是由于未经抗梅毒治疗或治疗时间不足，用药量不够。病变可发生于任何组织或器官，如皮肤（结节性梅毒疹、树胶样肿），神经系统（麻痹性痴呆、脊髓痨），骨（骨膜炎、骨髓炎、骨炎等），心血管（梅毒性动脉瘤、主动脉瘤）。病变发展缓慢，可达数十年。病变内梅毒螺旋体极少，故传染性小，甚至无传染性。

2. 神经梅毒

神经梅毒指苍白密螺旋体感染后出现大脑、脑膜或脊髓损害的一组综合征。梅毒早期侵犯皮肤黏膜，晚期侵犯中枢系统及心血管系统。10%未经治疗最终发展为神经梅毒。神经梅毒根据病理类型不同可分为：无症状型（隐性）、间质型（脑膜及血管型）、实质型（脊髓痨和麻痹性痴呆）和先天性神经梅毒。

脑膜梅毒患者的脑及脊髓蛛网膜下腔有大量渗出物，在脑基底部（脚间池及视交叉池）常有渗出物沉淀，故脑神经常受损害。若第四脑室的中间孔及外侧孔受阻，或间池、视交叉池及环池受阻，可引起脑室对称性扩大，呈现脑积水病变。树胶样肿极为少见。显微镜检查可见蛛网膜下腔的渗出物以淋巴细胞及浆细胞为主。脑及脊髓的边缘也可有单核细胞浸润及胶质细胞增生，血管周围有单核细胞浸润。神经血管梅毒的好发部位在大脑中动脉、前动脉、脉络膜前动脉、小脑后下动脉以及脊髓前动脉，这些动脉常为梅毒螺旋体侵犯。早期动脉的血管滋养层和外膜有淋巴细胞和浆细胞浸润，血管滋养层闭塞后引起中层脂肪变性坏死，平滑肌及弹力组织遭受破坏，血管内膜也有大量淋巴细胞及浆细胞浸润，血管内膜下纤维向心性增殖，造成管腔狭窄和血栓形成，最后导致脑和脊髓软化。脊髓痨时，脊髓后根尤其是胸下部及腰骶节段有萎缩，脊髓后索变薄及凹陷。脊髓横切面可见后索呈灰色半透明状态。脊髓后索的轴索及髓鞘发生退行性病变及胶质增生。约 15%患者可有慢性间质性视神经炎，其他脑神经也可受损。中脑被盖前区胶质增生，因损害了光反射的传入纤维，可发生阿-罗瞳孔（Argyll Robertson pupil）。

神经梅毒临床表现：①无症状性神经梅毒：瞳孔异常是唯一的体征，依赖血清学和脑脊液检测，部分头颅 MRI 可发现脑膜强化。②脑膜神经梅毒：与病毒性脑膜炎相似，如发热、头痛、脑膜刺激征，个别可有颅神经受累，出现双侧面瘫或听力丧失。脑脊液循环通路受阻者，可导致脑积水，若合并血管炎时，则病情危重。③脑膜血管梅毒：最常受累是回返动脉、豆纹动脉，导致内囊和基底核区受损，与脑梗死症状相似，发病前可有症状，如头疼或人格改变等，脑脊液异常，头颅 MRI 可见缺血灶、脑膜增强。④麻痹性痴呆：也称梅毒性脑膜脑炎，智能减退是最常见症状，包括记忆力减退、判断力下降、情绪不稳、精神行为改变及癫痫样发作等，晚期可表现为四肢瘫。⑤脊髓脑膜血管梅毒：少见，基本过程是慢性脊髓脑膜炎。引起脊髓实质退行性变，严重时可出现横断性脊髓炎表现。需与脊髓癌鉴别。⑥脊髓痨：梅毒感染后 15～20 年出现脊髓痨症状，表现下肢针刺或闪电样疼痛，进行性共济失调，括约肌功能失调，男性性功能损害。10%～15%出现内脏危象，如胃、肠、咽喉、排尿危象。最重要体征包括膝踝反射消失、小腿震动感觉、位置感觉损害及阿-罗瞳孔。

3.30 例神经梅毒分析

基于 30 例神经梅毒进行回顾性分析，通过研究梅毒临床表现，提高对该病诊疗上的认识。脑脊液-快速血浆反应（CSF-RPR）阳性率 80%，脑脊液梅毒螺旋体抗原凝集试验（CSF-TDPA）阳性率 96.7%，脑脊液检查蛋白增高阳性率66.7%，细胞数升高阳性率 53.3%。其中 27 例明确梅毒感染皮肤黏膜改变史。头颅 MRI 检查 6 例示脑萎缩，1 例有脑膜增强表现，9 例有脑梗死，3 例脱髓鞘病变等改变。脊髓 MRI 检查 7 例脱髓鞘病变等改变。

早期梅毒未及时、正规和足量的驱梅治疗是导致神经梅毒的重要因素，未治梅毒近 20%累及神经系统，其中 10%可发生显性神经梅毒。在初次感染后 3～20 年发病，以往认为三期梅毒，现认为各期均可出现中枢神经系统的病变。故而临床表现多种多样，且与脑膜炎、缺血性脑血管病有许多相同点，其影像学检查大多没有特异性，极易误诊。神经梅毒误诊率约 57.0%～66.7%。

误诊原因为：①不重视询问冶游史，不重视体检中发现的皮疹；②仅仅满足于症状学的诊断，未能深入探索病因学，如首诊为脑卒中的 5 例，后来经探索病因才确诊；③不重视疾病的鉴别诊断，诊断思路狭窄；④患者隐瞒冶游史和接诊医生对此病认识不足；⑤梅毒皮肤损害呈现各种类型，并可自行消失，早期往往被患者忽视。本组发病年龄 50 岁以下者占 75%，平均年龄 46 岁，处于性活跃期，因此对于青壮年缺血性脑卒中和不明原因的脑膜炎应仔细追问有无冶游史、性病史、皮疹等，并常规做血清及脑脊液 RPR、TPPA 检查，以防误诊、漏诊而贻误治疗。

神经梅毒的 CSF 检查，在诊断上有着重要的意义。CSF-VDRL/RPR 阳性，神经梅毒的诊断可以成立。CSF-TPPA≥1∶80 对诊断神经梅毒有帮助。若 CSF-TPPA 阴性，则基本可排除神经梅毒（因各种急性病毒感染如麻疹、水痘、病毒性肝炎、钩端螺旋体等也可出现血 RPR 阳性，但血清反应滴度较低，并多在 6 个月内转阴）。脑脊液中的白细胞计数和蛋白含量的增加，提示有中枢神经系统感染。

神经梅毒的头颅、脊髓 MRI 表现目前国内报道不多。本组 19 例头颅 MRI 均为不同程度的血管炎表现，其中 7 例以脑基底部（颞叶内侧、海马、岛叶、额叶基底部）异常信号为主，另 6 例表现为基底节及侧脑室旁急性或慢性梗死为主，1 例合并出现脑膜增强，6 例提示脑萎缩。10 例脊髓 MRI 有 7 例表现为脱髓鞘改变，3 例未发现明显改变。但 MRI 异常信号改变的机制还不清楚，可能反映了水肿、小神经胶质细胞肥大和神经元减少。水肿和小神经胶质细胞增生肥大是可逆性的，而且 MRI 异常信号在抗生素治疗后可部分改善。这些均说明神经梅毒虽然在 MRI

上无特异性表现，但是MRI可显示其病变范围、病变性质，可作为治疗后随访的有效方法。目前有学者认为神经梅毒的诊断主要还是依靠CSF的细胞学和生化改变，须排除其他细菌、病毒、真菌、结核及合并感染。

神经梅毒的治疗主要是驱梅治疗和激素治疗，青霉素仍然是首选药物。应及时、足量、足程。推荐的用法为青霉素G 300～400万U每4 h静脉滴注，10～14 d后再用苄星青霉素240万U肌肉注射，每周1次，共4周。如青霉素过敏，可选用头孢曲松。另外为避免赫氏反应，治疗可予静滴地塞米松或口服泼尼松。据报道，CSF白细胞计数与神经梅毒的活动性高度相关，是监测神经梅毒疗效的最敏感指标。经过积极的驱梅治疗，神经梅毒得以改善。但又因其可以表现为多种形式的颅神经、脑脊髓膜和血管、脑实质损害，而被称为“最伟大的模仿者”，故神经梅毒患者经治疗后要作脑脊液随访，早期2～3个月一次，后期半年一次，直至其转为正常。本组30例大剂量青霉素和(或)头孢曲松治疗，治愈12例，好转18例，无死亡病例，说明神经梅毒按正规足量驱梅治疗效果较好。通过对本组资料的分析及结合文献，提示预防神经梅毒，除了继续加强对梅毒危害的宣教工作外，医生在早期梅毒的诊断和治疗中应给予足够的重视。对疑有神经梅毒患者尽早作血清和脑脊液RPR、TPPA检查，有助于神经梅毒的早期预防、早期发现和早期治疗。

近10年来梅毒再次流行，因而可能有一个新的发病高峰，如中青年人出现智力障碍、初发癫痫、与血管不相符脑血管疾病，各种不明原因的脊髓或神经根性症状，均应考虑神经梅毒可能性。治疗后，须在3、6、12个月及第2、3年进行血清脑脊液梅毒试验。

(二)痴呆

痴呆是脑功能障碍所致获得性、持续性智能损害的一组综合征，表现为记忆、语言、视空间功能、人格异常、认知(概括计数判断、综合解决问题)功能降低、情志异常，及日常生活、社交和工作能力明显减退。

痴呆的分类：①变性病性痴呆：阿尔茨海默病(老年性痴呆)、皮克病(Pick变性病)、路易体痴呆、帕金森病性痴呆、亨廷顿病、肝豆状核变性、进行性核上性麻痹；②血管性痴呆：缺血性脑血管病和出血性脑血管病等；③感染性痴呆：麻痹性痴呆也称梅毒性脑膜脑炎，破坏了皮质的神经元细胞而出现精神及神经功能障碍，多发生在梅毒感染后3～40年，平均15年，主要依靠病史、脑脊液及血清抗体检查；艾滋病痴呆综合征；④占位性痴呆：占位性硬膜下血肿、脑肿瘤；⑤代谢性痴呆：VB_{12}缺乏症、叶酸缺乏症；⑥其他：颅脑外伤。

(三)麻痹性痴呆

麻痹性痴呆为梅毒所致的大脑皮层弥漫性脑实质损害，从而导致进行性精神衰退和神经病变。精神症状包括注意力不集中、烦躁、情绪变化无常、兴奋、躁狂或抑郁、妄想，以及智力减退，判断力与记忆力、认知功能进行性下降，人格改变等。随着病情的发展，出现精神病样症状和痴呆。神经病变的症状包括阿-罗瞳孔、震颤、言语与书写障碍、发音不清、共济失调、肌无力、癫痫发作、四肢瘫痪及大小便失禁等。

三、年轻医生的感悟

日常临床工作中，梅毒患者有逐渐增多的趋势，但对于累及神经系统的病例认识临床经验欠缺，并且本病可有多种临床类型，包括无症状型、脑膜炎型和血管型、脑实质型神经梅毒（脊髓痨和麻痹性痴呆），晚期神经梅毒还可引起严重的神经精神症状，给该病的诊断带来困难，因此，病因诊断非常重要。大多数神经梅毒经积极治疗和监测，均能得到较好转归。35％～40％的麻痹性痴呆神经梅毒患者不能独立生活，未进行治疗者可于 3～4 年死亡。脊髓梅毒预后不定，大多数患者可停止进展或改善，但部分病例开始治疗后病情仍在进展。

（整理：于建忠；审核：郑国庆）

病例 31　败血症

一、病历摘要

(一)病史归纳

患者,女性,76 岁,农民,因“畏寒发热 20 余天”于 2010 年 1 月 11 日入院。

【现病史】

患者 20 余天前无明显诱因下出现畏寒发热,无寒战,测体温 39.0℃,伴腰痛,伴恶心呕吐,呕吐物为胃内容物,无尿痛,无肉眼血尿,无腹痛腹泻,无咽痛及咳嗽,无关节疼痛,无皮疹。至海宁人民医院住院,检查双肺无啰音,双肾区无明显叩痛;血常规+CRP:白细胞计数 8.23×10^9/L,中性粒细胞百分数 82.0%↑,超敏 C-反应蛋白 211.1 mg/L↑;尿常规:蛋白 2+,无红细胞及白细胞;血培养示大肠埃希菌感染;胸片示两肺纹理增多;B 超示双肾膀胱未见明显异常。诊断考虑:急性肾盂肾炎?先后予替卡西林、环丙沙星、头孢米诺等抗感染,经治疗后腰痛、恶心呕吐等症状好转,但体温反复,波动在 38～39℃之间,以夜间体温升高较明显。发热时有头痛,予吲哚美辛栓塞肛后热退,同时略有尿急尿痛,尿量正常,遂至我院门诊,拟“败血症”收住入院。

病来神清,精神软,胃纳睡眠尚可,二便无殊,近期体重无明显增减。

【既往史】

既往体质尚可,否认高血压、糖尿病、冠心病等疾病史,否认肝炎、结核等传染疾病史,否认手术、外伤史,否认中毒史,否认输血史,否认食物、药物过敏史,预防接种史不详。

【个人史】

无殊。

(二)体格检查

体温 38.0℃,心率 104 次/分,血压 138/84 mmHg。神清,精神软,颜面无水肿。气管居中,两肺呼吸音清,双肺未闻及明显干湿啰音。心率 104 次/分,律齐,各瓣膜区未及明显病理性杂音。腹软,全腹无压痛反跳痛,肝脾肋下未及,右肾区叩痛(±)。双下肢无水肿,四肢关节无畸形,NS(—)。

(三)辅助检查

【实验室检查】

1.(2010 年 1 月 12 日)血常规+CRP:白细胞计数 7.1×10^9/L,中性粒细胞百分数 84%↑,血红蛋白 131 g/L,血小板计数 163×10^9/L,超敏 C-反应蛋白 73.3 mg/L↑。

2.(2010 年 1 月 12 日)生化类:肌酐 72 μmol/L,白蛋白 37.0 g/L,球蛋白 31.0 g/L↑,总胆红素 16.9 μmol/L,天门氨酸氨基转移酶 22 U/L,丙氨酸氨基转移酶 17 U/L,碱性磷酸酶 95 U/L,γ-谷氨酰氨基转移酶 24 U/L。

3.(2010 年 1 月 12 日)凝血类:凝血酶原时间 9.30 s↓,D-二聚体 802.0 μg/L↑。

4.(2010 年 1 月 12 日)尿常规:蛋白质弱阳性,白细胞(镜检)(1～2)/HP。

5.(2010 年 1 月 13 日)免疫五项:补体 C4 0.47 g/L↓,余正常。

6.(2010 年 1 月 14 日)ANA 谱:ANA 阳性 1∶320,余正常。

7.(2010 年 1 月 16 日)血沉 84 mm/h。

8.(2010 年 1 月 19 日)病毒类:巨细胞病毒抗体 IgG(+),单纯疱疹病毒抗体 1 型 IgG(+),柯萨奇病毒抗体 IgG(+),柯萨奇病毒抗体 IgM(+),流感病毒抗体 IgG(+),腺病毒抗体 IgM(+)。

9.(2010 年 1 月 26 日)血常规+CRP:白细胞计数 4.2×10^9/L,中性粒细胞百分数 70.20%↑,血红蛋白 117 g/L,血小板计数 162×10^9/L,超敏 C-反应蛋白 32.0 mg/L↑。

10.大便常规+OB、ANCA 谱、肿瘤类(女性)、肥达氏试验、尿培养、血培养、骨髓常规、骨髓培养未见明显异常。

【影像学检查】

1.(2010 年 1 月 12 日)心电图:窦性心律,正常心电图。

2.(2010 年 1 月 13 日)肝胆胰脾肾 B 超:肝内偏强回声团,血管瘤可能。胆囊、胰腺、脾脏、双肾未见明显异常。

3.(2010 年 1 月 12 日)胸部 CT 平扫:两下肺少许纤维条索灶,两侧胸腔少量积液。

4.(2010 年 1 月 15 日)子宫附件伴 B 超:子宫未见明显异常,双侧附件未见明显异常,盆腔未见明显肿块回声。

(四)目前诊断

败血症。

(五)诊治经过

入院后予美罗培南 0.5 g q8h 静滴抗感染、泮托拉唑抑酸、补液、退热等对症支持治疗。经治疗体温仍有反复,CRP 无明显下降,同时患者出现右腹部隐痛,查体:肝肋下 1 cm,肝区叩痛(+)。遂予完善全腹 CT 平扫+增强示:右肝内小结节状,不除外脓肿可能,需结合临床及随访观察;脾肿大。并于 1～16 加用甲硝唑 0.5 g bid静滴抗感染,治疗期间体温波动在 36.5～38.7℃。1 月 23 日再次出现高热,体温最高 40.0℃。1 月 25 日抗感染方案调整为:头孢噻肟 2.0 g q12h 联合甲硝唑 0.5 g q12h 静滴抗感染,并建议复查腹部 CT(患方拒绝)。经治疗体温正常,CRP 下降但未正常,于 1 月 28 日出院。

二、临床思维分析

患者血培养提示大肠埃希菌阳性,结合发热、炎症指标升高,存在败血症证据。该患者败血症原发病灶有两种可能:①泌尿道感染(肾盂肾炎):患者存在腰痛、尿急尿痛,右肾区曾有叩击痛;②呼吸道感染:患者肺 CT 提示两肺条索灶、两胸腔少量积液。经过强效抗感染治疗,患者体温仍有反复,结合腹部增强 CT 结果,考虑败血症血型播散,细菌由肝动脉至肝脏,形成肝脓肿。目前发热并未完全消除,可能存在肝脓肿病灶引流不畅情况。

败血症是由细菌和(或)细菌产物(如内毒素)导致的一种严重的综合征,危险因素包括:①基础疾病:糖尿病、心脑血管疾病、肺部疾病、恶性肿瘤、肾功能不全、呼吸道感染、尿路感染、胆道感染、肝脓肿等;②侵袭性操作;③大剂量化疗、激素。

败血症(近 3 年)G^+ 菌占 31.5%～40.4%,以葡萄球菌、链球菌、肠球菌属为主,其中葡萄球菌以金葡菌、表皮葡萄球菌为主。万古霉素耐药率 0。G^- 菌占 50.0%～58.1%,以埃希菌、铜绿假单胞菌、克雷伯菌、不动杆菌属为主。对亚胺培南、头孢哌酮/舒巴坦和阿米卡星耐药率低。真菌占 7.5%～10.5%。老年患者院内感染 G^- 菌占 75.2%,G^+ 菌占 18.10%,真菌占 6.66%,大肠埃希菌、肺炎克雷伯菌产酶率高,分别为 89.2%、76.9%,故有严重耐药率。

肝脓肿是致病菌通过胆道、肝动脉、门静脉、直接蔓延等途径侵入肝脏引起的肝内局灶性、化脓性病变,是临床上常见的消化系统感染性疾病之一。临床主要表现为发热、腹痛、白细胞及 C-反应蛋白等炎症指标升高,但也有部分患者腹部症状及体征不明显,体格检查缺乏特异性,容易造成漏诊、误诊。肝脓肿感染途径包括:①血流播散感染:当体内存在任何部位感染病灶时,细菌可经肝动脉进入肝脏,引发肝脓肿;②门静脉感染:腹腔内感染(如急性阑尾炎、腹腔内手术、肠瘘等所致腹膜炎)及肠道感染,导致细菌经门静脉及其分支进入肝脏引起感染;③胆源性感染:临床上胆系结石、急性胆囊炎、肝胆恶性肿瘤、肝胆侵入性操作等,导致细菌逆行至肝脏引起继发性肝内感染;④直接肝脏感染:当肝脏因外伤出现破损时,如车祸或刀刺伤等,细菌可直接经过破损处侵入肝脏。

细菌入肝形成小脓肿，小脓肿逐渐扩大，形成大脓肿。肝脓肿可单发或多发。全身败血症形成脓肿常多发且细小。由胆道感染入侵多为 G^- 菌，大肠埃希菌占首位，其次有克雷伯菌、变形杆菌、产气杆菌、铜绿假单胞菌等；血行播散者多为金葡菌、溶血性链球菌。25%存在混合感染，多种细菌感染死亡率高于单种细菌感染，多发脓肿死亡率是单发脓肿的 2～3 倍。肝脓肿单纯抗生素治疗很难痊愈，抗生素疗程 4～6 周，对≥3 cm 肝脓肿，有条件需行穿刺引流。

三、年轻医生的感悟

本案例中患者考虑尿路感染或肺部感染未控制，导致败血症，细菌又通过血流播散经肝动脉进入肝脏，引发肝脓肿。患者反复发热，完善相关检查后，基本排除非感染性炎症性疾病（如成人 Still 病、系统性红斑狼疮等）、肿瘤性疾病（血液系统肿瘤、实体肿瘤）、溶血发作、栓塞性静脉炎等原因导致的发热，故发热考虑由感染一元论导致。但整个治疗过程抗生素治疗反应欠佳，经仔细查体（肝区叩痛）及进一步完善检查（腹部增强 CT）后考虑肝脓肿形成，从而解释了为何患者会反复发热原因，但除此之外仍需要考虑可能存在：①抗生素多重耐药；②存在 2 种及以上多重感染，导致疗效欠佳。

（整理：焦娇；审核：叶荣夏）

病例32　迁延型不典型伤寒

一、病历摘要

(一)病史归纳

患者，女，33岁，教师，因“反复发热2月”于2011年4月7日入院。

【现病史】

患者2个月前劳累后出现发热，最高体温不详，伴寒战，于当地医院就诊，服用对乙酰氨基酚后体温下降。查肝功能示：丙氨酸氨基转移酶508 IU/L，天门氨酸氨基转移酶98 IU/L。1周后复查肝功能示：丙氨酸氨基转移酶98 IU/L，天门氨酸氨基转移酶37 IU/L。半月前患者再次出现体温升高，经治疗后症状缓解，回家后患者因胃纳较差，服用中药，无畏寒发热、无恶心呕吐、无腹痛腹泻等不适。1天前患者无明显诱因下出现体温升高，最高38.6℃，伴中上腹隐痛，无肩背部放射痛，改变体位后腹痛缓解不明显，自行服用对乙酰氨基酚后症状稍有缓解，后至我院急诊。查血常规：白细胞计数5.7×10^9/L，中性粒细胞百分数33.2%，血红蛋白122 g/L，血小板计数168×10^9/L；肝功能：白蛋白29.0 g/L，总胆红素32.0 μmol/L，直接胆红素26.9 μmol/L，丙氨酸氨基转移酶942 IU/L，天门氨酸氨基转移酶852 IU/L，谷氨酰转肽酶127 IU/L。予头孢唑林抗感染、多烯磷脂酰胆碱护肝治疗后症状缓解，为求进一步诊治，拟“肝功能异常”收住入院。

病来神清，精神可，胃纳睡眠尚可，二便无殊，近期体重无明显增减。

【既往史】

既往体健，否认高血压、糖尿病、冠心病等疾病史，否认结核、伤寒等其他传染疾病史，否认手术、外伤史，否认中毒史，否认输血史，否认食物、药物过敏史，预防接种史不详。

【个人史】

无殊。

(二)体格检查

体温36.0℃，心率79次/分，血压140/80 mmHg，呼吸19次/分。神志清，精神尚可，脸部及四肢关节处散在红斑，略高出皮肤，皮肤、巩膜无黄染，浅表淋巴结未及肿大。颈软，气管居中，甲状腺未及肿大。双肺呼吸音清，未闻及明显干湿啰音。心率79次/分，律齐，各瓣膜区未及明显病理性杂音。腹平软，中上腹轻压痛，无反跳痛，莫菲征(—)，肝脾肋下未及，肠鸣音正常，双肾区无叩痛，双下肢无水肿，NS(—)。

(三)辅助检查

【实验室检查】

1.(2011年4月6日，我院)肝功能：白蛋白29.0 g/L，总胆红素32.0 μmol/L，直接胆红素26.9 μmol/L，门冬氨酸转移酶852 IU/L，谷丙转氨酶942 IU/L，碱性磷酸酶528 IU/L，谷氨酰转肽酶127 IU/L。血常规：白细胞计数5.7×10^9/L，中性粒细胞百分数33.2%，血红蛋白122 g/L，血小板计数168×10^9/L。

2.(2011年4月8日，我院)肝炎类：乙肝表面抗体(+)，乙肝核心抗体-IgG(+)，乙肝e抗体(+)。乙肝病毒-DNA：低于检测限(拷贝/ML)。抗核抗体谱、肥达试验、尿常规、肿瘤类、大便常规+隐血、血沉未见明显异常。

【影像学检查】

(2011年4月11日，我院)腹部CT：胆囊壁增厚伴胆囊窝积液，考虑胆囊炎可能。腹部B超：①胆囊炎；②胆囊内异常回声，考虑胆囊内炎性沉积物；③脾偏大。

(四)目前诊断

1.发热待查。

2.肝功能异常原因待查：药物性肝损伤首先考虑。

3.胆囊炎。

(五)诊治经过

入院后完善相关检查，予美罗培南0.5 g ivgtt tid抗感染，泮托拉唑抑酸，复方甘草酸单铵、门冬氨酸鸟氨酸护肝等治疗。

二、临床思维分析

总结该病例特点，认为应与伤寒相鉴别。伤寒有五大临床特点：①稽留热；②表情淡漠；③相对缓脉；④玫瑰疹；⑤肝脾肿大。目前临床已不多见典型的特征，误诊率34.9%，诊断有一定困难。

本例临床思维：①反复发热2月；②5次白细胞正常，4次嗜酸细胞为0，1次为0.01%；③上腹部隐痛，胃纳较差；④EB病毒IgG(+)，IgM(+)；⑤肝损伤；⑥CRP前3次均正常。以上支持不典型伤寒(迁延型)。

但CRP前3次均正常，后2次轻度升高，不支持不典型伤寒，是否与使用多种广谱抗生素[入院前五水头孢唑林钠(新泰林)，入院后美罗培南]对炎症有抑制作用有关系。

三、年轻医生的感悟

项柏康教授从总结患者疾病发病、演变特点出发，抽丝剥茧分析病例，认为患者不能排除不典型伤寒(迁延型)的可能，并认为较早应用广谱抗生素造成了患者临床特点的不典型，对我们从疾病演变特点归纳总结疾病、分析疾病、提高诊断思路和能力均有较大的启示。

(整理：房鹏；审核：叶荣夏)

病例33　MALT淋巴瘤

一、病历摘要

(一)病史归纳

患者，女性，72岁，因“中上腹痛半月余，伴黑便10天”于2010年6月4日入院。

【现病史】

患者半月余前无明显诱因出现中上腹痛，能忍受，持续约20分钟可自行缓解，餐后加剧，排便后无缓解，与体位无关，伴恶心，无放射痛，无呕吐，无反酸，无腹泻，无皮肤、巩膜黄染。10天前出现黑便，量不多，就诊当地医院，未经特殊检查，静脉予泮托拉唑等治疗，未缓解。病来体重略有减轻。消化科门诊拟“上消化道出血原因待查：消化性溃疡?”收住入院。

【既往史】

既往体健，否认高血压、糖尿病史，否认结核等传染病史，否认其他手术及重大外伤史，否认输血史，否认过敏史，预防接种史不详。

【个人史】

无殊。

(二)体格检查

体温38.1℃，心率95次/分，血压135/85 mmHg，呼吸20次/分。神志清，贫血貌，无皮肤、巩膜黄染。全身浅表淋巴结未触及肿大，颈软。气管居中，双肺呼吸音清，未闻及干湿啰音。心率95次/分，律齐。腹平坦，剑突下略有压痛，肝脾肋下未触及，全腹未扪及包块。神经系统查体(—)。

(三)辅助检查

【实验室检查】

1. 血常规：白细胞计数5.4×10^9/L，中性粒分数百分比71%，血红蛋白112 g/L，血小板计数142×10^9/L。

2. 凝血功能：凝血酶原时间14.6 s。

3. 生化全套：乳酸脱氢酶968 U/L。

4. 肿瘤指标：甲胎蛋白 2.72 ng/mL，糖类抗原 199 2.02 U/mL，癌胚抗原 0.6 ng/mL，糖类抗原 125 5.3 U/L。

5. 大便隐血试验：+++。

【影像学检查】

胃镜：胃体及胃窦部散在巨大火山口样溃疡，从食道到十二指肠末端均未见出血征象。

(四)目前诊断

上消化道出血原因待查：消化性溃疡？

(五)诊治经过

入院后予以抑酸、抗感染等治疗，但疗效差，入院后一直有发热，体温 38.0～38.5℃，每天解黑便约 100～200 mL。

6 月 25 日至 6 月 26 日解暗红色血便，2000 mL/d 左右，经输血、质子泵抑制剂和生长抑素等内科保守治疗无效。床边急诊胃镜检查：胃体及胃窦部散在巨大火山口样溃疡，从食道到十二指肠降支末端均未见出血征象，病理活检待报告。

二、临床思维分析

(一)非霍奇金淋巴瘤(NHL)中 CA125、LDH 和 β_2-MG 意义

CA125 并非由 NHL 细胞直接表达，而是 NHL 细胞释放的淋巴因子刺激间皮细胞使之表达分泌 CA125，反应 NHL 浸润能力，间接反映肿瘤细胞的负荷和增生能力，而 NHL 能直接释放 LDH 和 β_2-MG。β_2-MG 反映肿瘤负荷和免疫监视，与组织学分型无关，与病情分期、肿瘤负荷有关。LDH、β_2-MG、D-二聚体为 NHL 诊断分期、疗效评定、预后辅助指标。肿瘤细胞中基因控制失调，LDH 会增多，肿瘤细胞 LDH 释放增多，LDH＞500 U/L 预后极差，＞1000 U/L 预示死亡。CA125、LDH 在 NHL 的诊断临床分期疗效判定和预后等方面有较重要意义。

(二)胃镜下 NHL

分四型：①肿块型：病灶向胃内隆起。②溃疡型：i. 肿块溃疡型：肿块中心巨大溃疡，周围呈火山口样；ii. 浅表溃疡型：呈地图斑驳状，边界清多分布广泛。③浸润型：黏膜可见小溃疡、糜烂、脑回样改变。④结节型黏膜隆起：弥漫结节形成可呈花瓣样。因病变起源于黏膜下层的淋巴组织，活检应有足够的深度。约有 40%～60%的 NHL 与胃癌难以鉴别。发病部位位于回肠最多，空肠回末次之，十二指肠最少。淋巴瘤细胞向黏膜下浸润，破坏肌组织较轻，不常导致纤维肉芽组织增生，不常引起胃肠狭窄，胃壁僵硬。

(三)原发性胃肠道恶性淋巴瘤(PGML)

占全胃肠道恶性肿瘤发病率不到 4%,胃占 40%,小肠占 28%,回末占 21%,大肠较罕见。原发性胃肠道恶性淋巴瘤,手术切除一般不需进行淋巴结清扫。目前淋巴瘤清扫范围无统一标准。

诊断标准:①全身淋巴结没有病理性肿大;②胸片纵隔淋巴结没有病理肿大;③白细胞计数分类正常;④剖腹或局部解剖时发现肠道有病变;⑤肝脾没有肿大。

内镜胃肠淋巴瘤:胃内有不规则的、深而大的溃疡,边缘不规则,质韧不脆,黏膜糜烂,皱襞粗糙,黏膜不规则增生。肠道多发深浅各异的巨大溃疡边缘不整,质韧,溃疡部位黏膜不正常,黏膜皱襞消失,肠壁僵硬。

X 线变化:①胃壁虽受肿块广泛浸润但仍有蠕动,不引起胃腔狭窄;②黏膜不规则充盈缺损和多发性浅表溃疡;③多发性息肉样结节,胃黏膜呈鹅卵石样改变;④胃黏膜皱襞粗大(脑回样改变),胃内病变呈多中心型病变,往往较局限,胃壁僵硬,胃腔变小较明显,肿瘤溃疡多呈火山口状的特征(应考虑 PGML)。

内镜初次正确诊断率 27%~29%,PGML 肿瘤溃疡多呈火山口状特征,对应考虑 PGML 的诊断。X 线:溃疡型:肿块隆起不明显,龛影形状多较规则,龛影周围有环堤的外环相对规则整齐,此表现是与溃疡型胃癌的明显不同特征。

治疗:①切除原发性病灶,切缘应距肿瘤 5 cm 以上;清扫相应区域淋巴结,切缘应距肿瘤 5 cm 以上。②抗 HP 治疗。③化学治疗 CHOP。④放射治疗(淋巴瘤不敏感,故术后不必常规放疗)。

胃淋巴瘤 AnnArbor 临床病理分期:Ⅰ期:病变局限于胃(包括穿透至邻近组织)但无淋巴结转移(累及单个淋巴结区域);Ⅱ期:有淋巴结转移(Ⅱ1 期邻近淋巴结转移;Ⅱ2 期膈下的非邻近淋巴结转移)(累及横隔同侧 2 个或多个淋巴结区域);Ⅲ期:膈肌双侧(上、下)淋巴结均有转移;Ⅳ期:有全身广泛播散(弥漫累及一个或多个器官)。

胃淋巴瘤与胃癌鉴别:病变范围>15 cm 基本为淋巴瘤,<5 cm 大多为胃癌;胃壁厚度>20 mm,提示有淋巴瘤可能。

Ⅰ期、Ⅱ期首先选择手术治疗,配合化疗,或者联合放疗;Ⅲ期、Ⅳ期手术难根治,可化疗联合放疗,化疗 CHOP。

(四)胃 MALT 淋巴瘤

HP 检出率 88.8%,有 77.5%可用根治 HP 方法治愈,且有 10%~40%MALT 淋巴瘤没有明显 HP 感染,故 HP 感染并不是胃 MALT 淋巴瘤唯一病因。对 HP 根除无效的,放疗与手术可取得相似的缓解率,且高于单纯化疗。治疗可包括单药化疗，或联合化疗，或局部区域性放疗，仅在一些特殊情况下行手术治疗。

胃肠道淋巴瘤影像：①X 线：胃淋巴瘤龛影周围的内外缘光整。②CT：胃淋巴瘤：弥漫或局限性胃壁明显增厚，1.1～5.8 cm，平均 2.5 cm，增厚的内缘呈波浪样或分叶状，外缘清楚，肿块密度均匀，增强扫描呈轻中度均匀强化，并有肿瘤覆盖黏膜征。肠道淋巴瘤：肠壁厚 2～6 mm，平均 3.4 mm，病灶长度 7～10 mm，可有不同程度狭窄，但梗阻不明显，增强呈轻中度强化，特征性表现是肠壁呈动脉瘤样扩张。

胃淋巴瘤 CT：分三型：①弥漫浸润型：胃壁广泛增厚，超过全胃 50%，或病变多发；②节段型或局灶型：侵及胃肠范围＜50%，或局灶型增厚；③息肉型：单发或多发突向腔内的息肉肿块。

(五)短肠综合征(SBS)

这是由大量小肠切除、小肠消化吸收面积不足，人体不能吸收足够的营养，继而出现器官功能衰退、代谢功能障碍、免疫功能下降而产生的一系列综合征。SBS 不仅取决于肠道切除长度，还取决于患者肠道是否有吻合口或造瘘口。

分三期：①急性期：治疗的主要目的是保持水电解质平衡，完全禁食，静脉插管，待腹泻降至 2 L/d，可开始口服少量等渗液。当腹泻量＞5 L/d，可肌注可待因 30～60 mg，3～4 次/h。若腹泻 2～3 L/d，可以减至 5 mg/h。有半固体状粪便时，应用复方地芬诺酯。本期 15～60 d。②代偿期：饮食可为碳水化合物 60%，蛋白质、脂肪各 20%口服，持续 2 个月～2 年。③完全代偿期：已能从肠道获得足够的营养，不需要肠外营养，但有时仍需肠外营养支持或特殊肠内营养。保留回盲瓣及结肠完整最为主要，要求成人保留＞120 cm。

非手术治疗：①对肠道有营养作用脂类，如胰高糖素样肽 2(GLP-2)；②特殊因子促进肠道代谢，如肠生长因子 IGF-1、生长激素谷氨酰胺。

外科治疗：①肠道延长术，可增长 22%～85%(42%)；②小肠移植、逆转肠节段、人工肠瓣膜、再循环肠襻、减缓肠蠕动手术、结肠间质术等。

(六)总结

1. 中上腹痛半月，伴黑便 10 天。胃镜：胃窦胃体巨大火山口样溃疡，入院后一直有发热，体温 38.0～38.5℃，LDH 968 IU/L，肿瘤指标(－)。根据：发热、黑便、巨大火山口样溃疡，高 LDH，考虑诊断(原发性)胃淋巴瘤。

(1)胃淋巴瘤胃镜分型：①肿块型；②溃疡型：i. 巨大溃疡周围呈火山口样(此与胃癌的环堤状、结节状指纹征不同，淋巴瘤环堤外环相对规则整齐)；ii. 浅表溃疡；③浸润型；④结节型(＜2 cm)。

(2)LDH↑是 NHL 能直接释放 LDH,为病情分期、肿瘤负荷、疗效评定、预后的辅助指标。胃淋巴瘤细胞能合成释放增多。LDH>500 IU/L 预后极差,>1000 IU/L 往往死亡,本例的 LDH 为 968 IU/L。

2. 确定手术治疗,术前应做 CT 检查。CT 弥漫性或局限性胃壁增厚,1.1～5.8 cm,平均 2.5 cm,溃疡的内缘呈波浪样或分叶状,外缘清楚。可分三型:①弥漫浸润型>全胃 50%,或病变多发;②节段型或局灶型:范围<50%;③息肉型:单发或多发。

3. 手术切除病灶,对淋巴结清扫问题,各文献有如下意见:

(1)目前淋巴结清扫范围尚无统一标准;

(2)手术切除一般不须进行淋巴结清扫;

(3)切除原发病灶,清除周围淋巴结;

(4)切除原发病灶,清除 1～2 站淋巴结。

可切除原发病灶,清除 1 站附近淋巴结,扩大手术亦增加扩散。术后加化疗 CHOP 方案,每 2～3 周为一个疗程。4 个疗程不能缓解则改变化疗方案。CHOP:环磷酰胺 750 mg/m^2 iv 第 1 天;多柔比星 50 mg/m^2 iv 第 1 天;长春新碱(总量不大于 2 mg)1.4 mg/m^2 iv 第 1 天;泼尼松(固定剂量)100 mg 口服第 1 至 5 天。CHOP-R:利妥昔单抗 375 mg/m^2 iv 第 1 天。

4. 短肠综合征

分三期:①急性期:15～60 d;②代偿期:2 个月～2 年;③完全代偿期:>2 年。治疗:肠生长因子、IGF-1、生长激素、谷氨酰胺。

5. 避免发生短肠综合征

(1)要求保留成人>120 cm 小肠;

(2)保留回盲瓣及结肠完整。

手术治疗:①肠道延长术;②逆转肠节段;③人工肠瓣膜;④再循环肠襻;⑤减缓肠蠕动;⑥结肠间质术。

6. 建议

(1)患者上消化道出血(2010 年 6 月 4 日),入院当时每天黑便 100～200 mL,当时未行紧急胃镜直至 2010 年 6 月 25 日。2010 年 6 月 20 日解暗红色血便 2000 mL,相隔 21 天后才冒着风险行床边紧急胃镜,若发生意外便要发生纠纷(纠纷是小事,患者生命失去不能挽回)。

(2)诊断早已明确,应及早化疗。

三、年轻医生的感悟

胃肠道是 MALT 淋巴瘤的最常见原发部位,其中以胃原发最多见,多发生于老年人。胃 MALT 淋巴瘤早期主要表现为非特异性消化不良的症状,例如上腹部不适、恶心、呕吐等,进展期可出现厌食、上腹痛、消瘦、消化道出血及贫血,可触及上腹部包块。偶尔也会以胃出血或穿孔为首发症状。本病例便是以腹痛伴有消化道出血为主要表现而入院,早期在患者情况允许的条件下尽早完善内镜检查非常重要,对于病情的明确及后续的治疗方案制订有重要的意义。胃 MALT 淋巴瘤呈浸润性生长,以多灶性、多形性及弥漫性病变为特征。病变广泛浸润时可形成"皮革胃"样改变,内镜下难以和胃癌相鉴别。早期多局限于黏膜层内,随着病程的进展,瘤细胞向浅肌层、深肌层甚至浆膜层侵犯。晚期瘤细胞可突破浆膜层,扩散到局部淋巴结及远处器官。故而根据不同分期来选择不同的治疗手段。

（整理:郑思慧;审核:李德见）

病例 34　非嗜肝病毒性肝炎

一、病历摘要

(一)病史归纳

患者,男性,51 岁,职员,因"发热 7 天"于 2012 年 3 月 27 日入院。

【现病史】

患者 7 天前无明显诱因下出现发热,体温最高达 40℃,伴汗出、畏寒,干咳无痰,时有胸闷气急、腹胀,小便短赤,无头晕、头痛,无腹痛、腹泻。至嵊州市中医院就诊,查生化示:谷丙转氨酶 107 IU/L,谷草转氨酶 126 IU/L,C-反应蛋白 40.71 mg/L;CT:左肝内低密度灶。予哌拉西林、氨曲南、奥美拉唑、热毒宁针等治疗,未见明显改善。今来我院门诊,为求进一步治疗,门诊拟"发热待查"收住入院。

病来神清,精神稍软,尿少,大便正常,胃纳差,夜寐一般,体重未见明显变化。

【既往史】

既往体质可,有过敏性支气管炎病史 40 余年,否认高血压、糖尿病、冠心病等重大内科疾病史,否认结核等传染病史,否认其他手术及重大外伤史,否认输血史,有花粉过敏史,预防接种史不详。

【个人史】

有吸烟史 20 余年,每天 2 包。有饮酒史 10 余年,每天 2 斤。

(二)体格检查

体温 38.3℃,心率 86 次/分,血压 122/85 mmHg,呼吸 20 次/分。神志清,精神稍软,步入病房,查体合作。浅表淋巴结未及肿大,全身皮肤及巩膜无黄染,皮肤黏膜无瘀点瘀斑,无肝掌和蜘蛛痣。结膜无黄染,双侧瞳孔等大、等圆,对光反射灵敏。颈软无抵抗。两肺呼吸音清,未及干湿啰音。心率 86 次/分,律齐,各瓣膜听诊区未及病理性杂音。腹部饱满,全腹无压痛及反跳痛,肝脾肋下未及,肠鸣音 4 次/分,双肾区无叩痛,NS(—)。

(三)辅助检查

【实验室检查】

1. 生化全套:(2012 年 3 月 20 日)谷丙转氨酶 107 IU/L,谷草转氨酶 126 IU/L;

(2012 年 3 月 31 日)葡萄糖 6.31 mmol/L,谷丙转氨酶 94 IU/L,谷草转氨酶 48 IU/L,碱性磷酸酶 208 IU/L,谷氨酰转肽酶 234 IU/L;(2012 年 4 月 7 日)葡萄糖 6.16 mmol/L,谷丙转氨酶 24 IU/L,谷草转氨酶 19 IU/L,碱性磷酸酶 153 IU/L,谷氨酰转肽酶 485 IU/L。

2. 血常规+CRP:(2012 年 3 月 28 日)白细胞计数 5.6×10^9/L,中性粒百分数 57.20%,淋巴百分数 27.90%,单核百分数 12.80%,血红蛋白 154 g/L,血小板计数123×10^9/L,C-反应蛋白 99.02 mg/L;(2012 年 3 月 31 日)白细胞计数 7.3×10^9/L,中性粒百分数61.20%,淋巴百分数 27.30%,单核百分数 9.70%,血红蛋白 164 g/L,血小板计数 252×10^9/L,C-反应蛋白 36.06 mg/L;(2012 年 4 月 7 日)白细胞计数 7.3×10^9/L,中性粒百分数 61.70%,淋巴百分数 26.70%,单核百分数 8.40%,血红蛋白 157.0 g/L,血小板计数 315×10^9/L,C-反应蛋白 9.71 mg/L。

3. 血沉:37 mm/h。

4. 大便常规+OB:阴性。

5. 凝血类:纤维蛋白原 4.77 g/L。

6. 甲状腺功能类:阴性。

7. 肝炎类:乙肝表面抗体 0.01 IU/ML,乙肝表面抗体 75.12 IU/L,乙肝核心抗体-IgG 7.30 S/CD,乙肝核心抗体 IgM 0.05 S/CD,乙肝 e 抗原 0.62 S/CD,乙肝 e 抗体 1.47 S/CD,甲肝抗体、丙肝抗体、丁肝抗体、戊肝抗体均阴性。

8. 结核抗体:阴性。

9. ANCA 谱:阴性;ANA 谱:PM-Scl 阳性。

10. 病毒类:柯萨奇病毒抗体-IgM:阳性;合胞病毒抗体-IgM:阳性,腺病毒抗体-IgM:阳性。

【影像学检查】

1. 腹部 CT:肝脓肿,左肝内低密度灶。

2. 腹部 B 超:①胆囊壁毛糙稍厚;②左肝一个高回声团,大小约 1.4 cm×1.1 cm;③脂肪肝,肝内高回声团,血管瘤;④脾肿大,脾大约 4.39 cm。

3. 肝脏 MRI:肝左叶外侧段及肝右叶下段异常信号,血管瘤可能。

4. 胸部 CT:①右中肺及右下肺局部少许纤维灶;②右中下胸腔下局部细小结节影。

(四)目前诊断

发热待查。

(五)诊治经过

入院后完善相关检查,予莫西沙星 0.4 g ivgtt qd 抗感染,还原型谷胱甘肽、复方甘草酸单铵护肝，丹参酮活血，复方阿嗪米特、伊托必利促消化等对症治疗。

二、临床思维分析

（一）非嗜肝病毒所致肝炎（68 例分析）

单纯疱疹病毒感染 9 例，EB 病毒感染 12 例，排除 13 例线粒体抗体和核抗体阳性。12 例不明原因。43 例由非嗜肝病毒感染所致，其中 35 例发生在冬春季节，临床症状较嗜肝病毒轻。黄疸患者少见。

单纯疱疹病毒、EB 病毒、巨细胞病毒、柯萨奇病毒感染，相应抗体阳性为突出表现。病毒感染 IgM 抗体阳性，出院后 6 个月中，除 1 例柯萨奇病毒 IgM 仍阳性，其他出现 IgG。对抗核抗体和抗线粒体抗体（＋）提示患自身免疫性肝炎。1 例 6 个月后 IgM 仍（＋），原因可能是其抵抗力差，故不能清除病毒，致使病情迁延不愈。EB 病毒感染常伴淋巴结肿大，出现异常淋巴结等。

（二）免疫非嗜肝病毒感染相关肝炎（150 例分析）

白细胞↑67 例，中性↑23 例，淋巴↑44 例，白细胞↓7 例，CRP↑18 例（升高值大于 5 倍的 5 例，小于 5 倍的 13 例）。

肺炎支原体 46.0％，EB 病毒 39.3％，巨细胞病毒 8.0％，单纯疱疹病毒5.3％，轮状病毒 4.7％，肺炎衣原体 4.7％，柯萨奇病毒 3.3％，麻疹病毒 2％，链球菌 1.3％，病毒性腮腺炎 0.7％，腺病毒 0.7％，副流感病毒 0.7％，弓形虫 0.7％，肺炎克雷伯菌 0.7％。

（三）非嗜肝病毒临床特点

①临床表现不典型，表现为发热、咳嗽等症状；②肝功能异常；③前驱感染史 1 周左右；④若肺炎支原体感染首选红霉素，若病毒感染首选更昔洛韦。

EB 病毒感染：发热，淋巴结肿大，咽峡炎，皮疹，神经症状，10％肝大，肝功能异常 2/3，出现黄疸 5％～15％。

传染性单核细胞增多症：80％～90％肝损，国内资料 67.9％～73.0％合并肝大。

EBV 相关性噬血细胞综合征：大量细胞因子释放致全血细胞减少，肝损，高铁蛋白血症，且高甘油三酯，骨髓可噬血细胞现象。

流行性出血热病程中出现肝损高达 80％，肝损多发生于病程低血压、少尿期及向多尿期移行阶段，肝损不及肾损重。

血清降钙素原（PCT 正常值＜0.1 ng/mL）：细菌感染明显高于病毒感染，细菌感染（4.05±4.35）ng/mL，而病毒感染（0.04±0.11）ng/mL。细菌感染治疗后 3 天，PCT（2.03±3.16）ng/mL；治疗 7 天后，（0.82±0.56）ng/mL；治疗前

(4.05±4.35)ng/mL。PCT 半衰期 2.5～3.0 h，较 CRP 敏感性、特异性更高。若抗生素治疗 7 天后 PCT 仍≥10 ng/mL，预后差，死亡率 66.7%。感染 2 h CRP 即可上升，感染控制后 CRP 先于血沉明显下降，亦适合细菌或病毒感染鉴别。

本例患者首次 CRP 99.02 mg/L，治疗后明显下降至 36.06 mg/L，又过 7 天降至 9.7 mg/L，而血沉 37 mm/h 无可比性。

(四)本例患者 PM-Scl 阳性

即抗多发性肌炎-硬皮病抗原抗体(+)。此抗体又称为 PM-1 抗体，正常人(-)。此抗体出现在 PM/DM 相叠的患者中且伴有肾炎患者阳性率 80%，主要见于多发性肌炎/硬皮病重叠综合征 24%，也有单独出现多发性肌炎 8%，硬皮病 2%～5%。

PM-1 抗体多见于多发性肌炎(PM)而得名，也多见于 PM 和 SSC 相重叠患者，故又称 PM-Scl。临床意义：PM/DM 10%～50%(+)，PM 与 SSC 重叠国外 87%、国内 25%，SLE 合并肌炎偶系阳性，其他疾病及常人均阴性，故诊断肌炎有一定特异性。

(五)多发性肌炎/皮肌炎诊断标准

1. 肢带肌和颈前屈肌对称性无力，有时伴吞咽和呼吸肌无力。

2. 肌活检：横纹肌纤维变形坏死，被吞噬再生。

3. 肌酶增高：肌酸磷酸激酶、醛缩酶、血清转氨酶及乳酸脱氢酶。

4. 肌电图有肌源性损害。

5. 特征性皮疹：眼睑紫红色斑，以眼眶为中心的水肿性紫红色斑，掌指关节和指关节伸侧 Gottron 丘疹，肘和膝关节伸侧和上胸 V 形鳞屑性红斑皮疹和面部皮肤异色病样改变。

符合 3、4 项+5 项可确诊为 DM，符合前 4 项标准可确诊 PM。

(六)系统性硬化症诊断标准

1. 主要条件：超过 MCPJ 或 HTPJ 的皮肤对称性增厚变紧和变硬，并可累及肢体、面、颈和躯干。

2. 次要条件：①指端硬化：皮肤病变仅局限于手指；②指腹变平或有凹陷性瘢痕，因缺血所致；③双肺底部纤维化。

具备主要条件或有≥3 项次要条件可确诊，敏感度 91%，特异性 99%。

(七)总结

1. 本例切入点为发热及肝损。

2. 嗜肝病毒从甲乙丙丁戊除乙肝表面抗体、核心抗体 IgG 阳性可排除。

3. 非嗜肝病毒感染约有 15 种病毒致肝炎，其发病率 EB 病毒最高 39.3%，其次巨细胞病毒 8%,单纯疱疹病毒 5.3%。

本例患者发热、畏寒、出汗、干咳、腹胀,有呼吸道症状,又有消化道症状,谷丙转氨酶 107 IU/L,谷草转氨酶 126 IU/L,总胆红素正常,轻度肝损。白细胞不高,仅 5.6×10^9/L,中性粒细胞不高,而单核细胞增高 12.80%,支持病毒感染。唯 CRP 99.02 mg/L 增高,大于正常值 5 倍;少部分病毒感染可以 CRP 增高,大于正常值 5 倍(或者伴有继发感染)。若能检测 PCT,更能鉴别发病是细菌感染抑或病毒感染。PCT 较 CRP 更敏感,细菌感染后明显升高,半衰期 2.5~3.0 h,经抗感染治疗后 3 天、7 天明显下降;若 7 天后 PCT 仍≥10 ng/mL,预后差,死亡率达 66.7%。此需结合最近的病毒全套检查,结果是存在病毒感染依据。考虑为非嗜肝病毒性肝炎,柯萨奇、腺病毒、合胞病毒三重感染。

4. 发热、肝损,尚需考虑其他原因如药物性肝损、白血病、结缔组织病等。

5. 患者有 2 次生化全套,血糖轻度升高,考虑是否存在肝源性糖尿病,因为酗酒史(每天 2 斤)已有十余年。CT 示肝脏较丰满,脾有轻度增大,考虑是否已存在酒精性肝病,酒精性肝病患者往往 60%~80%糖耐量异常,早期空腹血糖可,餐后 2 h 血糖增高。

PM-Scl 阳性(正常人呈阴性)是多发性肌炎-硬皮病抗原抗体,其意义:①PM 和 SSC 重叠,国内 25%(+);②PM/DM 10%~50%(+);③SLE 合并肌炎偶系阳性。

上述应引起重视做必要检查。

三、年轻医生的感悟

非嗜肝病毒性肝炎是由非嗜肝病毒感染引起的肝损伤,可以由单一病毒感染引起,也可由多种病毒混合感染后发生。非嗜肝病毒感染主要表现为急性肝损伤,以 CMV、EBV 和柯萨奇病毒感染多见。除个别病毒感染引起的肝炎易发展为急性肝衰竭外,非嗜肝病毒性肝炎一般病情较轻,单一感染较复合感染轻,预后良好。治疗主要包括抗病毒和对症支持治疗,如应用干扰素、利巴韦林和更昔洛韦等抗病毒,对症支持治疗主要有保肝、降酶、退黄及营养支持等,合并细菌感染可加用抗生素。

(整理:郑思慧;审核:李德见)

病例35　隐匿性肝硬化

一、病历摘要

(一)病史归纳

患者,女性,37岁,僧侣,因"反复腹胀、双下肢肿伴皮肤瘙痒1年余,腹泻1月,腹痛3天"于2011年8月29日入院。

【现病史】

患者1年前无明显诱因下出现腹胀,双下肢浮肿,伴全身皮肤瘙痒,呈进行性加重,无发热畏寒,无胸闷气急,无恶心呕吐,无腹痛腹泻等症状。当时未予特殊处理,其后症状逐渐加重,来我院门诊就诊。查B超提示"肝硬化",先后两次住院治疗,查AFP、CA125指标升高,肝炎类、自身免疫性肝炎全部提示阴性,CT及MRI均提示肝硬化,脾肿大,腹腔积液,诊断为:"①肝硬化失代偿期门静脉高压,腹水,脾大;②慢性浅表性胃炎伴糜烂;③慢性胆囊炎",予以护肝利尿等治疗后症状好转出院。其后症状仍有反复,约每间隔2个月在杭州117医院住院复查,补充白蛋白等对症治疗,出院期间自行服用利尿剂、中草药等治疗。近1月来患者自诉出现稀便症状,无黏液脓血,无黑便。3天前开始出现剑突下、脐周疼痛症状,无反酸嗳气,无恶心呕吐,为进一步治疗,门诊拟"肝硬化"收治入院。

病来神清,精神可,胃纳一般,大便如上述,小便量次数如常(具体量未记),夜间睡眠可,体重无明显增减。

【既往史】

既往体质一般,否认高血压、糖尿病等重大内科疾病史,否认肝炎、结核等重大传染病史,预防接种史随社会,否认外伤、手术、中毒、输血史,否认药物食物过敏史。预防接种史不详。

【个人史】

无殊。

(二)体格检查

体温36.8℃,心率80次/分,血压90/60 mmHg,呼吸19次/分。神志清,精神可,肝病面容,皮肤、巩膜可疑黄染,无肝掌、蜘蛛痣。浅表淋巴结未及肿大,颈软,气管居中，甲状腺不大。两肺呼吸音清。心界不大，心率 80 次/分，律齐，各瓣膜听诊区未闻及病理性杂音。腹平软，无压痛，无反跳痛，肝肋下未及，脾肋下3.0 cm，质中偏硬。墨菲征阴性，移动性浊音阳性，肠鸣音无亢进，未见胃肠型。两肾区叩痛阴性，双下肢浮肿，病理反射未引出。

(三)辅助检查

【实验室检查】

1. 血常规：白细胞计数 2.5×10^9/L，红细胞计数 2.84×10^{12}/L，血红蛋白 101 g/L，血小板计数 34×10^9/L。

2. 肿瘤类全套：甲胎蛋白 16.8 ng/mL，CA199 44.68 U/mL，CA125 229.4 U/mL。

3. 尿常规：隐血 3+，蛋白质 1+，亚硝酸盐 2+，红细胞 6/HP，白细胞 3+/HP，红细胞 33.4/μL，白细胞 950.8/μL，细菌 66630/μL，类酵母菌 188/μL。

4. 凝血功能：凝血酶原时间 23.8 s，凝血酶时间 22.6 s，部分凝血酶时间 53.5 s，纤维蛋白原 1.96 g/L，D-二聚体 1555 μg/L。

5. 生化全套：白蛋白 28.7 g/L，球蛋白 35.1 g/L，总胆固醇 2.1 mmol/L，总胆红素 37 μmol/L，直接胆红素 16.4 μmol/L，门冬氨酸转移酶 60 U/L，总胆汁酸 142.2 μmol/L，腺苷脱氨酶 30 U/L，同型半胱氨酸 16 μmol/L，肌酸激酶 MB 同工酶 36.6 U/L。

6. 肝炎全套阴性、大便常规+隐血阴性。

【影像学检查】

1. 乳腺 B 超：双侧乳腺轻度增生。

2. 子宫附件 B 超：子宫缩小，盆腔积液，双侧附件未见明显异常。

3. 肝胆胰脾双肾、后腹膜、腹水 B 超：①慢性弥漫性肝病，考虑肝硬化；②脾肿大；③盆腹腔内少一中等量积液；④胆囊、胰腺、后腹膜、双肾未见明显异常。

4. 腰椎 MRI：腰 4、5 椎间盘变性伴向后突出，继发椎管轻度狭窄；腰 3、4 椎间盘变性伴膨出；腰椎轻度骨质增生。

(四)目前诊断

1. 肝硬化(Child-Pugh B 级)。

2. 肝功能失代偿期。

门静脉高压；

腹腔积液；

脾肿大。

(五)诊治经过

入院后予以完善各项检查，予以护肝、调节肠道菌群、利尿、止泻、输白蛋白以减轻腹水和下肢水肿等对症治疗。

二、临床思维分析

结合患者病史、体征及实验室检查，考虑隐源性肝硬化，需分析隐源性肝硬化的病因，是否为隐匿性乙肝，应再测乙肝三系并加做 HBV-DNA；若排除乙肝，再考虑非酒精性脂肪肝。目前隐源性肝硬化中，非酒精性脂肪肝占 70%，但本例首先需排除营养不良致脂肪肝。还需鉴别血三系减少的原因，是否为肝硬化脾亢所致。除外非脾亢所致血三系减少，需行骨髓穿刺明确造血情况。纤维蛋白原下降及 D-二聚体升高对肝硬化肝损程度、预后判断及 Child 分级有密切相关性。

(一)隐匿性乙肝感染

临床上约 5%～10%慢性肝病依常规生化血清检查仍不能明确病因，经肝穿或血清 HBV-DNA 的检测确诊为隐匿性 HBV 感染。隐匿性 HBV 感染与其他不明原因肝炎患者相比较，隐匿性 HBV 感染者年龄较大，平均 51.8 岁，而 HBV-DNA 阴性肝炎患者相对年轻，平均 43.6 岁；表现为失代偿性肝硬化，前者 44.5%，后者 6.59%；肝纤维化指透明质酸水平，前者大于后者。隐匿性 HBV 感染中老年人比例较高，血液中 HBsAg 水平随感染时间延长而下降，或者老年人免疫水平低，HBV 标志物不易产生。隐匿性 HBV 在健康人群中感染率 5%，而在隐匿性肝硬化 30%，肝癌 20%，丙肝 32%，原因不明肝炎中占 7.3%。在 HBsAg、HBeAb、HBcAb(小三阳)中，HBV-DNA 阳性率 42.7%。当 e 抗原或抗体皆阴性，HBV-DNA 阳性为 29.6%，HBsAb 阳性，HBV-DNA 阳性为 14.3%。故隐匿性乙肝感染可能是部分隐匿性肝硬化、隐源性肝癌的原因。

结合本病例，目前肝硬化原因不明，首先要排除隐匿性乙肝感染，应该反复测定乙肝三系及 HBV-DNA。

(二)隐源性肝硬化

肝硬化中不明原因肝硬化占 3.52%～5.00%。脂肪性肝硬化易患因素：糖尿病 41.94%，中心性肥胖 25.81%，高脂血症 48.38%。脂肪肝的病因：①内分泌障碍：糖尿病、甲亢、黏液性水肿；②毒物、药物、酒精、肾上腺皮质激素；③营养不良，蛋白质不足，胆碱缺乏，维生素不足；④高脂肪食物摄取。营养不良性脂肪肝，主要由热量供应不足、蛋白质摄入低下或吸收不良等引起。非酒精性脂肪肝的发病终末期为肝硬化，但其发展至少需 10 年以上才能形成。

结合本病例患者是僧侣长期素食，是否存在营养不良，需进一步分析。有人统计，70%隐源性肝硬化是由 NASH 引起的。

(三)肝硬化血细胞减少

肝硬化血细胞减少的原因是多方面的，病因不同，治疗方法亦不同。脾亢诊断依据:脾大,周围血细胞减少,骨髓代偿性增生。血液病如再障等皆可脾大。对于全血细胞减少,病毒性肝炎本身也可使全血细胞减少(非脾亢引起)。为明确病因,应该行骨髓检查,如果确定是脾亢亦需了解骨髓情况,如骨髓增生低下、病态造血则不能切除脾,或脾动脉栓塞,应以内科治疗为主。

发生全血细胞减少的机制可能有:①长期饮酒致叶酸维生素 B12 吸收下降。②因肝功能不良,食欲下降,营养缺乏;③肝炎病毒致三系细胞寿命缩短;④病毒干扰骨髓使红系成熟受到干扰;⑤免疫抗体使血细胞加速破坏。

脾功能亢进治疗:①手术结扎脾动脉主干、游离脾周韧带,结扎脾上中叶血管,保留脾下叶血管,行脾大部切除术。②部分脾栓塞,栓塞面积 40%～70%。脾是产生抗体尤其是 IgM 的主要基地,脾中淋巴细胞占淋巴细胞 50%～60%。其主要功能是介导体液免疫,使抗体体液免疫水平维持在术前水平。脾脏中 T 细胞只占淋巴细胞 35%～40%。T 细胞具有介导细胞免疫和调节功能,故亦维持一定程度细胞免疫功能。

(四)肝硬化患者血浆纤维蛋白原和 D-二聚体

肝脏是合成多种凝血因子、纤溶因子和抗纤溶因子的场所。肝严重损害和坏死,致凝血因子合成减少。D-二聚体是纤维蛋白降解产物,提示纤维蛋白降解,是独特标志,也是继发性纤溶的特异性指标。D-二聚体升高,纤维蛋白原减少,与重型肝炎严重程度相关。肝硬化凝血酶原时间或活化部分凝血酶原时间、凝血酶时间均明显延长。纤维蛋白原明显下降,而 D-二聚体明显升高。肝硬化、肝实质弥漫性损伤,内皮系统受损,纤溶抑制减少,引起纤溶亢进。纤维蛋白原和 D-二聚体对于估计肝病病情及预后有重要意义,且与 Child-Pugh 的分级有密切相关性。

三、年轻医生的感悟

隐源性肝硬化,又称特发性肝硬化,是指通过病史回顾、实验室检验、影像学甚至肝穿刺活检等全面评估后仍不能明确病因的肝硬化,病因包括非酒精性脂肪性肝病、自身免疫性肝病、遗传代谢性肝病及血管源性肝病等,临床较难鉴别。由于其起病隐匿,没有急慢性肝炎的病史,早期临床表现多样而无特异性,患者可以在很长时间内没有明显症状,到出现失代偿期症状就诊时已经严重影响预后,故早诊早治非常重要。随着对本病认识的增加、诊治水平的提高及诊治手段的多样化,更多原本被认为是隐源性肝硬化的患者有望明确病因,隐源性肝硬化诊断也会逐渐减少。

(整理:杨婷婷;审核:李德见)

病例 36　消化道出血

一、病历摘要

(一)病史归纳

患者,男性,80 岁,已婚,因"呕血、黑便 1 天"于 2011 年 1 月 19 日入院。

【现病史】

患者 1 天前无明显诱因下于家中呕吐咖啡色液体 1000 mL,暗红色液体 200～300 mL,解黑色柏油样便 400～500 g,伴头晕、乏力,无腹痛等不适。遂被家人送至急诊,急诊 B 超示:肝实质回声改变,慢性肝病,胆囊餐后,胆囊结石可能,左肾囊肿。患者目前生命体征尚平稳,急诊拟"消化道出血原因待查"收住入院。

病来神清,精神一般,胃纳减,夜寐差,小便未解,大便如前述,体重近期无明显增减。

【既往史】

否认高血压、糖尿病史,否认心脏病、肾病、糖尿病等内科重大疾病史,否认肝炎、结核等传染病史,否认手术史,否认外伤、输血史,否认疫水、疫源接触史,否认食物药物过敏史,预防接种史随社会。

【个人史】

无殊。

(二)体格检查

体温 37.3℃,心率 109 次/分,血压 95/70 mmHg,呼吸 20 次/分。神志清,精神可,贫血貌,全身皮肤、巩膜无黄染,浅表淋巴结未及肿大。颈软,气管居中,甲状腺不大。两肺呼吸音清,未闻及明显干湿啰音,心界不大,心率 109 次/分,律齐,各瓣膜区未闻及杂音。腹软,全腹部未及包块,移动性浊音(－),腹部无明显压痛,肝脾肋下未及,墨菲征阴性,肠鸣音亢进,双肾区叩击痛(－),双下肢不肿。

(三)辅助检查

【实验室检查】

1. 血常规:白细胞计数 5.52×10^9/L,中性粒分数百分比 53.5%,血红蛋白 68 g/L,红细胞比容 0.21,超敏 C-反应蛋白 11 mg/L。

2. 大便常规＋隐血试验：隐血试验 3＋。

3. 凝血功能常规：凝血酶时间 24.2 s。

4. 生化全套：尿素氮 15.94 mmol/L，白蛋白 29.7 g/L，肌酐 128.4 μmol/L。

5. 肿瘤全套：β_2-微球蛋白 6.77 mg/L，铁蛋白 14.66 ng/mL。

6. 尿常规、B 型脑钠肽、胃泌素无殊。

【影像学检查】

1. 胸部正侧位：两肺纹理增多模糊，右肺肺门影增浓，建议必要时复查 CT。

2. 胃镜：胃底见一约 0.8 cm×0.8 cm 溃疡，底平，附白苔，边缘黏膜充血水肿；胃角见一约 0.6 cm×0.6 cm 的溃疡，底平，附白苔，边缘黏膜充血水肿，活检易出血，以孟氏液喷洒止血。诊断：胃多发性溃疡（A1 期），浅表-萎缩性胃炎。行内镜下止血术。

3. 病理：（胃底、胃角）慢性中-重度浅表性胃炎伴灶性肠化。幽门螺杆菌（一）。

4. 腹部 B 超：肝实质回声改变，慢性肝病，胆囊餐后，胆囊结石可能，左肾囊肿。

5. 腹部 CT 平扫＋增强：①胆囊结石；②双肾小囊肿；③胃窦部黏膜粗乱，需结合临床进一步检查；④双侧胸腔积液，请结合临床。

（四）目前诊断

1. 胃多发性溃疡（A1 期）伴出血。

2. 中度失血性贫血。

3. 浅表性胃炎。

4. 低蛋白血症。

5. 胆囊结石。

6. 双肾囊肿。

（五）诊治经过

患者入院后治疗上予内镜下止血术，药物治疗以抑酸护胃，保护胃黏膜，同时输血治疗。

2011 年 1 月 25 日，患者再次呕血，呕吐暗红色血液，量约 200 mL，解暗红色血便约 400 g。急查血常规：红细胞计数 1.28×10^{12}/L，血红蛋白 34 g/L，红细胞比容 0.12，血小板计数 113×10^{9}/L。2011 年 1 月 26 日急诊胃镜：胃底后壁见一裸露动脉血管渗血。予钛夹 6 枚钳夹止血，局部注射 1∶10000 肾上腺素，喷洒孟氏液止血，未再见活动性出血。诊断为胃黏膜下恒径动脉出血，内镜下联合止血，胃多发溃疡。

术后继续抑酸、护胃、输血治疗，观察五日，患者无活动性出血。2011 年 1 月

31 日复查血常规：白细胞计数 5.45×10^{9}/L，红细胞计数 2.24×10^{12}/L，血红蛋白 65 g/L，红细胞比容 0.2。予出院，电话随访，未出血。

二、临床思维分析

(一)病例小结

患者男性，80 岁，呕吐咖啡色液体 1000 mL，暗红色液体 200～300 mL，解黑色柏油样便 400～500 g，伴头晕、乏力。急诊 B 超示：慢性肝病，胆囊结石可能。体格检查提示体温轻度上升(37.3℃)。化验提示血红蛋白 68 g/L，大便隐血试验 3+。胃镜见胃底一约 0.8 cm×0.8 cm 溃疡，底平，附白苔，边缘黏膜充血水肿；胃角见一约 0.6 cm×0.6 cm 的溃疡，底平，附白苔，边缘黏膜充血水肿，活检易出血，以孟氏液喷洒止血。

需进一步明确问题：

1.第一次上消化道出血有无诱因，如饮酒、服用阿司匹林、其他非甾体类药物等。

2.第一次胃镜见胃底及胃角有 2 个小溃疡，有否见出血病灶，腔内有无陈旧性血液，有无充分吸引积血；检查胃底时胃底黏膜有无撑开展平，如病灶视野暴露不充分或已找到病灶忽视其他病灶可能(若溃疡性出血，应考虑其他)。

3.第二次急诊胃镜见胃底后壁裸露动脉血管渗血，是否见局部黏膜缺损，裸露动脉渗血是否在胃皱襞处或黏膜表面。

(二)临床思维

1.Dieulafoy 病

临床表现突发性大量呕血，无前驱症状，胆汁反流。患者吸烟，亦有出血前饮酒史，服用非甾体止痛药。胃镜下直视 5～10 mm，浅表糜烂或小溃疡，基底部见小血管裸露。

胃壁血供来自胃短动脉，入胃体后逐渐变细，最后在黏膜下层形成毛细血管网，直径 0.1～0.2 cm。若管径保持不变，即成恒径动脉(直径可达正常的 15～20 倍)，呈孤立微小黏膜隆起，突出黏膜表面，扩张血管，压迫局部胃黏膜，使黏膜血供障碍。本病全消化道均可发生，但多见于胃体小弯侧，距离贲门约 6 cm 以内。一般有局部 0.2～0.5 cm 的黏膜缺损，表面可有血凝块。冲洗创面后，可见病灶表面出血或喷血或渗血。

本病占上消化道大出血病因 1.2%～5.8%，是由于小动脉压迫黏膜使之变薄而产生的压迫性溃疡。随着年龄增大，动脉壁逐渐硬化、扩张，黏膜萎缩，因而易受损害，大多位于胃体小弯侧贲门下 6 cm 以内。①胃黏膜有浅表凹陷，中间有血管走行;②病变黏膜缺损伴喷血出血;③小动脉孤立性突出于黏膜表面,有时可见搏动性出血。病灶直径 2～5 mm,为孤立性黏膜糜烂或浅表溃疡。病灶周围界限清楚,无炎症改变,50%病灶位于胃小弯侧贲门下 6 cm。

第一次胃镜确诊率 52%,最高 92.36%。漏诊原因:①病变溃疡小;②出血后原裸露血管潜入黏膜下;③对本病缺乏认识;④未及时内镜检查,一般出血小于 2 h 阳性率高。若病变部位出血已停止或出血部位位于黏膜皱襞内,或出血被胃内容物覆盖,检查时易漏诊。

当胃内有积血时亦可用冰生理盐水反复冲洗,胃腔清洁后,才能有效显露出血灶。

对既往无胃溃疡、肝硬化史而突发上消化道大出血,尤其是呕血呈鲜红色,应高度警惕本病。可能多数病例在出血胃镜检查时也找不到出血灶,但休克纠正或血栓脱落后,再次大出血。周期性大出血是本病的特点之一。

本病可与消化性溃疡共存。当发现病灶时应确认是否为真正出血病灶,如不能肯定,应继续寻找。本病出血量大,病灶小,对不明病因消化道大出血应及时考虑本病。

本病主要为中老年患病,男∶女比例为 5∶1,是黏膜下层的小动脉不形成毛细血管,病理上动脉内膜、肌层、外膜均正常,无动脉瘤样改变,是介于血管丛异常与真性血管瘤之间的一种不同于其他血管畸形的血管病变。在贲门下方胃底部小糜烂溃疡,要警惕本病。血管造影正确率仅 20%～30%。

本病出血性休克发生率为 54%,出血可自行停止。本病病理特点:①病灶表面糜烂和浅表溃疡上有血凝块;②溃疡一般不超过黏膜肌层,少数至黏膜下层,病灶周围黏膜正常或仅轻度慢性浅表性糜烂;③病灶基底部可见破损的小动脉,部分可见小动脉或残端突起于病灶表面;④黏膜下动脉明显增多,迂曲直径 1～4 mm;⑤小血管有内膜、中层(肌层)和外膜三层结构,无血管炎和局部动脉瘤表现。标准:黏膜下动脉管径正常,而黏膜肌层动脉血管管径较正常管径增宽并扭曲,呈锐角或垂直形血管;扩张粗大动脉主要位于黏膜肌层,比正常增粗 10 倍。亦有文献报道扩张的血管主要位于固有层和黏膜下层。出血停止,原裸露血管可潜入黏膜下,导致胃镜检查甚至手术探查也不能及时发现出血病灶,是造成漏诊的重要原因。发生消化道大出血合并失血性休克占 54%,以呕血为主诉者占 33%,抢救不及时可导致死亡。超声内镜可见异常血管直径 2～3 mm,穿过肌层走行于黏膜下层。

防范误漏诊对策:①无任何病史和前驱症状,突然大呕血或便血及休克;②无法解释周期性发作，呕血便血伴休克；③有呕血症状但胃镜检查未发现明确出血病变；④因上消化道出血已行胃大部分切除术或断流，仍有消化道出血；⑤内科治疗无效、上消化道出血前剖腹探查未发现明确病变。

提高胃镜操作水平：①出血时应及时行急诊内镜，提高检出率；②胃镜检查应适量充气，使胃黏膜皱襞展开；③胃镜应U形反转直视胃底；④胃镜检查前应抽净胃内积血，保证视野清晰；⑤不满足首次胃镜检查阳性结果；⑥对检查发现病灶与出血情况不相符时要警惕本病，应着重好发部位检查；⑦必要时剖腹探查中行胃镜检查。

2. 老年人慢性肾功能不全

老年人慢性肾功能不全，常见前三位原因：①硬化性肾炎；②系膜增生性肾小球肾炎；③IgA肾病。老年人肾功能不全，依据肌酐指标易误诊，因为老年人肌酐产生减少。人体从30到40岁后，肾的重量逐渐减轻，肾小球滤过率进行性下降；70到80岁，肾重量下降20%～30%；90岁老人肾血流量仅为年轻人的50%，老年人肾单位减少，肾皮质变薄，形成局灶性肾小球硬化。

老年人消瘦，肌肉产生的内生肌酐减少，肌酐水平下降，容易过高估计肾功能。老年缺血性肾病最常见原因为动脉粥样硬化。

肌酐评价肾功能灵敏度低。老年人内生肌酐减少，长期素食，营养不良，肌肉萎缩等使得肌酐处于低水平，故不能以肌酐水平评价肾功能。老年人肌酐88.3 μmol/L，已有早期肾功能不全。尿素氮大于7.6 mmol/L，应考虑有肾功能受损。

本例患者尿素氮升高，虽有消化道出血原因，但肌酐水平亦升高，可考虑慢性肾功能不全，病因肾小球硬化。

三、年轻医生的感悟

Dieulafoy病是引起上消化道大出血的一种罕见胃部疾病，恒径动脉是发病基础，特点是出血部位隐蔽，出血量大且易反复，可导致休克甚至危及生命。内镜检查是目前最实用的诊断方法，但是也确实存在很多影响早诊早治的因素。我们要加强对本病的认识，提高内镜操作技术，尽量避免漏诊，改善患者临床预后。

（整理：李德见；审核：赵晶）

病例37　肠系膜上动脉栓塞

一、病历摘要

(一)病史归纳

患者,男性,75岁,退休,因"腹痛2天"于2011年12月5日入院。

【现病史】

患者2天前无明显诱因下出现上腹部绞痛,阵发性,较剧烈,影响睡眠,无出汗,无放射痛,伴恶心,呕吐7～8次,为胃内容物,无咖啡色液,非喷射性,同时解黄色水样便1次,无黑便,吐后及泻后腹痛无缓解,来我院急诊就诊。予头孢呋辛针抗感染、654-2解痉治疗后好转。1天前油腻饮食及饱食后出现腹胀,进行性下腹胀痛,伴肛门停止排气、排便,纳差,恶心,无呕吐。门诊行腹部立位平片示不全肠梗阻,今为求进一步治疗收住入院。

【既往史】

发现"房颤"病史3年,未规律服药。有青霉素皮试阳性史。

【个人史】

无殊。

(二)体格检查

体温36℃,心率84次/分,血压130/90 mmHg,呼吸21次/分。神志清,精神软。结膜略苍白,皮肤、巩膜无黄染。心率120～140次/分,律绝对不齐,第一心音强弱不等,两肺无特。腹饱满,软,脐周压痛明显,无反跳痛,肝脾肋下未及,墨菲征阴性,麦氏点无压痛,移动性浊音阴性,肠鸣音弱,双下肢无浮肿。

(三)辅助检查

【实验室检查】

(2011年12月5日,本院)血常规:白细胞计数10.7×10^9/L,中性粒分数百分比91.8%↑。

(四)目前诊断

1. 急性肠梗阻:肠系膜动脉血栓?

2. 快室率心房颤动。

(五)诊治经过

予消化内科护理常规，一级护理，禁食，病重通知，心电血氧监护，吸氧；急行相关检查。(2011 年 12 月 05 日)生化类(病房)：葡萄糖 7.16 mmol/L，肌酐 76.0 μmol/L，尿素氮 11.47 mmol/L，肝功能、电解质正常，肌酸激酶 353 U/L；(2011 年 12 月 5 日)血气分析基本正常。(2011 年 12 月 5 日)凝血类：凝血酶原时间 14.90 s，纤维蛋白原 4.16 g/L，D-二聚体 560.0 μg/L。肝炎全套、血黏度基本正常，肿瘤全套示铁蛋白 390.7 ng/mL，余指标正常。予胃肠减压，中药灌肠，泮立苏针抑酸，甲硝唑针抗感染，丹参酮针改善微循环，低分子量肝素针抗凝，补液支持治疗。患者入院后仍有腹痛，予胃肠减压后略有好转，请外科会诊后，考虑急性肠梗阻，建议行肠系膜上动脉 CTA 检查。家属讨论后转至外院继续治疗。于浙一医院行手术治疗，切除70 cm回肠。

二、临床思维分析

本病例中，患者主要存在的诊断难点在于，给予解痉药后，患者腹痛症状有所缓解，疼痛程度与疾病不符，易与胆囊炎、胰腺炎、肠梗阻等疾病混淆。如简单处理后行保守治疗，发生肠坏死、腹腔继发性腹膜炎，易危及患者生命安全。接诊腹痛患者时，不可仅通过症状、体征定义轻重缓解，需时刻敲响警钟。

根据临床荟萃分析国内急性肠系膜上动脉栓塞 874 例。急性肠系膜上动脉栓塞(ASMAE)800 例(占 91.5%)，急性肠系膜上动脉血栓形成(ASMAT)53 例(占 6.1%)，急性非阻塞性肠系膜上动脉缺血(NOSMAI)21 例占 2.4%。房颤53.5%，动脉硬化 38.1%，冠心病 27.9%，风心病 24.2%，高血压 15.2%。主要症状，剧烈腹痛 99.1%，恶心呕吐 63.8%，腹胀 40.8%，便血 29.4%。而发病早期腹部症状与疾病不符的占 64.2%。确诊方式中，经 DSA 确诊 30.1%，CTA 6.7%。出诊误诊率 58.1%。手术治疗 82.3%，介入治疗 13.9%，内科保守治疗 7.5%，病死率 37.3%。早期确诊、积极治疗是降低死亡率的关键。

99.1%以急性腹痛为首发症状，63.8%伴恶心呕吐，早期无明显体征，腹部非固定轻压痛。8.7%肠鸣音亢进；腹痛程度的进展，66%肠鸣音减弱或消失，50.4%有腹部刺激症状，29.5%有发热，19.3%有心动过速、低血压、面色苍白、冷汗等临床表现。误诊率 58.1%，其中 41.8%误诊急性肠梗阻，16.4%误诊为急性胰腺炎，12.1%误诊为急性阑尾炎，7.9%误诊为消化道穿孔，6.1%误诊为急性胃肠炎。应注意 Bergan 提出的三联征：①无明显体征的剧烈腹痛；②器质性心脏病并发房颤；③胃肠排空异常症状(恶心呕吐，肠鸣音亢进和腹痛)。CTA 诊断灵敏度 93%，特异度 94%，阳性预测值 100%，阴性预测值 94%。肠道耐受完全缺血时间 12 h，故尽早解除 SMA 栓塞或狭窄，重建血运以避免肠坏死，可明显提高生存率。

(一)肠系膜上动脉栓塞治疗方式

1. 手术治疗：包括 SMA 切开用球导管取栓术、坏死肠管切除术、SMA 旁路手术。

2. 介入治疗：包括导管内取栓、溶栓支架置入灌注罂粟碱液。介入治疗要密切观察病情，一旦加重即进行手术。发病时间＜12 h 而且无腹膜炎的早期病例也可以通过外周静脉溶栓及抗凝治疗。但是要严密监测腹痛情况，1 h 内腹痛缓解或出现肠坏死应及时手术治疗或介入治疗。致死率 37.3％，主要原因为肠坏死导致中毒性休克，继发性多脏器功能衰竭。

(二)心房颤动病因及抗凝治疗

1. 房颤病因：高血压 27.05％，冠心病 26.15％，风心病 25.9％，心肌病3.33％，控制心室率主要需用地高辛，占 74.36％。抗凝治疗使用华法林 7.19％，阿司匹林抗血小板治疗 60.51％，血栓栓塞发生率 13.55％。AF 有基础病占 93.97％，无基础病 6.03％。发生血栓栓塞 13.55％，其中脑卒中占 83.3％，下肢动脉栓塞 2.31％。

2. 78 例老年 AF 临床分析：冠心病 35.9％，高血压占 23.1％，风心病 19.3％，其他原因性心脏病比例较低。阵发房颤 12.8％，持续性心房颤动 21.8％，永久房颤 65.4％。

3. 治疗方法：积极治疗原发病，改善心功能不全，抗凝，防治脑栓塞，纠正水电解质平衡。阵发性房颤用毛花苷 C、胺碘酮、B 受体阻滞剂等药物复率。长期抗凝治疗可以明显降低房颤栓塞性脑卒中的发生率。房颤按三 P 分类：①阵发性持续＜7 d 自动复律；②持续性＞7 d 且不能自动复律；③永久性＞1 年。风心房颤 65.1％，年龄 40～59 岁；冠心房颤 63％，高发年龄 60～79 岁。房颤抗血栓治疗时，不论用抗血小板或抗凝治疗，都能显著降低脑卒中发生率。一般应用阿司匹林危险性高。如伴高血压和心脏病(风心病、心肌病)则用华法林抗凝治疗。

(三)房颤致肠系膜动脉栓塞

房颤易形成心脏附壁血栓，血栓脱落引起动脉栓塞，可见于脑、肺、肾、肠、四肢等。肠系膜动脉急性阻塞临床罕见，平时服用阿司匹林预防附壁血栓形成效果欠佳。口服华法林可使血栓栓塞事件下降 64％，而阿司匹林使非瓣膜性房颤发生卒中危险降低 22％。肠系膜上动脉从腹主动脉分出较早期(于 12 胸椎水平)，分出角度很小，分出后几乎与腹主动脉平行，与血流方向一致。加之官腔较粗脱落的栓子易进入，且缺少侧支循环，因此发生栓塞及肠坏死的概率明显高于肠系膜下动脉。

肠系膜上动脉栓塞的诊断：白细胞计数明显升高，一定程度上反映了病情严重程度>20.0×10^{9}，小肠广泛坏死，血清酶 CK、AKP、CDH 升高。CK 动态对反映急性肠缺血状态有一定的敏感性和特异性。多普勒彩超根据血流方向及速度判断有无栓塞及栓塞部位。CTA 特异性 100%，敏感性 73%（准确性 90%）。DSA 是诊断金标准，肠系膜上动脉或分支突然中断，半月征，充盈缺损，诊断特异性 96%。

肠系膜上动脉栓塞介入治疗发病时间<8 h，并且无腹膜炎相关表现者，溶栓可作为单独治疗手段。对手术治疗患者，术后继续抗凝活血治疗 1、低分子量肝素 5000 U 皮下注射，2 次/日，1 周后改为 1 次/日，2 周后改为华法林。

(四)CTA 征象

距离肠系膜上动脉起 3～10 cm，是栓子最常见的部位，栓子平扫为高密度充盈缺损，肠系膜下动脉正常强化。小肠壁水肿>3 mm。少数患者小肠壁可变薄，肠缺血、缺氧，发生水肿，肠壁进一步坏死，肠壁因此变薄。肠管可见气-液平。腹腔内积气是少数患者肠壁坏死引起的。

三、年轻医生的感悟

本案例中患者为肠系膜上动脉血栓栓塞，引起肠梗阻、肠坏死。急性起病，须与急腹症鉴别，主要包括消化道溃疡、穿孔、出血、肿瘤等，需仔细分析肠梗阻的病因。此类患者，在诊断明确前，应谨慎使用止痛药，易掩盖腹部体征。此类患者入院，首先需关注生命体征，如生命体征不稳定，必要时可先转入 ICU 对症支持治疗。生命体征稳定者，尽快安排相关检查，腹部 CT、三大常规等。在腹部 CT 给出一定提示后，再行相应检查。同时，询问病史必须详细，如遗漏患者长年房颤病史，易忽视血栓栓塞可能。结合患者病史、腹部检查，判断患者病因，为患者省下宝贵的时间。

（整理：林轩；审核：陈贵平）

病例38　过敏性休克

一、病历摘要

(一)病史归纳

患者，男性，21岁，汉族，理发师，因“发热咳嗽咽痛3天，突发晕厥发绀4小时”于2011年10月7日入院。

【现病史】

患者3天前出现发热，体温未测，全身乏力，咳嗽，咽痛，无明显头晕、头痛，无恶心、呕吐，无腹痛、腹泻等。10月7日前往社区医院就诊，予“美洛西林，维生素C”输液治疗。4小时前(输液后回家约10分钟)，患者排便时突发头晕、胸闷、全身乏力，随即意识不清，二便失禁。朋友立即呼叫120急救入院。当时查体神志模糊，面部、口唇、四肢发绀明显，呼吸急促(40次/分)，两肺呼吸音粗，可闻及湿啰音，左肺明显，血氧饱和度75%，心率125次/分，心律齐，血压测不出。予紧急气管插管接呼吸机辅助通气，肾上腺素、地塞米松、多巴胺、甲强龙等药物抢救。因患者生命体征不稳定，转入ICU治疗。

【既往史】

既往无重大疾病史，否认高血压、糖尿病史，否认结核等传染病史，否认手术及重大外伤史，否认食物药物过敏史，否认毒物接触史，预防接种史不详。

【个人史】

未婚未育，家族史无殊。

(二)体格检查

体温35℃，心率168次/分，血压92/50 mmHg(去甲肾上腺素维持)。药物镇静，瞳孔R/L 1.5/1.5F。口插气管插管接呼吸机辅助通气，吸氧浓度100%，血氧饱和度80%。口唇发绀，呼吸24次/分，自主呼吸尚存，颈软。两肺呼吸音粗，可闻及少量湿啰音，心率168次/分，心律齐，未及明显病理性杂音。腹平软，肠鸣音3～5次/分。四肢未见活动，肌力检查不能配合，肌张力不高。双侧巴宾斯基征未引出。

(三)辅助检查

【实验室检查】

1. 血常规：白细胞计数1.6×10^9/L，中性粒分数百分比37.5%，淋巴细胞百分比 61.9%，血红蛋白 202 g/L，血小板计数 200×10^9/L。

2. 血气分析：酸碱度 7.217，氧分压 45.9 mmHg，二氧化碳分压 38.8 mmHg，碱剩余－11.6 mmol/L。

【影像学检查】

胸片：两肺炎症性改变，不除外急性肺水肿。

(四)目前诊断

1. 过敏性休克；急性呼吸窘迫综合征。

2. 重症病毒性心肌炎？心源性休克？

(五)诊治经过

入院后予药物镇静，口插管接呼吸机辅助通气，A/C 模式(呼吸频率 20 次/分，吸氧浓度 100%，PEEP 15 mmHg)。口插管内见淡血性泡沫样痰，量多。去甲肾上腺素 25 mg/h 维持，根据血压调节用量。药物予甲强龙抗炎，拜复乐抗感染，参麦针回阳救逆及大量补液支持治疗。

10 月 16 日停用去甲肾上腺素。

10 月 17 日拔除气管插管，过程顺利。

10 月 19 日患者出现暗红色血便，予暂禁食，输红细胞，生长抑素、垂体后叶激素止血治疗。24 小时共解血便约 2600 mL。

10 月 20 日解果冻样暗红色血便 900 mL。

10 月 21 日行肠镜检查，提示缺血性肠炎。

10 月 25 日转入普通病房继续治疗。

二、临床思维分析

本病例起病急骤，病情进展极为迅速，在短时间内即出现心跳呼吸骤停，故需引起临床医师高度警惕。需要关注的问题有：①导致患者休克的原因究竟为何：过敏性？感染性？心源性？②患者诊治过程中是否有可改善之处。

休克的诊断、鉴别诊断及治疗如下。

根据休克的病理生理类型不同可分为 4 大类别：①心源性休克；②低血容量性休克；③分布性休克(过敏性、感染性、神经源性等)；④梗阻性休克。心源性休克也被称为“泵衰竭”，多见于各种疾病引起的心脏功能下降，如急性冠脉综合征、重症心肌炎、急性心衰等。低血容量性休克多是由于短时间内大量丢失血液/体液所致，多见于创伤、消化道大出血、大面积烧伤等患者，足量补液(输血)是其治疗要点。梗阻性休克多见于心脏流出道梗阻性疾病(肥厚性梗阻性心肌病、心脏压塞等)。具体到本例患者，既有前驱感染史，又有抗生素应用史，故过敏性及感染性休克均不能排除。但该患者为青壮年，无基础性疾病，感染症状不重，目前首先考虑过敏性休克可能性大。过敏性休克是青霉素类药物最严重的副作用，可迅速致人死亡。其发病机制为人体接触各种应变源后导致体内血管扩张，毛细血管通透性明显增加，大量液体进入组织间隙导致有效循环血量迅速下降，进而产生一系列临床症状：皮疹、呼吸困难、喉头水肿、意识障碍、血压下降等。抢救药物首选肾上腺素肌注，可合用糖皮质激素及其他抗过敏药物（抗组胺药等）。及时开通静脉通路，大量补液维持有效循环血量，如有呼吸道梗阻可能，及早行气管插管保证气道通畅。具体到本例患者，入院时全身发绀，心率极快，呼吸急促，表明机体处于极度缺氧状态，血气分析也可佐证，故及时行气管插管抢救。胸片提示急性肺水肿可能，考虑为过敏反应导致毛细血管通透性增加所致。而严重的肺水肿则引起急性呼吸窘迫综合征。住院治疗期间，患者出现心跳呼吸骤停，经胸外按压及药物抢救后恢复自主心率，但全身缺血缺氧状态仍很严重，故后续出现了无尿及缺血性肠炎等继发疾病。经过积极救治，其预后仍相对较好。

三、年轻医生的感悟

本例患者为青壮年，无基础疾病，因感染去社区医院输液治疗后出现严重的休克反应，首先考虑过敏性休克可能，重症心肌炎或重症肺炎不能除外。经过及时有效的抢救措施后患者预后较好，但治疗过程并非一帆风顺，甚至有心跳呼吸骤停发生，其后继发全身缺血缺氧反应，所幸其脑功能未受很大影响（保证气道通畅、充足供氧所带来的好处）。患者继发缺血性肠炎后导致血便发生，应尽早完善肠镜检查后再针对性治疗，生长抑素类药物可收缩内脏血管，有可能导致缺血症状加重，应用需谨慎。

（整理：童一心；审核：张卓一）

病例 39　热带念珠菌感染性休克

一、病历摘要

(一)病史归纳

患者，男性，60 岁，因“车祸致脑外伤 4 小时”于 2011 年 9 月 16 日收住入院。

【现病史】

患者 4 小时前因车祸导致脑外伤入院，入院后行头胸腹 CT 示：左额硬膜外血肿，两侧额叶脑挫伤，蛛网膜下腔出血，枕骨骨折，右侧锁骨及部分肋骨骨折。

病来浅昏迷，纳差，大便干结，留置导尿，色澄清。

【既往史】

高血压病史 5 年，血压控制情况及用药不详，否认糖尿病史，否认结核等传染病史，否认其他手术及重大外伤史，否认输血史，否认过敏史，预防接种史不详。

【个人史】

无殊。

(二)体格检查

体温 39℃，心率 144 次/分，血压 92/50 mmHg，呼吸 25 次/分(去甲肾上腺素维持)。患者浅昏迷，GLS 评分 4～5 分；双瞳孔等大、等圆，直径 3 mm，对光反射灵敏；气切接呼吸机辅助通气，CPAP 模式，吸氧浓度 40%，血氧饱和度 100%，呼吸 25 次/分，两肺呼吸音粗，两下肺可及痰鸣音；心率 144 次/分，心律齐，未及明显病理性杂音；腹平软，肠鸣音 1～2 次/分，四肢未见活动，肌力检查不配合，肌张力不高，双巴宾斯基征阴性。留置导尿，尿色尚清。

(三)辅助检查

【实验室检查】

(11 月 10 日)血常规＋C-反应蛋白：白细胞计数 7.1×10^9/L，中性粒分数百分比 89.6%↑，淋巴细胞 7.4%↓，血红蛋白 100 g/L↓，血小板计数 234×10^9/L。C-反应蛋白 42 mg/L↑。

(11 月 13 日)血常规＋C-反应蛋白：白细胞计数 13.6×10^9/L↑，中性粒分数百分比 87.7%↑，淋巴细胞 9.6%↓，血红蛋白 104 g/L↓，血小板计数 75×10^9/L↓。

C 反应蛋白＞160 mg/L↑。

(11 月 14 日)血常规＋C-反应蛋白：白细胞计数 10.1×10^9/L↑，中性粒分数百分比 73.7％，淋巴细胞 17.8％↓，血红蛋白 81 g/L↓，血小板计数 52×10^9/L↓。C-反应蛋白＞160 mg/L↑。

(11 月 15 日)血常规＋C-反应蛋白：白细胞计数 9.1×10^9/L，中性粒分数百分比 75.5％↑，淋巴细胞 19.9％↓，血红蛋白 73 g/L↓，血小板计数 31×10^9/L↓。C-反应蛋白 158 mg/L↑。

(11 月 16 日)血常规＋C-反应蛋白：白细胞计数 8.5×10^9/L，中性粒分数百分比 70％，淋巴细胞 24.4％，血红蛋白 78 g/L↓，血小板计数 121×10^9/L。C-反应蛋白 63 mg/L↑。

(11 月 15 日)深静脉管头培养＋药敏：热带念珠菌。

(11 月 16 日)痰培养＋药敏：热带念珠菌、铜绿假单胞菌。

(11 月 17 日)尿培养＋药敏：热带念珠菌

(11 月 16 日)血培养＋药敏(外周，中心静脉)：热带念珠菌。

【影像学检查】

头胸腹 CT 示：左额硬膜外血肿，两侧额叶脑挫伤，蛛网膜下腔出血，枕骨骨折，右侧锁骨及部分肋骨骨折。

肺部 CT 示：两肺多发影，考虑感染可能。右侧锁骨及部分肋骨骨折，两侧胸腔积液，两下肺压迫性肺不张。

(四)目前诊断

1.感染性休克

导管相关性感染？肺部感染 尿路感染？

2.车祸外伤

左额硬膜外血肿；

两侧额叶脑挫伤；

蛛网膜下腔出血；

枕骨骨折；

右侧锁骨及部分肋骨骨折。

(五)诊治经过

9 月 17 日在全麻下行双额冠状开颅，双额去骨板减压，硬膜下及脑内血肿清除术。术后予抗感染、醒脑护脑、抑酸护胃等对症支持治疗。9 月 23 日行气管切开术，于 9 月 26 日病情平稳后转入脑外科治疗。患者于 11 月 1 日起出现发热，最高体温达 39.7℃，予倍能针抗感染及退热等处理效果不理想，于 11 月 13 日凌晨起出现心率增快，156 次/分，呼吸急促，血氧饱和度下降至 90%，血压 90/64 mmHg，转入 ICU。入科后予气切接呼吸机辅助通气，去甲肾上腺素升压，抗感染，化痰、抑酸护胃、补液及维持内环境稳定等对症支持治疗。抗生素运用疗程约 2 周，治疗后患者体温恢复正常，先后撤出升压药物及呼吸机，生命体征平稳出院。

二、临床思维分析

患者因外伤入院，入院治疗过程中出现高热、血氧饱和度下降，深静脉管头、痰、血、尿培养均出现热带念珠菌。因此本病例的诊断要点在感染性休克的诊断及治疗。

(一)感染性休克的诊断

1. 感染性休克的诊断依据

①有明确感染灶；②有全身炎性反应综合征；③收缩压＜90 mmHg 或比原来基础值下降 40 mmHg，经体液复苏后 1 h 不能恢复，或需血管活性药物维持；④伴有组织器官的低灌注，如尿量＜30 mL/h，或有急性意识障碍等；⑤血培养可有致病微生物生长。

其中，①血压的绝对降低是诊断的必备条件；②有效循环血量降低和组织器官低灌注是休克的血流动力学特征；③组织缺氧是休克的本质，评价组织氧代谢障碍的唯一可靠指标是血乳酸，而非血压。隐源性休克的早期可能是低血压。

脓毒症：是感染＋全身炎性反应综合征(SIRS)。脓毒症伴有器官功能障碍组织灌注障碍或低血压。鉴别诊断：①低血容量休克；②心源性休克；③梗阻性休克(张力性气胸、心脏压塞、上下腔静脉梗阻)；④过敏性休克；⑤神经源性休克；⑥内分泌性休克。

2. 感染性休克与免疫标志物

由于体温、心率、白细胞数变化对感染脓毒症缺乏足够的敏感度和特异度，在没有感染某些疾病，如创伤、急性胰腺炎、烧伤等危重疾病，也可表现全身炎症反应综合征(SIRS)。通过免疫标志物可以对脓毒症、感染性休克进行早期辅助诊断。

①C-反应蛋白：它是极重要的急性期反应物，受刺激 4～6 h 内开始分泌，每8 h 成倍升高，36～50 h 达到高峰，脓毒症水平在 50～100 mg/L，感染性休克患者的血 CRP 下降速度明显缓慢于脓毒症患者。②降钙素原：严重感染后 3～4 h 血清降钙素原开始升高，6～24 h 后达到高峰，可持续升高 48 h，是最理想的感染标志物；③脑钠肽(BNP)能反映感染严重程度，持续高浓度 BNP 的患者预后不佳。

3.感染性休克的临床评估

临床评值包括一般临床指标、神志、毛细血管再充盈速度、尿量，另外血流动力学指标包括：①血压；②中心静脉压 CVP 正常 5～10 mmHg，休克复苏时达到 8～12 mmHg；③混合静脉血氧饱和度 SvO_2 和中心静脉血氧饱和度 $ScvO_2$：SvO_2 反映组织器官摄取氧的状态，正常范围约为 60～80%。在感染性休克早期，SvO_2 可降低，能较早发现病情变化。感染性休克复苏后，SvO_2＜70%者病死率明显增加。$ScvO_2$ 与 SvO_2 有一定相关性，他的测量值要比 SvO_2 值高 5～15%；④血乳酸：感染性休克时，组织缺氧使乳酸生成增加，＞4 mmol/L 时病死率达 80%，故乳酸可作为评价疾病严重程度及预后的指标。

4.治疗

(1)脓毒症集束化治疗

①早期目标指导下的液体复苏。监测混合静脉血氧饱和度(SvO_2)与血乳酸呈反比，两者反映机体的氧耗和氧供，进而可评价组织缺氧程度；脓毒症或感染性休克的患者，由于发热应激等引起了中心静脉血氧饱和度($ScvO_2$)或 SvO_2 下降，但在严重脓毒症或感染性休克中后期，可导致 $ScvO_2$ 或 SvO_2 不低，甚至高于正常，这是由于微循环障碍，动静脉短路，组织水肿，O_2 利用障碍，会使 O_2 消耗减少。

②严重脓毒症和感染性休克往往会合并肺损伤、肾功能不全、心功能不全，故对不同患者，不同时期应采取不同策略，避免“体液过多”及“一脱到底”。

③关于集束化治疗：当确诊脓毒症和感染性休克后，立刻开始 6 h 完成血清乳酸测定，抗生素使用前当取病原标本，急诊在 3 h 内、ICU 在 1 h 内开始广谱抗生素治疗。如低血压或血乳酸＞4 mmol/L，立即给予液体复苏。低血压不能纠正，则加用血管活性药物维持平均动脉压≥65 mmHg，液体复苏使 SVP≥8 mmHg，$ScvO_2$≥70%，尽可能在 1～2 h 内放置中心静脉导管，检测 CVP 和 $ScvO_2$。确诊脓毒症和感染性休克的早期 6 h 又称金色 6 h，完成 6 h 早期集束化治疗目标后，24 h 应完成集束化治疗其他内容。i. 血糖控制；ii. 糖皮质激素应用；iii. 肺保持通气策略；iv. 有条件的可使用活化蛋白 C(FDA 唯一能降低严重脓毒症病死率的药物)。确诊脓毒症 24 h 又称银色 24 h。

(2)若有病灶行外科干预，去除病灶。

(3)糖皮质激素：不主张大剂量使用，因为不能降低病死率，且可以加剧继发性感染及肝肾功能不全。感染性休克主张小剂量长疗程，这有益于血流动力学稳定，可较早逆转病情，减少用血管升压药的时间，亦可降低短期病死率。

(4)连续肾脏替代治疗(CRRT)：其作用有二：一是替代已有功能障碍的肾脏

清除尿素氮和肌酐，纠正酸碱水电解质紊乱，维持内稳态；二是清除过多的炎性介质。此外，亦可配对血浆滤过吸附，血浆置换人工肾装置。糖皮质激素以 30～60 mg/d为要，需警惕应激性溃疡及二重感染。

(二)白念珠菌和热带念珠菌

白念珠菌对肺上皮细胞的黏附比热带念珠菌的黏附数要高，两者皆是机会致病菌，黏附作用随念珠菌浓度增加而加强。

ICU 感染率 6.9%，以热带念珠菌排名第一，深部真菌感染患者死亡率 41.7%，免疫抑制剂治疗、休克、多脏器功能衰竭是深部真菌感染的独立病死危险因素。深部真菌感染热带念珠菌占第一位，白念珠菌占第二位，深部真菌感染加重了病情，促进患者死亡。

1. 热带念珠菌败血症

文献统计的 44 例热带念珠菌败血症中，免疫功能低下患者 30 例(68.2%)，免疫功能正常者 14 例(31.8%)。免疫功能低下患者主要表现为中性粒细胞缺乏、广谱抗生素应用；免疫功能正常患者主要由于留置导管引起。经治疗总有效率：前者 60.9%，后者 78.6($P<0.05$)；死亡率：前者 43.3%，后者 7.1%($P<0.05$)。故败血症预后以免疫功能较差密切相关。

治疗：氟康唑为一线药物，两性霉素 B、伊曲康唑、伏立康唑为二线药。卡泊芬净效果最佳。氟康唑不适合免疫功能低下患者，仅 13.5%有效率。

2. 院内下呼吸道双重感染

铜绿假单胞菌和白念珠菌引起的院内下呼吸道双重感染，常在机体抵抗力降低或长期应用广谱抗生素、激素或其他免疫抑制剂情况下发生。

治疗：除了积极治疗原发病外，可给予白蛋白、丙种球蛋白，并根据药敏选择敏感抗生素，95%铜绿假单胞菌对喹诺酮类敏感，其中环丙沙星敏感性最高，同时用氟康唑口服或静脉滴注治疗白念珠菌感染。

机械通气：在 ICU 机械通气患者检出率 41%，高于未机械通气者 15%，是在 ICU 细菌感染培养首位。治疗根据药敏试验用药，在未知前可选用头孢哌酮、头孢拉定，严重可用亚胺培南(卡泊芬净效果最佳)。

铜绿假单胞菌：已成为重型颅脑损伤并发下呼吸道感染的主要菌种，应根据药敏慎重用药。

(三)本例临床思维

本例诊断：①感染性休克，导管相关性感染，肺部感染，尿道感染；②车祸外伤感染，左额硬膜外血肿，两侧额叶脑损伤，蛛网膜下腔出血，枕骨骨折，右侧锁骨部分肋骨骨折。

1. 本例感染性休克诊断依据

(1)有感染灶:①导管相关感染;②气管插管;③肺部感染;④车祸外伤感染。

(2)需用血管活性药物(去甲基肾上腺素)为持续压(血压 90/64 mmHg)。

(3)血培养有热带念珠菌。

(4)有组织器官低灌注,尿量<30 mL/h,血乳酸>4 mmol/L。

(5)有全身炎症反应综合征:标准 T>38℃、心率>90 次/分、呼吸>20 次/分或过度通气,使 $PaCO_2$<34.59 mmHg、WBC>12×10^9/L、不成熟白细胞>0.10。

2. 对于感染性休克,体温、WBC、心率(血压)缺乏敏感度和特异度,可参考炎症免疫标志物。①CRP:感染性休克,一般 50～100 mg/L,改善则 CRP 下降(感染 4～6 h 上升,每 8 h 成倍增加,30～50 h 达到高峰)。②PCT:严重感染 3～4 h 开始升高,6～24 h 达高峰,至 48 h,是最有前途的标志物。③BNP:能反映感染严重程度。

3. 感染性休克临床评估

(1)血流动力学指标:血压,中心静脉压正常 5～10 mmHg,休克复苏要达到8～12 mmHg。

(2)混合静脉血氧饱和度(SvO_2)和中心静脉血氧饱和度($ScvO_2$)。SvO_2 正常范围 60%～80%,感染性休克复苏后若地榆 70%预后不佳,死亡率增加。$ScvO_2$ 要比 SvO_2 高出 5%～15%。血乳酸>4 mmol/L。死亡率达 80%后(但感染中后期微循环障碍,氧气利用障碍,可使 SvO_2、$ScvO_2$ 不降低,反而升高)。

三、年轻医生的感悟

本病例中患者因外伤入院,诊疗过程中出现了感染性休克,常规抗感染治疗后效果不佳,从患者的导管、痰、血、尿等多处培养出热带念珠菌。此为条件性致病菌,患者存在免疫抑制状态(急速的使用)、发热伴有肺部浸润、常规抗生素使用无效等多种因素提示真菌感染。合理的选择诊断性测试、快速对症治疗可以最大程度改善临床转归。

(整理:童佳欢;审核:朱渊红)

病例40　过敏性紫癜

一、病历摘要

(一)病史归纳

患者,女性,26岁,农民,因“上腹部疼痛10余天”于2012年1月27日入院。

【现病史】

患者10天前无明显诱因下出现上腹痛,呈持续性闷痛感,进食及饮水后恶心呕吐2次,呕吐物为胃内容物,无呕吐出咖啡色样物质。经制酸、促动力药治疗症状未缓解。后又经抑酸抗感染药物后,症状稍有缓解。3天前仍有上腹痛,至“义乌市第二人民医院”就诊,查血常规示:白细胞计数14.6×10^9/L,中性粒细胞百分比81.01%。经头孢曲松静滴,泮托拉唑、达喜口服后症状未缓解。

今来我院门诊就诊,胃镜检查提示:慢性浅表性胃炎伴糜烂。目前上腹部及右腹部疼痛明显,无恶心、呕吐,无发热、恶寒,无腹泻、黑便,无头晕、头痛,稍有乏力。为进一步治疗,门诊拟“腹痛待查”收住入院。

病来神清,精神稍软,胃纳差,夜寐欠安,二便无殊。4个月来体重减轻8 kg。

【既往史】

平素体质可。否认高血压、糖尿病、哮喘等内科疾病史;否认肝炎、结核等传染病史,否认其他手术及重大外伤史,否认输血史,有头孢曲松静脉输液皮疹过敏史,预防接种史不详。

【个人史】

无殊。

(二)体格检查

体温37℃,心率72次/分,血压120/70 mmHg,呼吸20次/分。神志清,精神可,形体偏瘦。皮肤、巩膜无黄染。浅表淋巴结未及肿大,颈软,气管居中,两侧甲状腺未及肿大。口唇无发绀。双肺未及干湿啰音。心率72次/分,律齐,未及病理性杂音。腹平,未见胃肠型及蠕动波,腹壁静脉无曲张,剑突下及右腹部压痛明显,无反跳痛,墨菲征(—),肝脾肋下未及,肝肾区无叩痛,移动性浊音阴性,肠鸣音减弱。双下肢不肿。

(三)辅助检查

【实验室检查】

1.血常规:白细胞计数 11.5×10^9/L,中性粒百分数 82.40%,中性粒绝对值 9.48×10^9/L,血小板计数 194.0×10^9/L。

2.尿常规(含远渣):酮体 2+,蛋白质 1+,尿胆原 2+,白细胞 3+,红细胞(镜检)6/HP,白细胞(镜检)2+/HP,细菌 3506.6/μL。

3.大便常规:隐血 2+。

4.甲状腺功能类:总 T3 0.55 ng/mL,游离 T3 1.10 pg/mL。

5.凝血类:纤维蛋白原 1.86 g/L,D-二聚体 1343.0 μg/L。

6.肿瘤类、生化类、肝炎类、血沉未见明显异常。

【影像学检查】

1.肠镜示:进入末端回肠 20 cm,可见不规则溃疡及增生。

2.腹部 CT:肝右叶可见点状钙化灶。部分结肠肠壁增厚,增强扫描黏膜强化。

3.小肠插管造影无殊。

4.胸部 DR:两肺未见明显异常。

5.心电图:①窦性心动过速;②ST 段改变。

(四)目前诊断

1.腹痛待查:胰腺炎? 胆囊炎?

2.慢性浅表性胃炎伴糜烂。

(五)诊治经过

入院后予以完善各项检查,予以解痉、抑酸、护胃等对症治疗。4 天后患者皮肤出现皮下出血点,予肠镜检查示:结肠镜进入末端回肠 20 cm,可见不规则溃疡及增生,回肠黏膜充血水肿糜烂,皮肤科会诊后诊断为过敏性紫癜,予甲强龙抗炎,仙特明抗过敏,维生素 C、复方芦丁片增强毛细血管通透性等治疗。

二、临床思维分析

(一)本病病例特点分析

1.近十余天来反复发作上腹疼痛伴恶心呕吐,经制酸、保护胃黏膜、促动力药等治疗,效果不佳。

2.辅助检查:①结肠镜进入末端回肠 20 cm,可见不规则溃疡及增生,回肠黏膜充血水肿糜烂;②CT 盆腔部分小肠壁增厚,增强扫膜示黏膜强化。

3.入院后皮肤发现紫癜,联系消化道症状药物治疗效果不佳,予肠镜及腹部 CT 检查,更支持腹型紫癜。

4.腹型紫癜特点:①腹部症状与体征不符。症状明显,而腹部体征不明显。本病误诊率高,特别是在早期还没有出现皮肤紫癜时。②内镜医生对本病诊断特点不熟悉,未能明确。可有出血点、瘀点,间断性可出血、糜烂、深浅不一、大小不等溃疡,有时可循血管分布、环状分布溃疡,亦可菜花样溃疡,形态不一,病变间黏膜可正常,以末端回肠病变最重。本病缺乏特征性形态学,必须结合临床。③CT 诊断病变肠壁水肿主要末端回肠,因为有充血水肿,故增强扫描病变处黏膜强化,肠壁水肿亦非特征性,应与临床结合。肠壁水肿其他炎症亦可。④本例病史中有头孢曲松静脉输液皮肤过敏史,存在过敏性质。⑤患者本次入院白细胞增高半月,说明存在感染,其病灶可能于尿路感染,多次尿常规白细胞＋＋＋－＋＋为 1 周。此外患者肾小管全套血清 β_2 微球蛋白升高,是否存在肾脏病变、肾小管病变?是否原有的病变,抑或与这次过敏性紫癜相关的病变?但一般表现为血尿、蛋白尿、水肿、高血压不支持。⑥过敏性紫癜病机为免疫复合物在皮肤及胃肠道黏膜、毛细血管甚至小动脉沉积,引起小血管炎、栓塞,甚至坏死。

(二)过敏性紫癜疾病特点回顾

本病是一种血管变态反应,可由感染、药物、食物等诱发,分单纯型、腹型、关节型、肾型、混合型、其他型。型紫癜往往症状与体征分离,当皮疹滞后出现,早期很难做出诊断。紫癜延迟出现或不典型腹型占过敏性紫癜患者 14%～36%,误诊率较高,成人 87.5%、儿童 80%。病机:由免疫复合物、血管内皮生长因子等介导的系统性血管炎,导致血栓形成,甚至坏死性小动脉炎。血管壁因损伤而通透性及脆性增高,血液和淋巴液渗出,从而引起皮肤、黏膜、内脏器官等多部位水肿、出血。毛细血管坏死性小血管炎导致十二指肠、空肠、回肠、结肠节段性水肿和增厚,肠腔狭窄与扩张交替。肠壁水肿增厚不是腹型紫癜特有的征象。需与坏死性肠炎、溃疡性结肠炎、克罗恩病等相鉴别,应结合各自临床特点及辅助检查以确诊。腹型紫癜可引起肠套、肠坏死、肠穿孔等改变。

1.临床症状

①皮疹:常呈对称性,以下肢伸侧及臀部多见,分批出现。紫癜可融合,常伴荨麻疹、多形性红斑,偶有痒感。

②腹痛:50%可见,可有压痛,无肌紧张,可诱发肠套、肠坏死、肠穿孔。

③关节:多见于膝踝等大关节,可有轻微痛或明显红肿热痛、活动障碍,反复发作。

④肾病变:1/3～1/2,紫癜后 1～8 周,可持续数月或数年血尿、蛋白尿、水肿、高血压。紫癜性肾炎分四型:i.迁移性肾炎;ii.肾病综合征;iii.慢性肾小球肾炎;

iv. 急性型肾炎。

⑤神经：病变累及脑及脑膜，可出现各种神经症状。

⑥其他：累及呼吸道，可出现咯血、胸膜炎。

2. 辅助检查

(1)实验室检查：①白细胞计数有感染可升高；②合并寄生虫，嗜酸性粒细胞可升高；③尿常规异常取决于有无肾损害；④胃肠道出血则隐血阳性，血沉 2/3 可升高，30%～50%束臂试验阳性。属于速发型变态反应刺激免疫组织和浆细胞 IgE 升高。抗原-抗体复合反应致敏原刺激浆细胞产生 IgG(也产生 IgM 和 IgA)。

(2)内镜检查：肠镜：回盲部见暗红色血痂，未见出血灶，回肠末端 30 cm 见黏膜广泛充血及出血，多发溃疡形成，及黑色坏死组织接触易出血。病机：由于免疫复合物在胃肠道毛细血管沉积从而引起消化道症状。

(三)治疗

1. 抗组胺类：异丙嗪每次 12.5～25mg，3 次/天；氯苯那敏 4 mg，1 次/天。

2. 止血药：安咯血 10 mg 2～3 次/天，肌肉注射，有肾病者慎用。

3. 肾上腺皮质激素 40～60 mg/d。

4. 上述效果不佳则加用免疫抑制剂，特别是合并肾损害患者，CTX 2.5 mg/(kg・d)，口服，或硫唑嘌呤 2.5 mg/(kg・d)，口服，4～6 个月。

三、年轻医生的感悟

本案例中患者症状以反复腹痛为主，从外院至我院一直在消化科就诊。在常规抑酸、护胃治疗后效果不佳，住院第 4 天后背部及臀部出现少许瘀点、瘀斑，进行了肠镜及盆腔 CT 检查。肠镜中观察到患者回肠处溃疡增生，黏膜处充血水肿糜烂，提示有腹型紫癜可能，更支持了过敏性紫癜的诊断。回顾病史，发现患者有头孢曲松静滴史。这个患者病程虽不长，但是疾病涉及的脏器较多。首先是胃镜示其确有慢性浅表性胃炎，后皮疹出现提示有过敏性紫癜，同时入院检查也提示肾脏损害。患者 26 岁，既往否认肾功能异常，治疗后肾脏损害恢复。从一元论出发，还是考虑肾脏损害由紫癜引起。综上，当我们临床遇到腹痛的患者，须仔细查体，详询病史，完善检查。当患者对常规治疗不敏感时，及时询问腹痛前是否有可疑的药物、食物，及时想到过敏性紫癜引起的腹痛。

(整理：赵竞宜；审核：陶茂灿)

病例41　肾动脉纤维肌性发育不良

一、病历摘要

(一)病史归纳

患者，女性，29岁，因“反复头晕3年，伴腰痛2年”于2011年05月25日入院。

【现病史】

患者3年前于足月顺产当天出现头晕，当时查血压升高(具体不详)，考虑“妊娠高血压”，未予特殊处理。此后患者时感头晕，多次测血压均偏高，未治疗。2年前患者无明显诱因下出现左侧腰痛，难以忍受，赴当地医院就诊治疗(具体不详)，此后腰痛时有发作，未予进一步诊治。3个半月前因血压偏高至武警浙江总队医院就诊，测血压140/100 mmHg，查尿蛋白－，尿白细胞3＋，血沉44 mm/h，B超示左肾结石，诊断为“高血压、尿感”，予抗感染治疗后症状有所缓解。半月前患者因头晕、腰痛反复，再次至武警浙江省总队医院住院治疗。测血压170/110 mmHg，尿白细胞124/μL；双肾ECT示：左肾GFR 18 mL/min，右肾GFR 79.3 mL/min；腹部CT示：右肾动脉狭窄，右肾代偿性增大，左肾萎缩、轻度积水，左肾结石。诊断为“左肾萎缩，高血压”，予安博维降压及相关治疗，症状无明显缓解出院。

【既往史】

既往否认糖尿病、心脏病、脑血管病等病史，否认结核、肝炎等传染病史，否认重大外伤、手术、输血、中毒史，否认食物及药物过敏史，预防接种史按当地计划。

【个人史】

无殊。

(二)体格检查

体温36.8℃，心率78次/分，血压160/100 mmHg，呼吸18次/分。神志清，精神可，全身淋巴结无明显肿大，心肺无殊，腹软无压痛及反跳痛，移浊阴性，双下肢无水肿。右肾区及右侧腹部听诊可闻及Ⅲ°吹风样粗糙全收缩期血管杂音，腹主动脉听诊无明显血管杂音。

(三)辅助检查

【实验室检查】

1. 血常规：血红蛋白105 g/L。

2. 尿常规：蛋白＋，红细胞 4/HP，白细胞 8/HP。

3. 血生化：肌酐 95 μmol/L。

4. ANA 谱：ANA＋，SSA＋。

5. 乙肝三系：HBsAb＋，HBcAb-IgG＋，HBeAb＋。

6. 肾素检测：卧位：肾素活性 0.93 μg/(L·h)，血管紧张素Ⅰ5.63 μg/L，血管紧张素Ⅱ213.76 ng/L；立位：肾素活性 1.03 μg/(L·h)，血管紧张素Ⅰ12.68 μg/L，血管紧张素Ⅱ>800 ng/L。

7. 免疫五项、尿培养、CRP、ESR、ANCA、甲状腺功能类、胸片、肾上腺 B 超、心超(EF 70.5%)、双侧颈动脉 B 超等无殊。

8. 泌尿系 B 超：左肾钙化灶、结石，右肾偏大。

9. 肾动脉 B 超：右肾主动脉干狭窄可能，左肾动脉主干显示不清。

10. 双肾动脉 CTA：左肾萎缩，左侧肾盂及输尿管积水扩张。左肾局部结石。左肾双肾动脉供血，血管较细小，未见明显狭窄征象。右肾动脉中段局部管腔中重度狭窄。

【影像学检查】

(2011 年 5 月 11 日，外院)双肾 ECT：左肾 GFR 18 mL/min，右肾 GFR 79.3 mL/min。

(2011 年 5 月 11 日，外院)腹部 CT：右肾动脉狭窄，右肾代偿性增大，左肾萎缩、轻度积水，左肾结石。

(四)目前诊断

1. 右肾动脉狭窄。

2. 左肾萎缩。

3. 肾血管性高血压。

4. 双肾结石。

5. 左肾盂积水。

6. 尿路感染。

(五)诊治经过

入院后予阿拓莫兰护肾，丹参酮、川青改善血流，乐息平、可乐定降压，生血宁纠正贫血等治疗。

至讨论时情况：血压控制在 120/70 mmHg 左右。复查尿常规示：蛋白－，红细胞 1/HP，白细胞 3＋。血常规：血红蛋白 97 g/L。肾小管功能：β_2 微球蛋白 419 μg/L，微量白蛋白 35.1 mg/L。

二、临床思维分析

患者为青年女性，反复高血压及头晕 3 年，影像学检查提示右肾动脉狭窄、左肾萎缩。本病例的诊断要点在于患者目前高血压、右肾动脉狭窄原因,并对及治疗进行分析。

(一)继发性高血压的评估

青年女性,无肥胖,无高血压家族史,首先当评估是否为继发性高血压。常见继发性高血压原因分析。

1. 肾血管性高血压是最常见的继发性高血压之一,明确病因后容易纠正。以下表现提示肾血管性高血压:①重度或难治性高血压;②既往血压平稳的患者血压急性升高;③30岁以下、不肥胖、无高血压家族史及其他高血压危险因素的患者;④恶性或急进型高血压病;⑤55岁后出现重度高血压;⑥降压治疗过程中出现不明原因的肾功能恶化;⑦重度高血压伴有弥漫性动脉粥样硬化;⑧重度高血压患者伴不明原因的肾萎缩或两肾大小相差超过1.5 cm;⑨腹部一侧可闻及收缩期-舒张期杂音,此体征特异性高达99%。

2. 肾实质性高血压:是由各种原发和继发性肾小球疾病等引起的高血压,表现为血清肌酐浓度升高和(或)尿液分析异常。

3. 原发性醛固酮增多症:病变主要由于不可抑制性醛固酮分泌过多所致。临床表现为高血压、低钾血症等。影像学检查可见醛固酮瘤,或双侧肾上腺增生等。血浆醛固酮浓度/血浆肾素活性比值升高。

4. 睡眠呼吸暂停综合征:常发生在睡眠时鼾声较大的肥胖男性,吸气时咽肌被动塌陷,舌和软腭共同堵住口咽后部使气道暂时受阻,从而反复出现夜间呼吸暂停发作。症状可见:头痛、白天嗜睡和疲劳、晨起意识混浊且难以集中精神、性格改变、抑郁、持续性体循环高血压,以及可能危及生命的心律失常。纠正睡眠呼吸暂停或可改善血压控制和降压药的疗效。

5. 嗜铬细胞瘤:如果有阵发性血压升高,特别是伴有头痛、心悸和出汗三联征时,应怀疑有嗜铬细胞瘤。

结合该患者临床特征,年轻女性高血压,无肥胖,无高血压家族史,右侧腹部可闻及全收缩期杂音,不明原因肾萎缩,影像学检查提示右肾主动脉狭窄,肾上腺B超无特殊,尿检无大量血尿、蛋白尿,首先考虑肾血管性高血压。

(二)肾血管性高血压的评估

肾血管性高血压是一种综合征,指由于肾血管的损伤造成肾脏灌注压下降,出现动脉高压,是可以通过外科手术或血管内介入治疗的疾病。引起它的疾病包括动脉粥样硬化性肾动脉狭窄、大动脉炎、纤维肌性发育不良、肾动脉瘤、创伤引起的节段性动脉梗阻、嗜铬细胞瘤压迫肾动脉、转移瘤压迫肾动脉、结节性多动脉炎等。

最常见的原因如下。

1.动脉粥样硬化性肾动脉狭窄：引起肾血管性高血压的最常见原因，主要见于老年患者。

2.大动脉炎：是我国肾动脉狭窄的常见原因，西方国家少见。北京大学第一医院对1980—2003年间经肾动脉造影证实的144例肾动脉狭窄患者的原因分析显示，大动脉炎占36.4%。大动脉炎是一种慢性炎症性疾病，病因尚不明确，主要累及主动脉及其分支，为肉芽肿性炎症，导致血管中层的纤维化和破坏，最终出现血管壁节段性增厚和交替的狭窄、扩张，血管造影可见节段分布的、均匀的向心性狭窄或闭塞。

3.纤维肌性发育不良(FMD)：是非炎症性、非动脉粥样硬化性疾病，可导致动脉狭窄、闭塞、动脉瘤、动脉夹层和动脉迂曲。最常受累的动脉是肾动脉和颈内动脉，肾动脉受累的概率为75%～80%，颅外脑动脉(如颈动脉和椎动脉)受累的概率约为75%。疾病表现的个体差异很大，具体取决于受累动脉节段和病情严重程度。颅外脑血管FMD的症状主要有头痛、搏动性耳鸣和颈痛。肾动脉FMD最常见的表现是高血压。成人FMD患者约90%是女性，患者的平均诊断年龄为52岁。FMD一般是通过血管造影表现分类，分为两种亚型：①多灶性FMD，血管造影表现为“串珠样”改变，病理学上对应中膜纤维组织增生和中膜外纤维组织增生；②局灶性FMD，血管造影表现为“环形或管状狭窄”，在病理学上对应内膜纤维组织增生。其确诊依靠诊断性影像学检查，即CTA、MRA或双功能超声，有时也需要经导管DSA。

该患者青年女性，高血压，肾动脉CTA提示右肾动脉中段局部管腔中重度狭窄，串珠样改变，CRP、血沉和ANCA均正常，支持纤维肌性发育不良诊断。

(三)肾动脉纤维肌性发育不良的治疗

肾动脉FMD最常见的表现是肾动脉狭窄导致的高血压，FMD患者高血压的处理方法包括降压药物治疗和血运重建。

1.降压药物治疗：FMD的首选初始药物类型是血管紧张素转换酶抑制剂(ACEI)或血管紧张素受体阻滞剂(ARB)，如果单用血管紧张素抑制剂无法达到目标血压，可以酌情加用噻嗪类利尿剂或长效二氢吡啶类钙通道阻滞剂。

2.血运重建：大多数多灶性FMD患者平均使用2种降压药物血药就可得到良好控制，相比之下，局灶性FMD患者的血压通常很难控制，如果不进行血运重建治疗，这类型的FMD可导致肾萎缩和慢性肾脏疾病。血运重建的两种方式是经皮腔内血管成形术(PTA)或手术。如果PTA在技术上不成功或发生夹层，可考虑植入支架。手术的两个主要指征包括:局灶性 FMD(通常是内膜纤维增生)儿童的血运重建,以及 FMD 伴有肾动脉瘤。

本例患者经 2 种口服降压药后血压控制良好,可考虑暂缓手术,密切监测随访。

三、年轻医生的感悟

本案例中患者为年轻女性,反复高血压伴头晕 3 年,腰痛 2 年,入院血压 160/100 mmHg,右肾区及右侧腹部听诊可闻及Ⅲ级吹风样粗糙全收缩期血管杂音,肾动脉 CTA 提示右肾动脉中段局部管腔中重度狭窄,串珠样改变,CRP、血沉和 ANCA 均正常,诊断考虑纤维肌性发育不良引起的肾血管性高血压,经 CCB 联合可乐定降压后血压控制良好。肾素-血管紧张素-醛固酮系统激活在肾血管性高血压中起重要作用,此例患者血管紧张素水平明显升高,但 ACEI/ARB 使用相对禁忌,因其左肾 GFR 仅 18 mL/min,右肾动脉中重度狭窄,使用 ACEI/ARB 会造成通过血流动力学介导的肾小球滤过率(GFR)下降,导致血浆肌酐浓度升高,应暂缓使用。定期 3 个月复查肾功能,每半年至一年复查肾动脉 B 超。

FMD 可累及所有动脉床,颅外脑血管 FMD 可能伴动脉夹层、动脉狭窄、颅内动脉瘤、短暂脑缺血发作和脑卒中。FMD 也可能累及其他动脉床,如肠系膜动脉、髂动脉和冠状动脉。自发性冠状动脉夹层可能是 FMD 的一种表现。因此该患者应当完善头颅 MRA 等检查以评估其他血管受累情况。另外该患者肾动脉狭窄,可加用抗血小板药物如阿司匹林抗血小板聚集。

(整理:叶晴晴;审核:陈红波)

病例 42 绦虫病

一、病历摘要

(一)病史归纳

患者,男性,47 岁,农民,因"上腹胀痛 7 月,双下肢反复浮肿 5 月"于 2011 年 11 月 24 日入院。

【现病史】

患者 7 个月前无明显诱因下出现上腹部疼痛,表现为夜间 11 点至凌晨 1 点发作,持续胀痛,过后缓解,与进食无关,无恶心呕吐,无乏力纳差,无反酸嗳气等不适。在遂昌人民医院就诊,查胃镜提示:慢性浅表性胃炎伴糜烂。腹部 B 超提示:肝略大,未予特殊治疗。5 个月前患者自觉腹痛症状进一步加剧,并出现双下肢轻微浮肿,右下肢明显,休息后能消退,当时无明显胸闷气急,无明显尿量减少,再次至遂昌人民医院就诊。查血常规:白细胞计数 2.6×10^9/L,中性粒细胞百分数 45.3%,网织红细胞 0.8%;肝功能:总胆红素 54.8 μmol/L,直接胆红素 20 μmol/L,天门氨酸氨基转移酶、丙氨酸氨基转移酶正常;乙肝三系:乙肝表面抗原 0.21 U/mL,乙肝核心抗体 9.32 S/CO;双下肢深静脉 B 超未见明显异常。门诊予硫普罗宁静滴及茵栀黄颗粒、九味肝泰胶囊等口服护肝。此后多次复查胆红素仍偏高,自觉仍夜间腹部胀痛明显,双下肢浮肿进一步加剧,膝关节以下浮肿明显,尿色加深,上 4 层楼时稍有胸闷气急,在当地医院发现"房颤",未特殊治疗。3 天前发现左乳肿块,触痛明显,为进一步诊治,来我院门诊,拟"黄疸、双下肢浮肿待查"收住入院。

病来神清,精神软,胃纳睡眠尚可,大便一日 3 次,量少,小便如上述,近期体重无明显增减。

【既往史】

既往体健,否认高血压、糖尿病、冠心病等疾病史,否认结核、伤寒等其他传染疾病史,否认手术、外伤史,否认中毒史,否认输血史,否认食物、药物过敏史,预防接种史不详。

【个人史】

有饮酒史 10 余年,每日 1 瓶啤酒,已戒 7 月,否认吸烟史。

【家族史】

父亲因“肝癌”去世，母亲体健，多个兄弟姐妹有乙肝标志物阳性。

(二)体格检查:

体温 36.3℃，心率 70 次/分，血压 136/86 mmHg，呼吸 20 次/分。神志清，精神可，皮肤、巩膜轻度黄染，肝掌(—)，蜘蛛痣(—)，浅表淋巴结未及肿大。心律不齐，可闻及早搏，各瓣膜区未及明显病理性杂音。右肺呼吸音偏低，双肺未闻及明显干湿啰音。左乳房可扪及一肿块，直径约 1 cm，质中，有压痛。腹软，上腹部压痛，反跳痛(+)，莫菲征(+)，肝脾肋下未及，肝区叩痛(+)，肠鸣音无亢进，移动性浊音(—)，双肾区无叩痛，双下肢凹陷性水肿，右侧为甚，皮肤粗糙，右下肢静脉曲张明显，NS(—)。

(三)辅助检查

【实验室检查】

(一)入院前检验(外院)

1.(2011 年 6 月 13 日)肝功能:总胆红素 54.8 μmol/L，直接胆红素 20 μmol/L，谷丙转氨酶、谷草转氨酶正常；乙肝三系:乙肝表面抗原 0.21 U/mL，乙肝核心抗体9.32 S/CO。

2.(2011 年 6 月 21 日)血常规+网织红细胞计数:白细胞计数 2.6×10^9/L，中性粒细胞计数 45.3%，网织红细胞比例 0.8%。

(二)入院后化验

1.(2011 年 11 月 23 日)血常规:白细胞计数 3.5×10^9/L，中性粒细胞计数46.5%，中性粒细胞计数 46.3%，嗜酸性粒细胞绝对值 4.5%，网织红细胞计数正常。

2.(2011 年 12 月 3 日)血常规:白细胞计数 3.5×10^9/L，中性粒细胞计数 41.2%，中性粒细胞计数 47.6%，嗜酸性粒细胞绝对值 4.3%。

3.(2011 年 11 月 25 日)肝肾功能:总胆红素 42.6 μmol/L，直接胆红素 10.1 μmol/L，间接胆红素 32.5 μmol/L，谷丙转氨酶 18 U/L，谷草转氨酶 20 U/L。

4.尿常规、大便常规、凝血类、淀粉酶、脂肪酸、心肌酥谱、甲状腺功能、甲胎蛋白未见明显异常。

5.性激素类:雌二醇 50 pg/mL。

6.乙肝三系(定量):乙肝表面抗原 0.10 U/mL，乙肝核心抗体 7.41 CO/S，乙肝核心抗体-IgG 10.78 S/CO。

7.乙型肝炎病毒 DNA 低于检测限。

8.血找丝虫微丝蚴(凌晨 0:00):2011 年 11 月 26 日阳性，11 月 28 日、11 月 29

日、11 月 30 日均阴性。

【影像学检查】

(一)入院前(外院)

1.(2011 年 4 月 11 日)胃镜:慢性浅表性胃炎伴糜烂。腹部 B 超:肝略大,请结合肝功能。

2.(2011 年 6 月 21 日)右下放深静脉 B 超:未见明显异常。

(二)入院后

1.(2011 年 11 月 25 日)下肢深静脉 B 超:未见明显异常。乳房 B 超:左侧乳方男性发育伴增生。腹部 B 超:①肝偏大;②肝内小囊肿;③胆囊壁毛糙;④腹盆腔未见明显积液。颈动脉 B 超:未见明显异常。

2.(2011 年 11 月 25 日)胃镜:慢性浅表性胃炎。

3.(2011 年 11 月 25 日)胸片:①两肺纹理增多;②心影增大,请结合临床。心电图:①心房颤动;②室性异位激动;③不完全性右束支传导阻滞。

4.(2011 年 11 月 27 日)动态心电图:①心房颤动;②≥1.5 s 长 R-R 间歇 1857 次,≥2.5 s 长 R-R 间歇 5 次,最长达 3.0s;③室性异位激动(成对 305 次,偶成二联律,部分多源性);④短阵性室性心动过速(25 次)。

5.(2011 年 11 月 29 日)心脏 B 超:①左房、右房、左室、右室均扩大(RA 6.68 cm×5.04 cm);②室间隔增厚;③二尖瓣轻中度反流;④三尖瓣中重度反流;⑤肺动脉扩张件高压(轻度);⑥左室收缩功能测定 EF 正常下限,结合临床;⑦心包少量积液;⑧心房颤动可能。

6.(2011 年 12 月 3 日)B 型钠尿肽 337.7 pg/mL。

(四)目前诊断

1.酒精性肝病。

2.扩张型心肌病:全心影扩大;心律失常;短阵室性;心动过速;心房颤动;心功能 II 级。

3 非活动性 HBsAg 携带。

4.慢性浅表性胃炎。

5.下肢静脉曲张。

(五)诊治经过

入院后予丁二磺酸腺苷蛋氨酸护肝退黄,泮托拉唑护胃治疗。第 2 天起患者下肢浮肿完全消退,活动后未再次出现下肢浮肿,但腹痛症状无缓解。结合患者表现为夜间 23 时至凌晨 1 时腹胀痛。经护胃治疗后无明显缓解,左乳肿块,疼痛明显，第一次血找丝虫微丝蚴阳性，12 月 1 日开始左旋咪唑 100 mg bid×3 天诊断性驱虫治疗，经驱虫治疗后自觉夜间腹痛及左乳疼痛症状明显缓解。因动态心电图提示房颤，心脏 B 超提示全心扩大，二尖瓣、三尖瓣反流、肺动脉扩张高压、心包少量积液，12 月 2 日请心内科会诊后于阿司匹林 0.1 g qd，倍他乐克 6.25 mg od，培哚普利 2 mg qd 口服等抗心律失常及保护心脏治疗。12 月 4 日转入心内科继续治疗。

二、临床思维分析

绦虫病是指绦虫寄生于人体淋巴系统、皮下组织或浆膜腔所致寄生虫病，早期表现为淋巴管炎和淋巴结炎，晚期则出现淋巴管阻塞所引起的症状。针对本例疾病，回顾绦虫病特点如下：

1. 绦虫特点：绦虫成虫在人体内寿命 10～15 年，微绦虫蚴在人体内 2～3 个月，库蚊叮咬，人体内微绦虫蚴在库蚊内发育成幼虫，再叮咬人体，幼虫侵入人体淋巴管并移行至淋巴结，发育为成虫。

2. 临床特点：白细胞升高，嗜酸性细胞升高。

3. 病原学检查：①找微绦虫；②在疑似病变组织：如下肢浅表淋巴结（腹股沟较大淋巴结不宜切除，加重淋巴阻塞或形成瘘管）中找肉芽肿性炎症和找成虫。

4. 免疫学检查：皮内实验，抗体测定。

本例患者临床特点分析如下：

(1)上腹胀痛以夜间 11 点至凌晨 1 点；可能为腹腔深淋巴结炎和淋巴管所致。

(2)左乳房肿块(1 cm)触痛明显，可能为乳房绦虫群结节，可活检，找绦虫肉芽肿炎症和成虫。

(3)找微绦虫四次，第一次曾找到。

因此，该患者绦虫病可能性大，可作皮内试验及抗体测定进一步明确诊断。

三、年轻医生的感悟

本病例中，项柏康教授详细总结绦虫病的病理及发病特点，从绦虫病在人体的寄生特点及发病规律，结合该患者的全身正常，仅腹痛，可能为腹腔淋巴结炎和淋巴管炎所致，单侧乳房肿大触痛，可能为乳房绦虫群结节，系统性地总结了该患者的疾病特点，为一元论诊断疾病的典范思路。

（整理：房鹏；审核：叶荣夏）

病例 43　食管黑色素瘤

一、病历摘要

(一)病史归纳

患者,男性,35 岁,农民,因"反复上腹不适 10 余年,再发 3 天"于 2012 年 5 月 25 日入院。

【现病史】

患者 10 余年前无明显诱因下出现上腹部不适感,偶有腹胀,无发热畏寒,无胸闷气急,无恶心呕吐,无腹痛腹泻,当时未予特殊处理,其后症状反复发作。患者 3 天前再生上腹部不适,无反酸、嗳气,无恶心、呕吐,于我院行胃镜检查示:食管黑色素瘤可能,糜烂性胃炎,并行食管高频电凝点切除术、钛夹止血术。为进一步治疗,门诊拟"食管黑色素瘤可能"收治入院。

患者病来神清,精神可,胃纳一般,大便正常,小便正常,夜间睡眠可,体重无明显增减。

【既往史】

否认高血压、糖尿病史,否认肝炎、结核等传染病史,否认手术及重大外伤史,否认输血史,否认过敏史,预防接种史不详。

【个人史】

无殊。

(二)体格检查

体温 37℃,心率 65 次/分,血压 130/70 mmHg,呼吸 20 次/分。神志清,精神软。结膜正常,皮肤、巩膜无黄染,全身体表未见黑色肿块或色斑。锁骨上淋巴结未扪及肿大。甲状腺无肿大。口唇无发绀。双肺无干湿啰音。心率 65 次/分,律齐,未及病理性杂音。腹平,未见胃肠型及蠕动波,腹壁静脉无曲张,剑突下轻压痛,无反跳痛,肝脾肋下未及,肾区无叩痛,移动性浊音阴性,肠鸣音 4 次/分。双下肢无水肿。

(三)辅助检查

【实验室检查】

1. 血常规:白细胞计数 4.62×10^9/L,中性粒分数百分比 80.7%,血红蛋白

145 g/L，血小板计数 141×10^9/L。

2. 生化全套：谷丙转氨酶 48 U/L，谷草转氨酶 24 U/L，白蛋白 45.3 g/L。

3. 肿瘤全套：神经元特异性烯醇化酶 97.71 μg/L，游离前列腺特异性抗原0.57 ng/mL。

4. 大便常规、尿常规无殊。

【影像学检查】

1. 胃镜：食管黑色素瘤可能，糜烂性胃炎，并行食管高频电凝电切除术。

2. 胃镜病理 HE 染色：食管鳞状上皮增生，固有层内见鳞状细胞巢及角化珠样结构，并伴大量色素沉着，恶性黑色素瘤不能除外。

3. 免疫组化：CK(＋)，S-100(＋)，P63(部分＋)。

4. 心电图、胸片未见异常。

(四)目前诊断

1. 食管黑色素瘤可能。

2. 糜烂性胃炎。

(五)诊治经过

入院后予以完善各项检查，予以抑酸护胃等对症治疗。

二、临床思维分析

根据患者胃镜表现，病理所见病变处鳞状细胞伴大量色素沉着，且免疫组化S-100阳性，其敏感性高，特异性差。患者血清 NSE 明显增高，亦缺乏特异性。细胞角蛋白(CK)黑色素瘤(－)，腺癌、鳞癌等可能阳性。胃镜病理病变处鳞状细胞伴有大量色素沉着，但未提及肿瘤细胞形态，有否上皮细胞及梭形细胞？大量色素沉着是否在上述细胞胞质沉着？其相邻的鳞状上皮基底层是否含有黑色素细胞？

若要明确诊断应该进一步检测黑色素瘤特异性标记物 HMB-45，假如其结果阴性，又如何解释患者胃镜病理鳞状细胞伴有大量色素沉着？是否有这样的可能？正常人有 4%～8%食管鳞状细胞有黑色素沉着，是否在此类患者基础上发生其他食管癌，目前未见文献报道。

假如确实是食管黑色素瘤，这是罕见病，占食管恶性肿瘤 0.1%～0.2%，占消化道黑色素瘤 2%，其恶性程度颇高，一般在诊断时已有 50%转移。主要采取手术治疗，术后平均生存期为 9 个月，根治性切除平均生存期为 14.2 个月，术后 5 年生存率仅 4.2%。此外其他治疗方法有化疗、放疗、免疫治疗。

患者食管病变考虑食管黑色素瘤不能除外，因此本病例的诊断要点在于食管黑色素瘤的诊断及鉴别诊断。

(一)消化道原发性恶性黑色素瘤

黑色素细胞起源于神经外胚层神经嵴细胞,分布于表面积底层,毛囊,大都被覆鳞状上皮。理论上讲,只要有神经嵴细胞存在,任何组织均可以发生恶性黑色素瘤,如皮肤、消化道、生殖道、软组织。

小肠 PMME 另外免疫组化可以帮助明确诊断,HMB-45、S-100 高度特异性表达于肿瘤细胞内。有不少黑色素瘤的黑色素稀少,在活体组织中不易见到,而免疫组化 HMB45、S-100、Melan-A 均为阳性。黑色素瘤特异性抗原为 HMB-45(+)、S-100 蛋白(+)、波形蛋白(+)。

PMME 发病率由高至低依次为皮肤、眼、肛管,而胃肠道、小肠、食管罕见。

食管 PMME 85%可见色素,内镜活检确诊率达 55%,大部分食管 PMME 手术后才获得诊断。在诊断时,50%已有转移,包括局部淋巴结、纵隔和左心房转移等。

(二)细胞角蛋白 CK

在癌组织中,低分子量的 CK 多在腺癌中表达,高分子量的 CK 多在鳞癌中表达。CK 阳性表达还有骨膜肉瘤、胸腺瘤等。CK 阴性:滑膜肉瘤、淋巴瘤、脑膜瘤、软组织肉瘤等。

(三)S-100 蛋白

S-100 蛋白是一种神经特异性蛋白,也见于一些非神经源性正常细胞和肿瘤中(如脂肪组织脂肪瘤),偶见于脂肪肉瘤、软骨肉瘤,几乎所有黑色素瘤 S-100 表达阳性。低分化癌 S-100 蛋白敏感性高,特异性差,在诊断上应用受到限制。

(四)神经元特异性烯醇化酶(NSE)

NSE 的正常值≤12.5 μg/L。小细胞肺癌 NSE 明显增高,灵敏度 80%,特异性 80%~90%,神经母细胞瘤 96%~100%,可见于少数非小细胞肺癌、甲状腺髓样癌、精原细胞癌、黑色素瘤、胰腺内分泌瘤等。

(五)前列腺特异性抗原(PSA)

男性 PSA 为 0~4 μg/mL。是前列腺癌特异性标志物,特异性 90%~97%。当肿瘤或其他病变破坏前列腺内容物屏障时,即可漏入淋巴系统而进入血液。

(六)P63 基因

P63 是 P53 家族成员的转录因子,与 P53 在序列和结构上有很高的同源性。P63 在肿瘤的形成和转移过程中有重要调控作用。P63 基因并未作为肿瘤抑制基因起作用,相反,P63 阳性表达主要为增生期的血管瘤内皮细胞。P63 的表达与肿瘤的分化程度呈负相关。P63 与皮肤鳞状细胞癌的发生发展有关。

(七)原发性食管黑色素瘤

该病的男女比例为 1.6∶1,平均年龄 57.2 岁,50 岁以上占 84.2%,临床症状有吞咽不畅，进行性胸骨后疼痛，全身乏力和消瘦。病变长径平均 5.7 cm。影像表现：轮廓比较光滑规则的充盈缺损 62.9%，局限食管扩张 45.7%，内镜下腔内息肉样肿物 75%。手术可有效缓解症状，但不能提高生存率。

肿物表面黏膜多处浅表糜烂，有蒂与食管壁相连，HE 染色显微镜下见上皮梭形细胞，组织间散布黑色素及黑色素吞噬细胞，免疫组化示黑色素瘤标志物 HMB-45 及 S-100 阳性，证实黑色素存在。

黑色素瘤诊断标准(表 43-1)：①有典型的黑色素瘤组织图像，肿瘤细胞内有黑色素颗粒；②肿瘤附着正常黏膜鳞状上皮基底层出现含黑色素颗粒的细胞；③肿瘤来自邻近的鳞状上皮；④排除身体其他部位黑色素瘤转移。术后 5 年生存率为 4.2/‰。一般在诊断时已有 50%转移。原发黑色素瘤周围可见为卫星灶，少数肿瘤黑色素免疫组化标记有助于鉴别诊断。当患者出现临床症状时，50%发生转移肝、纵隔、肺、脑，非手术治疗生存率为 0。肿瘤表面可见黑色、棕色、褐色，无特异性。

表 43-1 黑色素瘤诊断与鉴别诊断表

	HMB-45	S-100	CK	NSE	PSA	P63
黑色素瘤	√	√		√		√
腺癌			√			
鳞癌			√			
正常细胞(脂肪组织)		√				
小细胞肺癌				√		
前列腺癌						
食管低分化癌	√	√	√			
原发神经外胚层肿瘤				√		
癌内瘤			√			
急性单核细胞白血病、嗜铬细胞瘤、甲状腺髓样癌、神经母细胞瘤等				√		

三、年轻医生的感悟

黑色素瘤发病率低，恶性程度高，预后差，食管黑色素瘤更为罕见。在日常临床工作学习中，我国对于罕见病需要有持之以恒的兴趣和孜孜不倦刨根问底的态度。基础知识的储备是必要的，在问诊查体中，抛开专科部分，全身系统的查体包括皮肤色素沉着、皮疹的发现也需要仔细。另一方面，需要进一步学习病理知识，拓宽自身理论知识深度，将对疾病的诊断以及认识有着更好的帮助和提高。

（整理：杨婷婷；审核：叶成）

病例 44　伴肠梗阻的 CD

一、病历摘要

（一）病史归纳

患者，男性，36 岁，因“腹部胀痛 2 日”于 2013 年 4 月 5 日入院。

【现病史】

患者 2 日前午饭后出现上腹胀痛，伴恶心呕吐，无发热畏寒，无腰酸腰痛，无尿频、尿急、尿痛，无皮肤、巩膜黄染，无腹泻，排气减少，疼痛难忍，至临安某医院就诊，予“注射用泮托拉唑钠、盐酸左氧氟沙星注射液、注射用间苯三酚、硫酸镁注射液、盐酸消旋山莨菪碱注射液、尼松针”治疗。治疗后疼痛未缓解，当日晚饭后疼痛进行性转移为全腹疼痛，下腹胀痛甚，尿量减少，肛门排气减少，发病至今未解大便，食后即吐。今患者为求进一步诊治，来我院就诊，门诊拟“腹痛待查”收住入院。

患者病来神清，精神可，夜寐不安，小便减少，无大便，体重无明显改变。

【既往史】

患者既往体质可，20 余年前饮半瓶香槟后自觉腹部胀痛，此后频发食后腹胀、反酸，未采取相关检查和治疗。否认高血压、糖尿病病史；否认乙肝、结核等传染病史；否认药物食物过敏史。

【个人史】

出生并长期生活于杭州临安，否认疫水、疫源接触史，否认工作粉尘、毒物、放射性物质接触史，否认酗酒，10 余年来每日约抽半包烟，否认冶游史。

（二）体格检查

体温 37.4℃，心率 78 次/分，血压 105/70 mmHg，呼吸 19 次/分。神志清，精神可，步入病房，查体合作，浅表淋巴结未及肿大，全身皮肤及巩膜无黄染，皮肤黏膜无瘀点瘀斑。双侧瞳孔等大、等圆，对光反射灵敏。颈软无抵抗。两肺呼吸音清，未及干湿啰音。心率 78 次/分，律齐，各瓣膜听诊区未及病理性杂音。腹部膨隆，伴压痛，无反跳痛。肝脾肋下未及，肠鸣音 2～3 次/分，双肾区无叩痛，NS(—)。

(三)辅助检查

【实验室检查】

1. 血常规：白细胞计数 15.4×10^9/L↑，中性粒分数百分比 89.9%↑，超敏 C-反应蛋白 9 mg/L。

2. D-二聚体+凝血功能常规：D-二聚体 3 mg/L↑，部分凝血酶时间 24 s↓。

3. 生化全套：肌酐 56 μmol/L↓，直接胆红素 10.2 μmol/L↑，同型半胱氨酸 16 μmol/L↑，总胆红素 25.9 μmol/L↑。

4. 尿常规：上皮细胞 28.1/μL↑，细菌 25.7/μL↑，酮体 1+↑，蛋白质 1+↑，白细胞+−↑。

5. 肿瘤类：神经元特异性烯醇化酶 10.18 ng/mL↑，铁蛋白 305 ng/mL↑。

6. 电解质+脂肪酶+脂肪酶无殊。

【影像学检查】

1. 全腹部 64 层螺旋 CT：①低位小肠梗阻，请结合临床；②腹、盆腔少量积液；③肝、胆、胰、脾及双肾未见明显异常。

2. 腹部立位：上中腹部肠腔局部积气伴液平，考虑肠梗阻。

3. 肠镜：横结肠、降结肠多发阿弗他溃疡：克罗恩病？肠结核？直肠息肉(PSD 术)。

4. 全腹部 CT：右上腹部分肠系膜纠集，考虑小肠(回肠可能)腹内疝可能，腹腔内部分小肠积气积液扩张，考虑肠梗阻。腹膜后及肠系膜根部小淋巴结。

(四)目前诊断

小肠梗阻：克罗恩病？淋巴瘤？

(五)诊治经过

入院后予以完善各项检查，予以胃肠减压、甲硝唑氯化钠、左氧氟沙星抗感染，5%GNS 500 mL+维生素 C 注射液+氯化钾注射液补液，中药直肠灌肠等对症支持治疗。

二、临床思维分析

(一)病例特点

男，36 岁，2 天前午饭后出现上腹胀痛，伴恶心呕吐，疼痛难受，肠道排气减少，经对症处理，疼痛未缓解。当晚饭后腹痛转变为全腹痛，下腹胀痛甚，排气减少，发病至今未解。有吸烟史 10 余年，每日半包。

体温 37.4℃，巩膜无黄染，心肺(−)，腹部膨隆，有压痛，无反跳痛，肠鸣不亢进，肝脾(−)。白细胞计数 15.4×10^9/L，中性粒分数百分比 89.9%↑，超敏 C-反应蛋白 9 mg/L。全腹部 64 层螺旋 CT 提示：①低位小肠梗阻，请结合临床；②腹、盆腔少量积液；③肝、胆、胰、脾及双肾未见明显异常。初步诊断：低位小肠梗阻：克罗恩病？淋巴瘤？

(二)本例临床思维

1.小肠梗阻的影像学表现

小肠梗阻CT、胃肠造影：小肠梗阻是最常见急腹症，腹部平片可见肠道梗阻处积气、积液征象，但腹部平片不能很好确定梗阻部位。梗阻原因：单纯性机械梗阻抑或绞窄性梗阻且气液面往往于梗阻发生10余小时之后，梗阻近端肠腔明显扩张，而不全性肠梗阻，梗阻近端肠腔不同程度扩张。克罗恩病梗阻显示节段性局限性，环状狭窄，约70%，狭窄肠腔部<1 cm。小肠扩张段形成，假性结肠征，60%左右扩张肠管横径5～13 cm。

CT征象梗阻部位近端肠腔显著扩张，其内可见液平，也可完全为液平充盈，肠壁变薄扩张。CT可同时显示肠腔、肠壁、肠外结构、肠壁坏死水肿及肠腔外的肿块及淋巴结情况。低位粘连性小肠梗阻临床多见，占各类梗阻20%～40%，而在小肠机械性梗阻中占60%。一般多有手术史(63例/65例，约占96.9%)。回肠远端因其系膜淋巴组织丰富，炎症反应明显，炎性渗出易致粘连。低位小肠梗阻液平散在，高位小肠梗阻液平多局限于上腹部，宽大胃内液平出现率65.18%。梗阻部位愈低，气液平数量愈多，病期愈晚，宽度愈大。广泛绞窄的机械性肠梗阻和血运性肠梗阻，气液平数量显著减少，但宽度较大，小肠扭转主要表现孤立肠袢。

小肠梗阻占肠梗阻60%～80%，其诊断主要依靠病史、临床症状、体征、影像学检查(包括X线、小肠钡造影、CT、双气囊小肠镜、胶囊内镜)。

多种疾病可引起孤立或局限小肠梗阻液平，而非肠梗阻的单一影像诊断依据。梗阻后3～4 h，可出现肠腔扩张，且液平6 h以后明显，小肠正常宽度直径2.0～2.5 cm，结肠3～5 cm，小肠>3 cm，结肠>6 cm，液平有重要诊断价值。若腹痛、腹胀，恶心、呕吐，排便排气障碍>24 h，尚无明显肠管充气和液平，即可除外肠梗阻。机械性肠梗阻先有肠壁吸气障碍，后有液体吸收障碍。小肠梗阻程度是唯一的手术指征，轻度不全梗阻仅18%，重度不全梗阻32.5%，完全性肠梗阻全部手术。凡扩张性肠腔内有颗粒状物体，称为小肠粪便症，是不外科手术的指征。急性小肠梗阻非手术治疗：①胃肠减压；②补液；③奥曲肽，减少肠蠕动，肠液分泌(生长抑素有减少肠管血供应慎用)。

2.小肠急性肠梗阻分类方法

(1)可分机械性和非机械性。按机械性分为：①肠管炎性病变；②肠管内压迫；③肠管内异物阻塞。

(2)根据部位及原因可分为:①肠管本身:克罗恩病、肠结核、肿瘤、肠套叠;②肠管性病变:粘连、手术后、炎症后等;③肠内异物:囊石、胆石、食入异物。

(3)按梗阻发生部位可分为:①高位小肠梗阻;②低位小肠梗阻;③结肠梗阻三类。内镜下经鼻肠梗阻导管置入治疗,低位小肠梗阻成功率 100%,置管时间 10~30 min,留观时间 7~14 h。其胃肠减压量较鼻胃管明显增多,能更有效地进行胃肠减压,减轻腹胀,促进肠蠕动,提高保守治疗的成功率,缩短解除梗阻所需时间。鼻肠梗阻导管长 300 cm,导丝长 350 cm,前水囊一般 15~30 mL,蒸馏水充盈,可随小肠蠕动牵引直达梗阻部位,后气囊 30~60 mL,空气充盈,在导管到达梗阻部位后注入造影剂,显示梗阻部位情况。

3.小肠克罗恩病影像诊断

CD 溃疡好发于系膜侧肠壁增厚及肉芽肿,而肠狭窄程度不一,一般 1~2 cm 或更长。影像诊断:①小肠口服钡剂造影;②小肠 MRI/CT;③胶囊内镜;④双气囊小肠镜。鉴别诊断:①肠型白塞病;②肠结核;③小肠淋巴瘤;④缺血性小肠炎;⑤小肠憩室病。CD 有 30%在 1 年内复发,50% 2 年内复发。肠外表现:①肛瘘;②肝胆并发症、脂肪肝、慢性活动性肝炎、肝硬化;③坏疽性脓皮病;④虹膜睫状体炎。抗中性粒细胞质抗体(ANCA)/抗酿酒酵母抗体(ASCA):UC PANCA 60%~80%(+),CD 仅 10%+,ASCA 阳性多见于 CD,而 UC 少见。CD70%而 UC 仅 6%。PANCA(+)/ASCA(-),在 UC 的敏感性及特异性分别为 94%和 95%。而 ASCA(+)/PANCA(-)在 CD 的敏感性及特异性分别为 56%和 94%。

CT 小肠造影可对 CD 活动期与静止期进行判断。CD 炎症肠壁增厚 CT 增强后强化,较周围正常肠腔增加 10~20 HU,为轻度强化,增加 20~30 HU 为中度强化,增加 30 HU 以上为重度强化,系膜淋巴结肿大>5 mm。CD 活动期病理:①固有膜弥漫性炎性细胞、中性粒细胞及淋巴细胞浸润;②隐窝有急性炎性细胞,尤其上皮细胞有中性粒细胞浸润及隐窝类甚至隐窝脓肿;③隐窝上皮增生杯状细胞减少,黏膜表皮糜烂Ⅰ类瘤形成。CD 慢性期病理标准:①肠壁纤维组织增生中性粒细胞淋巴细胞消失,慢性炎症细胞减少;②隐窝大小形态不规则,排列紊乱;③潘氏细胞化生。CD 病变肠壁平坦扫 CT 值(40.1±4.8)HU,动脉期(71.2±6.5)HU,静脉期(83.2±7.2)HU。CD 中 95%肠壁增厚且动静脉肠壁显像更清晰,应在门静脉期分析小肠壁的厚度,主要是肠壁充血水肿引起,肠壁分层多提示 CD 活动期,肠壁单层均匀多提示克罗恩病慢性期。肠腔狭窄多由肠壁黏膜引起,也可由肠外肿块或脓肿压迫所致,急性期肠壁水肿明显,肠腔狭窄可导致肠梗阻,肠壁水肿等明显因肠缺血引起,肠壁水肿呈靶征。CD 出现肠腔狭窄时,多提示 CD 活动。

若CD仅轻度强化及不强化，多见于CD慢性期。在冠状位CD活动期，肠系膜血管是木梳状或栅栏征，淋巴结>5 mm；当淋巴结>10 mm，应警惕淋巴瘤发生。必要时穿刺活检定性诊断。活动期可出现肠管周围蜂窝组织，应注意脓肿及瘘管。若症状为肠病活动期，血小板体积增大，D-二聚体含量增高。

4.结合本例分析肠梗阻

(1)部位：依据腹部平片见多处肠腔扩张，并见液平。上腹部小肠液平的结肠(称假性结肠征)，似近端小肠空肠，右下见多发液平似近端小肠梗阻。肠梗阻按发生部位可分为近端小肠(十二指肠空肠)和远端小肠(远端)结肠梗阻。

(2)病因：远端小肠梗阻(机械性)：①肠管本身病变CDTB肿瘤(淋巴瘤、肠套叠)；②肠腔外病变肠粘连(一般应有外科、妇产科盆腔手术史)、肠内异物、食入异物、胆石、囊石(结肠梗阻)。

(3)结合CT片：①多发肠段，肠壁增厚，肠壁有强化，有双层或三层(靶征)，支持小肠克罗恩病可能性最大。进一步明确诊断，CT小肠造影可待肠急性梗阻情况改善后，考虑进一步检查。②5%等用甘露醇2000 mL在CT扫描前45 min 4次服，每次500 mL，间隔10 min，使小肠扩张直径>20 mm为优，10～20 min，良<10 mm为善。除严重肠梗阻及654-2禁忌者外，抑制肠蠕动用654-2改善小肠梗阻，应用经鼻肠梗阻导管减压，适当应用奥曲肽以减少脂肪分泌。

三、年轻医生感悟

肠梗阻为消化内科、普外科、急诊科常见急症，典型症状、体征可引起重视及怀疑，通过影像学帮助诊断。在诊断肠梗阻的同时，需要评估梗阻的部位(远端梗阻引起近端扩张)，分析梗阻的病因，有无并发症。在肠梗阻病因的诊断与鉴别诊断中，往往存在疑难点以及容易误诊或漏诊点，需要展开思路，同时结合具体病例，避免漏诊血管性、肿瘤性病变。

(整理：孔珍珍；审核：叶成)

病例45　CD、胰腺炎

一、病历摘要

(一)病史归纳

患者，男性，20岁，学生，因“反复脐周腹痛4年，发热伴呕吐1天”于2012年7月26日入院。

【现病史】

患者4年前无明显诱因下出现脐周隐痛，无放射痛，伴低热，大便偏烂，色黄。3年前就诊于杭州某医院，查肠镜示“克罗恩病考虑”，病理示“升结肠黏膜慢性炎，升结肠肉芽肿及溃疡形成”。PPD皮试阴性，胶囊内镜示“小肠多发溃疡伴狭窄，考虑克罗恩病”，胃镜示“十二指肠降部多发隆起性糜烂(克罗恩病?)”，病理示“十二指肠降部黏膜慢性中－重度浅表性炎(活动性)伴肉芽肿，胃窦黏膜慢性重度浅表性炎，HP(－)”，诊断为“克罗恩病”。予“彼得斯安”、“整肠生”及中药治疗后，病情基本稳定，偶于进食后发生腹痛。后多次于我院住院治疗。患者昨晚因饮食不慎在家中发生寒战发热，最高38.1℃，伴恶心、呕吐，呕吐一次，呕吐物为黄水样，伴全腹痛，腹泻，粪质稀，无水样便，无黏液、脓血便，无里急后重，伴轻微头晕，无头痛。就诊于萧山某医院，静滴“头孢美唑”、“奥美拉唑”、“山莨菪碱”后，症状缓解。为求进一步治疗，今来我院就诊，患者无寒战发热，无恶心呕吐，无腹痛腹泻，粪质稍烂，色黄，无里急后重，无头晕、头痛。拟“克罗恩病”收住我科。

病来神清，精神可，胃纳可，夜寐可，大便稍烂，小便正常，体重无明显减轻。

【既往史】

既往体质差，2008年5月、2009年5月有急性胰腺炎病史2次，考虑为自身免疫性，2008年12月于杭州某医院就诊为格林-巴利综合征。曾予丙种球蛋白冲击治疗后，服弥可保500 μg po qd营养神经后好转。否认糖尿病、高血压、冠心病史，否认肺结核、肝炎等传染病史，青霉素皮试过敏，曾有皮疹、瘙痒等，否认其他药物食物过敏史，否认输血史、外伤、中毒史，预防接种史随社会。

【个人史】

出生并长期生活于杭州萧山，学生，否认疫水、疫源接触史，否认工作粉尘、毒物、放射性物质接触史，否认烟酒等不良嗜好史，否认冶游史。

（二）体格检查

体温 37.4℃，心率 80 次/分，血压 95/58 mmHg，呼吸 19 次/分。神志清，精神可，查体尚合作，浅表淋巴结未及肿大，全身皮肤及巩膜无明显黄染，颈软无抵抗。两肺呼吸音清，未闻及干湿啰音。心率 80 次/分，律齐，各瓣膜听诊区未及病理性杂音。腹平软，右下腹轻微压痛及反跳痛，可触及一鸡蛋大小包块，表面光滑，质软，墨菲征阴性。肝脾肋下未及，肠鸣音活跃，8～10 次/分. 双肾区无叩击痛，NS(－)。

（三）辅助检查

【实验室检查】

1. 血常规：白细胞计数 4.0×10^9/L，中性粒分数百分比 76%↑，嗜酸性粒细胞百分比 0.0%↓，淋巴细胞绝对值 0.7×10^9/L↓，血红蛋白 124 g/L↓。

2. 生化类：总蛋白 56 g/L↓，白蛋白 31.10 g/L↓。

3. 血沉、尿常规、ANCA 谱、肿瘤类、凝血类、乙肝三系、ANA 谱及大便常规＋OB 无殊。

【影像学检查】

1. 肠镜：克罗恩病伴肝曲多发息肉。

2. 全腹部 64 层螺旋 CT 增强示：回肠及升结肠肠壁增厚。结合临床，考虑克罗恩病可能。盆腔内见有少量积液。

3. 右下腹包块 B 超：部分结肠管壁增厚。

4. 腹部 B 超：胆囊壁毛糙，后腹膜低回声团，淋巴结可能。

（四）目前诊断

克罗恩病；小肠结肠型（A1 L3＋4 B2）活动期。

（五）诊治经过

入院后予以完善各项检查，予以泼尼松、雷公藤联合颇得斯安抗炎及免疫抑制治疗，米雅调节肠道菌群，头孢曲松联合奥硝唑抗感染治疗。

二、本例临床思维

（一）病例特点

患者男性，20 岁，反复脐周腹痛 4 年，发热伴呕吐 1 天。

1. 大便偏烂，伴低热，肠镜 CD 病理示：升结肠黏膜中度慢性活动性炎伴糜烂及息肉、溃疡形成。

2. 胶囊内镜：小肠多发溃疡伴狭窄考虑 CD。

3. 胃镜十二指肠降部多发隆起性糜烂（CD?），病理十二指肠降部黏膜慢性中-

重度浅表性炎(活动性)伴肉芽肿。

4. 诊断 CD,予颇得斯安,整肠生,中药。

5. 曾先后二次住我院消化科。

昨晚因饮食不慎寒战发热,体温 38.1℃,伴恶心呕吐一次,腹痛,腹泻稀便。既往史 2008 年 5 月和 2009 年 5 月急性胰腺炎 2 次,考虑为自身免疫性。2008 年 12 月诊断为格林一巴利综合征,曾丙球冲击治疗。

PE:体温 37.4℃,心率 80 次/分,血压 95/58 mmHg,呼吸 19 次/分。心(一),肺(一),腹:右下腹轻微压痛及反跳痛,可触及一鸡蛋大小包块,表面光滑。

诊断:克罗恩病;小肠结肠型。

先后两次住院:

第一次 2010 年 7 月 2 日入院,2020 年 7 月 23 日出院。出院诊断:CD 小肠结肠型。曾胃镜:十二指肠球部前壁见一黄豆大小黏膜隆起,表面糜烂,降部无殊。诊断:十二指肠球炎(CD 改变)。

ANA 1∶100(+),SS-A(+),ESR 33 mm/h,CRP 30.73 ng/L,血小板计数 $367.0\times 10^9/L$。

第二次 2011 年 9 月 28 日入院,2011 年 10 月 11 日出院。诊断小肠结肠型 CD。

B 超:胆囊炎,脾偏大。

血小板计数 $542\times 10^9/L$,ESR 33 mm/h,CRP 98.7 ng/L,ANA 1∶100(一)。

(二)本例临床思维

1. 炎症性肠病患者肝胆胰改变:①胆石症:CD 51.47%,UC 34.0%;②非酒精性脂肪肝:CD 64.7%,UC 69.33%;③少见肝胆胰病:PBC 2.25%,PSC 4.49%,AIH 3.3%,CP 0.9%。其发病机理:可能有共同免疫介导的发病机制,且不一定与 IBD 同期发病,可以是后发病,症状不典型,故易漏诊。

2. IBD 相关性胰腺炎。其形态学和组学特征方面类似于 AIP,如弥漫性胰管狭窄,常见假性囊肿或钙化少见。71 例 AIP 有 5.6%并发 IBD。IBD 伴胰腺炎大多无症状,有 11 点临床表现的仅占 2%,但 CD 或 UC 尿检有胰腺炎变化的达 38%~53%,其中胰腺纤维化占 38%,但无一例有临床症状,放射影像学和实验室检查征象。实验室检测表现 21%~80%胰腺外分泌存在不足。大部分 IBD 未能深入针对此病检查和诊断。其发病机制可能由于是胃肠道和胰腺组织上皮细胞有类似的易变损细胞分子靶点。故不少临床医生呼吁在 IBD 患者中重视 PBC、AIH、PSC、CP 等相关性疾病的筛查。

3.胃十二指肠克罗恩病：内镜表现为胃黏膜皱襞增粗僵硬伴纵行溃疡形成。超声内镜为胃壁黏膜及黏膜下层广泛增厚，呈均匀偏高回声。CD临床表现为反复上腹饱胀伴呕吐。内镜表现为十二指肠铺路石样改变，溃疡或狭窄。超声内镜表现为黏膜和黏膜下层广泛增厚，十二指肠CD应用泼尼松及PPI等治疗缓解。

5-氨基水杨酸用于胃十二指肠CD，用糖皮质激素控制急性期症状很有效，但长期维持无效且副作用多。免疫抑制剂可控制黏膜炎症和疾病进展，常用作维持治疗。目前尚无英夫利西单抗治疗胃十二指肠CD研究。今报道有效幽门球部扩张，短期内可缓解十二指肠CD的梗阻症状但复发率高，严重者行胃十二指肠或胃空肠旁路手术。PPI加泼尼松可迅速缓解症状，激素依赖可予AZA作维持治疗。

4.自身免疫性胰腺炎：是胰管弥漫性狭窄型慢性胰腺炎。①全部胰管变细，不规则性伴胰腺明显肿大，胰腺弥漫性炎症，高R球蛋白血证和自身抗体(＋)，胰腺内淋巴细胞浸润伴有高度的纤维化，糖皮质激素治疗有效。②局限型胰管狭窄型慢性胰腺炎，分支不规则炎症的变化。狭窄长度＞2/3是以上弥漫狭窄型，在2/3以下是局限型。病因：如sjogren(干燥综合征)症候群，硬化性胆管炎等自身免疫性疾病合并胰腺炎。临床表现：无特异性症状，可轻度腹痛背痛，阴黄也多见，以sjogren症候群或自身免疫性疾病合并者众多，其中糖尿病合并率最高，80％糖耐量异常，80％胰外分泌抗能低下。实验室：嗜酸细胞↑，活化CD4/CD8(＋)，高γ球蛋血症，IgG增高，自身免疫抗体存在，ANA(＋)，ANCA(＋)，RF(＋)。抗平滑肌抗体等皆(＋)，血尿淀粉酶升高或者降低都可能。诊断：①胰腺管狭窄伴胰腺肿大；②有自身抗体；③胰腺组织学有高度淋巴细胞浸润和纤维化；④类固醇激素治疗有效。①＋②或①＋③为确诊；①和④为可疑诊断。

5.炎症性肠病、CD检出率(0.90％～0.93％)。机理：可能共同免疫介导发病，可以不在同一时间发病，可以先后。IBD并发相关胰腺炎与自身免疫性胰腺炎类似。IBD并发胰腺炎大多无症状，有症状的仅2％，IBD合并有胰腺炎占38～53％。有21％～80％胰腺外分泌不足。发病机制：胃肠道与胰腺上皮细胞有类似易受损细胞分子靶点。

6.诊断：①皮质类固醇中重度患者，活动期病例控制发作主要用泼尼松30～40 mg/d，可用至60 mg/d，主张6～8周；②水杨酸偶氮磺胺吡啶(SASP)在结肠细菌分解5-ASA和SP，对小肠CD无效；③5-ASA；④免疫抑制剂：硫唑嘌呤、6-硫嘌呤(6-MP)；⑤TNF-α单抗。

(三)本例临床思维

1.本次发病的情况：发病前一晚饮食不当后出现全腹痛，腹泻，稀便一次，发热

38.1℃(腹痛范围较广，为全腹痛，WBC 4×10^9/L，中性76%，CRP 43.67 mg/L)，伴有恶心呕吐一次，呕吐物为水样，故患者这次起病诊断考虑急性胃肠炎可能性大，与其基础病CD(小肠结肠型)无明显直接关系。静滴头孢美唑、奥美拉唑、山莨菪碱治疗后症状即缓解。

2.患者既往CD是否成立？结肠镜升结肠肉芽肿及溃疡诊断；胶囊内镜：小肠多发溃疡伴狭窄诊断CD；胃镜：十二指肠降部多发隆起性糜烂且病理十二指肠降部黏膜慢性中-重度炎伴肉芽肿。诊断十二指肠CD可能。至2010年7月2日第一次住本院，胃镜球部前壁见一黄豆大小黏膜隆起，表面糜烂，诊断克罗恩病改变。目前CD诊断缺乏长期随访依据，需进一步随访，观察病情变化及相应影像学、病理学依据。

3.患者发生两次胰腺炎的原因如何？是否考虑自身免疫性胰腺炎？自身免疫性胰腺炎特征如下：①胰管弥漫性狭窄>2/3，胰管胰腺肿大，胰腺弥漫性炎症，胰腺组织高度淋巴细胞浸润和纤维化。②局限型胰管狭窄在2/3以下。此外有高球蛋白血症，有自身免疫抗体存在，如ANA、ANCA、RF、SMA等皆可阳性。类固醇激素治疗有效，其并发症最高80%，糖耐量异常。

三、年轻医生的感悟

克罗恩病发病率、诊断率逐年升高，需要广大年轻医生，特别是消化专科医生引起重视。克罗恩病的诊断相对困难，诊断后需要对其进行蒙特利尔分型，通过CDAI评分以及内镜评分，对疾病严重程度进行评估。克罗恩病的诊疗进展日新月异，需要与时俱进。克罗恩病疾病活动时可能存在肠外表现，需要开拓思路，及时发现。而本次患者既往基础疾病多，和目前克罗恩病诊断之间是否存在相关性？患者本次发病是考虑基础疾病活动，还是出现肠道感染，能否采用一元论进行解释，这些思考贯穿于该患者整个诊疗过程中。

(整理：孔珍珍；审核：叶成)

病例 46　失蛋白性肠病

一、病历摘要

(一)病史归纳

患者，女性，47 岁，职员，因“反复双下肢浮肿 9 年，再发 3 月”于 2012 年 7 月 3 日入院。

【现病史】

患者 9 年前无明显诱因下出现双下肢浮肿，无发热、恶寒，无腹痛、腹胀，无恶心、呕吐，无头晕、乏力，当时就诊于浙一医院。检查发现低蛋白血症及甲亢，予相关治疗后浮肿消退出院，具体不详。后双下肢浮肿反复发作，多次就诊于多家医院。2 年前就诊于华山医院，查肠镜病理显示(末端回肠及回盲部)黏膜慢性炎症，伴淋巴组织增生，免疫组化示黏膜下小淋巴管。低蛋白血症诊断考虑蛋白丢失性肠病，肠淋巴管扩张可能，曾建议患者服用激素治疗，患者拒绝，经其他对症治疗好转后出院。3 个月前患者双下肢再次出现浮肿，伴有大便次数增多，最多 1 日 5～6 次，无黑便、便血，无腹痛、腹胀，无恶寒、发热，无乳糜尿。半个月前患者右下肢皮肤发红，无发热、无腹痛等不适症状，为求进一步治疗收住入院。

病来神清，精神可，胃纳可，夜寐安，大便如上述，小便正常，近期体重无明显变化。

【既往史】

既往有心房颤动史 4 年余，平素服用拜阿司匹林 1 片 1 天 1 次。既往体质一般。否认高血压、糖尿病、心脏病等重大内科病史，否认乙肝、肺结核等传染病史，否认重大手术、外伤、输血、中毒史，否认药物及食物过敏史，预防接种史随社会。

【个人史】

出生并长期居住于杭州，职员，否认疫水、疫源接触史，否认工作粉尘、毒物、放射性物质接触史，否认烟酒等不良嗜好史，否认冶游史。

(二)体格检查

体温 36.9℃，心率 80 次/分，血压 100/70 mmHg，呼吸 19 次/分。神志清，精神软，查体合作。浅表淋巴结未及肿大，全身皮肤及巩膜无黄染，皮肤黏膜无瘀点、瘀斑,无肝掌和蜘蛛痣。颈软无抵抗。两肺呼吸音清,未闻及干湿啰音,心率 80 次/分,律绝对不齐,各瓣膜听诊区未及病理性杂音。腹平软,无压痛及反跳痛。肝脾肋下未及,肠鸣音 5~6 次/分,双肾区无叩击痛。双下肢浮肿,右下肢局部皮肤发红,皮温高于对侧,浮肿质地较韧,NS(—)。

(三)辅助检查

【实验室检查】

1. 血常规:白细胞计数 3.1×10^9/L↓,嗜酸粒细胞百分数 9.3%↑,中性粒细胞绝对值 1.8×10^9/L↓,单核细胞百分数 10.8%↑,淋巴细胞绝对值 0.6×10^9/L↓。

2. 生化类:钾 3.2 mmol/L↓,钙 1.62 mmol/L↓,总蛋白 30.5 g/L↓,白蛋白 20.10 g/L↓。

3. 肿瘤类:CA125 207.80 U/mL。

4. 甲状腺功能类、肾小管功能类、自身免疫性肝炎抗体、乙肝三系、凝血类、大便常规+OB 及 ESR 无殊。

【影像学检查】

1. 胃镜:慢性浅表性胃炎。

2. 肠镜:结肠镜检查未见明显异常。

3. 胃肠造影:小肠水肿伴蠕动亢进。

4. 胸部正侧位:两肺纹理增多,未见明显实质性病变。心影增大。

(四)目前诊断

1. 双下肢浮肿原因待查。

2. 毛细淋巴管炎。

3. 心房颤动。

(五)诊治经过

入院后予以完善各项检查,予以头孢美唑抗感染,丹参酮改善循环,中药清热利湿解毒,以及其他对症支持治疗,如慷彼申补充胰酶助消化、双歧三联活菌调节肠道菌群、补达秀片补钾,并补充人血清白蛋白以纠正低蛋白血症。

二、本例临床思维

(一)本例病例特点

患者,女性,47 岁。双下肢反复发作浮肿,检查发现低蛋白血症及甲亢。

2 年前华山医院结肠镜检查示末端回肠及回盲部黏膜慢性炎症伴淋巴组织增生。诊断:蛋白丢失性肠病,肠淋巴管扩张可能;毒性弥漫性甲状腺肿;甲亢性心脏病;心房颤动。半个月前右下肢皮肤发红。辅助检查:白细胞计数 3.1×10^9/L↓,嗜酸粒细胞百分数 9.3%↑,总蛋白 30.5 g/L↓,白蛋白 20.10 g/L↓,CA125 207.80 U/mL。

(二)临床思维

蛋白丢失性肠病(PLE)可分为三类。①胃肠黏膜病变不伴黏膜糜烂和溃疡,胃肠黏膜上皮紧密连接变得疏松,血管和黏膜通透性增加,血浆蛋白从胃肠管后漏入腔内,可见于如 SLE、嗜酸性胃肠炎过敏性疾病;②胃肠黏膜糜烂和溃疡病变,致使上皮细胞脱落,黏膜层和黏膜下层破溃,造成其间血管损伤,炎性渗出,蛋白丢失,如 CD、UC、恶性肿瘤;③淋巴管阻塞或淋巴管压力增高,毛细淋巴管通透性增加或破溃,致使含有蛋白质的淋巴液漏入肠腔,如小肠淋巴管扩张症、肠系膜淋巴结核、小肠淋巴瘤等,可直接累及淋巴管,充血性心力衰竭等引起静脉回流障碍,间接造成肠道淋巴管内压力增高。如一些外科疾病,有的可有一种以上机制,如破坏肠道黏膜炎性可造成肠道淋巴管阻塞,如 CD、小肠淋巴瘤、肠 TB 等。

临床症状:由于基础病不同,低蛋白血症轻重不等,比肝肾疾病致低蛋白血症更明显,白蛋白低于 28 g/L 或更低,SLE 致 PLE 白蛋白 10.4 g/L,最低达 8 g/L;低蛋白水肿首先出现双下肢水肿,与白蛋白降低不一定平行;腹泻可有可无;有营养不良或其他一般消化道症状。

诊断方法:①粪便抗胰蛋白酶测定:在肠道中不被水解,从粪便排出,分别测血清和粪便,根据抗胰蛋白酶含量计算其清除率,可以反映是否存在肠道蛋白丢失。②99 锝标记人血清白蛋白抗素显像:静脉注射 99m 锝标记的人血清白蛋白,按一定时间隔行腹盆腔注射,如果出现早期核素肠道显影,可以确定肠道有蛋白丢失。③基础病的诊断:PLE 内镜检查 50%主肠壁水肿,另 50%未见异常。活检可有绒毛水肿、淋巴管扩张、血管炎、炎症。

胶囊内镜小肠水肿呈脑回样,胶囊内镜肠黏膜呈大小不等的白色颗粒状突起,小肠镜表现为弥漫性不规则结节状隆起,表面乳白色扩增的乳糜管过敏性紫癜。小肠镜可见黏膜充血水肿,散在斑片状黏膜下出血。消化道钡剂和腹部 CT 诊断价值有限,通常仅显示消化道黏膜水肿或肠壁增厚。SLE 有自身抗体谱检测。

治疗:首先处理基础病(病因治疗)。对症治疗,输注人血清白蛋白,进行全肠外营养和肠内营养。谷氨酰胺是肠黏膜细胞主要能量物质,双气囊小肠镜对小肠罕见病检出率可达 100%。SLE 致蛋白丢失性肠病,是一种弥漫性血管炎,尤其肠道血管炎,也是狼疮的病理基础,肠道血管中补体的活化部分增加毛细血管通透性致蛋白漏出。1 例 CA125 持续升高考虑与胰腺炎有关。SLE 合并 PLE 升高治疗的糖皮质激素是首选,有 60%患者对激素反应良好,若应答不好可使用 CTX 硫唑嘌呤等免疫抑制剂,狼疮性肠系膜血管炎抗血管内皮细胞抗体滴度显著升高,且与狼疮性凝血、抗心磷脂抗体和抗 B2 糖蛋白抗体相关,SLE 相关失蛋白性肠病发生率为 1.9%~3.2%,近一半患者以此为首先症状。

诊断:本例临床症状两下肢反复浮肿,明显低蛋白血症,白蛋白 20.1 g/L,而肝肾功能尚可,故不考虑由于肝肾疾病所致低蛋白血症。IGA、IGM、C3 皆减低,C4 正常,诊断为失蛋白性肠病。其病因(即基础病 PLE)分析:根据以往结肠镜检查,黏膜炎症与肠淋巴管扩张可能。PLE 病因有 3:肠道黏膜炎症糜烂,胃肠黏膜间紧密连接疏松,血管通透性增加;胃肠黏膜糜烂和溃疡,淋巴阻塞压力增加,毛细淋巴管通透性增加,含蛋白质的淋巴液漏出;小肠镜下黏膜及黏膜下层淋巴管扩张,小肠黏膜绒毛呈白色改变散在白色斑点或白色结节,黏膜下层隆起。

本例蛋白丢失性肠病,华山医院诊断病因是肠淋巴管扩张可能,但缺失明确的依据。内镜下未见黏膜及黏膜下层淋巴管扩张显示(如小肠黏膜绒毛呈白色改变散在白色斑点或白色结节)。毒性弥漫性甲状腺肿甲亢、甲亢性心脏病的诊断是否成立。不知当时甲状腺全套的结果,应追查当时实验数据,至少目前没有甲亢。应进一步检查有否存在结缔组织病,例如 SLE 全套、系统血管炎全套。

三、年轻医生的感悟

针对水肿、低蛋白血症待查,首先需要考虑水肿本身和低蛋白血症之间的关联性、因果性。低蛋白血症的病因,需要考虑来源减少及丢失过多。来源减少包括营养不良、消化不良、蛋白吸收障碍。丢失过多包括蛋白丢失性肠病、肾病综合征、肿瘤、发热消耗性疾病、烧伤等经皮肤丢失。本例患者合并肠道病变,诊断及鉴别诊断可能在蛋白丢失性肠病和小肠吸收功能障碍间进行,寻求各种蛛丝马迹,结合肠外表现,尽量通过一元论进行解释。

(整理:孔珍珍;审核:叶成)

病例 47　嗜酸粒细胞性胃肠炎

一、病例摘要

(一)病史归纳

患者,男性,81 岁,因“上腹痛,恶心,呕吐 1 周”入院。

【现病史】

患者 1 周前无明显诱因下出现上腹痛,呕吐,进食后便呕吐,为胃内容物伴少量咖啡色液体,伴反酸、嗳气,无黑边及黏液血便,无腹泻,大便 2～3 日 1 次,病程中无畏寒发热。

【既往史】

既往有脑梗死病史 1 年,否认高血压糖尿病史,否认结核等传染病史,否认其他手术及重大外伤史,否认输血史,否认药物及食物过敏史,预防接种史不详。

【个人史】

无殊。

(二)体格检查

神志清楚,皮肤、巩膜无黄染,无皮疹。浅表淋巴结无肿大。心肺未见异常,腹部稍隆起,剑突下压痛(＋),无肌肉痛及反跳痛,肝脾肋下未及,移动性浊音(－),双下肢无水肿。

(三)辅助检查

【实验室检查】

1. 血常规:白细胞计数 5.83×10^9/L,中性粒分数百分比 78%↑,嗜酸性粒细胞 1.4%,血红蛋白 110 g/L,C-反应蛋白 15.7 mg/L。

2. 免疫功能:免疫球蛋白 G 8.92 g/L,免疫球蛋白 A 13.10 g/L,免疫球蛋白 M 0.31 g/L,免疫球蛋白 E 107 g/L↑,自身抗体(－)。

3. 肿瘤全套:无殊。

4. 血胃泌素:60.23 ng/L。

5. 大便 OB(＋)。

6. 肝功能、肾功能、空腹血糖、血脂无殊。

【影像学检查】

1. 胸部 CT：双侧少许胸膜增厚。

2. 全腹增强 CT：胃窦部胃壁不规则增厚，考虑 MT 可能性大；胃小弯可疑淋巴结；胆囊壁增厚及周围渗出，考虑胆囊炎，胆囊结石可能性大；双肾多发小囊肿。

3. 心电图：窦性心律，ST-T 改变。

4. 胃镜：食道下段黏膜见 2 条短条状发红、糜烂，胃腔大量褐色潴留液，胃黏膜充血水肿、糜烂，幽门口处见直径约 1.2 cm×2.0 cm 肿块样/息肉样隆起，表面充血明显，幽门显示不清，镜身无法通过。(胃镜的诊断？胃镜病理？)

(四)目前诊断

1. 嗜酸性粒细胞性胃肠炎并幽门梗阻。

2. 反流性食管炎(Ⅰ级)。

3. 慢性胆囊炎急性发作。

4. 胆囊结石。

(五)诊治经过

入院后给予胃肠减压，禁食 3 天，抗感染、抑酸及对症支持治疗，加用泼尼松 40 mg/d，晨起顿服，10 天后减量。半月后复查胃镜：胃黏液湖清亮，胃窦黏膜红白相间，幽门圆，黏膜光滑；十二指肠球黏膜充血水肿，局部黏膜隆起，表面发红，球变形，镜身可通过。内镜病理诊断：胃幽门及胃窦慢性轻-中度浅表活动性胃炎伴局灶肠化、局部淋巴组织增生及嗜酸性粒细胞，HP(－)，食管鳞状上皮及腺上皮呈慢性炎症改变，球部黏膜慢性炎伴急性炎。泼尼松 10 mg/d 维持治疗 3 周，临床症状完全缓解。

二、临床思维分析

诊断嗜酸性粒细胞胃肠炎伴幽门梗阻，一般认为外周血嗜酸性细胞升高者约 80%～93.6%，胃镜活检病变黏膜嗜酸性细胞一般在 10～15 个/HP，而本例仅提及多量嗜酸细胞浸润(未计量)，内镜漏诊率相当高，可有 10%，故一般要求活检至少 6 块。

嗜酸性胃肠炎可分三型，包括黏膜病变型(最常见，主要累及黏膜及黏膜下层)、肌层病变型(较少见)、浆膜病变型(最少见)。

浆膜病变型一般全层累及、腹腔积液，大量嗜酸性细胞，肠系膜淋巴结累及。本例出现幽门梗阻，按分析嗜酸性粒细胞已浸润肌层，故幽门僵硬狭窄，出现胃出口梗阻。予泼尼松 40 mg/d，10 天后减量，复查胃镜后能通过镜身，故患者诊断完整为：嗜酸性粒细胞胃炎伴幽门梗阻黏膜病变肌层病变混合型。

本病有82.1%免疫球蛋白异常，多伴免疫球蛋白E、G、A升高。本例免疫球蛋白A、免疫球蛋白E升高，且免疫球蛋白E特别高，也说明有过敏原因存在。

本例发病，以往无药物、食物异常过敏史。该病一般发病皆有诱因，47%～50%过敏史如过敏性鼻腔有关，过敏性皮炎、哮喘等，应进一步追问过敏史。

CT可发现病变胃肠壁增厚，黏膜皱襞“轨道征”肉芽肿形成，黏膜皱襞粗大，甚至结节状，腹部假息肉状，肠壁可有“靶征”。本例胃窦胃壁有不规则增厚。

在确诊前误诊率有70.7%，治疗为激素有效，复发时再用仍有效，必要时可加用免疫抑制剂治疗。

诊断标准：①有消化道症状；②病理证实胃肠道一处或多处组织中嗜酸性细胞浸润；③无胃肠道以外多器官嗜酸细胞浸润；④除外其他嗜酸细胞浸润的病变（如肠道寄生虫、无肿瘤、嗜酸肉芽肿、血管炎）。

三、年轻医生的感悟

患者年龄较大，症状有腹痛和呕吐，根据临床症状和胃镜提示有幽门梗阻，根据血常规提示嗜酸性粒细胞升高，故考虑嗜酸性粒细胞性胃肠炎。通过病例学习，可了解嗜酸性粒细胞性胃肠炎的三种分型，以及本病的发生率。除此之外，本病较多数有免疫球蛋白的异常，可说明有过敏原因存在，因此在询问病史时，应仔细追问过敏史。本病的误诊率和漏诊率较高，故应在诊断时应全方面、多指标进行。在疾病的治疗上，激素有效，必要时可以加用免疫抑制剂，预后较好。

（整理：孔珍珍；审核：叶成）

病例 48　胰腺不完全分裂

一、病例摘要

(一)病史归纳

患者,女性,38 岁,职员,因“反复上腹痛 27 年,加重 10 天”于 2012 年 11 月 27 日入院。

【现病史】

患者 27 年前在无明显诱因下出现上腹隐痛,无下腹痛,无腹胀,无恶心呕吐,无腹泻,无嗳气,无胸闷,伴轻微反酸,胃灼烧,偶有口苦,偶有胸骨后隐痛,伴四肢不温、自汗,纳差。多次胃镜检查示:慢性浅表性胃炎。最后一次胃镜于 2 年前提示:慢性浅表性胃炎。门诊拟慢性胃炎诊治,西药(具体不详)疗效欠佳,中药门诊拟温中健脾可缓解症状。近半年未服用任何药物,上腹隐痛一直持续,近 10 日在无明显诱因下疼痛加重,可放射至背部,遂来我院就诊,拟“上腹痛待查”收治入院。

患者病来纳差,寐欠佳,二便调,无消瘦,无发热。

【既往史】

患者胰腺小囊肿病史 5 年,否认胰腺炎、高血压、糖尿病、冠心病等疾病,否认肝炎、肺结核等传染病史,否认手术、外伤史,否认食物、药物过敏史,预防接种史不详。

【个人史】

无殊。

(二)体格检查

体温 36.8℃,心率 78 次/分,血压 120/70 mmHg,呼吸 19 次/分。神志清,精神软,查体合作。浅表淋巴结未及肿大,全身皮肤及巩膜无黄染,皮肤黏膜无瘀点、瘀斑。颈软无抵抗,甲状腺未及肿大。双肺呼吸音清,无干湿啰音。心率 78 次/分,律齐,未及病理性杂音。腹部隆,移动性浊音阴性,中上腹部压痛,无反跳痛。肝脾肋下未及,肝肾区无叩痛,肠鸣音 3～4 次/分。双下肢无水肿。

(三)辅助检查

【实验室检查】

1. 淀粉酶:45 U/L。

2. 尿淀粉酶：36 IU/L。

3. 血常规：白细胞计数 6.6×10^9/L，中性粒分数百分比 56.1%，淋巴细胞百分数 31.1%，血红蛋白 104 g/L↓，C-反应蛋白 1.54 mg/L。

4. 肿瘤类、肝炎类、生化类、凝血类、尿常规、大便常规无殊。

【影像学检查】

1. 腹部 CT：胆囊增大；胰腺头部略呈分裂状，建议行进一步检查，排除胰腺分裂症的可能。两侧骶髂关节髂骨面局部密度增高，考虑骨炎可能。

2. 腹部 B 超：胆囊息肉，米粒大小基底病变。肝胰脾双肾(—)。

3. 胸部 X 线：双侧肺纹理增粗。

(四)目前诊断

1. 胰腺不完全分裂(胰源性腹痛)。

2. 慢性浅表性胃炎。

3. 胆囊息肉。

(五)诊治经过

入院后予以完善各项检查，予以抑酸护胃等对症治疗。完善各项检查，如 B 超、CT 等，CT 提示胰腺头部略呈分裂状，后行 ERCP，行副乳头切开扩张，放置支架。

二、临床思维分析

(一)必须进一步了解 5 年胰腺囊肿病史。

(二)必须补测脂肪酶。

(三)ERCP 检查是诊断胰腺分裂症的金标准。

(四)CT：胰腺头部略呈分裂状(提示胰腺分裂的可能)，但仍需进一步 ERCP 或 MRCP 证实。

(五)胰腺分裂可有胰腺性腹痛或急性复发性胰腺炎，或两者都有，也可无症状。

(六)建议：行 MRCP，进一步明确诊断，若有胰腺分裂，再行 ERCP，行副乳头切开扩张，放置支架。

人胚胎发育第 4 周，从前肠的尾端、背腹的两侧各伸一个芽突，分别为腹胰和背胰。至第 7 周，腹胰由十二指肠腹侧转至背侧，与背胰合成一个完整的胰腺。胰腺分裂(PD)是一种胰腺在发育过程中主、副胰管完全未融合或以细的分支胰管的吻合为特征的先天畸形，又称为胰腺分隔、胰腺分离、胰管未融合、胰管融合异常等。由于胰液引流不畅而易导致胰腺炎。胰腺分裂症在欧美国家的发现率：尸检

6.4%,ERCP 4.6%;日本尸检1.3%,ERCP 0.7%;中国ERCP 2%。

胰腺分裂(以下简称PD):顽固性腹痛发生率46%,急性胰腺炎发生率32%。

ERCP检查中PD发生率1.3%~6.7%,可表现为主乳头插管胰管长度<60 mm,直径<3 mm,CT和MRI可见胰头呈不同程度分叶状。内镜治疗,可行内镜下乳头扩张,乳头切开,胰管支架置入。

MRCP检查PD的发生率为11.1%,表现为胰乳头胰管(背侧胰管有中性膨胀类似输尿管水肿),乳头背侧胰管有炎性扩张。CT:对PD诊断无特异性,仅表现为胰腺炎征象或正常胰腺,除非见到胰头或胰体特征表现。ERCP:可见到胰头部胰管6 mm×4 mm,炎性扩张才考虑PD。PD急性复发性胰腺炎32.7%,十二指肠胰腺炎21.1%。B超和CT均示胰头扩大,胰管扩张。

三、年轻医生的感悟

本案例中患者腹痛时间较久,且多次胃镜提示浅表性胃炎,服用抑酸药和中药效果欠佳。患者腹痛症状10天加重,且有放射痛,首先应关注淀粉酶等胰腺炎指标,若指标正常,应仔细研读CT片,并了解胰腺分裂导致的腹痛的发生率,以及诊断的金标准。本病应首先行MRCP,进一步明确诊断。若有胰腺分裂,再行ERCP,治疗上可行乳头切开扩张,支架置入。

(整理:池佳华;审核:徐丽)

病例 49　IPMN

一、病历摘要

(一)病史归纳

患者，男性，49 岁，农民，因“反复上腹部胀痛 10 余年，加重 1 月余”于 2013 年 02 月 18 日入院。

【现病史】

患者 10 余年前每因劳累及饮酒后出现上腹部胀痛，伴有恶心呕吐，无腹泻，无发热，无黄染。于当地医院就诊，以急性胃炎治疗，可好转，未进一步检查。后每 1～2年发作上腹部胀痛 1 次，7 年前在桐庐县第一医院曾诊断为“胰腺炎”。1 月余前再发上腹部胀痛，至桐庐县人民医院行 CT 示“胰头部囊实性占位，伴钙化形成，胆总管下段受压致胆道梗阻性扩张，胰管全程扩张，胆汁淤积”，故于上海中山医院行“剖腹探查＋胰头肿块活检术”。病理：(胰头)送检穿刺组织内纤维间质水肿伴炎细胞浸润，导管上皮高度黏液分泌伴轻度异型，考虑导管内乳头状黏液性肿瘤。为进一步治疗来我院就诊，门诊拟“导管内乳头状黏液性肿瘤”收住入院。否认高血压、冠心病、脑梗病史。

【既往史】

既往体健，否认高血压、糖尿病等病史，否认肝炎、肺结核等病史，否认中毒、输血等病史，否认药物、食物过敏史，否认外伤史，预防接种史随社会。

【个人史】

无殊。

(二)体格检查

体温 37℃，心率 80 次/分，血压 98/60 mmHg，呼吸 20 次/分。神志清，精神软。结膜略苍白，皮肤、巩膜无黄染。锁骨上淋巴结未及肿大。口唇无发绀。双肺无干湿啰音。心律齐，未及病理性杂音。腹平，未见胃肠型及蠕动波，腹壁静脉无曲张，腹右侧可见长 20 cm 陈旧性手术疤痕，无反跳痛。肝脾肋下未及，肝肾区无叩痛，移动性浊音阴性，肠鸣音 4 次/分。双下肢不肿。NS(—)。

(三)辅助检查

【实验室检查】

1. 血常规:白细胞计数 9.1×10^9/L,中性粒分数百分比 69.8%,嗜酸性粒细胞百分比 2.8%,血红蛋白 146 g/L,血小板计数 98×10^9/L↓。

2. D-二聚体+凝血功能常规:D-二聚体 3.0 mg/L↑。

3. 生化全套:白蛋白 40.2 g/L,白球比 1.31,总胆红素 36.8 g/L↑,直接胆红素 22.2 μmol/L↑。

4. 抗 O+类风湿因子:无殊。

5. 乙肝三系定量:无殊。

6. 肿瘤全套: 甲胎蛋白 12.46 ng/mL↑,铁蛋白 1018.7 ng/mL↑,糖类抗原 199 73.36 U/mL,癌胚抗原 2.0 ng/mL,糖类抗原 50 79.46 U/mL↑。

7. 甲状腺功能:抗甲状腺球蛋白抗体 15.0 U/mL↑。

8. 血胃泌素:无殊。

9. 免疫功能、抗核抗体全套、血结核抗体、肝炎抗体(除乙肝)、血淀粉酶、血黏度无殊。

【影像学检查】

1. 胸部 DR:两肺未见明显异常。

2. 腹部 CT:①右半结肠区肠壁明显增厚,占位可能;②腹膜后淋巴结肿大;③胆囊切除术后改变。

3. 经颅多普勒:①椎基底动脉供血不足;②提示左下脑中动脉痉挛(2009 年 8 月24 日)。

4. 盆腔 B 超:①绝经后子宫,子宫肌层回声欠均;②宫内节育器位置正常,盆腔积液。

5. 头颅 MR:①右侧基底节区陈旧性腔隙性梗死病灶;②老年性脑改变。

6. 心电图:窦性心律,轻度左室电压增高,边缘心电图。

7. 甲状腺 B 超:①甲状腺多发实性团块;②甲状腺弥漫性改变;③右侧甲状腺前方实性团块。

(四)目前诊断

西医诊断:胰管内乳头状黏液性肿瘤(IPMN)。

(五)诊治经过

完善相关检查。(2013 年 2 月 19 日)生化类(病房):甘油三酯 1.86 mmol/L,总胆固醇 5.76 mmol/L,球蛋白 30.8 g/L,总胆红素 36.8 μmol/L,直接胆红素

22.2 μmol/L。(2013 年 2 月 22 日)肝炎类:乙肝表面抗原(定性)(+),乙肝表面抗体(定性)(一),乙肝病毒前 S2 抗原(+)。(2013 年 2 月 19 日)凝血类:D-二聚体 3.00 mg/L FEU。(2013 年 2 月 19 日)免疫五项:补体 C3 1.37 g/L。(2013 年 2 月 19 日)甲状腺功能类:抗甲状腺球蛋白抗体 15.0 U/mL。(2013 年 2 月 19 日)尿常规:蛋白质 1+,比重 1.032。(2013 年 2 月 19 日)肿瘤类(男性):甲胎蛋白 12.46 ng/mL,CA199 73.36 U/mL,CA50 79.46 U/mL,总前列腺抗原 8.153 ng/mL,铁蛋白 1018.7 ng/mL。(2013 年 2 月 20 日)ANA 谱(16 项):ANA(欧蒙法)阳性 1∶100,线粒体 2 型:阳性。(2013 年 3 月 9 日)AFP+PSA+铁蛋白+CA199:铁蛋白 846.8 ng/mL。(2013 年 3 月 9 日)肝肾功能+AMY:肌酐 33.58 μmol/L,总胆汁酸 29.3 μmol/L,谷氨酰转肽酶 216 U/L。(2013 年 2 月 19 日)全腹部 CT 平扫+增强:①胰头部导管内乳头状黏液性肿瘤(主胰管型)伴胆胰管扩张,胃窦、十二指肠受压、受侵犯,肠壁增厚水肿,门静脉及肠系膜上静脉受累及;②盆腔少量积液。上腹部 MR 平扫+增强:胰头部导管内乳头状黏液性肿瘤(主胰管型)可能伴胆胰管扩张,胃窦、十二指肠受压、受侵犯、肠壁增厚水肿。门静脉及肠系膜上静脉受累及,腹膜后侧支循环形成。脾脏信号均匀。左肝、左肾小囊肿。(2013 年 2 月 28 日)患者行内镜下主胰管狭窄支架植入术,手术顺利,术中见乳头开口正常。另予慷彼申、莫沙比利促胃肠动力、改善消化功能等治疗。建议患者手术,患者要求先出院。

二、临床思维分析

(一)病例特点

1.病史:患者,男性,49 岁,病理诊断,考虑导管内乳头状黏液肿瘤。肝功能:丙氨酸氨基转移酶 142 U/L,α-酪氨基转移酶 592 U/L,总胆红素 24.0 μmol/L。结合胆红素 10.1 μmol/L。CA199 122.6 U/mL,CA50 31.88 U/mL。胰腺平扫+增强:慢性胰腺炎合并胰头区假性胰腺炎、肿大可能。左肾内囊肿。

2.检查:葡萄糖 6.69 mmol/L,血淀粉酶 186 U/L。胰头穿刺活检组织:胰腺腺泡萎缩,小导管上皮黏液样变性。间质纤维组织增生,呈慢性胰腺炎改变。胰头送检穿刺组织内纤维间质水肿伴炎细胞浸润,导管上皮高度黏液分泌伴轻度异型,考虑导管内乳头状黏液性肿瘤。

(二)临床表现

反复发作腹痛无症状,体检时发现恶性呕吐 1 例,全身乏力2 例,其中 3 例表现为急性胰腺炎或慢性胰腺炎反复发作,有糖尿病史 4 例,伴黄疸 2 例,病程 1 月~5 年。

(三)诊断方法

CT、MRCP、ERCP。ERCP 可见乳头状，开口扩张，可见透明胶冻样黏液流出。胰管造影胰管全程扩张，最大直径 1.2 cm。5 例胰头、胰管呈囊状扩张，内有不规则充盈缺损。3 例同时伴有胆总管、肝内胆管扩张，最大直径 1.5 cm。CT 示主胰头体积增大，可见团状囊实性低密度影，内可见壁结节且与主胰管相通。实验室:4 例淀粉酶增高，3 例总胆红素轻度增高，2 例 CA199、CEA 增高，胰管刷检查脱落细胞 2 例示上皮乳头状增生，可见异型细胞。治疗行置入胰管及胆管支架。

(四)IPMN 分型

①主胆管型;②2 分支型;③混合性。均可见囊状的肿瘤样病变，内有壁结节。恶性 IPMN 病变对胰窦性的浸润。ERCP 诊断是除病理检查外的金标准。IPMN 仍主张以手术切除为主，5 年生存率 81.6%～91,6%，恶性 IPMN 术后 5 年生存率为 28%。本病具有生存缓慢恶性程度低、少有侵犯周围组织、淋巴结转移率和再发率低的特点。

(五)鉴别

1. 胰腺囊性肿瘤主要分为三类:①浆液性囊性肿瘤;②黏液性囊性肿瘤;③导管内乳头黏液性囊腺瘤。①类多为良性，恶性罕见，多是微囊腺瘤，典型表现呈蜂巢样结构。②类明显恶性倾向，体积较大且有分隔的囊肿。③类囊肿与胰管相通伴有胰管扩张。

2. IPMN:主胰管型的恶变率 57%～92%。支胰管型 6%～46%。IPMN 有明显的恶性倾向，应该手术治疗。手术指征:主胰管型、分支胰管型＞3 cm 或有症状＜3 cm 亦应手术切除。＜3 cm 分支型且无症状、无附壁结节，可以严格随访。＜1 cm每年需 MRI 或 CT，病变呈附壁结节，继续观察。据日本文献报道，主胰管型 30%，分支胰管型 20%，混合型 50%。根据黏液上皮的异型程度和肿瘤侵袭性不同，可分为良性、交界性、恶性非浸润性(原位癌)和恶性浸润性肿瘤。

文献报道 136 例手术切除 IPMN 非浸润性 60%，浸润性 38%。本病肿瘤标志物 CEA 91%(+)，CA199 80%(+)，故特异性较好。从形态学发现肿瘤囊壁有结节，主胰管直径＞1.5 cm，分支胰管肿瘤直径＞3.0 cm，有高度恶性可能。

3. 多发性内分泌腺瘤(MEN):患者同时存在多个肿瘤部位，还应考虑到多发性内分泌腺瘤的可能性。

(六)治疗及预后

IPMN 首选包括局部胰十二指肠切除，胰体尾切除。保留幽门胰十二指肠切除，保留十二指肠胰头切除及胰部分切除。导管腺癌不手术 3 年生存率＜5%;发生于大导管的IPMT,切除后5年生存率达65%～85%。主胰管型和分支型两者彼此相互转化,最终发展为混合型。IPMN由良性发展到恶性约6年,故病变确诊越晚,恶性可能越大。术后5年,总体生存率82.6%,恶性5年生存率>75%。口内良性术后5年生存率>77%,恶性为43%。主胰管型主胰管直径≥1 cm,或分支型肿瘤>4.0 cm,皆考虑恶性可能。

三、年轻医生的感悟

在治疗方面,患者及家属拒绝手术治疗,有一定的原因。一方面,该病发展较慢,患者定期观察,两年内占位无明显变化;另一方面,患者症状不重,内科保守治疗可缓解症状。他们考虑手术需要胰腺切除,手术创伤较大,并发症发生率高,术后生活 质量较差,手术风险相对较大。有学者通过回顾性研究,发现如年龄>65岁,出现黄疸,糖尿病及体重下降,CAl99水平升高,肿瘤直径>3 cm,主胰管直径>7 mm,淋巴结肿大和血管侵犯等,提示恶性的可能性较大。结合上述资料,该患者恶性可能性较小。然而IPMN遵循腺瘤→不典型增生→腺癌的演变规律,主胰管型和混合型最终会转变为恶性,对于主胰管型和混合型IPMN一旦确诊,均建议行手术切除。在随访过程中,一旦出现与囊肿相关的症状、增生结节、囊肿迅速增大到>30 mm或主胰管直径扩张>6 mm,建议行手术切除。囊壁上有结节,胰尾、胰头均有多发新占位,均提示患者病情进展,考虑患者没有病理,建议先行病理检查。不同分型IPMN含恶性成分可能性不同,术前尽量明确IPMN分型,对治疗方式的选择相当重要。此外,缩短随访时间(如囊肿大小>20 mm,需每3个月1次),在尚未恶变时及时手术切除,以期从临床疗效上达到治愈,但要充分考虑患者及家属的意愿。中药治疗在该病的报道较少,对于不愿手术及接受其他西医治疗的情况下,可以通过中医药辨证予以活血化瘀,软坚散结之法,逐步改善症状,提高生活质量。

(整理:郑国淀;审核:李宁)

病例50　摩根菌肺炎

一、病历摘要

(一)病史归纳

患者,男性,22岁,大学生。因“反复咳嗽咳痰4年余”于2011年10月13日收住入院。

【现病史】

患者4年前“受凉”后出现咳嗽、咳痰,痰量多、色黄,在当地诊所就诊,考虑为“上呼吸道感染”,经静脉抗生素(具体用药不详)治疗症状可减轻。但此后每1～2个月均有症状反复,咳嗽咳黄痰,有时伴发热,体温最高38～38.5℃,每次均静脉抗生素治继续治疗(具体用药不详),未至医院做进一步诊治。(2011年5月28日)患者因“咳嗽咳痰伴左侧胸痛1天”,以“左侧自发性气胸”入住我科,经左侧胸腔穿刺抽气等治疗后左肺复张。胸痛症状缓解,但仍有咳嗽、咳少量黄黏痰。(2011年6月1日)胸部CT检查示左下肺多发片状高密度影,考虑“肺炎”,予头孢唑肟、阿奇霉素抗感染等治疗,患者症状好转。(2011年6月11日)胸部CT复查示左下肺病灶较前明显吸收好转,遂出院。但出院后患者咳嗽、咳痰症状多次反复,痰量少、质黏稠,有时伴发热,体温最高38℃,自服“感冒退热药”后体温能恢复正常,无盗汗,无胸痛,无咯血,无呼吸困难。(2011年10月11日)胸部CT复查示:左下肺斑片状阴影,较前片病灶增多,右肺上叶见较多小叶中心结节影。为进一步诊治而再次入院。

【既往史】

否认高血压、冠心病、糖尿病等重大内科疾病史,否认肺结核、肝炎等传染病史,无烟酒嗜好,无生食海鲜史。

【个人史】

无殊。

(二)体格检查

体温36.7℃,心率81次/分,血压96/64 mmHg,呼吸20次/分。神志清,口唇无发绀，全身浅表淋巴结无肿大，气管居中，胸廓无畸形，双侧呼吸运动对称，触觉语颤基本对称，左下肺呼吸音增粗，未闻及干湿啰音。

(三)辅助检查

【实验室检查】

1. 血常规：白细胞计数 5.9×10^9/L，中性粒细胞 47.5%，淋巴细胞 46.5%，血小板计数 220×10^9/L，血红蛋白 144 g/L；C-反应蛋白 4 mg/L；动脉血气分析 pH 7.43，二氧化碳分压27.4 mmHg，氧分压 90 mmHg，碳酸氢根 20.2 mmol/L；血糖 5.02 mmol/L。

2. T 淋巴细胞亚群：CD4 37.40%、CD8 23.20%、CD4/CD8 1.61、CD19 4.93%、NK 细胞 21.1。

3. 红细胞沉降率 25 mm/h。

4. 血结核抗体(+)，痰抗酸染色 3 次均阴性，结核菌素试验阴性，人类免疫缺陷病毒抗体均阴性；免疫球蛋白、抗链球菌溶血素“O”、类风湿因子、抗核抗体类、肿瘤类、凝血类、乙肝三系、肝肾功能均正常。

【影像学检查】

1. 肝胆脾胰双肾 B 超未见异常。

2. (2011 年 10 月 14 日)电子支气管镜检查示气管、隆突、左右主支气管黏膜表面见多发斑片状白色突起物覆盖。活检病理示：“气管隆突”小块支气管黏膜表面被覆鳞状上皮伴角化过度，棘层细胞轻度增生，基底细胞完整，间质内大量淋巴细胞、浆细胞浸润，角化上皮表面见细菌菌团。

(四)目前诊断

左下肺阴影原因待查：肺炎？肺结核？

二、临床思维分析

(一)肺曲霉菌病

1. 过敏性支气管肺曲霉病

这是机体对曲霉抗原的过敏反应，患者特异性 IgE、总 IgE 明显升高，病理改变包括渗出性支气管炎，支气管中心肉芽肿，支气管黏膜常见嗜酸性粒细胞、淋巴细胞、浆细胞浸润。

典型表现：喘息、咳血、黏液痰、发热、痰血，急性期需激素治疗半年才消退。

不典型表现：极少数，可肺外播散，脑侵犯、胸腔积液。

2. 曲霉球

最常发生肺空洞(肺结核、支气管扩张、肺水肿、恶性肿瘤，形成空洞，属于腐物寄生）。曲菌球本身由曲霉菌丝缠绕包裹而成，曲霉生长于洞壁，好侵犯局部血管。

典型表现：咯血，发生率 50%～90%，少量到大量，致死性咯血，机械摩擦，曲霉内毒素溶血和抗凝作用。

3. 侵袭性肺曲霉病

中性粒细胞能阻止曲霉菌丝形成，粒细胞缺乏和细胞免疫损害者，伴随免疫下降起主要作用，病理表现为急性、坏死性、出血性肺炎，是炎症浸润化脓，进而形成肉芽肿。菌丝在肺内以孢子直接侵入血管，导致坏死性血管炎，造成血栓或菌栓。典型病例为粒细胞缺乏，接受广谱抗生素、免疫抑制剂和激素治疗过程中，30%可有肺外器官受累。治疗：伏立康唑治疗，侵袭性曲霉病状立康唑和两性霉素 B 推为首选。包括伏立康唑重症 400 mg bid；伊曲康唑轻症 3～6 个月，100～200 mg/d；卡泊芬净（二线治疗）；两性霉素 B 3～4 mg/kg，一日一次。侵袭型 CT：0～5 d 炎症阴影，周围呈现薄雾状渗出（晕影或称晕征）；随后 5～10 d，炎症病灶出现气腔实变，可见支气管充气征，再后 10～20 d，呈现半月形透亮区，进一步可变为坏死空洞，多为单发，亦可多发，病变大小不一，空洞中见球形块影类似曲霉球，但病灶周围肺组织有显著炎症，酷似纤维空洞肺结核。

该病与滥用抗生素和激素有关，应严格控制。对反复肺部感染者，要警惕肺部霉菌病可能，应及时筛查。在长期应用激素、抗生素、免疫抑制剂患者，有必要预防霉菌病发生（氟康唑）。

结合本例患者：近四年来每隔 1～2 个月呼吸道感染，反复应用广谱抗生素。前后三次 CT，左下肺多发片状高密度影，第三次又发现右上肺小叶中心结节（肉芽肿），肉芽肿概率多为细支气管炎、脓液栓塞，伴支气管扩张、细支气管壁增生、细支气管周围形。常见肉芽肿疾病有结核、感染性支气管炎、支原体肺炎、过敏性支气管炎、曲霉菌感染。纤维支气管镜检查：左右支气管黏膜表面见斑片状白色突起物覆盖，淋巴细胞、浆细胞浸润，表面见细菌菌团，NK 明显下降，细胞黏度差。曲霉菌分三型，即过敏性支气管肺曲霉菌病、曲霉球、侵袭性肺曲霉病。治疗：伏立康唑。树芽征：CT 表现小叶中心分支状线样影，支气管横断面结节影，状如挂满枝芽的“树”，即“树芽征”。CT 横断面平行于细支气管走向，表现等分枝状影，与垂直线斜向走行者表现结节影。CT 树芽征可提示多种肺内疾病，如肺结核、感染性细支气管炎、支气管扩张伴恶性感染、肺部真菌病、过敏性肺炎，以第一种和第三种为多，诊断时结合临床资料及实验室检查。自发性气胸：继发性细支气管炎引起肺大疱咳嗽破裂气胸。教训：①反复长期（1～2 周）使用广谱抗生素；②反复抗生素无效；③重病、长期应用抗生素，对霉菌预防（氟康唑）。

肺真菌 CT：①空洞内只有附着真菌球结节的上缘可见新月形透亮影，有的新月征不明显，结节周围较窄，部分不连续，形成气环征。亦有多发结节及多发点条状气体影。②晕征：块影，似呈分叶状，内部见空洞，周围肺纹理模糊形成周围“晕征”。

肺真菌 CT 表现特征：两肺弥漫实变灶伴有结节，肺内曲菌球、空洞、支气管扩张。需与结核播散肺炎、支气管并发恶性感染等鉴别。空洞壁较薄，一般 2～3 mm。病灶常多发，且以两肺下叶受侵袭最常见。病灶呈单发/多发结节或肿块(41.6%)，单发/多发斑片影(33.3%)。对霉菌球的“新月征”较典型表现者可确诊，无典型表现者需密切结合病史、临床表现、实验室检查及影像动态随访作出诊断，但 CT 仍有较大价值。

(二)HRCT 肺部感染性病变诊断

HRCT 中，肺结核均显示“树芽征”及卫星灶。

树芽征：最常用来描述由于支气管内播散的非结核性分枝杆菌感染而造成的细支气管异常。CT 影像可见 3～5 mm 的结节和短线状影像，并与支气管血管相连，使病变的支气管树状如树枝的芽叶。树枝发芽征的病机是由细支气管被黏液、脓液等阻塞而形成，并伴有支气管扩张、细支气管壁增厚及细支气管周围炎，在气道内播散。

1. 肺结核是树芽征出现率最多的疾病。

2. 支气管扩张：印戒征、轨道征、云雾征是肺泡积液所致。

3. 曲霉菌感染：曲霉球是肺曲霉菌的典型特征改变。

4. 支原体感染：树芽征伴毛玻璃样影和气腔突变。

过敏性肺炎可有树枝征，一般有病史(刺激物)、花粉过敏、嗜酸性粒细胞升高，IgG 升高、IgA 升高。

树芽征多位于肺的周围跟胸膜下 1 cm 以内，通常胸膜下 3～5 mm。伴有树芽征象改变的肺部疾病，感染性细支气管炎、肺结核气管内播散多见，其他还有过敏性肺炎。树芽征出现无一例外地表明细支气管炎的存在。本组感染性细支气管炎，以支原体和病毒及真菌感染为多见。本组出现树芽征改变，多为曲霉菌感染，尤以变应性支气管曲霉菌为常见。

由于变态反应，支气管分泌物增多，曲霉菌菌丝的黏稠度增高，分泌物不易咳出，形成支气管黏液栓塞，阻塞细支气管，从而出现树芽征。高分辨率 CT 表现为树芽征，常为感染性支气管炎，故应结合其他征象综合分析以做出正确诊断。

5. 肺部真菌感染：包括曲霉菌、念珠菌、白念珠菌。纤维气管镜可见右上支气管覆盖白色坏死物，予 0.2%氟康唑，100 mL，2 次/d，3 周后症状消失。

真菌肺部感染还有放线菌、诺卡菌、组织胞浆菌，以曲霉菌多见。支气管显微镜可见右上叶支气管覆盖白色坏死物（本例为白念珠菌）。总体分 4 型：①曲霉菌过敏反应；②寄生型曲霉菌病；③侵袭性曲霉菌病；④半侵袭性肺曲霉菌病。纤维支气管镜下可见白色坏死物将开口阻塞，为毛霉菌病。纤维支气管镜示右肺上叶前段开口处见黄白色肉芽组织生长，为肺曲菌。

肺曲霉菌病治疗首选两性霉素 B，还可选伊曲康唑、伏立康唑、卡泊芬净等治疗。

肺部真菌诊断标准：①痰培养连续 3 次阳性，且为同一真菌；②纤维支气管镜刷片阳性；③肺组织穿刺活检；④胸腔积液和血培养阳性。以上任意 2 条均可确诊。

(三)本例临床思维

反复咳嗽、咳痰已 4 年余，此后几乎每 1～2 个月症状为反复咳嗽吐黄痰。每次应用静脉抗生素治疗。先后三次肺 CT，左下肺多发片状高病变影，考虑肺炎，但第三次 CT 右肺上叶见树芽征（小叶中心结节影）。

辅助检查：CRP 4 mg/L，ESR 25 mm/h，结核抗体（+），PPD（-），痰抗酸染色 3 次（-）。

纤维支气管镜：左右主支气管黏膜表面见多发斑片状白色突起物覆盖。间质内大量淋巴细胞、浆细胞浸润，表面见细菌菌团。

CT 先后 3 次示，左下肺片状阴影，考虑炎症病变，但右肺上叶病变呈树芽征，需进一步鉴别。

结合近 4 年来，几乎每 1～2 个月反复咳嗽、吐黄痰，每次静脉应用抗生素（滥用抗生素），长期应用皮质激素或免疫治疗。呼吸道曲霉菌孢子吸入，中性粒细胞可杀死生长菌丝。

支气管显微镜：白色突起物覆盖往往是真菌感染，且间质内大量淋巴细胞、浆细胞，不支持细菌感染，而支持霉菌感染。

治疗：侵袭性，首选两性霉素 B，可选伊曲康唑、伏立康唑，疗程 1～3 周。对变态反应性支气管肺曲霉菌病的治疗需用糖皮质激素。

本例树芽征支气管炎要考虑以下疾病。①结核、中毒；②感染：支原体肺炎（磨玻璃样影）；③过敏性肺炎：病史、毒物、刺激物、嗜酸性粒细胞升高、IgG 升高、IgA 升高、花粉、蛔虫、钩虫；④霉菌、曲霉菌、白念珠菌。本例纤维支气管镜可见大量淋巴细胞，斑片状白色突起物，复查像霉菌。

而支气管扩张合并感染、树芽征，多属于边缘模糊型、粗大的树芽征，有一定诊断意义。此外可见轨道征（当柱状扩张支气管和扫描平面并行）。

三、年轻医生的感悟

真菌为机会致病菌，真菌感染多为继发感染，常有引起感染的基础疾病，如肺结核、恶性肿瘤、糖尿病、营养不良等慢性疾病，或长期使用大量广谱抗生素，长期使用肾上腺皮质激素、免疫抑制剂等情况。本病例中患者长期反复使用抗生素。临床上曲霉菌病容易误诊为肺结核，需仔细鉴别。

（整理：童佳欢；审核：朱渊红）

病例51　胸膜恶性间皮瘤

一、病历摘要

（一）病史归纳

患者，男性，58岁，农民，因“反复发热1年余”入院。

【现病史】

患者2008年7月17日出现低热，体温38℃左右，伴乏力，1周后就痧于浙一医院。查体：颈部淋巴结肿大，肝肋下3 cm。血常规提示血红细胞98 g/L，白细胞和血小板正常。左侧淋巴结活检诊断为“符合朗格罕氏细胞增生症”，予以CHOP方案（CTX 1.2＋VDS 4 mg＋DXM 10 mg d1—5）化疗后症状消失。化疗后一周患者再次出现发热，体温38～38.5℃，于2008年10月28日我院血常规示：白细胞计数6.8×10^9/L，血红蛋白73 g/L，血小板计数563×10^9/L，白蛋白25 g/L，球蛋白72 g/L。腹部CT提示中等量腹水，可见多个肿大淋巴结，最大者1.2 cm×1.5 cm，双侧颈部及腋下淋巴结超声，可见多个肿大淋巴结，最大者1.3 cm×1.4 cm；多次复查CA125＞1200 IU/L，予以泼尼松10 mg bid抗感染及输白蛋白等处理，一周后热退。11月14日复查双侧颈部及腋下淋巴结B超，仍可见多个肿大淋巴结，最大者1.1 cm×1.2 cm。腹部B超：提示少量腹水（与前片比较明显减少）。出院后予以泼尼松10 mg qd中药维持治疗。2009年2月27日再次出现低热，体温37.8℃，伴双下肢浮肿。腹水B超：中等量腹水，白蛋白30 g/L，球蛋白79 g/L。3月19日起予FMC方案（福达华50 mg qd×3次，CTX 0.4，MIT 4 mg）化疗，化疗后6天发热消退。12天后复查B超，腹水明显减少，2009年4月18日出院。出院后门诊随访治疗。2009年6月4日再次低热入住我院。血常规：白细胞计数4.9×10^9/L，血红蛋白80 g/L，血小板计数523×10^9/L，超敏C-反应蛋白40.71 mg/L。予以抗炎、输白蛋白等各项对症处理后症状缓解，18天后出院。2009年7月2日再次低热，乏力加重，再次入我院治疗，予FC方案（FLU 25 mg×3次，CTX 0.4×3次）及安福隆治疗后好转，3周后出院。出院一周后患者再次出现发热，体温为37.5～37.8℃，无明显寒战，伴乏力，门诊以抗感染治疗3天后无明显好转，转入病房进一步诊治。

患者发病以来，精神软，胃纳可，夜间睡眠欠佳，二便正常，体力下降，体重无明显变化。

【既往史】

既往体质一般，否认心脏病、高血压、糖尿病史等重大疾病史，否认乙肝、结核等传染病史，否认外伤、手术、中毒史，否认输血史，否认食物药物过敏史，无饮酒嗜好，预防接种随社会。

【个人史】

无殊。

(二)体格检查

体温 38.2℃，心率 86 次/分，血压 125/76 mmHg，呼吸 20 次/分。神志清，精神软，贫血貌。咽不红，双侧扁桃体不大，全身皮肤黏膜未见皮疹及出血点。双侧、颈部、腋下腹股沟可触及多枚肿大淋巴结，最大者如黄豆大小，质硬，有触痛，可移动。颈软，无抵抗，肝颈静脉回流征阴性，气管居中。胸骨无压痛。心律齐，86 次/分，未闻及病理性杂音。双肺呼吸音清，未闻及干湿啰音。腹部平坦，未见肠型及蠕动波，腹软，无压痛及反跳痛，未及包块。肝肋下一指半，质韧，无压痛，脾肋下未及，移动性浊音阳性，肝、双肾区无叩痛，肠鸣音 3 次/分。克氏征(—)，巴宾斯基征(—)。

(三)辅助检查

【实验室检查】

1. 2008 年 10 月 28 日我院血常规：白细胞计数 6.8×10^9/L，血红蛋白 73 g/L↓，血小板计数 563×10^9/L。

2. 我院多次 CA125＞1200 IU/L。

3. 骨髓常规：有核细胞增生活跃，红系增生欠活跃，15%。

4. 骨髓活检：骨髓增生低下，未见巨核细胞。

5. 铁蛋白 3123 ng/mL。

6. 血常规：白细胞计数 4.5×10^9/L，血红蛋白 70.0 g/L↓，血小板计数 380.0×10^9/L，中性粒细胞绝对值 0.53，幼稚淋巴细胞 1.5%，超敏 C-反应蛋白 123.56 mg/L。

7. 血培养＋药敏：阴性。

8. 肝功能：总蛋白 92.5 g/L，球蛋白 71.0 g/L，谷草转氨酶 28 U/L，谷丙转氨酶 29 U/L。

9. 免疫球蛋白 A 2.42 g/L，免疫球蛋白 G 71.4 g/L，免疫球蛋白 M 0.36 g/L，κ 轻链 51.8，λ 轻链 28.2，B2 微球蛋白 16039.5 μg/L。

10. ANA:抗线粒体抗体2型阳性,ANA 1∶100阳性。

11. 肿瘤类:CA125 327 U/mL。

12. 血沉:>140 mm/h。

13. 乳酸脱氢酶82 U/L。

14. 凝血类:纤维蛋白原4.49 g/L,活化凝血酶原时间46.5 s,部分活化凝血酶原时间52.4 s。

【影像学检查】

1.(2008年8月3日,外院)淋巴结活检:S-100神经蛋白(+),诊断朗格罕氏细胞增生症。骨髓常规:有核细胞增生减低,未见病态造血。

2.(2008年10月28日,我院)腹部CT腹水,可见多个肿大淋巴结。

3. 腹部CT:左侧中等量积液伴叶间胸膜腔积液;右侧少量胸腔积液,纵隔多发淋巴结肿大。

4. 盆腔B超见较多量积液。

(四)目前诊断

1. 恶性间皮瘤。

2. 朗格罕氏细胞增生症。

3. 颈静脉栓塞。

二、临床思维分析

(一)朗格罕氏细胞增生症

免疫标记肿瘤细胞可表达CD1a、S-100蛋白,可侵犯骨骼、皮肤、淋巴结、肝、脾、肺、消化道、胸腺、垂体、中枢神经系统等多脏器多系统,从新生儿到老年人皆可患病,高峰为1~4岁。

按照病损范围,可分为:(1)局限型:①单一的皮疹,无任何其他器官受累;②单一骨损害,伴或不伴尿崩症,临近淋巴结受累或皮疹;③多骨损害,包括多骨或一骨有>2处损害,伴或不伴尿崩,临近淋巴结受累或皮疹。(2)广泛型:①内脏器官受累,无肺、脾、肝或造血系统功能障碍;②内脏器官受累,有肺、脾、肝或造血系统功能障碍。

内镜下,LCH细胞中可见Birbeck颗粒,病变细胞内可出现S-100蛋白阳性,CD1a阳性。有皮疹首选皮疹印片,阳性率高且简单可行;其次骨活检及局部肿物活检。

(二)肺朗格罕氏细胞增生症

约有2/3有呼吸道症状,如口干、咳嗽、气促、呼吸困难,胸痛、喘息。胸片发现占位 36%。有时肺可闻及啰音,晚期有发绀、肺动脉高压,咯血少见。

胸 CT:结节状,空腔性结节,空腔样变化,晚期多为蜂窝肺,薄壁空腔,厚壁空腔。

肺朗格罕氏细胞增生症有诊断价值:白细胞及嗜酸细胞有时可以增加,血沉增快 38%,超敏 C-反应蛋白增加 35%。确诊经支气管肺活检或胸腔镜活检,肺组织中朗格罕氏细胞、肉芽肿的病理依据。

诊断依据:①典型朗格罕氏细胞大量增生,伴嗜酸性细胞浸润;②S-100 蛋白及 CD1a 阳性;③电镜下可找到 Birbeck 颗粒。符合①②两项即可诊断。

(三)胸膜恶性间皮瘤

胸腔积液脱落细胞检查中无阳性发现,对怀疑是胸膜恶性间皮瘤的进行胸腔镜,取得活检标本以便进一步确诊。

本病症状大多是咳嗽、胸痛等,如果再伴有低热、乏力及胸腔积液,很容易被误诊为结核性胸膜炎。间皮瘤来自间皮细胞,生长方式为局限型和弥漫型,前者多为良性或低度恶性,后者均为高度恶性。弥漫型恶性间皮瘤常起自壁层胸膜,呈灰白色结节,无包膜包绕肺部及心包,使心肺受压,严重影响心肺功能,症状大多是咳嗽、胸痛等。

恶性间皮细胞具有三大特征:①瘤细胞常形成片块状或桑葚状的细胞群;②单个或细胞群的胞浆色淡,边缘模糊;③核内增多的染色质常分布在核膜边缘,形成中央淡染区域。

间皮瘤最常见原发部位为胸膜,其次为腹膜,偶见于心包膜。

间皮瘤分型:①分化型间皮瘤;②粘连型间皮瘤:③上皮型间皮瘤;④间皮肉瘤:肿瘤细胞散在,细胞拉长,核呈梭形或奇形怪状的肉瘤细胞。

恶性胸膜间皮瘤占肿瘤 5%,占间皮瘤 80%,胸腔积液 80%,血性胸腔积液 90%。

血 CA125↑及腹腔积液 CA125↑,在腹膜恶性间皮瘤提高阳性率。

腹腔间皮瘤占间皮瘤 20%。

局限型腹腔间皮瘤:CT 平扫囊性肿块,低密度,增强扫描实质部分显著或中度强化。CT 常表现巨大孤立性,增强扫描肿瘤实质均显著强化,强度增高,最大达 106 Hu,平均 76 Hu。

一般认为间皮瘤与接触石棉有关,有时病理上瘤内可见石棉小体,但石棉与胸膜间皮瘤关系较明确,与腹膜间皮瘤的关系还不甚清楚。弥漫型间皮瘤多为恶性,局限型可为良性或恶性。组织学上肿瘤细胞具有双向分化的特征,可分为上皮型、纤维型和混合型。局限型间皮瘤多为纤维型和混合型，弥漫型间皮瘤则以上皮型更常见，腹水发现大量增生间皮细胞具有一定诊断价值，局限型腹膜间皮瘤一般无腹水。

恶性局限型腹膜间皮瘤多为囊实性，且以多囊性为主，于肿瘤实性区，均显化强化，CT 值平均增高 76 HU，最大增高值达 106 HU，无远处转移及腹水，DSA 示肿瘤有高血管，可能是 CT 显著强化的病理基础之一。

恶性局限型腹膜间皮瘤 CT 表现具有一定的特征性：①腹腔、盆腔或后腹膜内巨大囊实性肿块，以囊性为主，伴多发囊腔形，部分囊壁厚薄不均，可见壁结节；②肿瘤、实质部分显著强化；③肿瘤可侵犯相邻腔器，一般无远处转移及腹水。

腹腔间皮瘤：从石棉接触到肿瘤发生一般需 20～40 年，非石棉致病因素，如氟石接触、结核瘢痕、室外照射、病毒感染、慢性炎症等（本书 16 例均无石棉接触史）。

间皮瘤主要发生在三个浆膜腔，即胸膜腔 57.1%，腹膜腔 39.5%，心包腔 1%，少数起源于睾丸鞘腔、子宫输卵管浆膜和心脏传导系统 2.4%。原发于腹膜的间皮瘤大多为恶性弥漫型，肿瘤可单发，也可多中心起源，具有沿腹膜浆膜面和间皮下扩散蔓延的特征。大体病理可见腹膜表面广泛分布着大小不等白色坚硬的肿瘤结节，直径从几毫米到几厘米，有时多为结节融合成较大肿块；晚期腹腔脏器常被白色坚硬的肿瘤组织所覆盖，形成冰冻腹腔。恶性腹腔间皮瘤产生一种复合型渗出液，含丰富透明质酸和大量肿瘤脱落细胞。本组 60%大胸膜融合呈饼状包块，45%肠系膜病变表现星状或皱褶状包块。

肿瘤侵犯肠壁时，CT 可见肠管增厚。

腹膜间皮瘤合并胸膜病变较为常见，80%发现胸膜增厚，胸膜钙斑，有石棉接触史，胸片及 CT 可发现肺间质改变、胸膜钙斑等，胸腔钙斑可提示有石棉接触史。腹腔间皮瘤患者有 50%可发现胸膜或肺实质病变，仅 20%伴有胸膜间皮瘤，可能肿瘤通过膈肌向胸腔扩散。

腹膜间皮瘤发生多与石棉粉尘有关，比不接触的患者高出 66%。发现石棉绝缘材料工人中，间皮瘤好发部位不在胸膜，而是在腹膜。

腹膜间皮瘤可全身转移，腹膜外转移率 50%，可局部浸润、种植转移、淋巴及血道转移，较少发生骨、脑或肝转移。

CT 大网膜病变融合呈“饼状”包块，肠系膜病变可以表现“星状”或“褶皱状”包块，小肠浆膜易被肿瘤侵犯，但小肠梗阻少见，常发生在晚期。CT 判断小肠浆膜增厚比较困难，但可显示小肠聚拢，肿瘤侵犯肠壁显示肠管增厚。

腹水细胞学检查：在抽腹水前让患者卧位翻转运动，使腹水有形成分从盆底泛起。抽腹水可提高细胞检查阳性率，此外腹腔镜检查、腹膜穿刺活检、胸膜穿刺活检可作为首选。而腹膜恶性间皮瘤分泌大量透明质酸，故腹水中透明质酸含量极高。

生化检查：腹水中透明质酸和 CA125 测定有助于诊断，恶性间皮瘤分泌大量透明质酸(HA)是特异性指标之一。消化道恶性肿瘤可分泌透明质酸酶破坏透明质酸。

治疗：局限型无论良性、恶性，早期手术治疗为首选，但有复发倾向，可再次手术；弥漫型难以切除，采用腹膜剥脱术和肿瘤减积术后，联合腹腔灌注化疗等综合治疗。

全身化疗顺铂缓解率为 59%；亦有顺铂联合丝裂霉素行腹腔内化疗，5 年以上患病生存率为 10%；亦有全身化疗用培美曲塞联合顺铂作成首选方案。

(四)罕见的胸膜及腹膜恶性弥漫间皮瘤

患者，女性，40 岁，渐进性乏力、发热、咳嗽、腹胀、腹痛，8 月咳嗽随体位改变加剧，无胸痛，体温 37.8℃，PE 左肺呼吸音增强，右肺第 8 肋以下呈浊音，腹部触诊有揉面感，弥漫性压痛，移动性浊音(十一)。CT：双侧胸腔广泛性增生，以右侧为著。右侧胸腔积气、积液，形成包裹，右肺中下叶见片状密度增高阴影。腹腔 B 超可见肠间包裹性积液，血沉 92 mm/h，CRP 42 mg/L，经胸膜活检病理恶性胸膜间皮瘤(而胸腹水检查未见肿瘤细胞)。腹腔间皮瘤(病例中 50%)已有淋巴结、肝或肺转移。本例是胸腔转腹腔，抑或腹腔转胸腔，亦可两者皆为原发，尚难定论。

本病细胞学诊断阳性 22%，以胸腔活检及胸腔镜检查阳性率可达 90%以上。若腹水中检查发现大量增生的间皮细胞，对于腹腔间皮瘤，具有一定诊断价值。

(五)本例临床思维

1. 诊断

反复发热 1 年余伴乏力，再发体温 38℃，一周后于浙一住院，经查淋巴结肿大，左侧活检诊断朗格罕氏细胞增生症，予以 CHOP 方案化疗，症状消失。

当时症状为朗格罕氏细胞增生症：可侵犯皮肤、骨骼、淋巴结、肝、脾、肺、消化道、胸腺、垂体、中枢神经系统等多脏器、多系统，分为局限型和广泛型。本例提供症状仅反复发热、乏力。

第一次入住本院，患者球蛋白 72 g/L，CA125＞1200 IU/L，反复多次发作。当时 CT 示中等量腹水，有否做腹腔穿刺，常规如何，尚不足以诊断无肿瘤病理增生、朗格罕氏细胞增生局灶性改变。

朗格罕氏细胞增生，一般淋巴结可伴有嗜酸细胞浸润。免疫组化可有 S-100

蛋白(+)及 CD1a 阳性。电镜可找到 Birbeck 颗粒(上海肿瘤医院病理科诊断)。

2. 当时根据 IgG 非常高,曾考虑:①骨髓增生异常综合征;②多发性骨髓瘤,但血清电泳可见异常,两次骨穿,经骨髓活检后皆不支持;③恶性肿瘤,以肺癌、非霍奇金淋巴瘤增高且增高明显为特征,其次消化道、胃、肠、食管癌皆存在可能。

3. 患者 CA125 如此之高,原因为何?

去病案室查阅病历,患者自 2008 年 10 月 28 日第 1 次发病,2010 年 1 月 13 日第 6 次入院,先后共 6 次。原发腹膜弥漫型间皮瘤,然后侵入胸膜成腹膜、胸膜弥漫型间皮瘤,于 2009 年 11 月 10 日胸穿。WBC 2900/mm^3,中性 80%,间皮细胞 40%,淋巴 10%,肺部 CT 左侧中等量积液,伴叶间胸膜积液,右侧少量胸腔积液,纵隔多发淋巴结肿大。

4. 患者 CA125 明显增高乃胸腹腔间皮细胞所分泌,有助于间皮瘤诊断。间皮细胞还分泌透明质酸,HA 是特异性指标之一。

5. 体会

(1)当初为何诊断朗格罕氏细胞增生症,是受外院诊断影响,先入为主。没有进一步考虑是否为朗格罕氏细胞增生症,有否根据(其实当初曾请上海肿瘤医院读片,认为仅呈局灶性改变,尚不足以诊断)。肿瘤增生,已作否定。

(2)当初 IgG 如此之高(71.0 g/L),CA125 2914 U/L,未能进一步探究其原因。IgG 可能存在恶性病变。若能密切联系 CA125 如此之高,提示有间皮细胞增多的原因。

CA125 增高原因:卵巢癌、男性乳腺癌,良性疾病、肝硬化腹水亦可增高,原因是腹水刺激间皮细胞。故应注意间皮细胞增多。结合 IgG 如此之高,应该联想有否间皮细胞瘤存在的可能。必须从这方面进一步探究,可测透明质酸。胸腔积液、腹水细胞学检查,若确有间皮细胞增多,更有助于间皮瘤诊断。

胸腔间皮瘤,胸腔细胞学检查阳性率 21%~36.7%,而肯定间皮瘤 0~22%。针刺胸腔活检 6%~38%。

弥漫型难切除,可用腹膜剥脱术和肿瘤减积术后,联合腹腔灌注化疗。

化疗:顺铂+丝裂霉素。培美曲塞联合顺铂被认为是不可手术的腹膜间皮瘤患者全身化疗的首选。放疗:包括照射或腹腔内注射放射性同位素 ^{32}P 进行内照射,适用于手术切除不彻底或无法切除者。

透明质酸:增高多见于急性肝炎、迁延性肝炎,慢性活动性肝炎、肝纤维化、肝硬化、肝癌也可见,胃、直肠、卵巢支气管癌伴肝或骨转移。正常值(2~100 μg/L)。肝纤维化星状细胞对其合成增加,内皮细胞失去 HA 受体,故失去对 HA 代谢能力，降解减少。多种良性疾病如肝硬化腹水、自发性细菌性腹膜炎、结核性腹膜炎皆可 CA125 增高，甚至是观察疗效的一个指标。CA125 可存在于各种胚胎体腔上皮的组织中，如间皮细胞组织等，一旦上述组织受到刺激或癌变时，便可释放到浆膜腔中。腹膜间皮瘤 CA125 高度表达。

(六)朗罕细胞增多症影像学

X 线：典型表现为两肺弥漫分布的网状、结节状，5 mm 为其特点，空腔影，76%结节影，55%为空腔影，82%网状影，且很少见肺门及纵隔淋巴结肿大。

CT：表现结节状、空腔性，空腔样变化，晚期蜂窝肺，同时具有小结节影，薄壁囊腔、原壁囊腔，对 PLCH 具有诊断价值。

PLCH 镜下：①典型的 LC 细胞大量增生，伴嗜酸性细胞浸润；②S-100 蛋白及 CD12(++)；③电镜下 Birbeck 颗粒。仅①②两项即可诊断。

朗格汉斯细胞组织细胞增生以皮肤、骨、肝、脾、肺损害为主。

X 线：骨骼有溶骨性骨质破坏，颅骨、扁骨呈圆形片状骨质密度减低区，长骨则多为囊状缺损。

腹 PCT 示肝内等密度增生，结节者。

12 例骨髓细胞形态学检查，见到组织细胞者 5 例，增生性贫血骨髓象 1 例，感染性骨髓象 1 例，正常骨髓象 5 例。

骨骼破增检测可用放射性核素骨显像，阳性率 82.5%，可有单发、多发，绝大多数表现环状放射性减低区，亦有条状放射性浓聚或弥漫型放射异常增高区。

(七)恶性间皮瘤影像学

X 线：胸片胸腔积液，胸膜不规则增厚，呈驼峰样斑片状阴影，边界不清。

CT：胸膜不规则增厚，部分有肺叶实变、肺不张等，常有胸腔内包裹性积液、胸膜钙斑，可有石棉接触史。CT、MRI 常有肠管受压、腹腔增厚，少数腹腔有囊性肿块影。

免疫组化：间皮细胞 vimentin(+)，EMA(+)、CEA(−)、calretiniv(+)。

CA125 显著增高，极大地弥补了脱落细胞阳性率较低的缺点。

腹腔间皮瘤占所有间皮瘤的 10%～20%，发病年龄多在 40 岁以上，但也可见于年轻人和儿童。

CT：恶性局限型腹腔间皮瘤，多为囊实性且以多囊为主，实性区显著强化，CT 值 76～106 HU(DSA 有高丰富血管)。①部分囊壁厚薄不均，可见结节；②肿瘤实质部分显著强化；③肿瘤可侵犯相邻脏器。60%大网膜融合呈饼状包块，45%肠系膜病变表现“星状”或皱褶状包块。

恶性间皮瘤，胸腔积液细胞学检查阳性率较低，可能与间皮细胞瘤生物学特征有关，即胶原纤维多，质韧，脱落细胞少，无阳性发现，仅 50%（10%～64%）。

三、年轻医生的感悟

胸膜间皮瘤影像学上表现为胸膜增厚，结节状、波浪状增厚。弥漫型胸膜呈环状增厚而固定，呈“冻结”征，患侧胸腔体积缩小。肿瘤浸润肋骨可出现胸膜斑、胸膜钙化；淋巴转移可致纵隔及肺门淋巴结肿大。这些表现需要和结核性包裹性胸膜炎鉴别。结核性胸膜炎的胸膜常呈局限型增厚，纵隔没有“冻结”征象，当大量胸腔积液形成后胸痛消失，而恶性胸膜间皮瘤的胸痛呈进行性加重，胸腔积液增多而胸痛不缓解。

（整理：童佳欢；审核：朱渊红）

病例52　原发性醛固酮增多症

一、病历摘要

(一)病史归纳

患者,女性,38岁,公司职员,因“反复乏力伴双下肢麻木2年,加重9天”于2012年1月17日入院。

【现病史】

患者2年前无明显诱因下出现全身乏力、双下肢麻木等不适,无头晕、头痛,无心慌、胸闷,无多食消瘦,无腰酸、腰痛,无恶寒、发热,无恶心、呕吐,无腹痛、腹泻,无月经异常,多次至浙江某医院就诊后予“活血止痛胶囊”及“弥可保”对症处理,患者症状缓解后自行停药。半年前患者再次出现上述症状,在某医院查得血钾2.4 mmol/L,醛固酮303.8 pg/L,血压偏高(具体不详),予“补达秀”补钾,“乐息平、螺内酯”降压治疗后患者自觉症状好转。此后患者多次复查,发现血钾偏低,仅以补钾治疗。9天前患者再次出现乏力,双下肢麻木,四肢肢端发麻,上楼梯时偶感头晕,余症状同前。今日至我院门诊就诊,为进一步诊治,门诊拟“高血压、低钾原因待查:原发性醛固酮增多症?”收住入院。

病来神清,精神软,睡眠安,纳可,大小便无殊,近期体重无明显增减。

【既往史】

既往高血压病史5年余,最高可达180/110 mmHg,曾服用“乐息平”4 mg qd及“螺内酯”10 mg qd降压,血压控制欠佳。否认冠心病、糖尿病史,否认肝炎、结核等传染病史,否认手术、外伤、中毒、输血史,否认食物药物过敏史,预防接种史不详。

【个人史】

无殊。

【家族史】

外祖母、母亲及大哥有高血压病史。

(二)体格检查

体温36.8℃,心率84次/分,血压160/120 mmHg,呼吸20次/分。BMI:26.0 kg/m^2。

神色清，精神软，皮肤、巩膜无黄染，眼球无突出，甲状腺未及肿大。两肺呼吸音清，未闻及干湿啰音。心率 84 次/分，律齐，各瓣膜区未及病理性杂音。腹软，全腹无压痛反跳痛，肝脾肋下未及。双下肢无水肿，双足背动脉搏动存在，NS(—)。

(三)辅助检查

【实验室检查】

1. 生化全套：钾 2.03 mmol/L↓，谷草转氨酶 136 U/L↑，谷丙转氨酶 61 U/L↑，肌酸激酶 6220 U/L↑。

2. 24 小时尿钾 9.5 mmol/L，24 小时尿量 1.9 L。

3. 醛固酮(卧位)207.47 ng/L↑(正常值 59～174 ng/L)，肾素(卧位)0.15 μg/(L·h)〔正常值 0.05～0.79 μg/(L·h)〕。

4. 醛固酮(立位)249.62 ng/L(正常值 65～296 ng/L)，肾素(立位)0.35 μg/(L·h)↓〔正常值 0.93～6.56 μg/(L·h)〕。

5. 促肾上腺皮质激素、皮质醇节律及水平均正常。

6. 血常规、尿常规、肾功能、肿瘤类、性激素、甲状腺功能无殊。

【影像学检查】

1. 胸部 DR：两肺纹理增多，心影增大，未见明显实质性病灶。

2. 心电图：窦性心律，左室高电压，ST-T 改变。

3. 动态血压 24 小时平均血压 163/106 mmHg。

4. 肾上腺增强 CT：左侧肾上腺区可见类圆形低密度影，边界清晰，直径约 2.0 cm，增强后扫描可见强化。

5. 肌电图：下肢所检神经 SNAP 普遍偏低，余无殊。

6. 肝胆胰脾肾、双侧肾动脉 B 超：未见明显异常。

(四)目前诊断

原发性醛固酮增多症：醛固酮瘤？

(五)诊治经过

入院后予以完善各项检查，予氯化钾口服及静脉补钾等对症治疗。

二、临床思维分析

(一)病例特点总结

1. 临床表现

患者，女性，38 岁，反复乏力伴双下肢麻木 2 年；半年前发现低血钾、高血压，予“补达秀”、“螺内酯”等治疗后血钾、血压好转；9 天前出现乏力，双下肢发麻加重。

2.既往史及家族史

既往有高血压病史5年余,血压控制欠佳。外祖母、母亲及大哥有高血压病史。

3.查体

血压160/120 mmHg,心肺无殊,腹软,无压痛,肝脾肋下未及。

4.辅助检查

(1)高血压24小时平均血压163/106 mmHg,最高血压180/110 mmHg。

(2)低血钾:2.03～2.83 mmol/L。

(3)高醛固酮:醛固酮(卧位)207.47 ng/L,醛固酮(立位)249.62 ng/L。

(4)低肾素:肾素(立位)0.35 μg/(L·h)。

(5)醛固酮/肾素活性比值(ARR)升高:醛固酮/肾素(卧位)138.31;醛固酮/肾素(立位)71.32。

(6)肾上腺增强CT:左侧肾上腺腺瘤可能。

(二)诊断思路

1.低钾血症合并高血压

患者为中年女性,慢性病程,临床表现以反复乏力伴双下肢麻木为主。病程中发现低钾血症,主要原因可包括:钾摄入减少、转移性低钾血症、钾,丢失过多等。本例患者胃纳可,无长期呕吐或腹泻病史,无胰岛素等相关药物应用史,甲状腺功能无异常,故钾摄入减少、转移性低钾、消化道失钾等依据不足,可进一步完善血气分析等检查,以排查肾小管酸中毒等肾性失钾。

患者低钾血症合并高血压,下一步需根据肾素活性及醛固酮水平,重点排查原发性醛固酮增多症,继发性醛固酮增多症如肾动脉狭窄、肾素瘤,类盐皮质激素分泌增多如Cushing综合征,部分先天性肾上腺皮质增生症,Liddle综合征等。继发性醛固酮增多症表现为高肾素活性+高醛固酮水平,类盐皮质激素分泌增多、Liddle综合征表现为低肾素活性+低醛固酮水平。结合本例患者高醛固酮水平+低肾素活性,上述疾病可除外,需考虑原发性醛固酮增多症。

2.原发性醛固酮增多症

原发性醛固酮增多症,简称原醛症,是因肾上腺皮质分泌过多醛固酮,导致钠潴留,血容量增多,肾素-血管紧张素系统受抑制,以高血压和低血钾为主要临床表现的综合征。

本例患者主要根据以下要点诊断原醛症:

(1)高血压醛固酮分泌增多可产生高血压。原醛症在高血压中的发病率高达

10%～30%，是继发性高血压的首要病因。

(2)低钾血症：血浆肾素受抑制、钠潴留、肾排钾增多可导致低血钾。研究表明，9%～37%的原醛症患者存在低钾血症。

(3)ARR 升高：原醛症以高醛固酮水平和低肾素活性为特点。ARR 比值可作为原醛症筛查指标。由于缺乏统一的诊断流程和检测方法，ARR 的切点值变化范围非常大。目前，ARR>30 是最常用的切点，具有较高的敏感性和特异性。ARR 可受多种因素影响，检测前应尽量将血钾纠正至正常范围，维持正常钠盐摄入，并停用对 ARR 影响较大药物至少 4 周，包括醛固酮受体拮抗剂、其他利尿剂及甘草制剂等。血管紧张素转换酶抑制剂(ACEI)、血管紧张素受体拮抗剂(ARB)、钙通道阻滞剂(CCB)等类药物可升高肾素活性，降低醛固酮，导致 ARR 假阴性，因此，需停用上述药至少 2 周再次进行检测。如停药后血压控制不佳，建议使用 α-受体阻滞剂及非二氢吡啶类 CCB 降压药。

(4)确诊试验：本例患者高血压合并自发性低钾血症、血浆肾素水平低于可检测水平下限、醛固酮>20 ng/dL、ARR>30，可考虑直接诊断原醛症而无需进行确诊试验。对于无法直接明确诊断原醛症的患者，推荐进行 1 种以上确诊试验，以明确诊断。确诊试验包括：口服高钠饮食、氟氢可的松试验、生理盐水试验及卡托普利试验，各有其优缺点。口服高钠饮食及氟氢可的松试验由于操作烦琐、准备时间较长、国内无药等原因，目前临床很少开展；生理盐水试验的灵敏度和特异度较高，但由于血容量急剧增加，会诱发高血压危象及心功能衰竭，对于那些血压难以控制、心功能不全及有严重低钾血症的患者不应进行此项检查；卡托普利试验安全、简便、费时少，但此试验存在一定的假阴性，部分特醛症患者血醛固酮水平可被抑制。临床上可根据患者实际情况选择上述确诊试验。

本病易被误诊为原发性高血压、周期性瘫痪等。误诊时间最长达 10 年，平均 3.6 年。常见误诊原因包括：①患者高血压为非难治性高血压，血压仅轻或中等升高；②有高血压家族史；③起病未合并低钾血症；④高血压合并低钾血症，但因服用利尿剂类降压药物而被误认为低钾血症，是由于高血压应用利尿剂所致。

3.原发性醛固酮增多症分型

原发性醛固酮增多症常见病因(亚型)包括：肾上腺醛固酮瘤(APA)、特发性醛固酮增多症(IHA)、原发性肾上腺皮质增生(PAH)、分泌醛固酮的肾上腺皮质癌、异位醛固酮分泌瘤、家族性醛固酮增多症，后者又包括糖皮质激素可抑制性醛固酮增多症(GRA)和家族性醛固酮增多症Ⅱ型、Ⅲ型、Ⅳ型。其中，醛固酮瘤约占原醛症的 35%，特发性醛固酮增多症约占 60%。原醛症分型诊断要点如下：

(1)肾上腺计算机断层扫描(CT):①醛固酮瘤:直径一般<2 cm,呈圆形或椭圆形、边界清楚的均匀低密度灶;平扫时 CT 值 3~28 HU;增强时呈轻度强化,CT 值 7~60 HU。②特发性醛固酮增多症:CT 示双侧肾上腺形态和大小表现正常,仅仅是密度稍致密,或表现为双侧或单侧肾上腺增大,边缘饱满,肢体较粗,密度不均或呈颗粒状;亦可表现为单侧肾上腺孤立性结节,密度类似正常肾上腺或稍低。③分泌醛固酮的肾上腺皮质癌:直径常大于 4 cm。本例患者肾上腺增强 CT 示左侧肾上腺区可见类圆形低密度影,边界清晰,直径约 2.0 cm,增强后扫描可见强化,考虑符合醛固酮瘤影像学表现。

(2)双侧动静脉采血(AVS):肾上腺 CT 在诊断上存在一定局限性,小部分 CT 表现为双侧结节的醛固酮瘤,可被误诊为特醛症,而 CT 表现为肾上腺微腺瘤的特醛症也可被误认为醛固酮瘤。若影像学检查未能发现明显占位,或病灶较小,不能区分肾上腺腺瘤和增生,可选择双侧 AVS 进行原醛症的分型诊断,以进一步明确病变的侧别、数目和性质。目前,AVS 的灵敏度和特异度均可达到 90%以上,明显优于肾上腺 CT(78%和 75%),是原醛症分型诊断的金标准(表 52-1)。

表 52-1 双侧肾静脉采血方法及评价标准

采血方法	实施方法	评价标准
非同步双侧肾上腺静脉采血	无 ACTH	(1)SI≥2:1,插管成功; (2)LI≥2:1,有优势分泌; (3)CI<1:1,对侧被抑制
$ACTH_{1\text{-}24}$持续静脉输注下,非同步双侧肾上腺静脉采血	插管开始前 30 min 输注 $ACTH_{1\text{-}24}$,注速为 50 μg/h,持续整个操作过程	(1)SI≥3:1,插管成功; (2)LI≥4:1,有优势分泌
负荷剂量 $ACTH_{1\text{-}24}$输注后,非同步双侧肾上腺静脉采血	插管开始前静脉推注 250 μg $ACTH_{1-24}$,之后进行双侧肾上腺静脉采血	(1)SI≥3:1,插管成功; (2)LI≥4:1,有优势分泌

注:SI:肾上腺静脉与下腔静脉皮质醇比值;LI:优势侧醛固酮皮质醇比值与非优势侧醛固酮皮质醇比值之比;CI:非优势侧醛固酮皮质醇比值与下腔静脉醛固酮皮质醇比值之比。

表格来源:中华医学会内分泌学分会.原发性醛固酮增多症诊断治疗专家共识(2020 版).中华内分泌代谢杂志,2020,36(9):727-736.

(3)体位试验:对于 CT 示单侧肾上腺占位且无法成功进行 AVS 检查的患者,体位试验有辅助诊断的作用。正常人从卧位变为立位时,肾素、醛固酮水平明显增加。醛固酮瘤患者自主分泌醛固酮,不受肾素活性的调节,因此,在改变体位后,醛固酮水平升高不明显。本例患者立位醛固酮水平较卧位无明显升高(<30%),考虑醛固酮瘤可能性大。

综上,结合本例患者临床特点及辅助检查结果,诊断考虑原发性醛固酮增多症:醛固酮瘤。醛固酮瘤手术治疗效果好,几乎所有醛固酮瘤行单侧肾上腺切除后血钾水平均能恢复正常,血压下降或完全恢复正常比例也可达到 30%~60%。术前应注意纠正低钾血症,并适当降压,降压药物可首先考虑选择螺内酯。

三、年轻医生的感悟

低钾血症在临床工作中非常常见。引起低钾血症的原因很多,需结合有无血压升高等相关病史完善相关检查,逐一排查。本案例中患者表现为高血压、低血钾,高醛固酮、低肾素水平,ARR 升高,CT 示左侧肾上腺占位,原发性醛固酮增多症诊断依据充分。其中,ARR 作为原醛症最常用的筛查指标,已广泛应用于临床,可以很大程度上提高原醛症的检出率。但需要注意的是,ARR 受到诸多因素如年龄、性别、饮食、体位、血钾、肌酐及多种降压药物的影响,检测时需注意排除上述影响因素,以免影响结果的准确性。此外,原醛症的分型诊断一直是临床上的难点,在很大程度上影响治疗方案的选择。尽管本例患者根据生化指标及影像学表现等可考虑为醛固酮瘤,但在很多情况下,需要结合患者年龄、生化指标、影像学表现、双侧肾上腺静脉采血(AVS)、基因检测等结果,以及患者手术意愿、对药物的治疗反应等,进行综合分析与评估,制订个体化诊疗方案。

(整理:张弘;审核:冯晓红)

病例53　流行性出血热

一、病历摘要

(一)病史归纳

患者,男性,51岁,后勤职员,因"高热伴乏力4天,腹泻2天"于2018年3月29日入院。

【现病史】

患者4天前无明显诱因下出现乏力,自觉体温升高,怕冷,当时无头痛,无咳嗽、咳痰,无腹痛,无恶心、呕吐,无胸闷、心悸。于浙江大学校医院门诊就诊,查体温39℃,予左氧氟沙星等抗感染治疗后体温好转,但乏力持续存在。

1天前患者出现腹泻,呈水样便,色偏黑,3～4次/天,伴有恶心,呕吐1次,呕吐物为胃内容物,无腹痛,无咳嗽咳痰,遂至我院急诊就诊。查血常规+CRP:白细胞计数9.5×10^9/L,中性粒细胞百分数75.5%↑,血红蛋白165 g/L,血小板计数46×10^9/L↓,超敏C-反应蛋白62.20 mg/L↑。生化急诊:肌酐147 μmol/L↑,尿素8.3 mmol/L↑,天门氨酸氨基转移酶1128 U/L↑,丙氨酸氨基转移酶658 U/L↑,γ-谷氨酰氨基转移酶127 U/L↑,肌酸激酶432 U/L↑,乳酸脱氢酶1493 U/L↑。今为求进一步诊治收住入院。

病来神清,精神软,胃纳睡眠尚可,大便如上述,小便无殊,近期体重无明显增减。

【既往史】

既往体健,否认高血压、糖尿病、冠心病等疾病史,否认肝炎、结核等传染疾病史,4年前于我院行肛瘘手术,否认其他手术、外伤史,否认中毒史,否认输血史,否认食物、药物过敏史,预防接种史随社会。

【个人史】

出生于安徽,长期居住于浙江杭州,有饮酒史。

(二)体格检查

体温37.2℃,心率82次/分,血压117/72 mmHg,呼吸20次/分。神志清,精神可,神情淡漠,体型中等,全身皮肤、巩膜无黄染。颈软,咽部稍红,甲状腺未见肿大，浅表淋巴结未及肿大。两肺呼吸音清，双肺未闻及干湿啰音。心率 82 次/分，律齐，各瓣膜区未及病理性杂音。腹软，肝脾肋下未及，全腹无压痛反跳痛。双下肢无水肿，双足背动脉搏动存在，NS(−)。

(三)辅助检查

【实验室检查】

1.(2018 年 3 月 28 日)大便常规+OB：隐血 3+；镜检有霉菌。

2.(2018 年 3 月 28)日肝炎类：乙肝核心抗体阳性↑，余均阴性。

3.(2018 年 3 月 28 日)尿常规：隐血 2+↑，蛋白质 2+↑，红细胞(镜检)5/HP↑，白细胞 27.8/μL↑，上皮细胞 21.8/μL↑。

4.(2018 年 3 月 28 日)降钙素原 1.520 ng/mL↑。

5.(2018 年 3 月 28 日)血气分析：酸碱度 7.448，氧分压 79.7 mmHg↓，二氧化碳分压 30.1 mmHg↓，含钾的阴离子间隙 5.60 mmol/L↓，氧饱和度 96.2%，乳酸1.80 mmol/L。

6.(2018 年 3 月 28 日)凝血类：凝血酶原时间 12.30 s，纤维蛋白原 2.00 g/L，凝血酶时间 25.00 s↑，部分凝血活酶时间 34.30 s，D-二聚体 18.34 mg/L FEU↑，正常对照血浆 12.10 s。

7.(2018 年 3 月 29 日)血常规+CRP：白细胞计数 9.9×10^9/L↑，中性粒细胞百分数 61.8%，血红蛋白 147 g/L，血小板计数 52×10^9/L↓，超敏 C-反应蛋白33.85 mg/L↑。

8.(2018 年 3 月 30 日)肝肾功能+血脂类：肌酐 99 μmol/L，尿素 4.8 mmol/L，钾 3.42 mmol/L↓，钙 2.06 mmol/L↓，甘油三酯 3.16 mmol/L↑，总胆固醇 2.52 mmol/L↓，高密度脂蛋白胆固醇 0.87 mmol/L↓，低密度脂蛋白胆固醇 1.07 mmol/L，总蛋白 51.4 g/L↓，白蛋白 25.2 g/L↓，总胆红素 16.0 μmol/L，天门氨酸氨基转移酶 263 U/L↑，丙氨酸氨基转移酶 293 U/L↑，碱性磷酸酶 67 U/L，γ-谷氨酰氨基转移酶 87 U/L↑。

9.(2018 年 3 月 30 日)白细胞手工分类：异形淋巴细胞 1.0%，中性分叶核 62.0%，淋巴细胞 21.0%，单核细胞 12.0%↑，嗜酸细胞 2.0%，嗜碱性粒细胞 2.0%↑。

10.(2018 年 3 月 30 日)肿瘤类：铁蛋白 13736.7 ng/mL↑。

11.(2018 年 3 月 30 日)T 细胞+NK+B 细胞+Treg：T 细胞(CD3+ CD45+) 82.08%↑，T 辅助(CD3+ CD4+)21.96%↓，T 抑制(CD3+ CD8+)56.96%↑。

12.(2018 年 4 月 2 日)肾小管功能：微量白蛋白/尿肌酐 1.690 mg/mg Cr↑，尿免疫球蛋白 G/尿肌酐 0.513 mg/mg Cr↑，维生素 A 结合蛋白 0.86 mg/L↑，

$β_2$-微球蛋白 1014.6 μg/L↑，微量白蛋白 981.2 mg/L↑，转铁蛋白 34.40 mg/L↑，尿免疫球蛋白 G 29.76 mg/dL↑。

13.（2018 年 4 月 5 日）Th1 Th2 细胞因子测定：Human IL-6 26.16 pg/mL↑，Human IL-10 10.27 pg/mL↑。

14. ANA、ANCA、G+GM 试验、呼吸道病原体三联、HIV+梅毒抗体、自身免疫性肝炎抗体、巨细胞病毒 DNA、EB 病毒 DNA、抗血小板抗体、血培养未见明显异常。

【影像学检查】

1.（2018 年 3 月 30 日）胸部螺旋 CT 平扫：左肺上叶少许慢性炎症性改变，两侧胸腔少量积液。

2.（2018 年 3 月 30 日）上腹部 B 超：脂肪肝，胆囊壁毛糙，脾肿大，双肾、胰未见明显异常。

3.（2018 年 3 月 31 日）泌尿系 B 超：双侧肾脏结晶，前列腺增生伴钙化，膀胱未见明显异常，输尿管未见明显扩张。

4.（2018 年 4 月 2 日）心脏彩超：左房偏大，主动脉瓣轻度反流，二尖瓣轻度反流，三尖瓣轻度反流，肺动脉收缩压偏高，左室舒张功能减退，左室收缩功能测定正常。

（四）目前诊断

1. 血小板减少原因待查。

2. 肝功能异常。

（五）诊治经过

入院后予左氧氟沙星 500 mg qd 静滴、舒普深 2.0 g q12h 静滴抗感染，复方甘草酸苷针、还原型谷胱甘肽针护肝，蒙脱石散止泻，前列地尔针改善循环，泮托拉唑护胃等对症支持治疗。排除禁忌证后于 2018 年 3 月 29 日行骨髓穿刺术，2018 年 3 月 31 日骨髓常规返回：有骨髓小粒。有核细胞增生活跃，粒细胞：有核红细胞＝2.1∶1。粒系增生活跃占 56.5%，示成熟左移，部分粒细胞质内颗粒粗重。红系增生活跃占 26.5%，以中晚幼红细胞为主，形态未见明显异常。淋巴细胞占 10.5%，形态正常。环片一周见巨核细胞 251 个，其中产板巨核细胞占 10%，血小板小簇可见。活检滚片示有核细胞增生活跃，全片见 2 个巨核细胞。未见明显嗜血现象，未予特殊处理。经治疗患者体温仍反复，（2018 年 4 月 2 日）PET-CT 检查：①全身骨髓代谢增高，脾大伴代谢增高，血液系统疾病可能，请结合临床；②左侧上颌窦炎；③双侧甲状腺结节；④肝囊肿，腹腔高代谢淋巴结，考虑增生性改变；

⑤双侧基底节腔隙性脑梗死灶。仔细询问病史，患者诉在所居住处曾看见鼠类出没，结合肌酐升高，尿蛋白阳性，血小板下降，凝血功能异常，考虑流行性出血热可能，(2018 年 4 月 2 日)完善流行性出血热病毒抗体提示：肾综合征出血热抗体 IgM 阳性↑，肾综合征出血热抗体 IgG 阳性↑。

二、临床思维分析

患者，中年男性，因“高热伴乏力 4 天，腹泻 2 天”入院，以血小板下降为主要表现，因此本例的鉴别要点在于发热伴血小板减少原因的鉴别。

常见引起血小板减少的疾病有免疫性(特发性)血小板减少性紫癜、再生障碍性贫血、骨髓增生异常综合征等原发血液系统疾病；也可见于感染、肝病以及接受放化疗等患者。血小板破坏增多常见于自身免疫性疾病，如系统性红斑狼疮、类风湿关节炎、Evans 综合征、甲亢、慢性肝炎、肝硬化脾亢等。血小板消耗增多见于弥漫性血管内凝血和血栓性血小板减少性紫癜等疾病。血小板分布异常也可引起血小板生成减少，常见于一些导致肝脾明显肿大的疾病。目前认为无论何种原因导致等血小板减少，免疫因素在这些病理生理过程中均起到了重要作用。

发热伴血小板减少的病例在临床中并不少见，原因既可能是感染性疾病，也可能是非感染性疾病。急性发热伴血小板减少的病例以感染性疾病为多见，包括流行性脑膜炎和其他细菌引起的败血症、钩端螺旋体感染、立克次体感染、疟疾以及病毒感染(包括登革热、新型布尼亚病毒感染、肾综合征出血热、黄热病、拉撒热、裂谷热以及埃博拉和马尔堡病毒感染)。上述疾病多呈现为急性感染病程，很少迁延。随着病程时间的延长，感染引起的发热合并血小板减少的概率明显下降，肿瘤以及风湿/非感染性炎症疾病的比例大大上升。病因可能包括白血病、淋巴瘤、骨髓增生性疾病、多发性骨髓瘤、EB 病毒感染、CMV 感染、酒精性肝硬化、药物热(例如万古霉素既是药物热的常见原因，也是免疫性血小板减少的常见原因)、结节性多动脉炎/小动脉炎、SLE、巴贝虫病、埃利希体病、布鲁菌病、回归热、粟粒性结核、组织胞浆菌病、内脏利什曼原虫病等。上述疾病虽并不少见，但仅以血小板减少作为伴发临床表现的却不多见。一般还有其他的伴发症状。

本例患者肝炎类检查提示：乙肝核心抗体(+)。乙肝核心抗体(+)是急性乙肝病毒感染窗口期或急性乙肝恢复期或曾感染过乙肝。发热可以是病毒性肝炎的前驱症状。病毒性肝炎常有轻度贫血、血细胞减少、血小板减少，也可全血细胞减少，其机制为：①病毒直接侵犯骨髓干细胞，造成染色体损害或肝炎病毒直接损害巨核细胞，使血小板减少；②免疫因素：病毒激发自身免疫，免疫因素使血小板相关免疫球蛋白增高和血小板减少，亦起到重要作用；③肝损：肝中血小板生成素

(TPO)产生减少,血小板生成障碍;④病毒性肝炎发展至肝硬化,脾大、脾亢,50%~90%血小板在脾脏内阻留、吞噬导致外周血中血小板减少。

本例患者曾看见鼠类出没,有鼠类可疑接触史,最终完善流行性出血热病毒抗体提示:肾综合征出血热抗体 IgM 阳性,肾综合征出血热抗体 IgG 阳性。流行性出血热,是由汉坦病毒引起的、以啮齿类动物为主要传染源的自然疫源性疾病。血管内皮受损导致的血管通透性增加和出血是最基本的病理变化,小血管内皮损伤导致血管壁的通透性增加,从而引起血管渗漏、血浆外渗,产生组织水肿、血液浓缩、低血容量、低血压、弥散性血管内凝血、休克等一系列病理生理变化。病程分为发热期、低血压休克期、少尿期、多尿期和恢复期。

三、年轻医生的感悟

本案例中患者主要表现为发热伴血小板减少,但同时存在蛋白尿、血尿,大便隐血阳性,一过性肌酐升高,转氨酶升高等其他系统器官功能损伤表现,单系统疾病无法完全解释,需考虑感染、结缔组织疾病、肿瘤、遗传代谢性等疾病导致的多脏器功能不全。以发热伴血小板减少为中心,进行疾病排查,完善 ANA 谱、ANCA 谱、肿瘤类、骨髓等检查后,基本排除肿瘤以及风湿/非感染性炎症疾病可能。在此基础上再次进行了病史询问,了解到患者有鼠类可疑接触史,以此为线索,最终成功诊断出流行性出血热。我们在日常诊疗中,需详细询问患者症状及仔细查体,特别是考虑传染性疾病可能时,需仔细询问流行病学史,可为后续诊疗提供思路及帮助。

(整理:焦娇;审核:叶荣夏)

病例54　卡波西样血管内皮瘤

一、病历摘要

(一)病史归纳

患儿,男性,1岁7个月,因"反复皮肤瘀点、瘀斑7月,咳嗽6月,喉中痰鸣4月"于2012年2月14日入院。

【现病史】

患儿7个月前全身出现针尖样出血点,在东阳市人民医院查血常规发现血小板计数6×10^9/L,并行骨髓检查,符合特发性血小板减少性紫癜表现。遂予"甲泼尼龙、丙种球蛋白"冲击,患儿血小板升至76×10^9/L,但甲强龙减量后,患儿血小板降至$(30\sim40)\times10^9$/L,遂于2011年7月27日至我院就诊。予"琥珀酸氢化可的松"静滴,后改"美卓乐"口服、丙球及干扰素肌注等治疗,血小板波动于$(30\sim70)\times10^9$/L,遂出院。6个月前患儿出现咳嗽,查血常规发现白细胞计数、中性粒细胞百分比和C-反应蛋白无明显异常,血小板降至18×10^9/L,查肺部CT发现右上纵隔及两背侧胸膜软组织肿块,伴多发胸椎和肋骨骨质虫蚀样破坏,伴支气管肺部炎症表现,但纵隔淋巴结肿大不明显。予口服"阿赛松、抗感染"等治疗,咳嗽稍有缓解,查血常规血小板波动于$(27\sim45)\times10^9$/L。2周后复查肺部增强CT发现肿块迅速增大,累及下颈部、右上纵隔和后纵隔,肿块强化明显,并伴有纵隔淋巴结肿大。因肿块累及纵隔,病情复杂,手术及穿刺风险大而未行活检。4个月前患儿出现喉中痰鸣,伴有气促,逐渐加重,皮肤瘀点、瘀斑反复出现,肩背部湿疹样皮疹明显,咳嗽反复不愈,后就诊于多家医院,诊断一直未明。就诊于我院,行皮疹印片,未找到朗格汉斯细胞。后患儿家长自行停服"阿赛松",定期复查血小板$(6\sim20)\times10^9$/L。近一周喉间痰鸣明显,复至我院就诊。

【既往史】

无殊。

【个人史】

无殊。

(二)体格检查

神清。营养状况一般,气急,三凹征。右侧颈部可及一肿块,大小约5 cm×

3 cm，背部可及 2 个肿块均，约 5 cm×5 cm。肿块质地软，边界不清，活动度差，无压痛表现。表面皮肤颜色无异常，其中颈部肿块内可触及 2 枚绿豆大小淋巴结，质地中等，活动度可，咽不红。两肺呼吸音粗，可及痰鸣音。心率 100 次/分，心搏有力。腹软，肝脾肋下未及。神经系统查体阴性。

（三）辅助检查

【实验室检查】

1. 抗核抗体：阳性 1∶100，抗干燥综合征抗原 A 抗体：阳性。
2. 巨细胞病毒-IgG：>250.0 AU/mL。巨细胞病毒抗原：阴性。EB 病毒-IgG 阳性，EB 病毒-IgM 阴性。
3. T 细胞＋NK＋B 细胞：正常。
4. IgA 0.40 g/L，IgG 19.04 g/L，IgM 1.49 g/L。
5. CD41＋/PA-IgG：阴性。
6. 凝血类：纤维蛋白原 0.71 g/L，凝血酶时间 23.40 s，D-二聚体 3069.0 μg/L。
7. 肿瘤类：基本正常。
8. 血常规：白细胞计数 6.6×10^{9}/L，中性粒细胞百分比 52.6%，淋巴细胞百分比 39.4%，红细胞计数 3.43×10^{12}/L，血红蛋白 88 g/L，血小板计数 8×10^{9}/L。

【影像学检查】

1. 皮疹印片：未找到朗格汉斯细胞。
2. 骨髓穿刺报告：巨核系增生明显伴成熟障碍，不排除特发性血小板减少性紫癜。
3. 胸部增强 CT：下颈部、纵隔内软组织肿块影，呈明显异常强化，胸椎多椎体及两肋骨多发虫蚀样破坏，气管局部明显受压，纵隔内明显肿大淋巴结影，部分肿大融合，两侧腋下多发肿大淋巴结影。
4. 头颅及腹部 CT 均未见明显异常。

（四）目前诊断

1. 特发性血小板减少性紫癜。
2. 朗格汉斯细胞组织细胞增生症？

二、临床思维分析

（一）婴幼儿朗格汉斯细胞组织细胞增生症（LCH）

3 岁以内的婴幼儿多见急性播散型，病变累及全身多脏器系统，预后较差。主要分 3 型：急性播散型、慢性播散型、慢性局限型。朗格汉斯细胞是起源于骨髓造血干细胞的单核/巨噬系统的树突状细胞，分化成熟后进入皮肤行使抗原呈递能力，其组织学特征是表达 CDIa 抗原及 S-100 蛋白阳性，电镜超微结构可见胞质内典型的杆状或网球拍状的 Birbeck 颗粒。3 岁以内婴幼儿病变多累及全身多个脏器及系统。本病属于细胞增生的非肿瘤性疾病，没有肿瘤细胞无限增殖的特点。当免疫系统能完全控制错乱的组织细胞，可使其退变而自愈（当致病刺激因素去除后）。诊断依据：①LCH 细胞大量增生，伴嗜酸性粒细胞浸润；②CDIa 抗原及 S-100 蛋白阳性；③电镜下找到 Birbeck 颗粒。据①和②即可诊断。根据病变范围，①单发可行手术切除或局部化疗，生存率>95%，多发可行全身化疗。

LCH 可分为 3 种亚型：①嗜酸性肉芽肿，多单一病灶，多见于 2～5 岁，可引起溶骨性损伤，少数累及淋巴结、皮肤或肺；②韩-薛-柯病：可累及一系统，多部位，常见 2～6 岁幼儿；③勒-雪病：累及多系统，呈暴发性，多灶性、多器官病变，一般3 月至 3 岁男童，累及骨、皮肤、肝脾及淋巴结。发病机制是免疫调节异常致细胞反应性改变。

(二)骨嗜酸性粒细胞肉芽肿并发 DIC

女性，14 岁，颈部皮肤有瘀斑，鼻衄加重，血小板计数 9×10^9/L，纤维蛋白原 0.4 g/L，D-二聚体 8 μg/L。本例皮肤广泛性出血，纤维蛋白原 0.3 g/L，血小板计数 9×10^9/L，应用肾上腺皮质激素治疗后症状改善。

(三)17 例小儿朗格汉斯细胞组织细胞增生症误诊分析

血红蛋白降低 12 例，白细胞升高 5 例，血小板降低 2 例，肝功能异常 4 例，X 线 7 例出现溶骨现象。本例诊断需临床、X 线、病理三方面结合，特征性临床表现是典型皮疹、头颅肿块与颅骨缺损、突眼、尿崩症。

淋巴结肿大误诊结核病或非特异性炎症，LCH 亦可以淋巴结肿大首发症状。反复发热、咳嗽、肝脾肿大、贫血易被误诊为感染及血液病。

朗格汉斯细胞病理：皮疹印片 8/12 例阳性，淋巴活检 4/6 例阳性，1 例尸检肺、肝、皮肤均有。治疗：单发型放疗或泼尼松或长春新碱或长春新碱＋泼尼松或长春新碱＋泼尼松＋环磷酰胺。

要充分认识皮疹的特征：急性起病的婴儿皮疹主要分布于躯干、头皮发际，开始斑丘疹，很快渗出、出血，而后结痂、脱屑，最后留有皮肤白色疤痕。各期皮疹可以同时存在，也可分批出现。对婴儿脂溢性皮炎或湿疹应注意全身病程，部分病例可从此获得较重诊断线索。

肺部是 LCH 最易受损的器官，约半数患者呈无呼吸道感染和肺部体征，但肺部 X 先摄片已显示异常。呼吸道症状无特异性，以咳嗽为突出症状。溶骨性骨质破坏，疼痛不显著，压痛也轻，局部无红肿发热，故亦不易引人注意。

皮疹印片阳性率50%，取材宜选新鲜的较大皮疹，挑破后稍挤压使组织液流出少许，尽量减少血液混入。对于一次未获得阳性结果者，不应放弃，应多部位多次反复印片以提高阳性率。一般2～3次检查，每次至少3个部位方获阳性结果。应与皮肤活检相结合来提高诊断可靠性，淋巴结及肿块活检，亦可穿刺液涂片检查。皮肤活检61.5%阳性，淋巴结及骨活检4/6例阳性。

(四)关于本例诊断

1.全身出现针尖样出血点：反复出现肩背瘀点瘀斑、湿疹样。

2.CT示右上纵隔及两背侧软组织肿块，伴多发胸椎和肋骨皮质虫蚀样破坏。

3.咳嗽，伴气管肺部炎症改变。

4.皮疹印片未找到朗格汉斯细胞。

5.右侧颈部肿块5 cm×3 cm，背部可及2个肿块(5 cm×5 cm)，质软，无压痛。

6.纵隔内明显肿大淋巴结，部分融合。两侧腋下多发肿大淋巴结影。

化验：血小板6×10^9/L↓，D-二聚体3069 μg/L↑，纤维蛋白原0.71 g/L↓。婴幼儿有多系统病变：①皮疹反复出现，有出血点、瘀点瘀斑，又有湿疹样皮疹；②多发性溶骨；③肺部损害、炎症；④淋巴结肿大(纵隔、腋下)。

要考虑婴幼儿朗格汉斯细胞，临床诊断，但确诊需有其诊断条件。诊断可信度分3级。①拟诊：普通光学显微镜，发现朗格汉斯细胞。但本例皮疹印片阴性(应找原因，操作要求多部位，多次反复切片，一般经2～3次检查，每次至少3部位。挑大皮疹，较新鲜，轻挤压，使组织液溢出。亦应皮肤活检、淋巴结肿块穿刺取组织检查)。②明确诊断：通过免疫组合(CDIa和S-100阳性)。③金标准：电镜下有Birbeck颗粒。

本例分型属多系统性，有皮肤、骨、肺、淋巴结，亦符合其发病年龄，2岁以下更易发生。

患儿出院诊断：①卡波西型血管内皮瘤；②支气管肺炎。

三、年轻医生的感悟

本例患儿病初以血小板降低为主要症状，首先考虑儿童常见的原发性免疫性血小板减少症(既往称为特发性血小板减少性紫癜)。该病的诊断需排除其他继发性血小板减少症如自身免疫性疾病(系统性红斑狼疮、类风湿关节炎等)、骨髓增生异常(再生障碍性贫血和骨髓增生异常综合征)、恶性血液病、淋巴系统增殖性疾病等。本例患儿病初仅表现为血小板降低，外院行骨髓检查提示符合原发性免疫性血小板减少症，故可按该病进行治疗并监测治疗效果。

后续患儿在血小板降低基础上出现纵隔、胸膜肿块，伴有骨质破坏，提示患儿诊断需重新明确。朗格汉斯细胞组织细胞增生症(LCH)是儿童组织细胞疾病最常见类型,可累及全身各个脏器,以皮肤、骨骼、肺和垂体多见,且临床表现异质性强。其他如纵隔淋巴结肿大、血小板减少和贫血两系减低同样为该病的临床表现。患儿后续复查胸部 CT 可见短期肿块增大明显,伴有深部淋巴结受累,皮疹、咳嗽等多器官受累,提示患儿病情进展迅速,需尽早明确诊断。病理检查是确诊 LCH 最可靠依据,尤其是免疫组化 CD1a 和(或)CD207 阳性是诊断本病的“金标准”。皮肤属于 LCH 常见的活检部位,但本例皮疹印片未见朗格汉斯细胞,项柏康教授已对可能原因进行分析。仍建议继续取样,完善病理检查结果,以明确诊断或排除其他疾病(如神经母细胞瘤、霍奇金淋巴瘤等)。

备注:后续患儿依靠颈部肿块病理检查确诊为卡波西型血管内皮瘤(KHE)。KHE 是一种具有侵袭性的、特殊类型的中间性血管性肿瘤,属罕见病,多见于婴幼儿及儿童。好发于头颈部、四肢、躯干,甚至发生在后腹膜或胸腔,边界不清,分布在皮肤、皮下组织,甚至侵及肌肉。此外,这种局部侵袭性的病变可以导致血小板严重减少,病灶迅速增大,伴随明显的低纤维蛋白血症的消耗性凝血性疾病表现,称为卡梅综合征(Kasabach-Merritt syndrome,KMS)。回顾性分析,可见本例患儿具有上述卡梅综合征特点。

(整理:谢辉辉;审核:陈玉燕)

病例 55　肾上腺淋巴瘤

一、病历摘要

(一)病史归纳

患者,男性,35 岁,某职业学院网络管理员,因“乏力 1 月半,畏寒、发热半月余”于 2008 年 4 月 25 日入院。

【现病史】

患者 1 月半前因受凉后出现乏力、头痛,当时无畏寒、发冷,无发热、出汗,无鼻塞、流涕,就诊于社区医院。查血常规示淋巴细胞升高(具体数值不详),诊为“病毒性感冒”,予阿奇霉素、日夜百服宁治疗后,上述症状略缓解。半月前无明显诱因下出现畏寒、发热,自测体温 37.9℃,偶有咳嗽,无痰,无咯血,乏力明显,乏力以晨起为著,但头痛,怕冷,纳差,感恶心,厌油腻,夜间盗汗,无腹痛腹泻,无尿频、尿急、尿痛,于社区医院抗感染治疗(具体不详),症状未缓解。半月来持续上述症状,为求进一步诊治,于 2008 年 4 月 25 日拟“乏力、发热待查”收住我院呼吸科。

病来神志清,精神软,睡眠差,胃纳差,二便无殊,体重近半月下降约 6 斤。近半年余性功能减退。

【既往史】

既往体质可,有青霉素过敏史,否认高血压、糖尿病史,否认结核等传染病史,否认其他手术及重大外伤史,否认输血史,预防接种史不详。

【个人史】

无殊。

【婚育史】

育有 1 子,妻、子体健,夫妻关系和睦。

(二)体格检查

体温 38.5℃,心率 92 次/分,血压 97/57 mmHg,呼吸 20 次/分。神志清,精神软,形体略胖,BMI 23.1 kg/m^2,面色无华,皮肤、巩膜无黄染,无全身皮肤黏膜色素沉着,体毛分布正常。甲状腺未触及肿大,浅表淋巴结未及肿大。口唇无发绀。双肺无干湿啰音。心率 92 次/分,律齐,未及病理性杂音。腹平,肝脾肋下未及,腹部无紫纹，肝肾区无叩痛，移动性浊音阴性。双下肢不肿。NS(—)。

(三)辅助检查

【实验室检查】

1. 血常规：白细胞计数 5.5×10^9/L，中性粒分数百分比 37.4%↓，淋巴细胞分数百分比 40.7%，单核细胞分数百分比 19%，红细胞计数 3.68×10^{12}/L，血红蛋白 112 g/L↓。

2. 红细胞沉降率 67 mm/h。

3. 肝肾功能：肌酐 123 μmol/L，磷 2.05 mmol/L，钙 2.53 mmol/L。

4. 皮质醇：<27.6 μg/dL↓(0:00)、38.4 μg/dL↓(8:00)、<27.6 μg/dL↓(16:00)。

5. 促肾上腺皮质激素：未见异常。

6. 性激素：促黄体生成激素 1.58 mU/mL↓、催乳素 33.38 ng/mL↑、睾酮0.09 ng/mL↓。

7. 甲状腺功能类：未见明显异常。

8. 骨髓穿刺：单核细胞增多，余未见明显异常。

9. 血培养+药敏：阴性。

10. 肿瘤类：铁蛋白 1096.4 ng/mL。

11. PPD 试验：阴性。

12. ANCA 谱：pANCA 弱阳性，余阴性。

13. ANA 类：ANA(1∶100)弱阳性，余阴性。

14. 免疫类 IgG 19.86 g/L，补体 C3 2.11 g/L，抗“o”、类风湿因子：阴性。

15. 结核抗体：阴性。

16. 病毒类：巨细胞病毒 IgG、EB 病毒 IgG、轮状病毒 IgG、艾柯病毒 IgG 均阴性。

17. 肥达氏试验：阴性。

18. 尿常规、便常规、肝炎类：无殊。

【影像学检查】

1. 肺部 CT 平扫：未见明显异常。

2. 腹部 B 超：双肾上腺实质性占位。

3. 双肾及肾上腺 CT 平扫：双肾上腺区占位性病变。

4. 肾上腺 MR：双侧肾上腺占位(左侧病灶大小约为 6.8 cm×5.0 cm，右侧病灶大小约 7.0 cm×3.2 cm，边界清晰)，嗜铬细胞瘤可能，转移性肿瘤待排。

5. 垂体 MR 平扫＋增强：垂体形态增大。

(四)目前诊断

1. 乏力、发热原因待查。

2. 双侧肾上腺占位。

(五)诊治经过

入院后予以完善各项检查，指尖血糖：6.0～7.6 mmol/L 之间波动。患者体温波动于 37.2～39.0℃，血压波动于(85～115)/(57～70) mmHg，主要予补液支持(VitC、VitB6、KCl)及中药桂枝汤加减治疗。

二、临床思维分析

患者畏寒、发热、夜间盗汗，体温 37.2～39.0℃，血沉 67 mm/h，从临床症状及血象的变化首先考虑发热待查，同时腹部 B 超及肾上腺 CT 显示双肾上腺区占位性病变，需进一考虑可能的病因并进行分析。

(一)发热待查

发热是最常见的临床症状，但发热的原因却不尽相同，涉及的疾病也极其纷繁复杂。有部分患者长期发热，虽四处求医仍诊断不明。不明原因发热又称发热待查，其经典定义于 1961 年由皮特斯多夫(Petersdorf)和比森(Beeson)基于对 100 例患者进行的前瞻性研究所提出：发热时间持续≥3 周，体温多次＞38.3℃，经过≥1 周完整的病史询问、体格检查和常规实验室检查后仍不能确诊。不同原因引起的发热占比不同，感染性疾病 15％～30％，肿瘤 10％～30％，结缔组织疾病 33％～40％，其他(药物热、甲亢)5％～14％，仍诊断不明的 20％～30％。首先要分析这个病例发热的原因。

1. 感染性发热

各种病原体，包括细菌、病毒、支原体、衣原体、螺旋体、立克次体和寄生虫等引起急性、慢性全身或局灶感染。

2. 非感染性发热

(1)血液病：淋巴瘤、噬血细胞综合征、白血病等。

(2)变态反应及结缔组织病：风湿热、药物热、系统性红斑狼疮、皮肌炎、多肌炎、结节性多动脉炎、结节性脂膜炎、成人斯蒂尔病等。

(3)实体肿瘤：肾癌、肾上腺癌、肝癌、肺癌等。

(4)理化损伤：热射病、大的手术、创伤及烧伤等。

(5)神经源性发热：脑出血、脑干伤、自主神经功能紊乱等。

(6)其他：甲亢、内脏血管梗死、组织坏死、痛风等。

详细、反复的病史询问和全面仔细的体格检查，是确定发热待查病因的最基本、最重要的方法。在病史询问中，应特别注意对局部症状、旅居史、动物接触史以及用药史等的询问。应重视常见疾病的不典型临床表现。发热的病因虽极为复杂，但如能详细询问病史，进行详尽的体格检查，以及必要的实验室和辅助检查，绝大多数的发热病因可以查明。此患者发热，结合实验室结果，首先考虑非感染性发热。

(二)双侧肾上腺占位病因分析

对肾上腺占位的评估要考虑两个问题：肿瘤是否有功能？肿瘤是否为恶性？

1. 肾上腺转移瘤

如肺、乳腺、肠、胃、肾等部位肿瘤及黑色素瘤、淋巴瘤等的转移、占位的大小和形态有助于区分良恶性。一般来说，肾上腺肿瘤越大，恶性程度越高。肾上腺瘤直径≤3 cm 者，其恶性肿瘤发生率为 0～50％；而直径≥3 cm 者，其恶性程度发生率为 43％～100％；直径≥6 cm 者，80％的肿瘤为恶性。在增强 CT 中，质地不均，边界不规则，伴有坏死，多提示为恶性。需询问患者有无原发性恶性肿瘤病史。

2. 嗜铬细胞瘤

这是来源于肾上腺髓质和肾上腺外嗜铬组织的肿瘤，是内分泌性高血压的重要原因。85％～95％的嗜铬细胞瘤定位于肾上腺髓质。肿瘤大小不一，直径由 1～2 cm至 20～25 cm，肿瘤的重量变异较大，可从 2 g～3 kg，一般多为 20～100 g。肿瘤较大时，瘤体内常有局灶性或者大片状出血、坏死、囊性变和(或)钙化。临床表现为阵发性高血压，最高收缩压可达 300 mmHg，舒张压可相应升高达 180 mmHg。临床症状除高血压外，同时有头痛、心悸、多汗三联征，头痛剧烈，呈炸裂样；心悸常伴胸闷憋气，胸部压榨感；发作时常常大汗淋漓，面色苍白，四肢发凉等。实验室检查包括测定 24 小时尿甲氧肾上腺素和儿茶酚胺、血甲氧基去甲肾上腺素和甲氧基肾上腺素等。

3. 肾上腺皮质醇腺瘤

多为单侧性，圆形或类圆形肿块，直径 2～4 cm，偶可较大，密度类似或低于肾实质。瘤体大者可有出血或坏死，密度不均。同侧肾上腺残部及对侧肾上腺变小，是由于肿瘤自主分泌皮质醇，从而反馈性抑制垂体 ACTH 分泌，造成非肿瘤部位肾上腺萎缩。其主要病因是肾上腺皮质激素分泌过多、垂体 ACTH 分泌过多、异位 ACTH 分泌过多、医源性皮质醇增多症。临床表现有向心性肥胖、满月脸、腹大如球、皮肤细薄有紫纹、四肢相对瘦小、毛发增多、肌肉萎缩、性功能减退等。实验室检查包括测定血浆皮质醇及 ACTH 水平、24 小时尿游离皮质醇，常用的方法有地塞米松抑制试验。

4. 肾上腺醛固酮瘤

女性多见，占原发性醛固酮增多症的35%左右。以单一腺瘤最为常见，双侧或多发性腺瘤仅占10%。个别患者可为一侧腺瘤，另一侧增生。醛固酮瘤体积一般较小，直径多小于2 cm，边界清楚，切面呈金黄色。临床表现为高血压、低血钾。盐水试验、高钠负荷试验、卡托普利试验可确诊。

5. 原发性肾上腺皮质腺癌

重量多大于100 g，可达数千克。多数肿瘤有包膜，少数包膜不完整。多为单侧病变。肿瘤切面为粉红色或软鱼肉状组织，血管丰富，常有坏死、出血、囊性变或部分钙化。瘤细胞可浸润包膜、血管或周围脏器，也可转移至肝、淋巴结、肺等处。

6. 肾上腺髓样脂肪瘤

为少见的肾上腺良性肿瘤，占肾上腺非功能性病变的2%～4%。肿瘤表现为单侧、偶为双侧性的肾上腺肿块，类圆形或椭圆形，直径多为10 cm以下，少数者可较大。病理上肿瘤由丰富成熟的脂肪组织和髓样组织按不同比例混合而成。可发生于皮质或髓质。临床多无症状，当肿瘤较大压迫邻近器官或发生出血坏死时，可引起腹痛或腰背痛，但尿常规和内分泌检查一般无异常。通常进行随访。

7. 肾上腺结核

影像学表现与病程长短有关，初期(1年以内)双侧肾上腺增大，轮廓可辨，钙化率低，针尖状或点状，可有炎性渗出，干酪样坏死；中期(1～4年)双侧肾上腺明显增大，形态不规则，钙化多见，粗糙散在分布，肉芽组织增生；后期(>4年)，肾上腺大小正常或萎缩，失去正常形态，钙化呈致密斑块状。它是我国原发性肾上腺功能低下性病变的常见病因，多累积双侧肾上腺，单侧少见。临床表现病程长，数年或更长时间，皮肤黏膜色素沉着、疲乏无力、食欲缺乏、体重减轻、低血压等。

8. 肾上腺淋巴瘤

淋巴瘤很少累及肾上腺，CT检出的继发性肾上腺非霍奇金淋巴瘤约占5%，原发性肾上腺淋巴瘤更为罕见。原发性肾上腺淋巴瘤诊断标准为组织学证实为单侧或双侧肾上腺淋巴瘤，但无淋巴结侵犯；无白血病血象；诊断后六个月内无其他器官累及。肾上腺淋巴瘤早期阶段可仅表现为肾上腺弥漫性增大，类似肾上腺增生。肿瘤增大后则呈不规则圆形、椭圆形，以椭圆形最多见，边缘光整。肾上腺淋巴瘤密度较均匀，坏死囊变少见。有研究显示EB病毒感染、P53和c-kit基因突变，可能与发病机制有关。临床症状表现为局部疼痛或全身症状发热、消瘦及肾上腺皮质功能不全，同时伴有免疫功能的障碍，如恶性肿瘤病史、人类免疫缺陷病毒感染、自身免疫性疾病等。疼痛和疲劳最常见。其他症状包括皮肤黏膜色素沉着、厌食、肝脾肿大、恶心、呕吐、神经系统症状、淋巴结肿大和腹泻。大部分患者有乳酸脱氢酶升高,双侧肿瘤乳酸脱氢酶升高显著高于单侧。影像学检查有助于诊断,但最终确诊需依靠细针活检、切除活检或尸检。由于存在高血压危象的风险,活检前要排除嗜铬细胞瘤。此患者有不明原因发热,淋巴细胞增多,皮质功能减退,同时双侧肾上腺有占位,高度怀疑为肾上腺淋巴瘤。

三、年轻医生的感悟

本案例中患者乏力、发热原因不明,双侧肾上腺占位肿瘤待排。根据实验室检查结果,患者炎症指标及血培养结果正常,首先考虑非感染性发热。本例患者在诊治过程中发现双侧肾上腺占位。肾上腺占位是本例讨论的重点,首先需要考虑占位是否引起内分泌功能改变。本案例患者进一步完善相关检查,结果显示皮质醇、睾酮水平下降,存在肾上腺功能减退。应完善儿茶酚胺、肾素-血管紧张素-醛固酮水平,排除嗜铬细胞瘤、醛固酮瘤。患者临床症状不典型,详细地询问病史、完善影像学检查及实验室检查有助于诊断,最终确诊应行肾上腺肿块病理活检。

本案例患者最终行肾上腺穿刺,病理提示为非霍奇金淋巴瘤。予化疗后,早期显示效果良好。长期疗效需定期随访。

(整理:钟继娟;审核:吴巧敏)

病例56　重症UC

一、病例摘要

(一)病史归纳

患者，女性，37岁，因“反复腹泻3年，再发加重2月”于2013年5月9日入院。

【现病史】

患者3年前无明显诱因下出现腹泻，大便开始呈稀烂便，未予重视，后出现黏液血便，无腹痛，无恶心呕吐，遂至宁波医院就诊，查结肠镜提示溃疡性结肠炎，予“奥沙拉嗪4片，tid”口服。半年后腹泻症状明显好转，自行停药，停药约半年后患者再次出现腹泻，自行服用“奥沙拉秦”，腹泻无好转，后至余姚市中医院就诊，予中药(具体方剂不详)治疗，腹泻症状好转。近2年来，患者规律服用中药，无再发腹泻。2月前，患者停用中药后再次出现腹泻、腹痛，大便呈黏液脓血便，泻后痛减。半月前出现腹痛加剧，再次就诊于余姚中医院，查肠镜示“溃疡性结肠炎”。后来我院就诊，门诊予“美沙拉嗪1000 mg qid”联合“美卓乐4 mg bid”口服治疗，腹痛、腹泻无好转，并出现畏寒、发热，自测体温最高39.4℃，现患者大便日行7～8次，大便呈黏液脓血便，便前仍有腹痛，腹痛以左腹为主，便后痛减，稍有发热，体温37.8℃，无恶寒，无头痛、头晕，无尿频、尿急、尿痛，无恶心、呕吐。为求进一步治疗，门诊拟“溃疡性结肠炎”收治入院。

病来神清，精神可，纳食佳，夜寐安，大便次数增多，体重无明显增减。

【既往史】

患者既往体健，否认高血压、糖尿病、肾病等重大内科疾病，否认重大手术、外伤、中毒、输血病史，否认乙肝、结核等传染病史，否认食物过敏史，预防接种史随社会。

【个人史】

无殊。

(二)体格检查

体温38℃，脉搏：86次/分，血压100/68 mmHg，呼吸18次/分。神志清，精神尚好。心律齐，86次/分，各瓣膜区未闻及明显杂音。两肺呼吸音清，未闻及明显干湿啰音。腹平软,未见胃肠型及蠕动波,下腹部无压痛,无反跳痛,肝脾肋下未及,墨菲氏阴性,麦氏点压痛阴性,肝肾区无叩痛,移动性浊音阴性,肠鸣音正常。

(三)辅助检查

【实验室检查】

1. 大便常规+OB:红细胞 1+,隐血 4+。

2. 血沉:44 mm/h。

血常规:白细胞计数 9.9×10^9/L,中性粒分数百分比 81.8%↑,嗜酸性粒细胞百分比 0.1%↓,淋巴细胞百分数 12.7×10^9/L↓,血红蛋白 103 g/L↓,红细胞计数 3.45×10^{12}/L↓,血小板计数 337×10^9/L↑,C-反应蛋白 22.80 mg/L。

3. 生化类:葡萄糖 7.23 mmol/L↑,尿酸 111 μmol/L↓,肌酐 41 μmol/L↓,总蛋白 54.4 g/L↓。

4. 尿常规:上皮细胞 57.3 个/μL↑,细菌 5259.8 个/μL↑,白细胞+-,葡萄糖 2+↑。

5. 甲状腺功能总 T3 0.56 μmol/L↓,游离 T3 1.41 μmol/L↓,抗甲状腺球蛋白抗体 156.1 IU/mL↑。

6. 凝血类:部分凝血酶时间 24.5 s↓,D-二聚体 1.89 mg/L FEU↑。

7. 肾小管功能:β_2 微球蛋白 897.8 mg/L↑,NAG 14.5 U/L↑。

8. 免疫类、肿瘤类、ANA、ANCA、大肠杆菌培养、沙门菌、志贺菌培养、尿培养、HIV+RPR、肝炎类、糖化血红蛋白无殊。

【影像学检查】

肠镜示:“溃疡性结肠炎”。

(四)目前诊断

1. 重症溃疡性结肠炎。

2. 巨细胞病毒感染。

3. 肾脏实质性病变。

4. 低 T3 综合征。

(五)诊治经过

入院后予以完善各项检查如血常规、凝血、生化、大便常规、尿常规等,予氢化可的松 300 mg/d 治疗,更昔洛韦抗病毒治疗。

二、临床思维分析

(一)溃疡性结肠炎 UC 和感染性结肠炎 IC 的比较

UC 病程长,隐匿性起病,黏液脓血便,腹痛程度较轻或无腹痛,无恶心、呕吐,无发热等。IC急性起病,伴发热、恶心、呕吐及明显腹痛。UC若有呕吐、发热、腹痛,多提示病情较重。UC病变多为弥漫性而IC多呈灶性,表浅。UC病理隐窝异常结构出现为57%~100%,IC仅为0~13%(隐窝异常表现为扭曲,多分支,萎缩,绒毛样表面,基底浆细胞较多)。

(二)巨细胞病毒感染与炎症性肠病相关研究

巨细胞病毒感染与UC有关,尤其难治性IBD。CMV感染可使IBD疾病活动或恶化,甚至是慢性巨结肠的触发因子。CMV感染可使免疫抑制,更加重IBD的恶化。对一些免疫抑制剂无应答的IBD患者,肠黏膜活检证实有CMV感染,可通过更昔洛韦治疗,改善IBD症状,并且中止免疫抑制剂治疗。

(三)幽门螺杆菌阳性与溃疡性结肠炎关系

有研究显示,UC组HP感染率为26%,明显低于对照组56%,HP可能对UC的发生起预防作用。其中HP的脂多糖可诱发潘氏细胞,产生抗菌肽,对其他的细菌具有杀菌作用,从而抑制其他致病菌引发炎症性肠病。

(四)结肠组织中CMV-DNA的检查

结肠组织中CMV-DNA检查是确诊的依据之一,比血清CMV-IgM的诊断阳性率高。有研究显示,36例UC患者肠粘膜组织,CMV-DNA阳性26例,阳性率72%(26/36),其中轻度UC患者19例,CMV-DNA阳性11例;中度UC患者13例,CMV-DNA阳性11例;重度UC患者4例,CMV-DNA全部阳性。22例对照组中,CMN-DNA阳性率为23%(5/22),两组之间有显著性差异($P<0.01$)。36例UC患者血清CMV-IgM阳性率67%(24/26),其中轻度UC患者19例,CMV-IgM阳性9例;中度UC患者13例,CMV-IgM阳性11例,重度UV患者4例,IMV-IgM全部阳性。22例对照组中,CMV-IgM阳性率为32%(7/22),两组之间有显著性差异($P<0.05$)。

(五)急性重症UC的内科治疗

由传统氨基水杨酸类、皮质类固醇和抗菌药为主,改为以皮质类固醇、免疫抑制剂和生物制剂为主,炎症指标(ESR、CRP等)对病情严重程度和特征均有重要价值。

1.肠外高营养治疗,静脉补足营养,使胃肠道完全休息。

2.类固醇皮质激素:国外重症UC氢化可的松400 mg/d,或泼尼松60 mg/d,7~10 d。若无效可以改用免疫抑制剂或手术治疗。我国可以口服泼尼松龙40~60 mg/d,7~10 d,也可以直接静脉治疗。若已使用糖皮质激素的患者,静脉予氢化可的松300 mg/d,或泼尼松48 mg/d。

激素不宜长期或反复使用,易产生激素依赖或激素抵抗,一般静脉使用激素冲击诱导缓解治疗应7～10 d为主。

3.抗菌药物及微生态制剂:肠道菌群失调的感染一直被认为是引起UC的重要原因。重症UC可肠外使用抗生素控制继发感染,甲硝唑可减少肠内厌氧菌,微生态制剂也有一定疗效,可以降低UC的复发率。

4.免疫抑制剂:如硫唑嘌呤6-巯嘌呤(6-MP)和氨甲蝶呤(MTX)均可起效,但不良反应多,毒性大,而环孢素代替其具有免疫抑制作用,最佳剂量2 mg/(kg·d),(静脉治疗起始浓度150～250 mg/L),也可用于激素抵抗的重型UC。长期治疗2～3年,可降低UC的复发率。他克莫司是一种新型的免疫抑制剂,作用较环孢素强,其不良反应也较少。

5.生物治疗:英夫利西,剂量为5 mg/(kg～24 h),每0、2、6周静脉各1次,从第14周开始每8周1次维持,在每8周1次时,若用药2次无效,应停止使用。

6.血细胞吸附血浆分离置换术:活动期UC外周血中中性粒细胞抗体升高,血浆分离置换术有助于症状减轻。

(六)重症UC药物治疗要点

1.我国氢化可的松300 mg/d,口服糖皮质激素首选,泼尼松或泼尼松龙40～60 mg/d,或甲泼尼龙48 mg/d。

2.国外经验静脉激素7～10 d,如无效才改用免疫抑制剂等其他药物治疗或手术治疗。

3.泼尼松龙0.75 mg/(kg·d),若超过4周病情仍属于活动期就属于激素抵抗。

4.激素开始3个月内不能减量,或使用激素3个月内复发,即成为激素依赖。

5.环孢素A 2 mg/(kg·d),静脉注射7～10 d,待病情稳定后可改为口服维持治疗。

6.环孢素A在重度UC治疗中起到“桥梁”作用,英夫利西的应用为重症UC的治疗开启了一些新思路。

(七)重症溃疡性结肠炎诊断评估

Truelove标准指血性腹泻>6次/d,体温>37.8℃,脉搏≥90次/分,血红蛋白≤105 g/L,红细胞沉降率≥30 mm/1 h。临床上溃疡性结肠炎的Sutherland疾病活动指数较为常用,评分达11分以上可以确定为重度。

(八)评价肾小管间质功能

β_2-微球蛋白(β_2-MG)目前已成为判断肾小管功能的一项重要指标,应用最多

的有 *N*-乙酰-β-D-氨基葡萄糖苷酶(NAG)的测定。

β_2-MG 和 NAG 目前被认为是反映肾小管损伤的较好指标,肾小管损害程度越重,肾小管功能下降就越严重,但不能提供急性程度。其中肾小球病理和病变程度与肾功能不全预后关系密切。对于肾病综合征并发肾小管间质病变,糖皮质激素可减轻肾间质细胞浸润,从而改善肾小管功能。

糖尿病肾病可导致肾小管功能损害,肾小管间质的损害并不依赖肾小球的病变。

(九)溃疡性结肠炎并发症

1. 严重电解质紊乱,低钾血症,低氯低钠。
2. 肠梗阻 8.11%。
3. 大出血<5%。
4. 肠穿孔。
5. 败血症 2.7%。
6. 中毒性肠扩张 1%~5%。
7. 结肠癌,癌变率 1.8%。
8. 胆并发症,PSC 1%。
9. 病情分期,严重程度,根据 Truelove 标准。

三、年轻医生的感悟

本案例中患者肠镜提示 UC,病程较长,反复发作,症状未能控制,应对疾病进行规范的评估,确定病情的分期与严重程度,再考虑用药。与此同时,应除外有关合并巨细胞病毒感染的可能。CMV 的发病较隐匿,且有终身潜伏,其中 CMV 感染可引起难治性 UC,并加重 UC,故检测到血清 CMV-IgM 或 CMV-DNA 为阳性,应使用更昔洛韦抗病毒治疗。最后,对患者需要个性化的治疗。该患者检验发现 β_2-MG 升高,即存在肾脏间质性病变,虽然本病与 UC 无明显关系,但与糖尿病肾病有关,且患者血糖较高,故应后续密切关注其血糖情况。

(整理:池佳华;审核:徐丽)

病例 57　小肠间质瘤

一、病历摘要

(一)病史归纳

患者,男性,54 岁,职业其他,因“反复腹胀半年余,反复呕吐半月余”于 2014 年 3 月 14 日入院。

【现病史】

患者 2014 年 2 月 22 日无明显诱因出现呕吐,吐出胃内容物,伴水样便一次,就诊于浙江医院,腹部 X 片提示肠梗阻,予消炎药静滴 2 天后(具体药物不详),症状消失。2014 年 2 月 27 日无明显诱因再次出现呕吐,吐出胃内容物,无腹痛、腹泻,就诊于杭州市第三人民医院,经腹部 X 片检查后诊断为“不全性肠梗阻”,予消炎药静滴 1 天后(具体药物不详),症状消失。2014 年 3 月 13 日无明显诱因出现呕吐,吐出胃内容物,无腹痛、腹泻,就诊于我院急诊科,腹部 X 线提示小肠梗阻首先考虑,血常规:白细胞计数 10.3×10^9/L,血红蛋白 116 g/L,C-反应蛋白 45 mg/L。为求进一步诊治,急诊拟“不全性肠梗阻”收入我科住院。

患者病来神清,精神可,胃纳可,夜寐安,小便常,偶有便稀,体重下降约 5 斤。

【既往史】

既往体质可,高血压病史半年,氨氯地平 0.5＃qd 治疗,血压控制可。否认心脏病史,否认糖尿病史,否认结核及肝炎病史,否认中毒史,无食物及药物过敏史,否认手术及重大外伤史,否认输血史,预防接种史随社会。

【个人史】

否认疫水、疫源接触史,否认工作粉尘、毒物、放射性物质接触史,吸烟 1 包/天、喝白酒 5 两～1 斤/天,否认冶游史。

(二)体格检查

体温 36.0℃,心率 72 次/分,血压 113/76 mmHg,呼吸 20 次/分。神志清,精神软,步入病房,查体合作,浅表淋巴结未及肿大,全身皮肤及巩膜无黄染,皮肤黏膜无瘀点、瘀斑,无肝掌,蜘蛛痣。结膜苍白,双侧瞳孔等大、等圆,对光后反射灵敏。颈软无抵抗。两肺呼吸音清,未及干湿啰音。心率 72 次/分,律齐,各瓣膜听诊区未及病理性杂音。腹平软,无压痛及反跳痛,未见肠型及蠕动波,肝脾肋下未及，肠鸣音亢进，双肾区无叩痛。

(三)辅助检查

【实验室检查】

1. 血常规：白细胞计数 10.3×10^9/L，血红蛋白 116 g/L。

2. C-反应蛋白：45 mg/L。

3. 尿常规：酮体+－，蛋白质+－。

4. 血常规+C-反应蛋白：血红蛋白 105 g/L，C-反应蛋白 31.60 mg/L。

5. 血沉：23 mm/h。

6. 大便常规+隐血：隐血 3+。

7. 肾小管功能类：*N*-乙酰-β-D-氨基葡萄糖苷酶 14.5 IU/L。

8. 凝血类、甲状腺功能类、艾滋病、梅毒、肿瘤类、丙肝、乙肝三系检查未见明显异常。

9. 肝肾功能：球蛋白 32.7 g/L。

10. 术后血常规：白细胞计数 3.5×10^9/L，血红蛋白 96 g/L。

【影像学检查】

1. 腹部 X 线提示：小肠梗阻。

2. 全腹部 CT 平扫加增强：第 2 组小肠肠壁局部增厚伴异常强化，考虑肿瘤性病变可能，建议肠镜检查。左肝囊肿可能。左肾小囊肿。

3. 病理诊断：小肠、肠系膜淋巴结病理诊断示小肠浸润溃疡型中分化腺癌伴坏死与淋巴转移。

(四)目前诊断

不全性肠梗阻。

(五)诊治经过

入院后完善相关辅助检查，辅助检查返回结果示：尿常规：酮体+－，蛋白质+－。血常规+C-反应蛋白：血红蛋白 105 g/L，C-反应蛋白 31.60 mg/L。血沉 23 mm/h。大便常规+隐血：隐血 3+。肾小管功能类：*N*-乙酰-β-D-氨基葡萄糖苷酶 14.5 IU/L。凝血类、甲状腺功能类、艾滋病、梅毒、肿瘤类、丙肝、乙肝三系检查未见明显异常。排除手术相关禁忌证后，于 2014 年 4 月 1 日全麻下行腹腔镜探查+小肠部分切除术，术程顺利。术后予头孢替安及奥硝唑静滴抗炎，泮立苏 40 mg每日两次抑酸等外理。复查肝肾功能：球蛋白 32.7 g/L。血常规：白细胞计数3.5×10^9/L，血红蛋白 96 g/L。

二、临床思维分析

(一)病例特点

患者男性，54 岁，因反复呕吐半月余，吐出胃内容物，先后于浙江医院、市三医院就诊，腹部 X 线提示肠梗阻。无呕血黑便。白细胞计数 10.3×10^9/L，C-反应蛋白 45 mg/L。既往体健。高血压病史半年，氨氯地平 0.5＃qd 治疗，血压控制可。吸烟1 包/天、喝白酒 5 两～1 斤/天。

PE：全身皮肤及巩膜无黄染，皮肤黏膜无瘀点、瘀斑，无肝掌，蜘蛛痣。结膜苍白，心肺(—)，腹平软，无压痛及反跳痛，未见肠型及蠕动波，肝脾肋下未及，肠鸣音亢进，双肾区无叩痛。

辅助检查：2014 年 4 月 13 日腹部 X 线提示小肠梗阻。诊断：小肠不全性肠梗阻。

腹部增强 CT 提示：第二组小肠局部增厚呈团块状影。大小约 4.1 cm×3.5 cm，呈轻度不均匀强化，浆膜面毛糙，周围见多发小淋巴结。左肝囊肿可能，左肾小囊肿。

术后病理：小肠间质瘤(SISTs)，免疫组化 CD117(＋＋)，CD34 血管(＋)，S-100(＋)，Desnin(—)，SMA 血管(＋)，K67ides＜5％(＋)。

本例小肠间质瘤术后复发急性机械性闭袢性肠梗阻，急性弥漫性腹膜炎，小肠间质瘤局部破溃出血。术后口服氨基酸激酶抑制药甲磺酸伊马替尼 400 mg，每日 1 次，连用 18 个月。

(二)临床思维分析

1. 小肠间质瘤：高发年龄 55～65 岁，占消化道所有肿瘤 1％，60％～70％发生于胃，20％～30％于小肠，5％于结肠直肠，小于 5％发生于食道。其中 20％～30％为恶性。急诊小肠镜联合 DSA，可用于诊断小肠间质瘤合并出血。小肠间质瘤来源于肌层，症状隐匿。因肿瘤组织血运丰富，消化道出血为首发症状。当肿瘤向肠腔内生长时，小肠镜容易发现肿瘤组织，经 DSA 发现病变，有助于提高间质瘤诊断。

2. 间质瘤生长方式分 4 型：①腔外型；②腔内型；③壁内型；④腔内外型。两侧明显隆起，以腔外型及腔内外型较多。

3. 小肠间质瘤可分为良性、交界性、恶性三种。良性肿瘤核分裂象＜5/50 HPF，且肿瘤直径≤50 mm。交界性肿瘤核分裂象＜5/50 HPF，肿瘤直径＞50 mm。恶性肿瘤核分裂象＞5/50 HPF。小肠间质瘤可被看作一种低度恶性、有复发和转移可能的肿瘤。直径＞50 mm 应终身随诊。本病较少淋巴结转移，故无须行广泛淋巴结清扫。格列卫作为新一代靶向治疗药物，在转移复发 GIST 中的疗效得到临床证实，1 年缓解率为 33％。小肠间质瘤大多数表达 CD117 和 CD34 阳性的梭形上皮样或混合性间叶性肿瘤。肿瘤直径＞50 mm，恶性程度较高，内部坏死明显；直径＜4 cm，良性为多；直径＞4 cm，具有潜在恶性肿瘤。CT 增强可见簇状肿瘤血管强化影，为小肠间质瘤特异性征象；良性为均匀强化；恶性不均匀强化多侵犯周围组织或远处转移。

4.鉴别诊断:胃肠道间叶性肿瘤多为间质瘤,而平滑肌类及神经源性肿瘤远低于小肠间质瘤。但影像学表现相似,确诊需要免疫组化。其他:①小肠腺癌:肿块多浸润生长,肠壁不规则加厚,肠腔狭窄产生梗阻,静脉期较动脉期强化程度下降;②小肠淋巴瘤:肠壁环形增厚,受累肠段较长,扩张与狭窄交替,多不造成梗阻,可伴有动脉瘤样肠腔扩张“夹心面包征”,强化程度较低;③小肠腺瘤:腔内肿块边界光滑,相邻肠壁无增厚,与腔内良性间质瘤强化特点较难鉴别,须依据病理及免疫组化。MSCT小肠造影双气囊小肠镜联合诊断小肠间质瘤,可以优势互补,对术前定位定性以及鉴别诊断有较高临床价值。小肠间质瘤切除范围应距肿块5 cm;若较高恶性倾向,一般要达到10 cm,切除后1～5年复发率70.5%,中高恶性明显高于低恶性。

(三)本例临床思维特点

1.诊断:患者近半月余反复呕吐先后三次。出现不全性肠梗阻,无呕血、黑便。2014年3月15日CT:第二组小肠局部增厚呈团块状影(4.1 cm×3.5 cm),呈轻度不均匀强化,考虑肿瘤。2014年3月21日小肠镜检查:进入第二组小肠见较多潴留食物,进入困难,越过后见肿块,表面溃疡,诊断间质瘤。

2.间质瘤诊断:①需病理依据,组织学可见梭形细胞;②需免疫组化CD117抗体(+)100%,CD34(+)81.8%,S-100(+)10%。

3.从临床症状,患者主要出现反复呕吐,三次影像学诊断为不全性肠梗阻。小肠间质瘤生长方式分4型:①腔外型;②腔内型;③壁内型;④腔内外型。一半多向腔外生长。若肿瘤很大亦可引起肠梗阻。

4.须进一步鉴别诊断:①小肠腺癌,肿块多浸润生长,肠壁不规则加厚,肠腔狭窄产生梗阻,静脉期较动脉期强化程度下降;②有2/3腺癌出现肠梗阻症状;③小肠淋巴瘤,肠壁环形增厚,受累肠段较长,扩张与狭窄交替,多不造成梗阻,可伴有动脉瘤样肠腔扩张“夹心面包征”,强化程度较低。可分为息肉型、溃疡型、动脉瘤样型。症状:为慢性肠梗阻,间歇性腹痛,亦可消化道出血、发热。

5.进一步明确诊断:若为恶性间质瘤,应寻求治疗,格列卫作为新一代靶向治疗。

三、年轻医生的感悟

肠梗阻原因多样,需考虑有小肠疾病可能,及时行全腹增强CT较为重要。若考虑有小肠间质瘤情况,可行小肠镜检查,以明确情况。小肠间质瘤是低度恶性、有复发和转移可能的肿瘤,需要根据病理情况,决定是否需要后续靶向治疗。

(整理:张雨森;审核:徐丽)

病例58 霉菌性结肠炎

一、病历摘要

(一)病史归纳

患者,男性,62岁,职业未知,因“发现血糖升高伴消瘦10年余”于2013年7月25日入院。

【现病史】

患者10年余前体检时发现血糖升高,空腹血糖15 mmol/L,无口干多饮多尿,无食欲亢进,当时诊断为“2型糖尿病”。患者行饮食及运动控制,10年来未服用任何降糖药物治疗,空腹血糖在7～12 mmol/L,发病至今体重共减轻40余斤,由门诊收住内分泌科病房。

【既往史】

平素体质一般,患者自诉甘油三酯升高史,具体不详。否认冠心病、肾病等重大内科疾病史,否认肝炎、结核等传染病史,否认药物及食物过敏史,否认手术、外伤、中毒及输血史,预防接种史随社会。

【个人史】

长期居住于杭州市,否认疫水、疫源接触史,否认工作粉尘、毒物、放射性物质接触史,吸烟史44年,约20支/日,否认嗜酒,否认冶游史。

【家族史】

父母已故,母亲死于糖尿病并发症,父亲因不明原因腹泻,死于霉菌性感染;有2姐1弟,均有2型糖尿病。否认家族中有结核、肝炎等传染病。

(二)体格检查

生命体征平稳,BMI:20.45 kg/m^2。神志清,精神软,皮肤、巩膜无黄染,浅表淋巴结未及肿大。两肺呼吸音清,双肺未闻及干湿啰音。心律齐,各瓣膜区未及病理性杂音。腹软,肝脾肋下未及,脐下轻压痛,无反跳痛,全腹未及包块。双下肢无水肿,双足背动脉搏动存在。

(三)辅助检查

【实验室检查】

1. 尿常规:葡萄糖+,隐血+,比重 1.034。

2. (2022 年 7 月 25 日)血常规+C-反应蛋白:白细胞计数 5.0×10^9/L,血小板计数 92×10^9/L,C-反应蛋白<1 mg/L。

3. 生化类:葡萄糖 10.77 mmol/L,尿素氮 8.90 mmol/L,甘油三酯 3 mmol/L。

4. 肾小管功能类:微量白蛋白 39.9 mg/L。

5. 胰岛素(空腹)5.0 U/mL,胰岛素(半小时)5.4 U/mL,胰岛素(一小时)12.2 U/mL,胰岛素(两小时)8.6 U/mL,胰岛素(三小时)7.8 U/mL。血糖(空腹)10.62 mmol/L,血糖(半小时)12.96 mmol/L,血糖(一小时)16.41 mmol/L,血糖(两小时)16.59 mmol/L,血糖(三小时)13.72 mmol/L。

6. 糖化血红蛋白(HbA1c):8.6%。

7. 病毒类:单纯疱疹病毒抗体 1 型 IgG(阳性),余未见明显异常。

8. 免疫五项,类风湿类:补体 C4 0.38 g/L,C-反应蛋白 140 g/L,余未见明显异常。

9. (2022 年 8 月 21 日)血沉:15 mm/h。

10. 铁蛋白:1062.7 ng/mL。

11. VCA-IgEBV-CA-IgA:阴性(<1∶10),EBV-EA-IgA:阴性(<1∶10)。

12. 多次大便找霉菌:镜检有霉菌孢子。大便培养:菌群失调,大肠埃希菌消失。多次血培养均为阴性。

13. 骨髓培养均为阴性。骨髓细胞形态学分析:骨髓象有感染表现,伴嗜酸性粒细胞增多,请结合临床。

14. 结核感染 T 细胞检测:阴性。

15. ANA、ANCA、弓形虫、凝血类、大便常规+隐血未见明显异常。

16. (2022 年 8 月 29 日)血常规+C-反应蛋白:白细胞计数 6.4×10^9/L,血小板计数 142×10^9/L,C-反应蛋白 90.1 mg/L。

17. (2022 年 8 月 29 日)血沉:38 mm/h。

【影像学检查】

1. 心电图未见明显异常。

2. 肝胆胰脾双肾 B 超:右侧肾脏囊肿,其余未见明显异常。

3. 颈动脉超声:双侧颈动脉未见明显异常。

4. 四肢肌电 & 诱发电报告:部分周围神经病损,下肢运动支脱髓鞘为主。

5. 全腹部 CT 平扫＋增强：直肠部分肠壁略厚，伴乙状结肠略扩张，请结合临床进一步检查。右肾囊肿。肝、胆、脾、胰及左肾未见明显异常。腹膜后及肠系膜根部多发小淋巴结。

6. 双肺 CT 平扫：左肺上叶舌段及右肺中叶纤维灶，建议随访。

7. 肠镜：见黏膜充血、点状糜烂，直肠黏膜弥漫片状糜烂。诊断：结肠炎。肠镜活检组织病理报告："直肠"黏膜中度慢性活动性炎症。

8. 胃镜：慢性萎缩性胃炎伴糜烂。病理："胃窦"中度慢性浅表性胃炎（活动性）伴糜烂，HP（－）。

（四）目前诊断

1. 发热原因待查：感染性肠炎？淋巴瘤？

2. 2 型糖尿病（糖尿病周围神经病变）。

3. 慢性胃炎。

4. 右肾囊肿。

（五）诊治经过

入院后行相关检查，予诺和锐特充联合地特胰岛素降糖，血糖控制平稳后调整为优泌乐 25 早 19U 晚 10U，血糖控制平稳。患者于 2013 年 8 月 6 日无明显诱因下出现发热，次日开始出现腹痛、腹泻，腹痛以脐以下为主，阵发性，无放射痛，每日腹泻最多为 8～10 次，为黄色水样便，伴有畏寒、发热，体温多在下午及夜间升高，最高为 39～39.9℃，无黏液脓血，无恶心、呕吐，无胸闷、心悸，无头晕、头痛等不适，先后予头孢西丁 2.0 g q12h（2013 年 8 月 7 日—2013 年 8 月 10 日）、左氧氟沙星 0.5 g qd（2013 年 8 月 10 日—2013 年 8 月 17 日），可乐必妥 0.5 g qd＋甲硝唑 0.5 g bid（2013 年 8 月 17 日—2013 年 8 月 18 日），舒普深 3.0 q12h 静滴＋制霉菌素 1.0 口服 tid（2013 年 8 月 18 日—2013 年 8 月 25 日）。2013 年 8 月 28 日夜间患者回家（家有宠物狗），吹风后上述症状再发，腹痛同前，伴有腹泻 5 次/d，性状同前，伴有恶心呕吐 4 次，呕吐为胃内容物，非喷射状，无呕血，后体温上升至 39.4～40.3℃，无其他不适。予舒普深 3.0 q12h 静滴抗感染。因效果不佳，2013 年 9 月 1 日调整为泰能 0.5 g q8h 静滴抗感染，2013 年 9 月 2 日加万古霉素 0.25 g 口服 q12h，米雅 80 mg tid 及血浆输注等支持治疗。患者病情仍反复，每日腹泻 10 次，多为黄色水样便，体温在 37.8～38.0℃，呕吐腹痛均无缓解。

二、临床思维分析

（一）发热腹泻原因分析

患者为老年男性，确诊 2 型糖尿病 10 年余，未规律服药。本次入院后开始采用胰岛素控制血糖,血糖基本平稳。入院第 8 天开始出现发热,伴有腹痛、腹泻,先后采用头孢西丁、左氧氟沙星+甲硝唑抗感染效果不佳,最终采用舒普深+制霉菌素后好转。停药后再发,症状基本同前,同时伴有恶心、呕吐,使用舒普深+万古霉素+益生菌无效。家族史:父母已故,母亲死于糖尿病并发症,父亲因不明原因腹泻,死于霉菌性感染。PE:生命体征稳定,神清,精神软,心肺(一),腹软,肝脾肋下未及,脐下轻压痛,无反跳痛,全腹未及包块。发热期间 C-反应蛋白最高 140 mg/L,血沉最高 38 mm/h,白细胞计数、中性粒细胞、淋巴细胞、PCT 始终不高。ANA、ANCA 阴性。T-Spot、骨髓培养均为阴性。多次大便找霉菌:镜检有霉菌孢子,肠镜结肠黏膜充血、点状糜烂,直肠黏膜弥漫片状糜烂。诊断:结肠炎。患者住院期间两次发热腹泻,第一次经过治疗后好转,第二次治疗效果不佳,两次症状类似,是否为同一个原因引起?诊断什么?下一步该如何处理?

首先该患者发热、腹痛腹泻、呕吐同时发作,考虑由同一疾病引起。患者起病急,炎症指标偏高,本身存在 2 型糖尿病,常年未正规治疗,属于易感体质,故首先考虑感染性腹泻。第一次发作时头孢西丁、左氧氟沙星+甲硝唑抗感染效果不佳,最终采用舒普深+制霉菌素后好转。目前 T-Spot 阴性,肺部 CT 无结核感染征象,肠镜未见结核典型表现,肠镜病理未见干酪样肉芽肿,既往无结核病史,故首先排除结核感染。病毒感染多见白细胞减少,淋巴细胞比例增高,相应病毒抗体阳性,一般抗生素及抗真菌治疗无效,部分可呈自限性表现,该患者表现不典型。常见的细菌感染一般白细胞升高,中性粒细胞比例升高,该患者表现不符合,且舒普深、泰能、万古霉素已经基本覆盖所有的革兰阳性菌、革兰阴性菌、厌氧菌(除耐药菌外)。患者使用上述药物后反而病情加重,故细菌性肠炎可能性小。患者多次培养大便存在霉菌,舒普深在第二次治疗过程中无效,说明首次治疗时起效的为制霉菌素(两次疾病考虑同一原因引起的话),本次采用泰能+万古霉素治疗后反而加重,需要考虑霉菌性肠炎。

霉菌性肠炎特点:①新鲜粪便镜检多次发现酵母样孢子及假菌丝,粪培养获得白念珠菌;②结肠镜黏膜活检显示黏膜慢性炎;③大便呈豆腐渣样并有泡沫。临床表现不能用其他疾病解释,经制霉菌素治疗后迅速得到控制。

对长期使用抗生素、激素、免疫抑制剂者应适当减量或暂停使用。

①制霉菌素:成人每次 50 万~100 万 U,每日 3 次;②克霉唑:成人每次 0.5~1.0 g,每日 3 次;③酮康唑:成人每日 200 mg 顿服;④氟康唑:成人首日 400 mg,以后每日 200~400 mg。

白念珠菌是念珠菌中最常见的(它能分离出磷脂酶 A 和溶血磷脂酶),常存在于正常人的口腔、上呼吸道、胃肠道、阴道和皮肤等部位，一般情况下并不致病，而作为机会致病菌，一旦机体抵抗力减弱，或长期使用抗生素、糖皮质激素和免疫抑制剂即可导致发病。亦可发生院内感染，所致霉菌性肠炎重要原因可占 32％。当人体由于某些原因致使抵抗力低下时可致病则成为内源性致病菌，长期或滥用抗生素造成肠道正常菌群失调被破坏，肠道黏膜的正常屏障功能受损，从而导致念珠菌性肠炎的发生。双歧三联活菌是双歧杆菌活菌制剂，能抑制肠道内肠杆菌科各种细菌过量增殖，调整肠道内肠杆菌平衡，部分研究认为其与制霉菌素有同样疗效。

（二）鉴别诊断

1. 抗生素相关性肠炎

该病是一种侵犯结肠、小肠，引起急性黏膜坏死，引发纤维素渗出性炎症，黏膜表面覆有黄白或黄绿色伪膜，故又称为伪膜性肠炎。临床常见于应用抗生素治疗后，因而又有“抗生素相关性肠炎”之称。从患者粪便中可分辨出梭状芽孢杆菌（CD）。患者第二次发病前使用过多种抗生素，且再次使用抗生素时疾病加重，故第二次发热腹泻需要考虑抗生素相关性肠炎。当然部分免疫力低下患者在未使用抗生素时同样可以出现 CD 感染。该患者存在多年 2 型糖尿病，不规律治疗，属于 CD 感染的高风险人群。

2. 发病机制

成人肠道中的 CD 是人体内正常菌群，与肠道中其他正常菌群之间处于相互拮抗的动态平衡状态，在应用抗生素后，使得对抗生素有抵抗力的或逐渐形成抗药性的 CD 被选择出来，在肠道中大量繁殖，其主要分泌两种毒素，分别为 D-1(A)毒素，又称肠毒素；D-2(B)毒素，又称细胞毒素。A 毒素可刺激肠黏膜上皮细胞的环磷酸腺苷(cAMP)系统，使水盐分泌增加而引起分泌性腹泻，也可致肠黏膜坏死。B 毒素可致肠黏膜变性坏死和纤维素渗出，形成伪膜。

抗生素相关性肠炎临床表现腹泻，呈水样便或稀便，并非每个人大便中都存在假膜。大便次数多，每日 3 次以上，多者超过 10 次，部分患者呈脓血便伴有腹部痉挛性疼痛。伪膜性肠炎大多发生在应用抗生素 2～7 d，也可在停用抗生素 2～3 周发生。非常相关的抗生素有林可霉素、头孢菌素、阿莫西林等光谱青霉素；较少相关的是第一代头孢菌素、其他青霉素类、大环内酯类、四环素；极少引起抗生素相关性肠炎的是氨基糖苷类、利福平、磺胺等。用药时间越长，腹泻发生率越高，除了抗生素外，大量化疗、免疫抑制剂、高龄患者有器质性疾病亦可导致 CD 感染。该病出现严重并发症（如中毒性巨结肠、麻痹性肠梗阻、肠穿孔）时，病死率可达16％～22％。

3.影像学检查

腹部平片可见结肠轻度积气、结肠扩张。结肠镜检查多见肠黏膜充血、水肿、溃疡。腹部CT:结肠壁厚度18～28 mm,平均21.7 mm。有累及全结肠,弥漫性增厚,个别累及盲肠到降结肠,亦有个别累及右半结肠。亦有累及左半结肠,有风琴征、靶征,部分出现腹水,个别肠系膜淋巴结增多、增大。亦有肠腔积水。皮下水肿,肠壁内钙化。患上伪膜性肠炎时,直肠、乙状结肠呈连续分布,严重者可累及全结肠及远端小肠。结肠壁厚度>4 mm为异常,4～10 mm轻度,11～15 mm中度,>15 mm重度。

4.实验室检查

部分患者可见外周血白细胞增高。组织培养及毒素测定是诊断的金标准,但只有10%～20%抗生素相关腹泻患者可以检测到CD。

5.诊断依据

该病诊断依据包括:①有长期的消耗或严重的疾病基础;②发病前接受过广谱抗生素治疗;③腹泻呈水样便或蛋花样便可有伪膜;④有发热、心动过速等毒血症群;⑤粪便培养发现CD;⑥结肠镜检查肠黏膜充血、水肿、溃疡或发现伪膜;⑦腹部X线检查有肠麻痹或轻、中度肠扩张。

该病建议早诊断、早治疗。轻症病例在停用抗生素后可自愈;重症经及时诊断、治疗,预后良好。甲硝唑、万古霉素为首选。口服优于静脉,积极治疗基础病。一旦确诊,建议停用抗生素,如不能停用,建议更换抗生素。病情轻者,甲硝唑0.2～0.4 g口服tid;病情重者,万古霉素1～2 g口服qid,疗程14 d。用药同时应用微生物制剂,如双歧杆菌或乳酸杆菌,疗程3～14 d。

治疗后复发率达20%左右,原因如下:①CD形成芽孢产生耐药;②肠道内抗生素达不到抑菌浓度;③疗程短,未完全杀灭CD;④二次感染。

如考虑患者患上该病,则建议停止使用原抗生素,口服甲硝唑,必要时加口服万古霉素,并给予补充益生菌、调节电解质等对症支持治疗。该患者先后两次静脉使用甲硝唑及万古霉素,效果不佳,且有加重,患此病的可能性较小,但建议大便培养CD并检测相应的毒素。

(三)糖尿病并发症诊断

糖尿病并发症很多,常见有急性严重代谢紊乱、感染性疾病、慢性并发症(微血管病变:糖尿病肾病、糖尿病性视网膜病变、糖尿病性心肌病等)、大血管病变、神经系统并发症(中枢、周围、自主神经病变)、糖尿病足及其他。

糖尿病周围神经病变类型:①远端对称性多发性神经病变;②局灶性及多灶性

神经病;③非对称性的多发局灶性神经病变;④多发神经根病变(糖尿病性肌萎缩)。

该患者自觉无明显感觉运动异常,但四肢肌电 & 诱发电报告:部分周围神经病损,下肢运动支脱髓鞘为主,故患者存在糖尿病神经病变。

糖尿病肾病(DN)共分为 5 期:Ⅰ期:肾体积增大,肾内压增高,肾小球滤过率(GFR)明显增高。Ⅱ期:肾小球毛细血管基底膜增厚和系膜基质增加。尿蛋白排泄率正常或间歇性增高。GFR 轻度增高。Ⅲ期:早期糖尿病肾病期,尿微量白蛋白>22 mg/L,尿白蛋白排泄率增高,持续在 20～199 μg/min。Ⅳ期:临床肾病期,肾小球病变加重,部分肾小球硬化,大量蛋白尿,尿蛋白排泄率>200 μg/min,尿白蛋白排出量>0.5 g/24 h,可伴高血压,GFR 下降。Ⅴ期:尿毒症期,多数肾单位闭锁,尿素氮、肌酐升高。糖尿病肾病发生率 20%～50%(PIDM 约为 30%),我国住院糖尿病肾病发生率 33.3%。该患者肾小管功能类:微量白蛋白 39.9 mg/L,故 DN 诊断可确定。

三、年轻医生的感悟

糖尿病患者容易并发各种感染,尤其是血糖控制差者。女性患者易发生肾盂肾炎、膀胱炎。皮肤化脓性感染可反复发生,严重者出现脓毒血症。糖尿病患者发生结核感染的概率明显增高,且影像学表现不典型,易漏诊、误诊。真菌感染亦常见,多发生于皮肤、阴道、巴氏腺。本例患者发生在肠道,一般多为白念珠菌感染。一旦出现真菌感染,需要慎用抗生素,积极控制好血糖,同时根据感染部位的不同,加用不同剂型的抗真菌药,以达到最佳的抗感染效果,减少副作用。当然如有长时间使用抗生素,需要警惕抗生素相关性肠炎,积极检测 CD 相关毒素,并行大便培养,同时进行结肠镜检查,以尽快明确病因,尽早治疗。

(整理:张雨森;审核:戴金峰)

病例59　家族性息肉

一、病历摘要

(一)病史归纳

患者，男性，39岁，职业未知，因“便血20余天”于2013年12月19日入院。

【现病史】

患者于20余天前无明显诱因下出现便血，色鲜红，量多(具体不详)；大便质稀，每天3～4次；大便与血混杂，伴有肛门重坠感。无腹痛腹泻，无里急后重感，无头晕心悸。遂就诊于当地医院，行肠镜示“结肠息肉病”，为进一步治疗收住入院。

病来神清，精神软，胃纳可，小便无殊，大便如上述，体重无明显增减。

【既往史】

既往有多发性家族性腺瘤性息肉史，有“2型糖尿病”一年，拜糖平0.1 g tid控制血糖。否认高血压、冠心病等重大内科病史，否认肝炎、结核等重大传染病史，否认重大外伤、手术、中毒、输血史，否认药物食物过敏史，预防接种史随社会。

【个人史】

无殊。

【家族史】

自诉家族中有一堂兄弟曾因结肠多发息肉行结肠切除术，另一堂兄弟曾行肠镜下结肠多发息肉切除术，其他家族成员资料不详。否认家族中有结核、肝炎等传染病。

(二)体格检查

体温36.7℃，心率74次/分，血压118/75 mmHg，呼吸19次/分。神志清，精神可，皮肤、巩膜无黄染，全身浅表淋巴结未及肿大。气管居中，甲状腺未及肿大，呼吸平稳，双肺呼吸音稍粗，未闻及明显干湿啰音。心率74次/分，律齐，心界不大，各瓣膜听诊区未闻及病理性杂音。腹平软，全腹无明显压痛及反跳痛，未及肿块和胃肠型，肝脾肋下未及，墨菲征阴性，移动性浊音阴性，肠鸣音5～6次/分，双肾区无叩痛，双下肢无浮肿。

(三)辅助检查

【实验室检查】

1. 血常规+C-反应蛋白:白细胞计数 6.8×10^9/L,中性粒细胞百分数 74.6%。

2. 尿常规:蛋白质 1+,红细胞(镜检)4/HP。

3. 大便常规+隐血:隐血 1+。

4. 电解质(急诊):钾 3.38 mmol/L。

5. 肿瘤相关物质六项、肝炎类、肿瘤类(男性)、甲状腺功能类、糖化血红蛋白、凝血类、生化类、心肌酶谱、血清淀粉酶、肌钙蛋白未见明显异常。

【影像学检查】

1. 外院肠镜:回肠末端、阑尾入口及回盲瓣黏膜完好,回盲部见黄豆大小息肉数枚,升结肠至直肠见多发大小不等息肉。病理报告示:直肠管状腺瘤伴低级别上皮内瘤变;回盲部黏膜慢性炎;乙状结肠管状腺瘤伴低级别上皮内瘤变。

2. 全腹部 CT 平扫+增强:直乙结肠壁毛糙、肠壁增厚,直肠上段软组织强化灶,息肉? 占位?

3. 心电图:窦性心律,正常心电图。

4. 本院肠镜:结肠多发息肉。肠镜病理:乙状结肠镜增生性息肉,升结肠管状腺瘤伴腺上皮低级别上皮内瘤变,直肠管状腺瘤伴腺上皮低级别上皮内瘤变,回盲部炎性息肉。

5. 胸片:两肺纹理增多。

6. 肝胆胰脾肾 B 超:肝内强回声团,考虑肝血管瘤可能。

(四)目前诊断

1. 家族性腺瘤性息肉病。

2. 2 型糖尿病。

(五)诊治经过

入院后行相关检查,治疗上予拜糖平控制血糖,排除禁忌后于 2013 年 12 月 20 日行结肠镜下部分息肉切除术,术后适当补液,逐渐开放饮食。

二、临床思维分析

(一)诊断

患者,男性,39 岁,因"便血 20 余天"于 2013 年 12 月 19 日入院。患者以便血为主要症状,大便与血混合,色鲜红。既往糖尿病病史 1 年余,血糖控制可。体格检查无皮肤色素沉着,无浅表淋巴结肿大。腹软,无压痛及反跳痛,腹部未及肿块。家族史:有家族性腺瘤性息肉史。外院及本院结肠镜检查示结肠多发息肉。肠镜病理提示存在管状腺瘤伴低级别上皮内瘤变。肿瘤类阴性。全腹部 CT 平扫+增强:直乙结肠壁毛糙、肠壁增厚,直肠上段软组织强化灶,息肉？占位？该患者诊断依据:①明确的家族史;②结肠镜检查时,在结肠中有多发大小不一腺瘤型息肉,超过 20 个。故诊断家族性腺瘤性息肉病。

该病男女比例为 1.46∶1。有明确家族史者占 51.2%,患者的下一代中约有 50%受罹的危险。患者发病年龄为 16 个月～65 岁,平均诊断年龄 27.8 岁。息肉的多发性及多态性:FAP 的特点是结直肠内息肉弥漫性分布,数目一般大于 100 个,有的可多达 5000 个,平均 1000 个;如有明显家族史的,大于 20 个也可诊断。腺瘤在直肠最常见也最密集,其次为乙状结肠和盲肠。胃、十二指肠、回肠末端同时存在息肉,更有甚者可遍及全消化道。息肉多态性:多数小于 1 cm,腺瘤大于 1 cm常为恶变征象(癌变率约 47%),20～30 mm 的癌变率几乎 100%,既有广基底型,又有带蒂的。病理诊断主要为乳头状腺瘤、管状腺瘤、绒毛状腺瘤或混合腺瘤,伴发的胃腺瘤多位于胃窦部,一般胃窦胃底以及空回肠息肉癌变率极低。十二指肠腺瘤位于大乳头附近者多为腺瘤样息肉,位于十二指肠球部、水平部多为增生性腺瘤,此处中老年癌变者多见。发生癌变的最小年龄为 11 岁,癌变者平均年龄 35.9 岁。

(二)治疗

1.药物治疗

家族性腺瘤性息肉病药物治疗主要是舒林酸(sulindac),又名天隆达、奇诺力、硫茚酸,能够抑制环氧合酶,减少前列腺素的合成,具有镇痛、消炎和解热作用。常用于治疗各种关节炎(风湿性、变形性、强直性脊柱炎,肩关节周围炎),消炎镇痛剂量每次 0.2 g,每日两次。不良反应为胃肠道黏膜刺激、出血较阿司匹林低(COX-2 非选择性抑制剂)。服用舒林酸虽然可减少腺瘤,但对抑制癌变发生的效果不佳。塞来昔布(西乐葆)(celecoxib)为 COX-2 选择性抑制剂,用于治疗骨关节炎,每次 100 mg,每日两次(或 200 mg 顿服);副作用较舒林酸明显减少,且对十二指肠腺瘤也有明显治疗效果。但二者远期效果不佳,患者最终仍会发生癌变。

2.手术治疗

家族性腺瘤性息肉病患者一般在 35 岁以前已有约 3/4 患者发生恶变,至 50 岁几乎全部患者均可发生恶变,所以建议一旦发现,应该尽快手术治疗。首次手术以全结肠部分直肠切除、残留直肠黏膜剥脱、经直肠肌鞘回肠储袋肛管吻合术及全结肠切除、回肠直肠吻合术为首选,效果良好;二次手术以全结肠直肠切除、末端回肠腹壁造口术应用最多。预防癌变的最佳手术时机为 17～20 岁。家族性腺瘤性息肉病在人群中发病率高,但其患病家族成员中发病率 20%～50%。如不予以治疗,常于 40 岁左右死于肠癌,且该病患者较一般肠癌患者中多发癌的发生率高 12 倍,且恶变的发展快、扩散早、预后差。总的来说,家族性腺瘤性息肉病发病早及癌变比率高,术式个体化。已癌变者预后也较原发结直肠癌为好。

故该患者应该积极手术治疗。结肠手术方式:全结肠部分直肠切除＋残留直肠黏膜剥脱＋经直肠肌鞘回肠储袋肛管吻合术。术后应 3～6 个月定期随访。若患者有顾虑,结肠镜下高频电切息肉联合塞来昔布 400 mg bid 作为备选方案。

三、年轻医生的感悟

临床上碰到结肠多发息肉的患者较多,除家族性腺瘤性息肉病以外,我们还需要和其他疾病鉴别,比如幼年性息肉病、Turcot 综合征、Cowden 综合征、Peutz-Jeghers 综合征和 Gardner 综合征。其中幼年性息肉病多发于 10 岁以前,存在幼年性息肉病、结肠多发息肉或结直肠癌家族史,常合并先天性畸形,息肉数量多,200～300 个不等,病理提示错构瘤。Turcot 综合征是在家族性腺瘤性息肉病基础上合并多种肿瘤,通常合并中枢神经系统肿瘤,如神经管胚胎组织瘤、神经胶质母细胞瘤。Cowden 综合征也称为多发性错构瘤综合征,消化道病变发生率 35%～100%不等;此外主要存在面部小丘疹、口腔黏膜乳头状瘤、肢端角化症,一般也有家族史。Peutz-Jeghers 综合征患者多存在 STK11 基因的突变,典型表现为皮肤色素沉着,胃肠道息肉大于等于 3 个,病理提示起源于黏膜肌层的平滑肌像树枝样延伸至息肉的黏膜下层,也多有家族史。Gardner 综合征又称为家族性多发性结肠息肉-骨瘤-软组织瘤综合征,顾名思义在结肠多发息肉基础上存在骨瘤和软组织瘤,故对于结肠多发息肉患者需要仔细的体格检查。诊断家族性腺瘤性息肉病后同时需要行头颅 CT/MR、胸部 CT、全腹部增强 CT,甚至骨骼检查,以排除其他合并肿瘤。此外需要检查胃镜、胶囊内镜/小肠镜/小肠增强 CT/MR 检查,明确除结肠外其他消化道息肉的生长情况,并定期复查,防止其他部位癌变的发生。FAP 的基因检测可以作为辅助诊断手段。考虑到家族性腺瘤性息肉病患者平均发病年龄 27.8 岁,平均癌变年龄 35.9 岁,目前建议 10～12 岁开始对患有或怀疑患有家族性腺瘤性息肉病的儿童进行肠镜检查。关于预防性手术的时间,不同地区的做法不一致。美国国家综合癌症网络指南建议在 18 岁之前不要进行预防性手术,在 18 岁之后应根据息肉病的严重程度确定手术时间;我国专家认为需要根据临床表现、腺瘤负荷、患者年龄等癌变风险,同时结合患者教育、社会、经济等情况综合考虑。目前主要的手术方式有全结直肠切除、回肠末端造口术和全结直肠切除、腹腔镜下结直肠切除和回肠肛管储袋式吻合(IPAA)及结直肠次全切除、回直肠吻合术(IRA)。如患者拒绝手术,需要密切内镜随访,排除禁忌可以使用 COX-2 抑制剂治疗。

(整理:张雨森;审核:戴金峰)

病例60　腹型癫痫

一、病历摘要

(一)病史归纳

患者，女性，46岁，整形医师，因“中上腹痛10天”于2014年04月14日入院。

【现病史】

患者10天前无明显诱因下出现中上腹部绞痛，脐上为主，呈阵发性加剧，放射至后腰背部，与饮食及体位改变无关，无恶心、呕吐，无发热、畏寒，无腹泻、便秘，无肛门停止排气、排便等。于当地医院就诊，查血常规＋CRP示嗜酸性细胞绝对值2.00×10^9/L，肝胆胰脾双肾B超未见明显异常，诊断为“腹痛待查：嗜酸性胃肠炎？急性胃肠炎？”，予解痉止痛等对症治疗后稍缓解。后腹痛反复发作，呈持续性绞痛，需肌注布桂嗪镇痛缓解，遂来我院急诊。查血常规＋CRP提示：嗜酸粒细胞绝对值1.47×10^9/L，急诊予甲强龙80 mg静滴及解痉止痛等对症支持治疗。现患者腹痛缓解，为求进一步系统诊治，由急诊拟“腹痛待查”收住我科。

病来神志清，精神尚可，胃纳欠佳，夜寐欠安，二便无殊，近10天体重减轻5 kg。

【既往史】

既往体质可，10年前曾行阑尾切除术。既往有头痛史，每月2～3次，需要服用止痛药，其母亦有。否认高血压、糖尿病、肾病等重大内科疾病史，否认肺结核、肝炎等传染病病史，否认药物食物过敏史，否认其他重大手术、外伤史，否认输血、中毒史，预防接种随当地。

【个人史】

无殊。

(二)体格检查

体温37.1℃，心率79次/分，血压91/55 mmHg，呼吸19次/分。神志清，精神可，轮椅推入病房，查体合作。浅表淋巴结未及明显肿大，全身皮肤及巩膜无明显黄染，皮肤黏膜无瘀点瘀斑，无肝掌、蜘蛛痣，颈软无抵抗。两肺呼吸音清，未闻及明显干湿啰音。心率79次/分，律齐，未闻及明显病理性杂音。腹平软，右下腹见一长约7 cm的白色手术疤痕，未及胃肠型及蠕动波，无明显压痛及反跳痛，未触及肿块，肝脾肋下未及，墨菲征阴性，移动性浊音(一)，肠鸣音 3～4 次/分，双肾区无叩痛，NS(一)。

(三)辅助检查

【实验室检查】

1. 生化类：葡萄糖 8.45 mmol/L。

2. 血常规+CRP：白细胞计数 5.5×10^{9}/L，嗜酸性粒细胞绝对值 0.17×10^{9}/L，红细胞计数 3.95×10^{12}/L，血红蛋白 116 g/L，血小板计数 252×10^{9}/L，超敏 C-反应蛋白<1.00 mg/L。

3. 变应原检测 IgE：>1000.00 U/mL。

4. 尿常规：葡萄糖 2+。

5. 免疫球蛋白 A：0.60 g/L。

6. 肾小管功能类：β_2 微球蛋白 1547.1 μg/L。

7. 肝肾功能：总蛋白 57 g/L，球蛋白 20.4 g/L。

8. 糖化血红蛋白、肿瘤类、红细胞沉降率、大便常规+OB、甲状腺功能类、抗核抗体、抗中性粒细胞胞浆抗体、血尿淀粉酶均未见明显异常。

【影像学检查】

1. 心电图：①窦性心律；②ST 段轻度改变。

2. (2014 年 4 月 6 日，温州某医院)胃镜：慢性非萎缩性胃炎；十二指肠球部息肉。

3. (2014 年 4 月 11 日，温州某医院)全腹平扫+增强 CT：肝脏小囊肿；直肠管壁偏厚。胸部 X 线未见异常。

4. 脑电图：轻中度异常；动态脑电图：痫样活动。

5. 腹主动脉 CTA+上下腹盆腔平扫+增强：①腹主动脉及主要分支未见明显狭窄征象；②肝内小囊肿；③胃、十二指肠球部、乙状结肠及直肠肠壁增厚，炎症性病变可能；④两侧附件区致密影，请结合临床。

6. 头颅 MR：两侧大脑半球白质区少量缺血灶。

(四)目前诊断

1. 腹痛原因待查：嗜酸性粒细胞性胃肠炎？腹型癫痫？

2. 十二指肠球部息肉。

3. 肝囊肿。

(五)诊治经过

入院后行相关辅助检查，予兰索拉唑抑酸，咪唑斯汀 10 mg QN、波尼松 20 mg QD

口服抗过敏，银杏叶提取物改善循环，德巴金 0.5 g q12h 抑制癫痫发作及哌替啶或布桂嗪肌注止痛等对症治疗。

二、临床思维分析

患者为中年女性，10 天来反复上腹部绞痛，呈阵发性加剧，放射至后腰背部，需要依赖吗啡类止痛药止痛，体格检查：腹软，无压痛，肝脾未及肿大，未及腹部包块，麦氏点无压痛，墨菲征（－）。辅助检查：变应原检测 IgE：＞1000.00 U/mL，嗜酸性粒细胞升高；脑电图：轻中度异常；动态脑电图：痫样活动。腹主动脉 CTA＋上下腹盆腔平扫＋增强：①腹主动脉及主要分支未见明显狭窄征象；②肝内小囊肿；③胃、十二指肠球部、乙状结肠及直肠肠壁增厚，炎症性病变可能。胃镜：慢性非萎缩性胃炎；十二指肠球部息肉。既往史：10 年前曾行阑尾切除术。患者腹痛反复发作，原因不明，解痉止痛效果不佳，目前需要讨论患者腹痛的原因，以及下一步治疗方案。患者目前辅助检查中最主要的两项异常指标为嗜酸性粒细胞升高以及脑电图痫样活动，一元论考虑需要鉴别以下两种疾病。

1. 腹型癫痫

(1)特点：①第一次发作年龄一般 7～8 岁，多见于儿童，成人罕见。②腹痛呈周期性反复发作，疼痛剧烈如绞痛或刀割样，持续几分钟至几小时，发作与终止均较突然；疼痛多在脐周，也可连及上腹，常伴有恶心、呕吐、腹泻，间歇性腹部无任何症状与体征。③发作过程中或伴有意识障碍、嗜睡、腹部或肢体肌肉抽动或跳动，但无意识丧失，发作时嗜睡，醒来后良好。④发作时脑电图检查，60％～70％有癫痫的脑电图，表现为阵发性高波幅电活动。⑤抗癫痫药有显著疗效。

(2)治疗：①典型失神发作，首选乙琥胺或丙戊酸钠；②全身性阵挛发作，首选丙戊酸钠；③单纯性发作，首选卡马西平；④复杂性发作，首选卡马西平；⑤儿童和青春期发作的肌阵挛发作，首选丙戊酸钠。

2. 嗜酸性粒细胞性胃肠病

本病以 20～50 岁发病多见，骨髓涂片为成熟分叶为主，80％伴有周围血嗜酸性粒细胞增多，血清 IgE 水平增高，ESR 增快，CT 可见肠壁和浆膜层增厚，局部淋巴结肿大或腹腔积液。

嗜酸性粒细胞性胃肠病按发病部位分为嗜酸性粒细胞性食管炎、胃肠炎、结肠炎，还可累及肝、胆，也有仅累及直肠。按浸润程度分：①黏膜型：25～100％，患者可有过敏病史及较高血 IgE，有腹痛、贫血、腹泻。②肌层型：黏膜累及肌层 13％～70％，表现为梗阻，偶尔胃肠道出血、瘘管形成。③浆膜型：占 20％～40％，腹痛且常伴腹膜炎、腹水，腹水含大量嗜酸细胞；胃肠道造影见胃窦部僵硬，黏膜皱襞增厚,结节样增生,小肠环状皱襞及增厚;CT 示胃肠壁增厚,肠系膜淋巴结增大或腹水。食管黏膜活检嗜酸细胞＞15/HP,胃十二指肠＞(20～30)/HP,结肠(20～50)/HP,即支持 EG 诊断。

临床表现:腹痛或不适 100%,恶心 67%,呕吐 33%,焦虑 67%,肠梗阻 50%,腹水累及肝胆可出现黄疸。治疗:糖皮质激素,开始 15～40 mg/d,2 周后症状改善,8 周后逐渐减量。

若上述两者皆不是,则以多元论来分析,比如存在食物、药物等过敏,也会导致嗜酸细胞增多,IgE 增高,糖皮质激素治疗有效,治疗上不冲突。同时该患者曾有阑尾手术史,需要排除肠粘连引起的腹痛。一般肠粘连发生在腹腔手术后约 70%～80%,尤以阑尾类手术后居多,收住院患者中 50%是阑尾炎或阑尾穿孔腹腔手术后发生的。一般粘连性肠梗阻腹痛多在排气排便后好转,解痉止痛效果可,CT 上有肠道粘连、肠管扩张、积气积液等表现。该患者上述表现不典型。临床药物治疗主要是解痉止痛、胃肠减压,目前治疗上也不冲突。

三、年轻医生的感悟

临床上以“腹痛”为主要症状来就诊的患者非常多,而引起腹痛的原因很多,部分腹痛原因诊断困难。首先我们需要排除外科性腹痛,比如腹部空腔脏器穿孔、急性阑尾炎、肠套叠等。一般外科性腹痛发病急,查体多有腹膜炎体征,结合实验室检查及影像学检查基本可以确定。再者需要排除严重的血管性疾病,比如主动脉夹层,可行肠系膜动脉 CTA;进一步排查内科相关性急腹症,比如糖尿病酮症酸中毒、急性胰腺炎、急性胆管炎、胆总管结石梗阻等。排除各种急腹症后再进一步排查慢性疾病引起的腹痛,一些比较隐匿的腹痛原因比如腹型癫痫、过敏性紫癜、血卟啉病等,需要仔细询问患者腹痛的特点,仔细全身体格检查,全面分析实验室检查结果,以及胃肠镜、影像学等检查结果,寻找诊断的突破点,必要时进行诊断性治疗及密切的随访观察。

(整理:芮晓薇;审核:戴金峰)

病例61　染发剂过敏

一、病历摘要

(一)病史归纳

患者，女性，38岁，因"发热伴尿黄1月，皮肤黄染20余天"于2014年1月28日入院。

【现病史】

患者于2013年12月22日染发3天后出现发热，最高39.1℃，无畏寒、寒战，无咳嗽、咳痰，无恶心、呕吐，无腹痛、腹泻，无尿频、尿急、尿痛，至当地医院就诊。静脉用药2天(具体不详)后热退，但出现颌面部的皮疹，后延及颈部、前胸、腹部及四肢，色红，瘙痒，伴有小便黄，当地医院就诊。查肝功能异常。后前往市三医院住院治疗，予美能、天晴甘美、喜美欣及中成药等护肝利胆，予甲强龙抗过敏治疗，效果不佳。黄疸逐渐加重，总胆红素从62.7 mmol/L升高至287 mmol/L，谷丙转氨酶从397 U/L下降至144 U/L，谷草转氨酶从194 U/L下降至82 U/L，伴有纳差，故转来我院就诊，门诊拟"黄疸待查"收入院。

病来神清，精神可，睡眠欠佳，食欲减退，尿黄，大便正常，体重1个月来下降4 kg。

【既往史】

既往体健，否认冠心病、糖尿病等重大内科疾病史，否认肝炎、结核等传染病史，否认手术、输血史、外伤、中毒史，否认药物食物过敏史，预防接种史随社会。

【个人史】

无殊。

(二)体格检查

体温37.1℃，心率77次/分，血压122/69 mmHg，呼吸18次/分。神志清，精神软。皮肤、巩膜黄染，面部、颈胸部、腹部及四肢散在皮疹，高出皮面，色暗，无压痛。双手有脱屑，无肝掌，无蜘蛛痣。颈静脉无怒张，颈软无抵抗。两肺呼吸音清，未闻及干湿啰音。心率77次/分，律齐，各瓣膜听诊区未及病理性杂音。腹平软，未见胃肠型及蠕动波，无压痛、反跳痛，肝脾肋下未及，墨菲征(—)，肠鸣音4～5次/

分，双肾区无叩痛。NS(－)。

(三)辅助检查

【实验室检查】

1. 尿常规：胆红素＋，尿酮体＋。

2. 总免疫球蛋白 E：阳性。

3. 血常规：白细胞计数 3.4×10^9/L。

4. (2014 年 1 月 1 日—2014 年 1 月 28 日外院住院期间)总胆红素 62.7～287 mmol/L，谷丙转氨酶从 397 U/L 下降至 144 U/L，谷草转氨酶从 194 U/L 下降至 82 U/L。

5. 甲状腺功能、肝炎类、肌钙蛋白、凝血类、血沉、抗核抗体、抗中性粒细胞胞浆抗体、结核分枝杆菌抗体、内毒素、大便常规＋隐血无殊。

【影像学检查】

1. 肝胆胰脾双肾 B 超：肝内增强回声结节，考虑血管瘤；肝内钙化灶；胆囊颈部似可见线样低信号。

2. 上腹部 3T MR 平扫＋增强：胆囊结构欠清，胆囊颈部似可见线样低信号。

3. 胃镜：慢性浅表性胃炎。

4. 上腹部 3T MR 平扫＋MRCP：①肝内外胆管部分管壁毛糙，胆管呈轻度节段性狭窄，提示胆管炎可能；②肝脏多发类圆形异常信号灶，囊肿可能，建议必要时 MR 增强扫描；③胆囊炎。

(四)目前诊断

1. 黄疸待查：PSC？药物性肝炎？

2. 慢性浅表性胃炎。

3. 过敏性皮炎。

4. 慢性胆囊炎。

(五)诊治经过

入院后予以行相关检查，予阿托莫兰护肝、思美泰、优思弗利胆等对症治疗。请皮肤科会诊。

二、临床思维分析

(一)病例特点

患者，青年女性，发热伴尿黄 1 个月，皮肤黄染 20 余天。患者初起高热，用药后热退但出现黄疸、皮疹，经激素抗炎、抗过敏及多种药物护肝治疗后效果不佳，出现胆酶分离。查体：皮肤、巩膜黄染，面、颈、胸、腹、四肢有散在暗红色皮疹，双手有脱屑。腹软，无压痛，肝脾未及肿大，墨菲征(－)。辅助检查：尿胆红素＋，尿酮体十。总免疫球蛋白 E:阳性。总胆红素 324.8 mmol/L,直接胆红素 241.5 mmol/L,抗中性粒细胞胞浆抗体谱(－),肝炎全套(－),自免肝(－)。MRI＋MRCP:①肝内外胆管部分管壁毛糙,胆管呈轻度节段性狭窄,提示胆管炎可能;②肝脏多发类圆形异常信号灶,囊肿可能,建议必要时 MR 增强扫描;③胆囊炎。患者黄疸原因不明,胆红素升高的类型及 MRCP 结果提示患者为胆汁淤积性黄疸,需要鉴别以下疾病:

1. 急性药物性肝病

主要类型有:①肝细胞毒性损害(可分为肝炎型、脂肪肝型);②急性肝内淤胆型;③混合型:有肝细胞变性坏死和不同程度胆汁淤积。

药物性肝病诊断标准概括如下:①用药大多 1～4 周出现肝损及胃肠道症状,但也可用药数月才出现肝病表现,少数更长;②初发症状:发热、皮疹、瘙痒、关节痛以及浅表淋巴结肿大等变态反应;③外周血嗜酸性细胞＞6％;④有肝内淤胆或肝损和病理表现;⑤可疑药物,皮肤试验阳性;⑥肝炎类(－);⑦再次给药又发生肝损。如有①项加上②～⑦项中的任何 2 项即可诊断。至少有 200 种以上药物可致肝损。

药物引起的淤胆性病变包括:①非炎性淤胆病变:肝细胞及毛细胆管内有胆汁淤积,没有或很少有炎症反应及细胞坏死。②炎性淤胆病变:淤胆有不同程度肝细胞坏死,小叶内有不同程度炎性反应。③胆管减少性淤胆病变:表现小胆管严重破坏,并有一定程度炎性淤胆病变,呈明显胆管炎,可进展至继发性 PBC。④硬化性胆管炎:肝内外胆管呈弥漫性狭窄,其机制可能由药物引起化学性 A 类继发胆管缺血损害。

2. 原发性硬化性胆管炎(PSC)

(1)大胆管型 PSC:①胆管影像学显示多灶性狭窄和节段性扩张。PSC 典型影响表现胆管“串珠样”改变,即胆管多发性、短节段性、环状狭窄,其间胆管正常或扩张,进展期患者可显示长段狭窄和胆管串状或憩室样扩张。当肝内胆管广泛受累时表现为枯树枝样改变,约 75％PSA 同时有肝内和肝外胆管受累,15％～20％仅有肝内胆管病变,只有极少数患者病变局限于肝外胆管。部分患者还可伴有胆囊、胆囊管和胰管病变。②胆汁淤积的临床及生化学改变:ALT(成人)、GGT(儿童)明显升高最常见,ALP 升高 3～5 倍(但仍有 6％ALP 正常)。③典型的肝脏组织学表现。④IBD 的临床或组织学表现。⑤除外可引起继发性硬化性胆管炎因素(包括长期胆管梗阻、IgG4 相关性硬化性胆管炎等)。

(2)小胆管型 PSC:①近期胆管影像学无明显异常改变;②典型 PSC 肝脏组织

学改变;③除外其他因素导致的胆汁淤积。

(3)IgG4-SC 特点:①多见于 65 岁以上老年男性;②很少伴发 IBD 或胆管癌;③血清 IgG4 水平明显升高;④胆管影像学为胆管节段性长段狭窄,伴狭窄近段扩张及低位胆总管狭窄;⑤病理:胆管透壁性纤维化和大量淋巴细胞浸润并可见大量 IgG4 阳性浆细胞浸润胆囊和门脉区;⑥激素有效。

(4)其他检查(免疫学检查):PSC 可检出多种自身抗体,包括抗中性粒细胞抗体(ANCA)、抗核抗体(ANA)、抗平滑肌抗体(SMA)、抗内皮细胞抗体(AECA)、抗心磷脂抗体(ACA),但一般为低滴度阳性,对 PSC 均无诊断价值。

(5)PSC 治疗:最常用熊去氧胆酸,可改善肝功能但无法改善症状,更不能改善预后,糖皮质激素和免疫抑制剂有明确治疗作用。PSC 的 10 年生存率仅 65%。治疗主要针对 PSC 的并发症。

3.继发性硬化性胆管炎(SSC)

最常见原因包括长期胆道梗阻、手术创伤和肝移植所致缺血损伤,肝动脉灌注化疗。近年来,IgG4 相关胆管炎(IAC)作为 SSC 的病因尤为业界重视。病理:主要由缺血、感染、免疫紊乱或机械损伤(结石或手术创伤)所引起慢性胆管炎和纤维化。

SSC 病因明确,除上述病因外,还有腹部外伤及反复发作胰腺炎、罕见自身免疫性胰腺炎、嗜酸性细胞胆管炎、肥大细胞胆管病、获得性免疫缺陷综合征(AIDS)相关胆管病变。SSC 临床表现和胆管造影表现与 PSC 相似。SSC 胆管的炎症性狭窄多为环状,狭窄部位短,胆管黏膜上皮损伤明显,可有糜烂、溃疡和肉芽肿形成,常伴有结石;而 PSC 的胆管狭窄部较长,且病变主要在黏膜下层,呈纤维化改变,胆管黏膜完好无损,这些是两者区别所在。

4.慢性药物性肝损

慢性肝功能异常,存在明确的药物使用史,排除以下疾病:①慢性病毒性肝炎;②肝硬化;③慢性肝内胆汁淤积;④硬化性胆管炎;⑤脂肪肝;⑥肝糖原蓄积症;⑦肝血管病变;⑧肝肿瘤。

患者发病前曾有染发,染发剂是否会导致高热、皮疹、肝功能损害呢?随着社会的发展,染发的人越来越多,临床碰到染发剂过敏反应较多,多在染发 1~2 d 后出现症状:①荨麻疹型;②红肿型;③湿疹型;④紫癜型;⑤休克型。染发剂过敏严重时导致死亡。染发剂含有对苯二胺、氨水、双氧化铅等物质,研究表明暴露于对苯二胺的职业环境可能会对肝肾功能产生潜在危害。长期暴露于对苯二胺的职业环境中,累积暴露量增加,可导致职业暴露工人的潜在的慢性肝脏和肾脏损害,故反复染发也是导致肝功能异常的一种原因。对苯二胺为致癌物,可引发皮肤癌,故该患者考虑染发剂过敏可能性大。处理:应剪去头发,洗净头皮。不去发则过敏原持续存在,易致病程迁延或反复发作。若能去发则多在5~7内治愈。

(二)诊治策略

1.染发剂所致皮肤过敏,最佳方案应该剃去头发。洗净头皮。不去发则过敏原持续存在,易致病程迁延或反复发作(若能去发,一般经5~7 d治疗,疾病能治愈)。

2.目前对策:①是否剃发需征求皮肤科医生及患者本人;②多烯磷脂酰胆碱护肝,熊去氧胆酸联合腺苷蛋氨酸利胆;③糖皮质激素抗炎抗过敏,改善胆汁淤积。

三、年轻医生的感悟

近年来,女性中由于染发剂、护肤品等过敏造成局部接触性皮炎甚至全身过敏症状的患者较多,需要引起重视。急性期皮疹常可伴有渗出,慢性期皮损多表现为苔藓样变。同时染发剂过敏严重时引起全身反应,表现为发热、水肿、乏力等表现,甚至引发急性肝功能损伤,当然部分患者可以再多次染发后导致肝功能损伤。临床碰到肝功能损伤患者时需要警惕这方面的原因,仔细询问病史。

(整理:芮晓薇;审核:戴金峰)

病例62　川崎病

一、病历摘要

(一)病史归纳

患儿,男性,8个月,因“发热1天”于2013年2月17日入院。

【现病史】

患儿于昨夜无明显诱因下于家中出现发热,体温39.2℃左右,无咳嗽,无鼻塞,自服“小儿柴桂颗粒”后仍有发热,且喂药后患儿呕吐1次,非喷射性,呕出胃内容物,无腹痛,无面色发绀,无抽搐,即来我院就诊。

病来患儿精神偏软,胃纳一般,夜寐欠安,大小便无殊。

【既往史】

未见明显异常。

【个人史】

无殊。

(二)体格检查

体温39.7℃,心率122次/分,呼吸28次/分,体重10 kg。神志清,精神尚可,前囟未闭,1.0 cm×1.0 cm,平坦,气尚平,三凹征阴性。全身未见皮疹,浅表淋巴结未及肿大,巩膜无黄染,外耳道无异常分泌物,鼻通畅,咽充血,双侧扁桃体未见肿大,颈软,无抵抗。两肺呼吸音粗,未及明显干湿啰音。心率122次/分,未及明显病理性杂音。腹平软,未及包块,肝脾肋下未及。脊椎及四肢无关节红肿疼痛,活动自如,神经系统检查病理征未引出。

(三)辅助检查

入院前:(2013年2月17日)血常规:白细胞计数20.6×10^9/L,中性粒细胞百分比5.3%,淋巴细胞计数39.47×10^9/L,血红蛋白109 g/L,血小板385×10^9/L,C反应蛋白19 mg/L。

入院后:血常规见表62-1。

表 62-1　患者住院期间血常规变化

日期	入院天数	白细胞计数（×10⁹/L）	中性粒细胞百分比（%）	淋巴细胞百分比（%）	血红蛋白（g/L）	血细胞比容	血小板计数（×10⁹/L）	C-反应蛋白（mg/L）
2013年2月17日	1	24.3	60.4	30.2	105	0.318	352	21.0
2013年2月19日	3	13.6	74.7	24.8	104	0.307	199	151.0
2013年2月22日	6	11.8	59.9	37.9	89	0.261	91	106.6
2013年2月25日	9	22.2	54.8	36.9	80	0.236	410	33.4
2013年2月26日	10	14.1	51.7	33.9	77	0.224	410	19.7
2013年2月27日	11	14.3	27	53.8	73	0.21	535	17.0
2013年3月4日	19	17.9	38.9	39.8	78	0.226	814	22.4
2013年3月5日	17	18.4	42.6	39.3	79	0.247	818	18.3
2013年3月9日	21	10.5	23.1	62.8	79	0.238	683	1.0

血沉：

2013 年 2 月 17 日，14 mm/h；

2013 年 2 月 22 日，33 mm/h；

2013 年 2 月 26 日，93 mm/h；

2013 年 3 月 10 日，101 mm/h。

肝功能：

2013 年 2 月 17 日，总蛋白 68.3 g/L，白蛋白 44.1 g/L，胆红素 24.2 μmol/L。

2013 年 2 月 23 日，总蛋白 47 g/L，白蛋白 26.7 g/L，胆红素 20.3 μmol/L。

2013 年 2 月 26 日，总蛋白 73.1 g/L，白蛋白 25.8 g/L，胆红素 47.3 μmol/L。

2013 年 3 月 5 日，总蛋白 80 g/L，白蛋白 32.7 g/L，胆红素 47.3 μmol/L。

2013 年 3 月 10 日，总蛋白 83.9 g/L，白蛋白 34.8 g/L，胆红素 49.1 μmol/L。

病毒类：巨细胞病毒抗体 IgG 阳性，余均阴性。

血氨、白细胞形态、免疫球蛋白、T 细胞＋自然杀伤细胞＋B 细胞、抗核抗体谱、血培养（2 次）、大便常规、尿常规无异常。

【影像学检查】

1.（2013 年 2 月 21 日）心脏 B 超：心内结构、房室大小、瓣膜活动及血流信号未见明显异常；心室功能测定正常：心包少量积液。B 超测定左右冠状动脉内径返回未见明显扩张（左冠状动脉起始段内径 1.53 mm，右冠状动脉起始段内径 1.81 mm）。

2.（2013 年 2 月 21 日）胸片：两肺支气管肺炎。

3.（2013 年 2 月 25 日）肺部 CT：两下肺散在斑片状密度增高影，考虑炎症可能；右侧胸腔积液；两侧胸膜增厚。

4. 脑电图：未见异常。

（四）目前诊断

上呼吸道感染。

（五）诊治经过

入院后予“头孢呋辛＋阿莫西林克拉维酸钾”静滴抗感染及补液、退热等对症治疗 3 d，后改予“头孢曲松＋阿莫西林克拉维酸钾”抗感染治疗。患儿持续高热，呈稽留热，咳嗽逐渐增多。入院 3 d 后出现前囟隆起，眼结膜充血明显，口唇潮红，肺部可及干啰音。入院第 9 天出现下眼睑水肿，胸腹部皮肤可见红色粟粒状皮疹，压之褪色，阴囊部皮肤出现脱皮。

二、临床思维分析

（一）婴幼儿感染性发热文献回顾

1. 新型人疱疹病毒感染（HHV-6）

主要指 6、7、8 型疱疹病毒，婴幼儿中 HHV-6 感染率最高，于 1986 年首次从患淋巴瘤的艾滋病患者血液中分离出来。HHV-6 可从患者唾液、唾液腺、血液、宫颈和阴道分泌物中检出。人群中 HHV-6 血清学阳性率高于 85%。大多数在 2～3 岁已被感染。婴幼儿 HHV-6 感染率 70%，大多在 6～12 月龄被感染。

临床特点：患儿突然高热，39～40℃持续 3～4 d，但全身中毒症状较轻。3～4 d后体温骤降。于热退后 48 h 内，颈部和躯干出现直径 2～3 mm 淡红色斑疹或斑丘疹。1 日内迅速遍及全身，皮疹数小时后即开始消退。1～2 d 内可完全消失，无脱屑、无色素沉着。枕后及耳后淋巴结常肿大。有些患儿可出现高热惊厥，肺炎、脑炎或脑膜脑炎，脑脊液中可检出 HHV-6。

实验室诊断：HHV-6 IgM 阳性。

治疗：以对症和支持治疗为主。阿昔洛韦和膦甲酸对 HHV-6 有较强的抑制作用。

HHV-6 幼儿急疹又称婴儿玫瑰疹，多发生在 2 岁以下婴幼儿，突然高热，体温 39～40℃以上，持续 3～4 d 体温骤降，热退时全身出现淡红色斑疹、斑丘疹，肘膝以下多无皮疹，不留任何痕迹。特点是热退疹出。

2. 幼儿急疹合并前囟膨起(7 例)

7 例幼儿急疹与发热第 1 至 2 天出现前囟膨隆，持续 3～5 d。其间无其他神经系统症状，也无颅内高压表现。3 例做脑脊液检查，压力、常规及生化均正常。2 例 CT、头颅正常。均在发热后 1～2 d 偶然发现前囟膨隆，明显高出皮面，按之柔软，张力不高，持续 3～5 d 消失。周围血白细胞计数 $5.8\times10^{9}/L$，中性粒细胞百分比 21%～57%，淋巴细胞百分比 32%～68%。幼儿急疹合并前囟膨隆 7/276 例(2.52%)(日本高达 36.4%，可能和前囟膨隆的诊断标准不同)。本病前囟膨隆是一过性，其间无头痛哭闹、呕吐、抽搐及肢体瘫痪等神经系统症状(但幼儿急疹也可出现惊厥甚至合并脑病)。

前囟膨隆机制可能由于脑脊液分泌增多或吸收障碍致颅内压升高。当颅内压轻度升高或升高不多时，由于婴儿颅缝囟门未闭，通过颅缝裂开代偿，使颅内压得到缓解，故不产生神经系统症状，是一种孤立的神经系统表现，预后良好。尤其是 4～6 个月小儿出现高热伴前囟膨隆时，要考虑幼儿急疹的可能。

3. 小婴儿化脓性脑膜炎(15 例)

1～2 个月 4 例，1～3 个月 11 例，惊厥 66.7%，发热 60%，嗜睡、神志萎靡 53.1%，咳嗽 46.7%，呕吐意识不清、气促(各 2 例)各占 13.3%，烦躁 6.7%，病前有呼吸道感染 53.%，白细胞计数、中性粒细胞计数大部分升高。脑脊液检查：化脓性感染像，蛋白升高，葡萄糖降低，氯化物降低，脑电图异常 66.7%。化脓与呼吸道感染关系密切，由呼吸道侵入感染扩散引起败血症或菌血症。通过血脑屏障导致化脓性脑膜炎。体征以前囟紧张隆起多见，脑膜刺激征少见或缺如。由于前囟未闭，对颅内压增高起到一定缓冲作用，颅内压增高症状出现少且晚。婴儿颈背肌不发达，颈短，故脑膜刺激征不明显。

4. 婴儿前囟隆起(33 例)

婴儿前囟隆起是颅内压增高的主要表现，即起到代偿作用，从而使颅内压增高症状出现较晚，表现常不典型。良性颅内压增高除前囟隆起外，不伴其他的阳性体征，而中枢神经系统感染引起颅压增高会产生严重后果：脑疝、颅神经改变(如失明、面瘫、耳聋)。常见原因为化脑、结脑、中毒性脑病、迟发性维生素 K 依赖因子缺乏致颅内出血、幼儿急疹、低钠血症。

幼儿急疹前除发热外，部分患儿伴前囟隆起，其颅压升高机制可能是神经细胞中毒或过敏引起。本组病例全部良好。

上呼吸道感染时可能波及脑血管，引起通透性增强，使脑脊液吸收不平衡，前囟膨隆于上呼吸道感染时出现。经病因治疗及适当甘露醇降颅压，很快治愈。

5. 婴幼儿重症肺炎(57 例)

临床症状：呼吸困难，三凹征，发绀，呼吸节律或频率改变。其中细菌性肺炎 11 例，肺炎链球菌 7 例，肺炎克雷伯菌 3 例，大肠埃希菌 1 例。血清总特异性抗体诊断为病毒性肺炎 19 例，其中呼吸道合胞病毒抗体阳性 11 例，腺病毒抗体阳性 4 例，巨细胞病毒抗体 7 例，病毒混合感染 5 例，肺炎支原体抗体 IgM 阳性 11 例。

6. 婴幼儿重症肺炎合并多脏器功能衰竭(52 例)

临床表现：全部有呼吸困难，鼻翼翕动 34 例，三凹征 24 例，口唇发绀 41 例，呼吸节律不整或暂停 15 例，精神异常 10 例，烦躁不安 34 例，嗜睡浅昏迷 19 例，惊厥 17 例，瞳孔对光反应迟钝 10 例。白细胞升高，肝肾、脑、胃肠、肺功能不全，2 脏器衰竭的占 57.63%，3 脏器衰竭 17.3%，4 脏器衰竭 17.3%，5 脏器衰竭 7.6%。>4 脏器衰竭的死亡率 61.5%，<4 脏器衰竭死亡率 12.8%。

患者血小板增高，最高至 818×10^9/L(第 17 天)，属继发急性化脓性感染，感染刺激巨核细胞增生所致。

(二)本例临床分析

针对原发基础疾病的诊断分析如下。

1. 高热 39～40℃，持续 3～5 d。本例高热第 4 天，前囟隆起，体温是否有骤降，病例中未能谈及。退热后 48 h 内颈部和躯干出现淡红色斑疹或斑丘疹。本例入院第 9 天胸腹出现红色丘疹，当时体温是否已经下降。可能存在肺部感染。因此首先考虑患者原发病为幼儿急疹，是人疱疹病毒感染(HHV-6)。

2. 但患者血象始终很高，C-反应蛋白 19 mg/L，血沉 33～101 mm/h。胸片示两肺支气管肺炎，CT 示两下肺炎症可能。故在幼儿急疹基础上有并发肺部细菌感染。

3. 患者于高热第 4 天前囟门隆起说明脑压有升高，是否存在肺部细菌感染基础上发生菌血症或败血症至颅脑细菌感染致化脓性脑膜炎。但患儿当时前囟隆起而无中枢神经系统症状如惊厥、嗜睡、神志萎靡，亦无病理反射发现，亦无结脑、中毒性脑病、迟发性维生素 K 依赖因子缺乏致颅内出血及低钠血症。

4. 幼儿急疹前囟隆起发病率仅 2.52%(日本 36.4%)。①由于病毒感染可能波及脑血管，引起脑血管通透性增加，使脑脊液吸收不平衡；②神经细胞中毒或过敏引起；③脑脊液分泌增多或吸收障碍致颅内压升高。由于婴儿颅缝囟门未闭，通过颅缝裂开代偿使颅内压得到缓解，故不产生神经系统症状，预后良好。

5.治疗。患者存在细菌、病毒混合感染，应该做痰培养（金黄色葡萄球菌、肺炎克雷伯菌、大肠埃希菌），应用广谱 G^+ 球菌、G^- 杆菌药物。抗病毒治疗。丙氧鸟苷和膦甲酸钠对 HHV-6 有较强的抑制作用。丙氧鸟苷 10 mg/(kg · d)，分 2 次静脉滴注×14 d，膦甲酸钠 60 mg/kg q8h 静脉滴注×(14 ～ 21)d。

6.出院诊断：①不完全川崎病；②急性支气管肺炎。

三、年轻医生的感悟

本例患儿入院时高热，白细胞计数、中性粒细胞计数、C-反应蛋白等炎症指标升高。患儿虽属于幼儿急疹高发年龄，但外周血象明显升高，且发病第 4 天（入院第 3 天）复查，C-反应蛋白等炎症指标继续升高。患儿并未出现经典的热退疹出的临床表现，故不支持幼儿急疹的诊断。患儿发病时属于冬季，需关注常见的其他引起儿童高热的病毒如流感病毒、腺病毒并加以排除，尤其是腺病毒感染外周血象，可以表现为白细胞、C-反应蛋白升高。可以进行呼吸道病毒抗原（通常包括流感病毒、腺病毒、呼吸道合胞病毒）检测来排除。

患儿入院第 5 天除高热症状外，出现咳嗽、前囟隆起、结膜充血、口唇潮红，肺部可闻及干啰音，胸片提示支气管肺炎，心脏超声未见冠脉扩张、冠状动脉瘤等病变，此时依据患儿咳嗽、肺部干啰音、胸片及外周血明显炎症反应，可以考虑为支气管肺炎所致。至于病原体，腺病毒仍需重点考虑。腺病毒除了可引起肺炎外，同样可以引起中毒性脑病或脑炎等肺外并发症。本例中通过白细胞形态分析以及心脏彩超等检查无异常发现，暂不支持传染性单核细胞增多症、川崎病等其他儿科发热的常见疾病。但患儿发热伴有结膜充血、口唇潮红，结合患儿 C-反应蛋白＞30 mg/L、贫血、白细胞计数≥15×10^9/L，仍需考虑进展为川崎病可能，可关注后期有无出现皮疹、四肢末梢改变、淋巴结肿大等临床表现，以及血白蛋白有无降低，丙氨酸氨基转移酶、尿白细胞、血小板有无升高等表现。

患儿病程后期出现血白蛋白≤30 g/L，发热 7 d 后血细胞板计数≥450×10^9/L，出现皮疹等情况，均支持不完全川崎病，故川崎病诊断成立。后期仍须注意复查心脏彩超监测有无冠状动脉扩张、冠状动脉瘤、冠脉狭窄等病变。患儿有两肺炎症及胸腔积液，胸膜增厚，仍须考虑腺病毒或肺炎链球菌等常见病原体所致肺部感染。

（整理：谢辉辉；审核：陈玉燕）

病例63　小儿病毒性脑炎

一、病历摘要

(一)病史归纳

患儿,男性,1岁7个月,因"发热2天伴惊厥1次"于2013年8月28日入院。

【现病史】

患儿入院前1天出现发热,当时测体温为39℃,无畏寒、寒战,至省儿童医院就诊,予"布洛芬、头孢克洛"口服治疗,热退后又复升。入院当天下午热峰升至40.4℃时,突发惊厥1次,表现为意识丧失、双目上吊、四肢抽动,约3 min后惊厥停止。急送我院急诊就诊,予"安乃近、苯巴比妥"对症治疗后收入院。

病中无咳嗽,无呕吐。精神软,胃纳一般,大便3日未解,小便无殊。

【既往史】

1年前患"急性支气管炎"1次,无惊厥史。否认麻疹、肝炎、结核等传染病史,否认手术及重大外伤史,否认输血史,否认过敏史。

【个人史】

母孕期体健,否认放射性及有害物质接触史;G1P1,足月顺产出生,出生体重3500 g,否认产伤窒息史;生后混合喂养,适时添加辅食;生长发育同正常同龄儿;预防接种按计划进行。

【家族史】

父母体健,无惊厥史。

(二)体格检查

体温38.9℃,心率140次/分,呼吸36次/分。神志清,精神软,全身皮肤黏膜无皮疹及出血点,浅表淋巴结未及肿大,头颅无畸形。双瞳孔等大、等圆,直径约2 mm,对光反射灵敏。唇红,口腔黏膜光滑,咽部充血,未见疱疹,颈软。两肺内呼吸音粗,未闻及干湿啰音。心律规整,心音有力,各瓣膜听诊区未闻及病理性杂音。腹平软,未及包块,肝、脾肋下未及肿大。四肢肌张力正常,生理反射存,病理反射巴宾斯基征、奥本海默征、戈登征、查多克征均阴性,脑膜刺激征阴性。

(三)辅助检查

【实验室检查】

(2013 年 8 月 27 日)血常规:白细胞计数 5.9×10^9/L,中性粒细胞百分比 67.1%,淋巴细胞百分比 22.1%,血小板计数 205×10^9/L,C-反应蛋白 4 mg/L。

(2013 年 8 月 28 日)血常规:白细胞计数 4.8×10^9/L,中性粒细胞百分比 81.6%,淋巴细胞百分比 12%,血红蛋白 123 g/L,血小板计数 157×10^9/L,C-反应蛋白 6 mg/L。

尿常规:白细胞(镜检)1+/HP,白细胞 55.6/μL,余无异常。

大便常规:无异常。

血气分析:pH 7.39,氧分压 71.70 mmHg,二氧化碳分压 34.60 mmHg,碱剩余−4.4 mmol/L,碳酸氢根 20.50 mmol/L,氧饱和度 96.0%。

生化:钠 130 mmol/L,余无异常。

病毒类抗体(巨细胞病毒、呼吸道合胞病毒、柯萨奇病毒、EB 病毒):柯萨奇病毒-IgG 阳性,余阴性。

抗"O"、血沉:无异常。

血培养:培养 5 天无细菌生长。

(2013 年 8 月 30 日)血常规:白细胞计数 3.6×10^9/L,中性粒细胞百分比 31.7%,淋巴细胞百分比 59.1%,血红蛋白 132 g/L,血小板计数 97×10^9/L,C-反应蛋白 6 mg/L。

尿常规:白细胞(镜检)5/HP,白细胞 27.8/μL,余无明显异常。

尿培养:阴性。

(2013 年 9 月 3 日)血常规:白细胞计数 4.5×10^9/L,中性粒细胞百分比 22.7%,淋巴细胞百分比 68.6%,血红蛋白 144 g/L,血小板计数 162×10^9/L,C-反应蛋白 3 mg/L。

尿常规:无异常。

(2013 年 9 月 5 日)血常规:白细胞计数 5.6×10^9/L,中性粒细胞百分比 48.6%,淋巴细胞百分比 36.4%,血红蛋白 127 g/L,血小板计数 346×10^9/L,C-反应蛋白 1 mg/L。

(2013 年 9 月 7 日)血常规:白细胞计数 9.6×10^9/L,中性粒细胞百分比 39.2%,淋巴细胞百分比 50.5%,血红蛋白 131 g/L,血小板计数 365×10^9/L,C-反应蛋白 5 mg/L。

血沉、免疫球蛋白:均无异常。

EB 病毒-DNA、肺炎支原体-DNA:阴性。

咽拭子培养:白色念珠菌。

血培养:培养 5 天无细菌生长。

(2013 年 9 月 9 日)血常规:白细胞计数 4.5×10^9/L,中性粒细胞百分比 18.2%,淋巴细胞百分比 72.9%,血红蛋白 119 g/L,血小板计数 332×10^9/L,C-反应蛋白 1 mg/L。

血沉、凝血类:无异常。

【影像学检查】

1.(2013 年 8 月 30 日)脑电图:异常儿童脑电图(清醒脑电图描记见较多量中高幅 4~7 Hz θ 活动及 2~3 Hz σ 活动符合各导联分布)。

2.(2013 年 9 月 3 日)动态脑电图:异常儿童脑电图。

3.(2013 年 9 月 2 日)头颅 MR 平扫(影像号 1322869):右侧侧脑室后角旁白质区见有小片状异常信号影,T1W 及 DWI 呈低信号,T2W 扫描呈高信号,余无异常。

4.(2013 年 9 月 9 日)胸部正位片(影像号 1322869):两肺纹理增多,未见明显实质性病灶,心、膈无殊。

5.(2013 年 9 月 12 日)心脏 B 超:无异常。

(四)目前诊断

1.急性上呼吸道感染。

2.惊厥原因待查:热性惊厥?颅内感染?

(五)诊治经过

入院后予“氨苄西林舒巴坦、热毒宁”静滴抗感染及其他对症治疗。

入院第 4 天(8 月 31 日)热退,颜面、躯干部皮肤出现红色丘疹,2 天后皮疹消退。

入院第 8 天下午再次出现发热,次日(9 月 5 日)上午全身皮肤又出现红色丘渗,不伴瘙痒,口腔黏膜见鹅口疮,余查体无殊;请皮肤科会诊,考虑皮疹为病毒疹,停用氨苄西林舒巴坦、热毒宁,予阿昔洛韦静滴抗病毒、维生素 C 静滴减轻血管渗出,制霉菌素涂口腔抗真菌。

第 10 天(9 月 6 日)患儿仍有高热,皮疹增多,部分融合成片,并出现咳嗽,考虑患儿病中有肺炎支原体肺炎接触史(邻床为肺炎支原体肺炎患者),遂加用阿奇霉素抗感染。

入院第 11 天(9 月 7 日),体温降至正常,晨起抽血后右手背、前臂(抽血侧肢体)皮疹增多,表现为散在红色丘疹、瘀斑,颜面、躯干、双下肢皮疹表现同前。

入院第13天(9月9日),咳嗽渐增多(肺部查体未闻及啰音),左足背、右上肢出现暗红色针尖样皮疹,压之不褪色,余皮疹表现同前,伴瘙痒。再次请皮肤科会诊,考虑:①皮炎;②过敏性紫癜。加用美能抗过敏对症。其后患儿咳嗽减轻,未再发热,紫癜样发疹退尽,丘疹减少,病情好转,于2013年9月12日出院。

二、临床思维分析

(一)小儿发热的病因分析

1.小儿热性惊厥

这是婴幼儿最常见惊厥原因,儿童发病率2%~5%,主要发生在6个月至3岁。偶可见于4~5岁,5岁以后较少见,不及时有效处理可使脑细胞损坏,部分患儿可逐渐演变为癫痫。

诱发因素:上呼吸道感染45例,支气管炎5例,肺炎3例,急性肠炎18例。起病急,多发生在发热后12 h内,体温骤升>39℃,多为全身强直-阵挛发作,神志不清,面色发绀,牙关紧闭,四肢抽搐,肌张力增高。少数为肌阵挛或失神,发作后不留任何神经系统体征。

诊断标准:①发热后出现惊厥;②除外中枢神经系统感染、中毒及其他器质性疾病;③惊厥后意识恢复快,无神经系统异常体征。各种非神经系统的急性感染均可能引起惊厥,尤其以急性病毒性上呼吸道感染多见。

240例小儿热性惊厥:男女比例1.56∶1。年龄6月至3岁占84.5%,原发病上呼吸道感染73.8%,有惊厥家族史27.8%;当体温≥38.5℃应尽快采取降温措施。这种年龄易发病是由于脑发育不成熟,神经细胞结构简单,轴突、树突分支不全,髓鞘生成不完成,兴奋抑制性神经介质不平衡,惊厥阈值低,故容易发生惊厥。

惊厥首次发作24~72 h内脑电图检查正常36.4%,异常63.6%,考虑发热、惊厥共同对脑功能有影响,与脑细胞损害处于极期有关。对于有惊厥史的儿童,当体温>38℃,开始口服安定0.2 mg/kg,每8 h 1次,共3次。热性惊厥致脑电图损害,而10~14 d后逐渐恢复(亦有退热1周脑电图正常)。

鉴别诊断:①癫痫:中枢神经系统有异常放电而引起的综合征,发作时意识丧失,表情发呆而凝视,眼球上窜,频频点头,四肢或躯干轻微的抽动;②婴幼儿脑膜炎脑炎时,发热和惊厥同时存在,惊厥较重,反复发作,呕吐及意识障碍也较明显,可做脑脊液确诊;③低钙性惊厥多见婴幼儿。

2.小儿病毒性脑膜脑炎

以3~6岁多发,占54.56%,呼吸系统感染是首要病因。发病季节以冬季为高峰,占35.06%,其次夏季,占30.52%。临床表现以发热、头痛、呕吐、精神差为常见,原发病、呼吸道感染占 89.95%,其中上呼吸道感染占 46.07%,支气管炎 30.65%,肺炎 13.23%,其次为腮腺炎 5.15%,手足口病 3.9%,病毒性肠炎 0.75%,水痘 0.25%。神经系统表现可伴随原发病出现,也可在原发病好转或痊愈后出现,表现为精神差 92%、发热 81%、头痛 74%、呕吐 60%、腹痛 35%、嗜睡或烦躁、脑膜刺激征、局灶性神经系统体征少见。多数以脑膜病变为主,少数以脑实质病变为主,病情较重。脑电图特点:异常慢波背景电活动,α 波减少,有异常 Q 波及 δ 波出现,少数有尖波。脑脊液白细胞计数<100×10^6/L,以淋巴细胞为主,蛋白阴性或微量,葡萄糖和氯化物正常。

病原体:各地报道不一,以肠道病毒为主,其次腮腺炎病毒,亦有主要单纯疱疹病毒、水痘、带状疱疹病毒、肠道病毒、呼吸道合胞病毒、流感病毒、带状疱疹病毒、腺病毒为夏季,而流感病毒、呼吸道合胞病毒为冬季。

脑电图对小儿病毒性脑膜脑炎早期诊断和预后评价有重要价值,其表现特点为 α 波减少,有低到中幅的 θ 或 δ 波活动。病情轻者脑电图在 5~7 d 内恢复正常,少数重症 2~3 周恢复正常,但脑电图正常也不能完全排除病毒性脑膜脑炎。

治疗:①抗病毒:阿昔洛韦 10 mg/(kg·d),7 d 为 1 疗程,1~2 个疗程;②激素:地塞米松 0.15~20 mg/kg,每天 1~3 次,服用 5~7 d。③纳洛酮:对严重意识障碍、高热抽搐、呼吸衰竭者,给纳洛酮,首剂量 0.4~0.5 mg,稍稀释后静注;④丙球早期足量 400 mg/(kg·d)×5 d。

病毒性脑炎诊断标准:急性或亚急性疾病发病前有上呼吸道感染或肠道病毒感染史,或伴口唇疱疹、带状疱疹等疾病,有脑实质损害症状和体征,脑脊液细胞和蛋白升高,脑电图弥漫性或局灶性异常,CT 脑实质炎症性改变,MRI T2 加权像对脑组织中的水分更敏感。

治疗:阿昔洛韦对细胞内复制病毒起抑制其 DNA 合成作用,干扰素有广谱抗病毒作用、抑制细胞增殖以及提高免疫功能作用,二者联合效果更好。激素可减轻毛细血管通透性,减少细胞内水钠潴留,减轻脑水肿。

脑电图:病毒性脑炎早期脑电图阳性率高达 90.7%,晚期 97%,显示极高敏感。在急性、亚急性期均可出现明显广泛的慢波化,尤其是额、顶区,主要是 θ 或 δ 波活动,一般要经历 α 节律波幅降低及波率减少,到 α 波,再到高幅 δ 波发展过程,严重时出现平坦波。当脑功能异常,并伴有异常放电时可出现棘波、尖波、棘尖慢波综合和高幅失律等。轻度异常有基本节律,大多可见纺锤波,偶见爆发性中高幅慢节律,双侧波形欠对称;中度异常基本节律偏慢,呈阵发性或持续性高幅 2.0~3.5 Hz δ波或 4~7 Hz θ 波,双侧波形不对称;重度异常为持续性 1~3 Hz 高幅或

极高幅紊乱 δ 波，可出现持续性 1～3 Hz 高幅或极高幅紊乱 δ 波，可出现棘尖波、棘尖慢复合波。

3. 小儿病毒性脑炎 MRI

病毒性脑炎诊断标准：①临床有发热头痛、脑实质的局灶性症状；②脑脊液有或无炎症改变，均查不到细菌感染症状；③脑 MRI 表现为多发或单发性病灶，主要累及双侧大脑半球皮层及基底节区，亦可累及脑干和小脑，但无占位性病变征象；④经抗病毒及激素等治疗病情好转。

1 周内头颅 MRI 异常病灶阳性率 67.2%，2 周内异常病灶 78.5%，3 周内异常病灶 81.8%，总阳性率 82.2%。①病变部位：病毒性脑炎是主要位于皮质、皮质下及基底节一丘脑区，部分累及白质，其病灶常多发且对称，病灶单发的仅为18.9%，其余均为多发灶。完全对称 60.8%，部分对称同时伴有不对称 12.2%。②病变形态：病毒性脑炎多为斑片状、脑回状及大片状，少数为斑块状，病灶边缘模糊，少数可见占位效应。③病变信号：FLAIR 序列呈高或略高信号，T2WI 呈略高信号或等信号，T1WI 呈略低信号，少数呈等信号。病毒性脑炎可分为急性病毒性脑炎和病毒感染后急性脱髓鞘脑炎，前者通常是病毒直接感染脑组织的神经细胞，产生细胞溶解，引起局部或弥漫性神经元丧失或脱髓鞘改变；后者则是抗体免疫功能异常在病毒感染诱发下产生变态反应所致，病变多位于皮层下及侧脑室周围白质，常呈多灶性。但由于发病 2 周内血清和脑脊液病毒抗体浓度仍可正常，不能获得病毒学和免疫学证据，故其诊断主要依赖临床、辅助检查和抗病毒治疗等证实。

4. 肠道病毒

出疹性疾病：在肠道病毒感染过程中常出现皮疹，柯萨奇病毒 A2、4、9、16 型以及 B1、3、5 型与皮疹关系相当密切，E4、9、16 感染时发生皮疹尤为多见，婴儿和儿童感染时常出现皮疹，成人少见。潜伏期大多 3～6 d，起病常有发热和上呼吸道感染症状如轻咳、咽痛等，而后出现皮疹。皮疹类型多样，有斑丘疹、风疹样或麻疹样皮疹、疱疹或荨麻疹等。免疫力低下患者发生慢性脑膜炎。（肠道病毒中枢神经系统感染很少发生瘫痪，轻瘫恢复快，极少留下后遗症，少数 3 岁以下婴幼儿 EV71 感染引起危重型，手足口病病死率高。）

致皮疹及脑炎病原体：①风疹；②巨细胞病毒；③EB 病毒；④腺病毒（无皮疹）；⑤肠道病毒（有 67 种感染人类），包括脊髓灰质炎、柯萨奇病毒、埃可病毒等。

（二）本例临床思维分析

患儿，1 岁 7 个月，于 2013 年 8 月 28 日入院。先有发热，次日午后高热体温至 40.4℃时突然惊厥，意识丧失，四肢抽动，属小儿热性惊厥。本病主要发生在 6 个月至3岁，占84.5%，偶可见4～5岁，5岁后较少见。本病诱因(原发病上呼吸道感染)占73.8%。患儿无惊厥史，其父母亦无惊厥史(有惊厥家族史占27.8%)。小儿热性惊厥主要因为此年龄段脑发育不成熟，神经细胞结构简单，轴树突分支不全，髓鞘生成不完全，兴奋性抑制性神经介质不平衡，惊厥阈值低，故高热易发生惊厥(需除外中枢神经系统感染)。但患者入院后第4天热退，颜面、躯干部皮肤出现红色丘疹，2 d后皮疹消退。至入院第8天再次发热，又出现红色丘疹，至第10天仍有高热皮疹。患儿于2013年8月30日(发病第4天)脑电图为异常儿童脑电图：明显广泛慢波化，见较多量中高幅4～7 Hz θ活动及2～3 Hz δ活动符合各导联分布，已属中度异常病毒性脑膜脑炎。脑电图特点为异常慢波背景电活动，α波减少，有异常θ波及δ波出现(高幅波及δ波活动，重者α波消失)。2013年9月2日(发病第6天)头颅MR平扫右侧脑室后角旁白质区见有小片状异常信号影，T1WI及DWI呈低信号，T2WI扫描呈高信号。病毒性脑炎MRI 1周内异常病灶阳性率67.2%，2周内异常病灶78.5%，3周内异常病灶81.8%，总阳性率82.2%。病毒性脑炎可分为急性病毒性脑炎和病毒感染后急性脱髓鞘脑炎，前者是病毒直接感染脑组织，后者则是病毒感染诱发产生变态反应所致。病变多位于皮层下及侧脑室周围白质，常呈多灶性。病变信号T1W呈略低信号，T2W呈略高信号，此皆与患儿头颅MR平扫符合。

根据高热、惊厥、脑电图及MRI综合分析，患儿疾病诊断为病毒性脑炎，伴呼吸道感染肺炎支原体肺炎。能致皮疹病毒性脑炎或脑膜脑炎常见病毒有：①风疹；②巨细胞病毒；③EB病毒；④腺病毒(一般无皮疹)；⑤肠道病毒有67种，感染人类的常见有柯萨奇病毒、埃可病毒、脊髓灰质炎病毒；⑥呼吸道合胞病毒(RSV)。本例病源不清，仅推测为：①巨细胞病毒；②呼吸道合包病毒；③柯萨奇病毒；④EB病毒。后阶段皮疹可能属药物过敏，紫癜样皮疹压之褪色。病毒性脑炎病原体主要为肠道病毒，其次为腮腺炎病毒，还主要单纯疱疹病毒、水痘-带状疱疹病毒、肠道病毒、腺病毒、呼吸道合胞病毒、流感病毒、轮状病毒。

本例出院诊断：①病毒性脑炎；②急性支气管炎；③鹅口疮；④病毒疹。

三、年轻医生的感悟

本例患儿为婴幼儿，病程初期急性高热伴惊厥1次(表现为全面性发作)、短暂意识障碍(持续时间约3 min)，无呕吐、脑膜刺激征阳性等表现，既往无惊厥史，但患儿未做腰椎穿刺及脑脊液检查，仅依靠脑电图及头颅MR能否诊断病毒性脑炎，需要再思考。根据现有资料，诊断为单纯性热性惊厥似乎更为妥当，比如本例患儿分别于发热及热退第3天进行脑电图及动态脑电图检查，均提示异常脑电图。有指南建议热退至少1周后进行脑电图检查，以排除发热及惊厥发作后对脑电图背景电活动影响(可能出现非特异性慢波或异常放电)。而头颅MR的异常信号是否为本次新发，仍须鉴别。如能进行脑脊液检查，并复查头颅MR及脑电图变化，则更能鉴别诊断上述疾病。本例患儿在急诊处理过程中，患儿如惊厥停止，鉴于患儿持续时间<5 min，既往无惊厥史，不必急于止惊药物治疗。虽然患儿仍有高热，建议使用布洛芬、对乙酰氨基酚等药物，而不建议使用安乃近进行降温。

关于皮疹，患儿发热第4天热退，出现颜面、躯干部皮疹，皮疹持续2 d，发热过程中除出现惊厥1次外，无其他明显不适，结合患儿年龄，需考虑幼儿急疹。该病可伴随惊厥发作，且血常规同样支持幼儿急疹。

入院第8天再次发热，全身红色皮疹，不伴瘙痒。①鉴于患儿使用氨苄西林舒巴坦，需考虑青霉素类药物所致药疹可能。如麻疹型或猩红热型药疹多在首次使用青霉素类一周内出现，突然发病，可伴有发热等全身症状，但此型皮疹多伴有瘙痒。患儿于用药第9天出现，且停用氨苄西林舒巴坦后仍有皮疹，后期出现咳嗽，可能性不大。②鉴于患儿有肺炎支原体感染高危因素(邻床为肺炎支原体肺炎患儿)，伴有咳嗽，需考虑肺炎支原体感染的肺外表现。③患儿后期抽血后该侧皮疹增多，需考虑毛细血管脆性增加。鉴于患儿对称分布散在红色丘疹等表现，需考虑过敏性紫癜(目前称为IgA血管炎)可能。该病病因尚不明确，与药物、感染可能有关。过敏性紫癜可仅表现为皮肤型，不伴消化道、肾脏、关节受累。综上所述，患儿病程中再发皮疹、发热，需考虑肺炎支原体感染导致过敏性紫癜可能。需后期随访皮疹有无复发及尿常规有无异常情况。故本例可诊断：①热性惊厥；②急性支气管炎；③过敏性紫癜；④鹅口疮。

关于儿童能否使用中成药如热毒宁等注射液静脉滴注，观点不一，鉴于可能的不良反应，不建议静脉使用。

(整理：谢辉辉；审核：陈玉燕)

病例64　流行性出血热

一、病历摘要

(一)病史归纳

患者,女性,70岁,农民,因“上腹痛1月余,恶心3天”于2009年8月20日入院。

【现病史】

患者1周前无明显诱因下出现发热,体温最高39.0℃,同时伴有腰痛,就诊于桐乡人民医院。查腹部CT:①两肾肿胀,双侧肾周为主,涉及腹腔内渗出明显、筋膜增厚,请结合临床相关检查;②右肾低密度灶,左肾下组肾盏结石;③右侧胸腔少量积液。血常规:WBC 66.8×10^9/L,PLT 20.1×10^9/L,N 77.3%,诊断为“败血症?感染性休克;肾结石”。予抗感染及补液(具体不详)治疗后,患者症状未见明显缓解,即转入我院急诊。收治入院后急诊积极完善相关检查,治疗上予以特治星0.4 g ivgtt q8h、拜复乐0.4 g ivgtt qd抗感染、兰索拉唑30 mg ivgtt qd护胃,同时予以补液、输人血白蛋白、泰特护肝等。患者体温较前降低,但出现血压逐渐降低,波动在85/50 mmHg左右。检查血小板明显减少,为13×10^9/L;血清肌酐值逐渐升高,为198 μmol/L;颜面及腹部皮肤可见散在出血点;尿量较前减少,24 h尿量约1000 mL。

【既往史】

患者否认高血压、糖尿病等内科病史,否认肝炎、结核等传染病史,否认药物、食物过敏史,有输血史、无输血反应,否认重大外伤、手术史,预防接种随社会。

【个人史】

长期居住桐乡市,有禽类接触史(养鸭专业户);否认工作粉尘、毒物、放射性物质接触史;否认烟酒等不良嗜好史;否认冶游史。月经及婚育史无殊;家族史无殊。

(二)体格检查

体温:36.8℃,心率92次/分,血压83/47 mmHg,呼吸19次/分。神志清,精神烦躁不安,急性热性病容。颜面及颈部皮肤潮红,可见散在皮肤出血点。皮肤黏膜无黄染,浅表淋巴结未及肿大,气管居中。双肺呼吸音粗,未闻及明显干湿啰音。

HR 94 次/分，律齐，各瓣膜听诊区未闻及杂音。腹平软，无压痛及反跳痛，右腹皮肤见有一圆硬币大小瘀斑，肝脾肋下未及，双肾区叩击痛(＋)，双下肢无浮肿，神经系统检查未见阳性体征。

(三)辅助检查

【实验室检查】

1. 血常规：白细胞计数 40.8×10^9/L，中性粒细胞百分数 74.1%，血红蛋白 84 g/L，血小板计数 13×10^9/L，超敏 C-反应蛋白 30.00 mg/L。

2. 凝血功能常规：凝血酶原时间 15.9 s，凝血酶时间 40.60 s，D-二聚体 4.11 mg/L，部分凝血酶时间 91.80 s。

3. 血气分析：酸碱度 7.436，二氧化碳分压 14.7 mmHg，氧分压 103 mmHg，氧饱和度 98.6%，标准碳酸氢根 14.7 mmol/L，实际碳酸氢根 9.7 mmol/L，实际碱剩余 －12.6 mmol/L，标准碱剩余－14.0 mmol/L，钾 4.6 mmol/L，钠 126.0 mmol/L。

4. 生化：肌酐 112.00 μmol/L，尿素氮 15.00 mmol/L，总蛋白 43.30 g/L，白蛋白 24.50 g/L，门冬氨酸转移酶 181 U/L，谷丙转氨酶 69 U/L，脂肪酶 19.9 U/L，淀粉酶 54 U/L，复查血肌酐 198 μmol/L。

5. 尿常规：蛋白质 3＋，胆红素 3＋，白细胞 弱阳性，红细胞(镜检)4＋/HP。

6. 肌钙蛋白 3.08 μg/L，BNP 57.6 pg/mL；疟原虫：未找到；3P 试验：阴性；ANA 谱：未见异常。

【影像学检查】

1. 肺部 CT：两肺未见明显异常改变。右侧少量胸腔积液。局部少许胸膜增厚。

2. 骨穿口头报告：不排除类白血病反应可能。

(四)目前诊断

1. 发热原因待查。

2. 急性肾功能不全。

3. 脓毒血症。

(五)诊治经过

入院后予以完善各项检查，予以特治星 0.4 g ivgtt q8h、拜复乐 0.4 g ivgtt gd 抗感染、兰索拉唑 30 mg ivgtt qd 护胃，同时予以补液、输人血白蛋白、泰特护肝等。患者体温较前降低，但出现血压逐渐降低，波动在 85/50 mmHg 左右。检查血小板明显减少，为 13×10^9/L，血清肌酐值逐渐升高，为 198 μmol/L；颜面及腹部皮肤可见散在出血点。尿量较前减少，24 h 尿量约 1000 mL。

二、临床思维分析

综合分析患者病历特点：青年女性，发热伴腰痛 1 周，腹部 CT：①两肾肿胀，以双侧肾周为主，腹腔内渗出明显，肾筋膜增厚；②右肾低密度灶，左肾下组肾盏结石；③右胸腔少量积液，血象明显升高。后转入我院予抗感染治疗情况下，仍有尿检异常、血肌酐进行性升高、尿量减少，血小板减低，血压明显降低(休克状态)。体检：烦躁不安，可见散在皮肤出血点，心(－)，肺(－)，右腹见有一元硬币大小瘀斑，腹软，无压痛，肝(－)，脾(－)，双肾区叩击痛(＋)。血气分析提示呼吸性碱中毒合并代谢性酸中毒代偿期。综上考虑可从以下几方面入手。

(一)慢性肾脏病并发脓毒血症

1. 脓毒血症的诊断可依据国家卫生部颁布的《医院感染诊断标准》，发热＞38℃或低体温＜36℃，可伴有寒战，并合并下列情况之一：①有入侵门户或迁徙病灶；②有全身中毒症状而无明显感染灶；③有皮疹或出血点，肝脾肿大，血液中性粒细胞增多伴核左移，且无其他原因可以解释；④收缩压低于 12 kPa(90 mmHg)或较原收缩压降低超过 5.3 kPa(40 mmHg)，应考虑脓毒血症可能。在此基础上，符合下述两条之一即可诊断脓毒血症：①血液培养分离出病原微生物；②血液中检测到病原体的抗原物质。本组 44 例共分离出 44 株病原菌，其中 4 例使用免疫抑制剂，既有细菌又有真菌。前 3 位细菌是大肠埃希氏菌、金黄色葡萄球菌、窄食嗜麦芽单孢菌。

2. 慢性肾病并发脓毒血症，与以下因素相关：①肾衰竭进行透析导管相关脓毒血症(若导管尖培养与血培养是同一细菌)；②肾结石，糖尿病是泌尿系易感因素；③免疫抑制剂应用。由尿路感染引起脓毒血症后又为尿脓毒血症。肾周围脓肿多由肾内脓肿破溃至肾周围而致。肾周围脓肿是指肾包膜与肾周围筋膜之间脂肪组织感染发展至脓肿，于右侧较多胸腔积液，误诊为胸膜炎、胸腔积液。肾周围脓肿占泌尿外科 0.2%，误诊率甚高，占 30%。最后大多死于败血症或合并多系统器官功能衰竭。

3. 脓毒血症为化脓性细菌侵入血流后在其中大量繁殖，并通过血流扩散至宿主的其他组织或器官而产生新的化脓性病灶，肾脏是易受影响的主要器官之一。一旦脓毒血症引起肾脏损伤，患者死亡率大大增加。脓毒血症合并急性肾损害，血液净化是重要的治疗手段。

4. 肾周围脓肿是指肾包膜与肾周围筋膜之间脂肪组织感染发展成为脓肿，误诊率高达 30%，最后死于败血症或合并多系统器官功能衰竭。结石致尿路梗阻是肾脓肿最常见的原因，占梗阻性脓肾 60.5%，致病菌以大肠杆菌多见。争取保肾治疗，行硬膜外麻醉下腰部切开手术，取石后放置双J管引流留置导尿。

5. 中药血必净注射液对脓毒血症急性肾损伤的保护作用。复方中药，其主要成分有川芎、赤芍、丹参、红花等，具有清热凉血、行气活血、解毒镇痛之功效，具有扩张血管，改善微循环与组织灌注，抑制血小板聚集，促进纤维组织重吸收、胶原纤维的降解及保护血管内皮细胞等作用，能抑制炎性介质的过度释放，从而有效地减少损伤因子对机体的损伤，对肾功能具明显保护作用。

6. 脓毒症采用血液净化治疗，针对减少血液中细胞因子和其他介质，可减少脓毒症的病死率。

7. 肾周围脓肿直径＜3 cm，可以单用抗生素治疗。大的肾周围脓肿需及时引流(＞5 cm)。肾周围脓肿使用抗生素结合经皮穿刺导管引流，对于无功能肾盏持续感染，应及时行患肾切除(＜3 cm，单用抗生素；3～5 cm，抗生素结合经皮穿刺引流；＞5 cm，手术引流)。

8. 肾周感染原因：可分肾源性和肾外源性，前者致病菌多为大肠杆菌及变形杆菌等，后者多为金黄色葡萄球菌。肾外因素有上呼吸道感染，咽喉炎，支气管炎，产褥感染，腰部外伤，皮肤疖、痈。

9. CT 诊断肾周脓肿，平扫 CT 值 27～37 Hu，加强后间隔样强化。CT 值 57～74 Hu，大部分实质无明显强化。CT 值 24～36 Hu。如果病变未充分液化，常会误诊肾肿瘤。

10. 肾周围脓肿：早期脓肿表现为肾体积局限增大，局部可见类圆形低密度区，边界不清，加强后病灶呈轻度强化，明显低于正常肾实质。患侧腰大肌肿胀模糊，肾旁间隙少量积液。

11. 肾周围脓肿可侵及肾周脂肪，以及肾旁前、肾旁后间隙，腰大肌上，可达横隔下，可达髂窝，肾周筋膜增厚。

(二)类白血病反应(IR)

1. 为某些因素刺激机体造血组织引起一种类似白血病的血液改变，即白细胞总数显著升高(少数正常或减少)和(或)外周血象中出现幼稚细胞，有些病例还可伴有贫血和血小板减少。

2. 原发病诱发：主要包括恶性肿瘤、感染、传染病、药物因素、过敏性疾病变态反应、免疫异常、中毒等。感染为主要诱因，即微生物或内毒素进入机体被巨噬细胞吞噬后，宿主防御系统反应，巨噬细胞和 T 细胞被激活，产生各种造血生长因子如 G-CSF、GM-CSF、M-CSF，并可释放细胞因子、淋巴因子如 IL-1、IL-3、TNF 等，会刺激骨髓造血干细胞和前体细胞的增生、分化，促使贮存池中的中性粒细胞大量释放至边缘池，使外周血白细胞计数明显升高，同时亦可出现一些早幼粒、原粒等幼稚细胞呈白血病样的变化。而治疗原发病是处理 IR 的关键。

3. IR 骨髓象原始细胞多在 5%以下，但个别也可升高至 20%～30%。在 178 例 IR 中，感染 138 例(77.5%)，恶性肿瘤 15 例(8.42%)，药物 6 例(3.37%)，烧伤 11 例(6.17%)，其他 8 例(4.47%)，甲亢 1 例，自身免疫性溶血 2 例，过敏性紫癜 1 例，支气管哮喘 1 例，酒精性脂肪肝 1 例，脑出血 1 例，类风湿性关节炎 1 例，骨髓象有中毒颗粒 24 例(占 13.48%)。

4. 类白血病反应的诊断：目前认为原发病灶除去后血常规及骨髓象逐渐恢复正常；镜检可见细胞有中毒颗粒、空泡和异常的核分裂，骨髓象除粒细胞增生和核左移外，无明显白血病改变，全身各脏器无白血病细胞浸润，无髓外造血象；中性粒细胞碱性磷酸酶活性升高；白细胞无染色体异常。符合以上条件的就可以诊断为类白血病反应。其中外周血涂片、骨穿和碱性磷酸酶检查是临床最为常用诊断类白血病反应。

5. 肾周脓肿单侧多见，双侧少见。右侧较多见，右侧胸腔积液误诊为胸膜炎，甚至继发肺部感染。肾脓肿典型 CT 征象为同心圆状环形强化不典型征象，可表现为结节状强化，MRI 较 CT 更容易区分病灶坏死，液化和炎症阶段。

6. 肾周围感染以单侧多见，右侧稍多于左侧，双侧仅占 2.0%～2.4%。肾周脓肿腹部平片可示肾密度增加，肾轮廓模糊，腰大肌影不清，腰椎弯向患侧。

(三)流行性出血热

流行性出血热又称肾综合征出血热，是由汉坦病毒属引起的以啮齿类动物为主要传染源的自然疫源性疾病，其基本病理改变为全身小血管和毛细血管的广泛损伤，临床表现为出血、发热、低血压休克及肾脏损害。典型的流行性出血热起病急骤，无明显前驱症状，潜伏期 4～46 d，一般 7～14 d，且具有其特征性的五期临床经过：①发热期：一般持续 4～6 d，常为稽留热，伴“三痛”(头痛、眼眶痛、腰痛)、“三红”(颜面部、颈部、前胸部皮肤潮红)及出血(皮肤黏膜、腔道)等特征性表现。此期 2～4 d 可出现少至中等量蛋白尿、血尿，尿检持续至多尿后期或恢复期转阴，部分患者可见肉眼血尿，重者尿中可排出由血浆蛋白和细胞碎片凝聚而成的膜状物；②低血压休克期：热退出现，持续数小时至数天，一般不超过 24 h，此期血小板进行性下降，可出现尿量减少，血肌酐升高；③少尿期：可与低血压休克重叠，一般出现于病程第 5～8 d，持续 3～5 d，长者达 2 周以上；④多尿期：多见于病程第 9～14 d，大多持续 1～2 周，少数可达数月之久，血肌酐逐渐下降，移行期尿量介于少尿期与多尿期之间；⑤恢复期：多于 3～4 周开始恢复，尿量减至 2000 mL 左右，肌酐恢复正常。非典型和轻症患者五期经过不明显，重症患者前 2、3 期可重叠。

三、年轻医生的感悟

需熟悉出血热的典型临床经过，对于不明原因出现的急性肾功能不全，合并血小板下降及其他肾外表现，均应考虑到本病，有条件者尽早行出血热特异性抗体检测。出血热合并血液系统损害与多因素有关，一般不主张直接输注血液制品。对于重症流行性出血热患者，早期开始 CBP 治疗可提高治愈率，减少并发症。详细反复询问病史很重要。

（整理：夏虹；审核：陈红波）

病例 65　结核性脑膜炎

一、病历摘要

(一)病史归纳

患者,男性,23 岁,未婚,打工者,因“头痛半月余,神志行为异常 1 天”于 2013 年 12 月 12 日入住我科下沙院区。

【现病史】

患者约于半月前活动后受凉,出现头痛,以前额部及顶部为主,呈阵发性胀痛,不剧烈,无头晕,无黑蒙,无恶心呕吐,无视物不清等,体温未测,伴咽痛、鼻塞,偶有咳嗽,当时未予重视。此后头痛反复发作,入院前 5 天在无明显诱因下头痛较前加剧,呈持续性,以前额部为主,无意识不清,无肢体活动障碍,胃纳少。入院当日上午患者突发意识模糊,言语不清,四肢无规律活动,伴呕吐数次,为胃内容物,无呕血,遂来我院下沙院区急诊。急诊头颅 CT 示左侧额叶片状低密度影、交通性脑积水可能;脑电图示中高度异常。为进一步治疗,考虑“重症脑炎”收住入院。

【既往史】

15 岁时有“肝炎” 病史,已愈。否认既往有脑炎、脑积水或智力障碍等病史,否认高血压、糖尿病、冠心病等内科病史,否认其他结核等传染病史,否认手术外伤史,否认输血史,否认食物药物过敏史。预防接种史不详。

【个人史】

无殊。

(二)体格检查

体温 38.0℃,心率 80 次/分,血压 115/72 mmHg,呼吸 18 次/分。皮肤、巩膜无黄染,浅表淋巴结未及肿大。心率 80 次/分,律齐,未闻及明显病理性杂音,两肺呼吸音粗,未闻及干湿啰音。腹平软,无明显压痛及反跳痛,肝脾肋下未及。双下肢无浮肿。专科检查:兴奋躁动,言语不清,查体不配合,两侧瞳孔直径 3 mm,对称等大,对光反应灵敏,双眼球各向活动可。颈抵抗,Kernig 征(+),四肢肌力检查不配合,见自主活动,双侧巴宾斯基征(+)。

(三)辅助检查

1. 血常规:白细胞计数 6.6×10^9/L,中性粒细胞 86.9%,血红蛋白 116 g/L,

CRP 17 mg/L。

2.病毒类:单纯疱疹病毒抗体Ⅰ型 IgG 阳性。

3.肝炎类:乙肝表面抗原(定性)阳性,乙肝 E 抗原(定性)阴性,乙肝核心抗体(定性)阳性,乙肝病毒前 S2 抗原阳性。

4.尿常规(含沉渣):隐血 1+,红细胞 181.3/μL。

5.生化类:葡萄糖 6.75 mmol/L,肌酐 79.8 μmol/L,尿素氮 5.45 mmol/L。钾 4.48 mmol/L,钠 123.0 mmol/L,氯 85.0 mmol/L,谷丙转氨酶 15 U/L,门冬氨酸转移酶 20 U/L,肌酸激酶 466 U/L。

6.脑脊液压力 250 mmH_2O(静滴甘露醇后)。脑脊液常规:无色,墨汁染色(—),抗酸染色(—),潘氏试验(+),白细胞 590.00/μL,中性粒细胞 25%,淋巴细胞 75%。脑脊液三定:蛋白 282 mg/dL,氯 7.3 mmol/L,糖 3.36 mmol/L。

(四)目前诊断

头痛查因:颅内感染?

(五)诊治经过

入院后予以阿昔洛韦抗病毒,头孢曲松抗感染,甲强龙非特异性抗炎,丙球、甘露醇脱水等对症支持治疗,12 月 13 日出现嗜睡,给予"异烟肼"诊断性抗结核治疗,但效果不明显。12 月 15 日患者出现昏迷,考虑"脑疝",予以气管插管、呼吸机辅助呼吸,转 ICU 治疗。12 月 15 日下午局麻下急诊行右侧脑室外引流术,术中行右侧脑室前角穿刺,穿刺成功后见颅内压力极高,脑脊液较为浑浊。脑脊液再送检验:ADA 8 U/L,痰涂片找到抗酸杆菌,12 月 17 日下午转红会医院治疗。

二、临床思维分析

患者,男,23 岁,头痛半月,以前额部及顶部为主,呈阵发性胀痛,伴咽痛,偶有咳嗽,近 5 天来头痛较前加剧,今日上午突发意识模糊,言语不清,四肢无规律活动,伴呕吐数次,头颅 CT 示左侧额叶低密度影、交通性脑积水可能,脑电图中高度异常,入院后予以阿昔洛韦、头孢曲松、甲强龙等治疗。

入院后次日(2013 年 12 月 13 日),意识更差,嗜睡。当日下午,转至湖滨院区,除上述治疗,加用异烟肼诊断性抗结核治疗。2013 年 12 月 15 日出现昏迷,两侧瞳孔散大,肺部 CT 示两侧多发斑片状高密度影。2013 年 12 月 15 日行右侧脑室外引流,脑脊液混浊,ADA 8 U/L,痰涂片找到抗酸杆菌。2013 年 12 月 17 日下午转入红会医院。

查体:体温 38.0℃,兴奋躁动,言语不清,查体不合作,心肺无殊,颈抵抗,克氏征(+),双侧巴宾斯基征(+)。

辅助检查：急诊生化：钠 118 mmol/L，氯 86 mmol/L，肌酸激酶 466 U/L(24～200 U/L)。血常规：白细胞 6.6×10^9/L，中性粒细胞 86.9%，CRP 17 mg/L。脑脊液压力 250 mmH_2O(70～180 mmH_2O)，潘氏试验(+)。脑脊液常规：白细胞 590/μL，中性粒细胞 25%，淋巴细胞 75%。脑脊液三定：蛋白质 282 mg/dL(150～350 mg/dL)，氯 107.3 mmol/L，糖 3.36 mmol/L(2.5～4.5 mmol/L)。患者脑脊液中发现结核分枝杆菌，诊断明确。以下将从结核性脑膜炎鉴别诊断临床研究及并发病方面进行阐述。

(一)鉴别诊断

1.结核性脑膜炎

结核性脑膜炎是由结核分枝杆菌侵犯脑膜引起的非化脓性炎症，可继发于肺、淋巴结、骨骼或泌尿系统等其他部位的结核感染。合并神经系统外结核病是结核性脑膜炎诊断的重要佐证。约 6%结核病侵及神经系统，神经系统易受累的高危人群，包括艾滋病、接触结核传染源者，酒精中毒、营养不良者，流浪者，长期用类固醇治疗或因器官移植而用免疫抑制药者。结核性脑膜炎早期以脑池渗出物为多，中期以结核瘤为多，慢性迁延期以脑积水为多，晚期则以多样病损多见。

结脑起病多缓慢，少有骤然起病者。早期临床症状表现特异性差，以头痛、发热、喷射性呕吐为主要症状，结脑患者发热多在 39℃以下，早期头痛不剧烈，性质亦不确定，可为隐痛、钝痛、间歇性疼痛，易被忽略。呕吐的发生率为 67.3%，较为常见，但仍然经常被忽略，一方面严重呕吐患者(尤其是典型的喷射性呕吐)仅占 8.8%，另一方面半数结脑患者均合并其他脏器的结核，经抗结核治疗后出现恶心、呕吐，易与抗结核药物的不良反应混淆，造成结脑的早期临床表现不典型。其他表现有脑膜刺激征阳性、脑神经损伤(以视神经、动眼神经、外展神经和面神经损害为常见)、意识障碍、瘫痪、癫痫、失明、脑干功能障碍和脑疝等。

50%～70%病患表现为颅内压升高，脑脊液白细胞计数轻中度增多，一般为(50～500)×10^6/L，以淋巴细胞增多为主，但早期可以中性粒细胞为主。脑脊液蛋白轻中度升高，约为 1～2 g/L，糖及氯化物较其他脑膜炎降低更明显，“三高”(高颅压、高蛋白、高细胞数)，“二低”(低糖、低氯)，而本例脑脊液中糖 3.36 mmol/L(2.5～4.5 mmol/L)，无明显降低，不排除腰穿时静脉使用葡萄糖可能，结脑患者脑脊液糖多低于 2.2 mmol/L。

腺苷脱氨酶(adenosine deaminase，ADA)是一种腺苷脱氨过程的酶，该酶的主要功能与淋巴细胞的增殖和分化有关。作为细胞免疫的标记物，该酶的活性在与细胞介导的免疫反应相关的疾病中升高。大量研究表明，CSF 中 ADA 的测定有利于鉴别结脑和神经系统其他疾病。ADA 是活动性肺结核辅助性 T 淋巴细胞的一种标志物，结核是 T 淋巴细胞介导的细胞免疫，促使淋巴细胞内的 ADA 进入血液，因而结核患者血清中 ADA 活性升高。痰菌阴性活动性肺结核血清 ADA(37.2±10) U/L，而痰菌阳性肺结核 ADA(37.8±9.8)U/L，两组无显著差异。

脑脊液结核分枝杆菌涂片法，一般离心沉渣中检测阳性率 10%，漂浮法 92.9%，离心浓集法 62.5%。脑脊液放置 24 h 后形成薄膜，涂片阳性率 91%。

结脑的 MRI 表现和 CT 基本相似，但 MRI 诊断明显优于 CT，MRI 能观察到 CT 不能或不易观察到的部位，能显示较早期或较小的病变，还能真实反映病变的形态、大小及病变的不同组织成分。因此，当临床怀疑结脑时，进行 CT、MR 检查是必不可少的，但 CT 显示钙化灶优于 MRI。

结核性脑膜炎常见 MRI 表现：①脑膜强化。T1 加权像表现为等信号或高信号，T2 加权像表现为高信号，并且脑膜明显增厚，以颅底的部位最为明显；在强化后脑膜明显增厚，同样以颅底的脑池较明显，病变可影响到邻近的脑神经，也可明显强化，而幕上的脑膜增厚及增强没有颅底的脑膜明显。②脑神经受累。以Ⅲ、Ⅳ及Ⅶ对脑神经最常受累。③脑积水。病变进一步发展可出现不同程度的脑积水，脑室系统明显扩大。④脑梗死。脑实质内可见到长 T1 和长 T2 点、片状的异常信号，强化后没有变化，考虑为结核杆分枝菌侵犯血管，造成的动脉炎致脑梗死。⑤结核瘤。结核分枝杆菌侵犯脑组织可形成结核瘤，在 T1 加权像为低信号或等信号，在 T2 加权像外周大部分为高信号，个别为低信号，病变中心部位呈高信号，在强化后病变部位信号明显增强。粟粒性结核瘤在 T1 像或 T2 像上部分显示不出来，而强化后呈多发的小灶性增强，直径＜2 mm。

2.细菌性脑膜炎

细菌性脑膜炎患者中，最常见的病原菌为脑膜炎双球菌、肺炎球菌和流感嗜血杆菌(共占 80%)，其次为金葡菌、链球菌、大肠杆菌、变形杆菌、厌氧杆菌、沙门菌、绿脓杆菌等。

脑脊液外观混浊，白细胞计数$(1\sim10)\times10^{9}$/L。以往研究认为，当脑脊液白细胞总数增高并且以中性粒细胞占优势(90%以上)，应提示细菌性脑膜炎的诊断，而部分病毒性脑膜炎患者首次腰穿脑脊液中性粒细胞也可占优势，这给两者的早期鉴别诊断带来困难。因此，采用脑脊液中性粒细胞计数判断细菌性脑膜炎不如以中性粒细胞绝对数准确，因为即使病毒性脑膜炎者脑脊液的中性粒细胞占优势，但其脑脊液白细胞总数并不明显增高，当脑脊液中性粒细胞数绝对增高($>1000\times10^{6}$/L)，检测细菌性脑膜炎的敏感性明显增高，可给两者的早期鉴别诊断提供依据。

脑脊液蛋白增高主要与脑血管或脉络丛通透性增加有关，通常脑膜炎越重，中枢神经系统的血管通透性越高，导致脑脊液蛋白增高越明显。当脑脊液蛋白＞2.0 g/L时，应高度怀疑细菌性脑膜炎。脑脊液糖及氯化物亦降低。

3. 真菌性脑膜炎

脑脊液压力增高，细胞数增加在 300×10^6/L 以内，以淋巴细胞居多，糖及氯化物减少与结脑相似(糖比结脑可低)，但无其他结核病灶，偶尔与结脑共存，应有警惕。常见的有新型隐球菌脑膜炎、念珠菌性脑膜炎、毛霉菌性脑膜炎。

4. 病毒性脑膜炎

常见的病毒包括单纯疱疹病毒(HSV)、水痘带状疱疹病毒、巨细胞病毒(CMV)、EB 病毒(EBV)，其他如腮腺病毒、狂犬病毒、麻疹、风疹等。

脑压一般正常或轻度升高，而本例脑压 250 mmH_2O。脑脊液糖及氯化物一般正常。患者虽然糖正常(可能存在输注葡萄糖)，但存在明显的氯化物降低(103.3 mmol/L)。细胞数一般在(200～300)$\times10^6$/L，蛋白 30～150 mg/dL(＞150 mg/dL 则病毒性脑膜炎可能性很低)。

(二)结核性脑膜炎临床分析

结核性脑膜炎可继发于肺、气管、淋巴、肠、盆腔、骨、泌尿系等结核，病灶损及微血管进入血流，引起菌血症，进入中枢神经则引起结核性脑膜炎，合并神经系统外结核是结脑诊断重要依据之一。脑脊液涂片查出结核菌 10%～15%，培养结核菌阳性率 20%～30%。

结脑的临床表现：早期症状、体征多不明显，神经系统可无受损；中期可能出现轻微的神经系统受损；晚期神经受损较严重，出现惊厥、昏迷、持续高热、瞳孔扩大等症状。甚至出现更为严重情况，如呼吸衰竭、脑疝、四肢瘫痪等，预后多不佳。

临床中遇到发热、头痛 2 周以上，一般抗菌、抗病毒效果不佳，伴有颅高压症状或颅神经损害，结合脑脊液改变，符合结脑，同时有肺、淋巴结、生殖器、骨等病变，应首先考虑结脑。CT、MRI 如脑膜强化、颅内结核瘤、脑室扩张和脑梗死等更加支持结脑诊断。

头颅 CT、MRI 诊断结脑阳性率达 90%。早期 CT 以脑池渗出物为多，可出现脑底各池、脑实质粟粒样结节、脑膜强化、脑水肿、脑积水、脑血管炎、脑梗死及结核球等各种表现，结核发现率 80.4%。MRI 更敏感，是结脑首选的影像检查方法，能显示较小或早期病灶。

早期结脑脑脊液变化不典型，可能原因包括：①在脑脊液检查前，曾长期使用广谱抗生素，特别是喹诺酮类抗生素；②抗体免疫性能不足；③结脑早期变态反应尚处于初始反应阶段；④病程早期，结核菌进入脑脊液引起脑膜反应而仅出现细胞数偏高；⑤在腰椎穿刺过程中输注葡萄糖及盐水，必要时行诊断性抗结核治疗。脑脊液 ADA>8 U/L 为阳性阈值，敏感性 80%，特异性 91.7%。

治疗方面，异烟肼、利福平、吡嗪酰胺皆可通过血脑屏障，乙胺丁醇不易通过血脑屏障，左氧氟沙星为全杀菌药，不易透过血脑屏障，但结脑状态下可透过血脑屏障。发病第一周开始抗结核治疗 70%可缓解，第二周开始治疗 50%可缓解，而三周以上的疗效差。第四种药可选用乙胺丁醇、链霉素或氟喹诺酮(左氧氟沙星为其中之一)。异烟肼与地塞米松鞘内注射可使脑脊液中药物浓度比肌注高几十至几百倍，但对颅内压过高者慎用。可术前术后短暂性静脉注射 20%甘露醇预防脑疝发生，出现完全性阻塞性脑积水，应配合侧脑室穿刺。

(三)结脑合并隐球菌性脑膜炎(5 例)

结脑和隐脑是中枢神经系统结核和真菌感染的常见疾病。临床上极易把后者误诊为前者，而结脑同时合并隐脑者临床较为少见。本章 5 例结脑合并隐脑患者究竟何者先发，何者继发尚难定论。但一般认为结脑发病在先，隐球菌感染为继发，原因可能为：①结核病慢性消耗，加之结脑治疗中大量激素的应用，致机体免疫力下降；②结脑患者急性期长时期超效广谱抗生素的应用，导致机体菌群失调，隐球菌优势扩增，导致中枢神经感染；③反复腰穿，鞘内真菌植入可能。

结脑合并隐脑患者诊断较困难。临床上结脑的病原菌检出率低，国内报道平均为 10%～30%。尤其是结核分枝杆菌培养需 6～8 周时间，不能满足临床早期诊断，而隐脑的诊断则必须具有脑脊液病原学依据。我们认为对临床诊断结脑者用抗结核药治疗不佳，头痛显著、意识障碍加重，反复腰穿压力增高(>300 mmH_2O)，尤其脑脊液多次糖定量显著降低(1.0 mmol/L)，应注意有否合并隐脑的可能，需多次检查脑脊液找隐球菌，以免延误治疗。而对临床确诊的隐脑患者需从以下判断是否同时存在结脑可能：①有密切结核病接触而发病者；②发现脑部以外的结核病灶，如肺结核、骨结核、淋巴结核等；③脑脊液结核抗体阳性者；④抗真菌治疗脑脊液隐球菌计数明显减少，而临床症状改善不佳者。对该类患者进行头颅 MR 强化扫描有重要诊断价值，同时应密切注意脑脊液结核分枝杆菌培养结果。

结核性脑膜炎并发脑内炎，是结脑常见并发症之一，以缺血性脑梗死多见，常见于大脑中动脉供血区。本病除抗结核外，应及时予扩张脑血管、营养脑神经、功能锻炼等减少后遗症。

多种抗结核和抗真菌药物易导致严重的肝、肾损害，无法用药而使治疗失败。该类患者急性期多存在严重弥漫性颅内高压，采用腰池引流脑脊液，可以有效降低颅内压，部分引流病原菌及炎症因子，有利于改善临床症状。抗结核应根据脑脊液改变、颅内影像及脑外结核病灶的严重程度，选用 2～4 种肝、肾毒性小的抗结核药物；抗真菌治疗首选两性霉素 B 小剂量每日或隔日给药，肝、肾损害严重时仅鞘内给药；联合应用氟胞嘧啶或氟康唑(伊曲康唑)。同时需给予护肝治疗。

(四)结核性脑膜炎合并低钠血症

钠是细胞能量代谢和维持细胞内外渗透压的重要阳离子。当血钠＜125 mmol/L，血浆渗透压＜260 mmol/L，伴有明显神经精神症状时，称为低渗性脑病。其常见病因为低钠血症，而低钠血症又是神经系统疾病常见的并发症。神经系统疾病引起的低钠血症主要分为抗利尿激素分泌异常综合征和脑耗盐综合征两类。由于脑水肿而导致的神经功能紊乱是低钠血症的重要表现，并且可以使原有的神经系统疾病恶化。

结核性脑膜炎并发低钠血症的主要机制：①结脑时丘脑下部视上核和室旁核受炎症渗出物刺激兴奋，引起与血浆渗透压不相关联的非抑制性的下丘脑抗利尿激素渗漏，使垂体分泌抗利尿激素增多，远端肾小管回吸收水增加，造成稀释性低钠血症；②结脑可使间脑或中脑发生损害，调节醛固酮的中枢失灵，使醛固醇的分泌减少；或因促尿钠排泄激素如心钠素、脑利钠多肽和 C 型利钠多肽分泌过多，大量的钠由肾排出，造成脑耗盐综合征；③结脑病变可抑制肾脏交感神经系统的活性，引起肾血流量和肾小球滤过率增加、肾素分泌减少、肾小管重吸收钠减少，导致利钠和利尿作用；④结脑患者饮食减少，不能正常摄入钠盐，以及医源性因素如单纯输注葡萄糖液而忽视电解质的补充。

抗利尿激素异常分泌综合征(SIADH)和脑耗盐综合征(CSWS)是引起结脑合并中重度低钠血症的两个主要原因。SIADH 引起低钠血症是一种相对性的低钠血症，主要原因是体内水分过多引起的稀释作用，从而导致相对性的缺钠，并非绝对的缺钠，盲目的补液只会进一步导致患者血钠越来越低。CSWS 引起低钠血症是一种绝对性的低钠，它是因为钠的排泄过多，从而引起有效血容量的下降。治疗上两者有根本区别，所以针对结脑合并低钠血症的治疗首先需鉴别 SIADH 和 CSWS，然后进行针对性治疗。

本例患者电解质血钠 118 mmol/L，氯 86 mmol/L，血清钠低于 115 mmol/L，就会出现头痛、嗜睡，最终出现抽搐、昏迷、呼吸困难。如果慢性低钠血症患者出现症状，血钠常低于 110 mmol/L。等血容量性低渗性低钠血症，患者总体钠无明显异常，血容量基本不增加或增加有限，无水肿，临床症状也不突出，造成这类低钠血症最常见病因为抗利尿激素分泌异常综合征。治疗应积极处理基本疾病，如中枢神经疾病感染，以限水、利尿即可，严重时可输注高渗盐水，应严格限水。

三、年轻医生的感悟

病例总结：患者，男，23 岁，头痛半月，近 5 天来加剧，逐渐出现意识模糊、言语不清、四肢无规律活动，头颅 CT 提示左侧额叶低密度影、交通性脑积水。查体：体温 38℃，兴奋，躁动，检查不合作，颈抵抗，克氏征(+)，双侧巴宾斯基征(+)。脑脊液压力 250 mmH_2O，潘氏试验(+)，细胞数 590/μl，中性粒细胞 25%，淋巴细胞 75%，蛋白 282 mg/dL(150～350mg/dL)，氯 103.3 mmol/L(120～130 mmol/L)，糖 3.36 mmol/L(2.5～4.5 mmol/L)未降低(可能在输葡萄糖过程中)，ADA 8 U/L，痰涂片中找到结核菌。

根据目前已掌握资料，考虑结核性脑膜脑炎，而且存在中枢神经系统以外的结核，痰内发现结核菌，说明本例结核性脑膜脑炎继发于肺结核(本例肺部 CT 提示两肺多发斑片状高密度影，可能为肺结核病变)。

结脑 CT 直接征象：脑池狭窄闭塞、脑膜强化提示结脑的特征性影像，发现率 90%～100%，MRI 还可显示硬脑膜增厚及脑池、脑裂闭塞。CT 间接征象：脑水肿、脑积水、脑梗死及血管炎、脑萎缩、钙化。本例 CT 及 MRI 提示脑膜增厚、颅内结核瘤、脑室扩张和脑梗死等支持结核感染的诊断，颅内感染常见的病原菌为细菌性、结核、真菌、病毒等，其发热、头痛、神经系统症状较多类似之处，主要鉴别依靠脑脊液检查，结合影像学检查。

(整理：于建忠；审核：郑国庆)

病例 66　乳腺淋巴瘤

一、病历摘要

(一)病史归纳

患者,女性,81岁,因“白细胞减低2年余”于2012年10月16日收住入院。

【现病史】

患者两年前(2010年10月)在当地疗养院体检时,发现白细胞减低,当时未予重视及治疗。后多次复查血常规提示:白细胞计数维持在(2.2～4.6)$\times 10^9$/L,血红蛋白维持在(100～110)g/L,血小板计数维持在(50～86)$\times 10^9$/L。2010年11月22日患者在我院查血常规示:白细胞计数2.5$\times 10^9$/L,中性粒细胞百分数30%,血红蛋白100 g/L,血小板计数70$\times 10^9$/L。予“瑞白针”升白,“利血生”、“十一味参芪片”治疗。查骨髓常规示:粒系成熟左移,余未见明显异常。患者11月25日入住我院血液科,唇腺活检诊断为“干燥综合征”。后发现有“肺间质病变”,伴有胸腔积液,予抗感染并配合激素治疗,病情有所改善。目前予“美卓乐”12 mg每日一次口服治疗,为进一步巩固治疗,门诊拟“干燥综合征”收治入院。

患者病来神清、精神一般,胃纳不佳,夜寐尚可,近一年来体重减轻十余斤。

患者于2012年10月24日因诉“右乳疼痛,触之可及一大小约2 cm×2 cm硬结,伴疼痛”,行乳腺钼靶、磁共振检查等提示“乳腺癌”,但患者拒绝活检穿刺,请乳腺科会诊后,予“阿那曲唑”口服内分泌治疗一月余,效果不佳。患者左侧乳头及右侧腋窝部疼痛,活动时加重,并有乳房部瘙痒症状。故于11月28日再次请乳腺科会诊,建议加“芙仕得”联合治疗,但治疗后患者症状继续加重,查体见右乳皮肤局部发红,可见凸起,触之质硬,感疼痛,右腋窝可及包块,与周围组织分界不清。

【既往史】

既往体质可,无肝炎、结核等传染病史及接触史。1987年因“胃癌”行手术治疗,具体不详。无其他重大手术史,有输血史,无输血反应发生。无糖尿病等重大疾病史,无外伤史,无药物、食物过敏史。

【个人史】

无殊。

(二)体格检查

体温 36.6℃,心率 78 次/分,血压 127/67 mmHg,呼吸 20 次/分。神志清,精神可。唇无发绀,颈软,气管居中,双肺听诊呼吸音粗,未闻及干湿啰音。心脏听诊心音适中,心率 78 次/分,律齐,未及早搏及病理性杂音。腹平软,无压痛及反跳痛,肝脏未触及,脾脏肋下 2 指,无压痛,无双下肢水肿。

(三)辅助检查

【实验室检查】

1.(2012 年 10 月 17 日)血常规:白细胞计数 2.8×10^9/L,中性粒分数百分比 55.5%,中性粒细胞绝对值 1.6×10^9/L,血红蛋白 101 g/L,血小板计数 60×10^9/L。

大便隐血:1+。

尿常规:隐血 1+,白细胞 2+,红细胞 61.2/μL,白细胞 116.8/μL。

生化全套:总蛋白 54 mg/L,白蛋白 32.5 g/L。

类风湿全套:补体 C3 0.65 g/L,补体 C4 0.1 g/L,类风湿因子 82.8 U/mL。

2.(2012 年 12 月 7 日)ANA 谱:阳性 1∶100,抗 SS-A 阳性。

肿瘤全套:糖类抗原 125 38.1 U/mL。

肾小管功能类:β_2 微球蛋白 381.3 μg/L,微量白蛋白 9.7 mg/L。

B 型利钠肽:156.3 pg/mL。

【影像学检查】

1.(2012 年 10 月 15 日)肺部 CT:①右肺上叶下舌段及右肺中叶少量炎性病灶;②右肺少量胸腔积液,两侧胸膜增厚;③脾肿大。

2.(2012 年 10 月 24 日)乳腺钼靶:①右乳外下占位性病变,考虑 CA 可能,建议必要时 MR 检查;BI-RADS-5。②右侧腋下多发淋巴结增大,提示转移可能。

3.(2012 年 10 月 30 日)乳腺 MRI:①右乳下极偏内侧占位性病变,考虑乳腺 CA,BI-RADS-5;②双侧乳腺增生伴多发良性结节形成,BI-RADS-2;③右侧腋下淋巴结增大。

(四)目前诊断

①右乳肿块性质待查:乳腺癌?转移癌?②干燥综合征;③间质性肺炎;④继发性骨髓增生低下;⑤胃癌术后;⑥高血压病 3 级(极高危)。

(五)诊治经过

入院后予完善乳腺钼靶、乳腺增强磁共振、胸部 CT 等检查,为明确诊断,建议行乳腺肿块穿刺活检，患者拒绝，请乳腺科会诊后予以阿那曲唑内分泌治疗。另予美卓乐治疗干燥综合征，科素亚、倍他乐克降压治疗。

二、临床思维分析

（一）乳腺癌

1. 诊断

患者右侧乳腺癌并向右侧腋窝淋巴结转移，经乳腺钼靶及 MRI 诊断。后又出现右乳皮肤局部发红疼痛，考虑为炎性乳腺癌。炎性乳腺癌约占乳腺癌 1%～10%，占Ⅲ期乳腺癌 15%，为晚期乳腺癌中预后最差的。

相隔 1 月余，患者左侧乳头疼痛，是否亦是乳腺癌，需乳腺钼靶及磁共振证实，若是则为同时双侧乳腺原发癌，亦是乳腺癌特殊类型。

2. 治疗

乳腺癌细胞中雌激素受体（ER）阳性者称激素依赖性乳腺癌，对内分泌治疗有效，而 ER 阴性者称激素非依赖性乳腺癌，内分泌治疗效果较差。故应检测雌激素受体和孕激素受体，不仅可帮助选择辅助治疗方案，对判断预后也有一定作用。绝经后的女性乳腺癌组织内的雌激素浓度可达循环血中浓度的 10 倍，达到了绝经前女性体内雌激素水平。

三苯氧胺（TAM）是非甾体激素的抗雌激素药物，故对雌、孕激素阳性的绝经后妇女乳腺癌效果尤为明显，口服 TAM 能够提高 ER 阳性。

芳香化酶抑制剂，如阿那曲唑、来曲唑、依西美坦，这类药物能抑制肾上腺分泌的雄激素转变为雌激素过程中的芳香化环节，从而降低雌二醇，达到治疗乳腺癌的目的。其效果优于三苯氧胺。但本例患者效果不佳，是否患者雌激素受体阴性或含量较低（非激素依赖性乳腺癌），所以效果欠佳。

补救方法：有文献提出芳香化酶抑制剂联合三苯氧胺，新辅助内分泌治疗手术切除困难的局部晚期绝经后激素依赖性乳腺癌。因此本例中是否可采取三苯氧胺联合芳香化酶抑制剂治疗，三苯氧胺能提高患者雌激素受体。

（二）病因分析

本例患者原有干燥综合征，继发有脏器和系统疾病。ANA：阳性 1∶100，SS-A 阳性，唇腺活检“干燥综合征”，血三系减少，肺间质性病变。

1. 合并间质性肺疾病

早期无明显症状和体征，晚期可因呼吸衰竭而死亡。肺部常见症状：咳嗽（23.9%），咳痰（17.4%），胸闷（17.4%），气促（17.4%），胸痛（8.7%）。影像学表现：CT 见磨玻璃阴影（47.8%，双肺多发分布），小叶间隔增厚（41.3%），斑片状渗出影（41.3%），网格影(39.1%),条索影(37.0%,以胸膜下及下肺分布为主),蜂窝状改变(23.9%),结节影(19.6%,双肺散在分布),胸膜增厚(19.6%),肺大疱(17.4%),胸腔积液(8.7%)。50.0%可有肺动脉高压。治疗时糖皮质激素联合免疫抑制剂效果较好。

2.血液系统损害

可出现贫血、白细胞减少、血小板减少。部分患者骨髓增生活跃,粒、巨两系细胞成熟障碍,部分则为骨髓增生低下。干燥综合征的血液系统损害发生率约为10%~24%,多为影响一系,二系或三系同时受累者较少,主要表现为单纯贫血、白细胞或血小板减少。

本例中患者血三系减少,骨髓增生低下(粒系成熟左移)。血液系统损害,特别是粒细胞减少为首发症状的患者,往往缺乏典型口、眼干燥。伴贫血者更易出现肾脏损害,主要症状为肾小管间质性肾炎。

3.神经系统损害

包括中枢神经系统受累(8%)、脑梗死、MRI 示脑白质多发异常信号、脑电图异常、面部感觉减退、双下肢末端对称性麻木、下肢乏力、肌肉疼痛、多汗、阵发性心悸、体位性低血压、周围神经损害等。

4.累及全身其他脏器及系统

肝脾肿大或肝功能异常、胆汁淤积、血小板减少,导致皮肤出血甚至内脏、颅内出血等。

三、年轻医生的感悟

本案例中,患者右乳肿块经乳腺钼靶及磁共振检查,考虑乳腺癌,因患者拒绝行穿刺活检,无法明确其性质及乳腺癌类型。会诊后暂予阿那曲唑口服内分泌治疗,治疗期间患者症状进一步加重,考虑肿瘤进展,因患者仍不愿行穿刺活检,遂予阿那曲唑联合“芙仕得”内分泌治疗,后续需根据治疗效果进一步调整。讨论重点在于无法明确患者肿瘤类型。若为激素依赖性乳腺癌,则可继续内分泌治疗;若为非激素依赖性乳腺癌,则内分泌治疗当无明显效果,需根据肿瘤类型使用其他治疗方案。本例患者另有干燥综合征,此次入院也是因此就诊,干燥综合征可合并全身多发脏器及系统损害,目前患者症状明显,因此在乳腺用药时需考虑对此病的影响。同时在诊疗中,需仔细鉴别是干燥综合征的合并症状,抑或是乳腺癌转移的症状。需要乳腺专科与相关内科及影像科等多学科讨论,以期选择最佳治疗方案。

(整理:沈相锋;审核:谢小红)

病例 67　乏力待查

一、病历摘要

(一)病史归纳

患者,男性,50 岁,因"左下肢乏力 20 个月,伴右下肢乏力及明显消瘦 20 余天"于 2010 年 5 月 18 日入院。

【现病史】

患者 20 个月前无明显诱因下出现左下肢乏力伴麻木,行走缓慢,上下楼梯及下蹲起立困难,不伴发热、皮疹、四肢关节肿痛,无口眼干燥,无明显头痛、头晕、口齿不清,无间歇性跛行,无恶心、呕吐、腹痛、腹泻,无咳嗽咳痰等,就诊于当地医院,诊断为"腰突症",予消炎止痛、营养神经等治疗,但上述症状无明显好转。2008 年 9 月 18 日后因出现一次"晕厥"而再次在当地医院就诊,经头颅 MRI 检查,诊断为"左侧基底节区梗死",具体治疗不详,但效果仍不明显。后长期予"针灸水针推拿"等治疗。20 余天前患者出现右下肢乏力,右膝关节疼痛,无红肿,下蹲上楼更加困难,夜间下肢肌肉时有抽搐,伴有明显的消瘦,体重从 118 斤降至 103 斤,同时有面部肿胀,有酒糟鼻样改变,因而就诊于"浙医一院",予弥可保等营养神经治疗,症状无明显好转。遂来我院风湿免疫科门诊,为求进一步诊治于 5 月 18 日拟"乏力待查"入住风湿免疫科病房,完善相关检查并经神内科会诊后于 5 月 24 日转入神经科病房进一步治疗。

发病来神志清,精神偏软,胃纳差,睡眠欠佳,二便无殊,体重下降约 10 斤。不伴发热、皮疹、四肢关节肿痛,无口眼干燥,无明显头昏头痛、无口齿不清,无间歇性跛行,无恶心呕吐、腹痛腹泻等。

【既往史】

患者既往有白细胞减少史 1 年余,具体不详;1 年前有带状疱疹史,已治愈;否认高血压、糖尿病、心脏病等重大疾病史;否认肝炎、结核等传染病史;否认重大手术、外伤、输血史;否认冶游史,否认食物及药物过敏史。

【个人史】

无殊。

(二)体格检查

体温 36.8℃,心率 76 次/分,血压 125/70 mmHg,呼吸 20 次/分。神志清,精神可。皮肤、巩膜未及黄染。气管居中,两肺呼吸音偏低,未闻明显干湿啰音。心界不大,心率 76 次/分,未闻及病理性杂音。腹平软,肝脾肋下未及。双肾区无叩痛,双下肢不肿。专科查体:神志清,颅神经(-),四肢近、远端肌力均约Ⅴ级,伴有明显的肌肉萎缩,各腱反射消失,两侧深浅感觉正常,病理征(-)。

(三)辅助检查

【实验室检查】

1.(2010 年 5 月 19 日)血常规:白细胞计数 3.0×10^9/L,中性粒细胞 78.3%,淋巴细胞 8.7%,单核细胞 11.9%。

2.生化:尿酸 428 mmol/L,总胆固醇 2.83 mmol/L,高密度脂蛋白 0.95 mmol/L,总胆红素 30.8 μmol/L,间接胆红素 12.1 μmol/L。

3.尿轻链 κ 0.08 (0~0.02)g/L,轻链 λ<0.05 (0~0.05)g/L。

4.ANA 类:ANA(欧蒙法)1∶100。

5.ANCA 类:AECAC(+)。

6.甲状旁腺素 (PTH)1.5 (1.6~9.3)pmol/L。

7.病毒类:巨细胞病毒抗体 IgG(+),单纯疱疹病毒抗体Ⅰ型 IgG(+);EB 病毒 DNA(+)。

8.抗 O+类风湿因子:抗链球菌溶血素 O 测定 33.4 U/mL。

9.类风湿因子:48.3 U/mL。

10.(2010 年 5 月 31 日)脑脊液常规:潘氏试验(+),白细胞计数 360×10^9/L,中性粒细胞 2%,淋巴细胞 98%,腺苷脱氨酶 4 U/L,C-TP 247 mg/dL,C-CI 15.4 mmol/L,C-Glu 3.43 mmol/L,OB(-)。

11.肿瘤类、肝炎类、传染病四项、甲状腺功能、免疫五项、抗“O”、类风湿因子、C-RP、血沉、血轻链、PPD 试验均未见明显异常。

【影像学检查】

1.颈部+腹部 B 超示:双侧颈部多发低回声团;淋巴结:脾肿大,后腹膜淋巴结肿大。

2.胸部 CT:二肺散在性斑片状及结节状密度增高影,考虑炎症性病变。

3.腰椎 MRI:L3-4、L5-6 椎间盘变性伴轻度膨出;腰椎退行性改变;腰椎椎体广泛性信号异常(T1、T2 呈略低信号)。

4.头颅 MRI:未见明显异常。

5. 神经电生理：四肢所检神经 SCV 正常，F 波正常，其中左正中神经 SNAP 降低。双下肢所检神经 MCV 偏慢，左侧明显且 CMAP 偏低，近端明显，H 反射未引出。提示：①左正中神经 SNAP 明显降低；②下肢所检神经 MCV 偏慢（部分传导阻滞）；③部分检肌轻收缩时波幅偏高。

6. 肌电图＋SEP：刺激双正中神经，双皮层电位 P15、N20，P15 潜伏延长，波幅正常；刺激下肢胫神经，双皮层电位 P40、N50 潜伏期延长，右皮层电位明显，P40 波幅降低。提示：①多检肌（远端为主）神经源性损害；②双下肢体感中枢传导延长，波幅降低（刺激左下肢明显）。

（四）目前诊断

乏力待查。

（五）诊治经过

入院后予以完善各项检查，治疗上给予弥可保、尼可林等治疗，乏力未见明显改善。

二、临床思维分析

患者先有左下肢乏力 20 个月，下蹲起立困难，而 20 余天前才有右下肢乏力、下蹲上楼困难，无皮疹。PE：四肢肌萎缩，腱反射消失，肌电图示双皮层电位 P15、N20、P15 潜伏延长。双下肢体感中枢传导延长，波幅降低，神经源性损害。诊断方面需从多发性肌炎（polymyositis，PM）/皮肌炎（dermatomyositis，PM）、病毒性脑炎、神经性肌炎、间质性肺病等方面去考虑，并进行原因分析。

（一）多发性肌炎和皮肌炎的诊断和进展

1. 诊断方面

多发性肌炎和皮肌炎均有对称近端肌无力、皮肤改变，为双上眼睑水肿性淡紫红色斑和 Gottron 征，部分累及关节、心脏、肺和消化系统，部分肌酶升高，肌电图呈肌源性损害，肌肉活检示肌炎改变，泼尼松联合免疫抑制剂治疗。多发性肌炎皮肤无损害，皮肌炎为肌炎伴皮疹，两者皆为对称性近端肌无力，血清肌酶升高，主要影响横纹肌，肢带肌、四肢近端肌和颈屈肌常先累及，喉部肌肉无力造成发音困难，胸腔肌和膈肌受累出现呼吸表、浅呼吸困难。

2. 多发性肌炎和皮肌炎诊治进展方面

（1）多发性肌炎和皮肌炎易伴发肿瘤，皮肌炎伴发恶性肿瘤，危险性增加 6.2 倍，以卵巢癌、胃癌最常见。多发性肌炎、皮肌炎可出现于肿瘤之前，也可发生于肿瘤之后，以 CA125、CA199 关联性最强。

（2）特发性炎性肌病（IIM）包括多发性肌炎、皮肌炎和包涵体肌炎（IBM）三型。

EVMC 和国际合作组织建议的诊断标准如下：①多发性肌类；②皮肌炎；③无肌病性皮肌炎。

特发性肌炎累及肺脏，误诊为肺炎，附案例一则：

某患者反复发热咳嗽 2 年余，加重伴肌无力 1 个月，入院胸部 X 线示双下肺炎性改变。PE：体温 38.9℃，腋下及腹股沟部可触及黄豆大小淋巴结，质软，压痛，活动度可，双肺中下部可闻及捻发音；双上肢肌力Ⅲ级，双下肢肌力：左Ⅲ级，右Ⅱ级；抗 JO-1 抗体（+）；血沉 90 mm/h；肌电图示肌源性损害，诊断多发性肌炎。

本例患者上肺受累非罕见，发生率 5%～30%。以肺间质性病变为主，有 4%。肺部病变出现先于肌肉症状，数月至数年。影像学提示间质性肺炎，提示弥漫性肺泡损害、闭塞性细支气管炎伴机化性肺炎等。各种抗感染无效。上述各种症状多系统损害，应进一步考虑自身免疫性疾病可能。

多发性肌炎/皮肌炎最常见并发症为肺部感染，其原因：①严重肌损害导致吞咽困难，呼吸无力引起吸入性肺炎或肺部分泌物潴留；②治疗过程中激素和免疫抑制剂易造成继发感染；③本病本身可发生间质性肺炎，要考虑本病的存在。

(3)无肌病性皮肌炎（ADM）的肺部损害（ILD）。间质性肺疾病是无肌病性皮肌炎最突出的临床特征，是常见严重并发症，也是常见死亡原因。无肌病性皮肌炎的肺部损害具有以下特点：①发生率高，发生率 40.2%～68.8%；②病理类型多样。

病理类型包括：①快速进展性间质性肺炎。②弥漫性肺泡损伤（DAD）。③非特异性间质性肺炎（NSIP）；普通型间质性肺炎（UIP）；机化性肺炎（OP）。CT（HRCT）示胸腔下毛玻璃样网状暗区，此有助于发现早期病例。④预后差。间质性肺炎可能与自身抗体 Jo-1 有一定关系。

(4)多发性肌炎/皮肌炎诊断进展。血清肌酐、肌肉含有多种酶，肌酸激酶（CK）和天冬氨酸氨基转移酶（AST）是肌炎中相对特异性酶。有认为天冬氨酸氨基转移酶特异性大于肌酸激酶，同时天冬氨酸氨基转移酶升高，易并发间质性肺炎。虽然肌酸激酶升高是肌炎中最敏感的指标，可达正常人 10 倍或更高，但约有 5%多发性肌炎/皮肌炎的肌酸激酶一直正常，肌酸激酶正常患者伴恶性肿瘤可能性大，因此肌酸激酶正常或升高不明显提示预后不良。然而亦有相反的结论，肌酸激酶低、天冬氨酸氨基转移酶高是对肾上腺皮质激素治疗不敏感的指标，而高肌酸激酶/天冬氨酸氨基转移酶则提示预后良好。肌炎患者常伴乳酸脱氢酶升高，但其广泛存在于包括有肌肉组织在内多种人体组织，因此意义不大。多发性肌炎/皮肌炎可伴有肝损，经治疗后肌酸激酶下降，而其他酶，如天冬氨酸氨基转移酶、乳酸脱氢酶改变不明显，应具体分析是否为其他原因。

3.其他相关检查

(1)肌电图(EMG)。多发性肌炎/皮肌炎 74 例,肌源性损害 64 例,神经源性损害 2 例,主要表现为插入电位延长 9%,出现自发电位 52%,运动电位时限缩短 74%,运动电位波幅降低 6%,多项波增多 34%,重收缩时波形异常 45%,峰值波幅降低 37%。股四头肌、胫前肌及肱二头肌组阳性率显著高于外展短肌组,部分患者出现神经源性损害并不代表有原发性神经源性病变,可能为肌腱易激惹性升高所致,肌电图检查是诊断多发性肌炎/皮肌炎的重要手段。

(2)磁共振。受累肌肉在 T2WI 上呈片状或斑片状高信号,T1WI 上呈等信号,提示肌肉炎性水肿样改变。

(3)抗 Jo-1。目前公认多发性肌炎/皮肌炎标记抗体对诊断具有高度特异性,其阳性率分别为皮肌炎 20%~25%和多发性肌炎 10%,合并肺间质病变的多发性肌炎患者阳性率为 60%。该抗体阳性的多发性肌炎患者往往发病较早,病情进展快,疗效差,肌力和肌酶完全恢复的可能性小,药物减量或停用后易复发。

(二)病毒性脑炎

小儿脑炎及支气管肺炎(对照组)血清 EB 病毒 DNA 阳性率分别为 3.13%及 3.85%,但患者脑脊液 EB 病毒 DNA 为阴性,说明本地区小儿一定程度 EB 病毒感染,但不是散发的病毒性脑炎主要病原体。引起病毒性脑炎病毒类型有 RNA 病毒,如常见肠道病毒、人类轮状病毒、风疹病毒、流感病毒、腮腺病毒等。一般病情较重可伴淋巴结肿大,或轻度肝区触痛及皮疹。儿童病毒性脑炎、EB 病毒性脑炎并不少见(约 10%),而且多单独出现,而非传染性单核细胞增多症的一部分。EB 病毒 DNA 是 EB 病毒脑炎敏感而可靠的检查法。该例血清 EB DNA(+)而脑脊液 EB DNA(−),故非引起本例散发的病毒性脑炎主要病原体。若为 EB 病毒脑炎,可用阿昔洛韦每次 5 mg/kg 静推 q8h×14 d。而更昔洛韦每次 5 mg/kg 静推 q12h×14 d,较阿昔洛韦疗效好。

亦可检测血清和(或)脑脊液 EB-VCA-IgM。用 PCR 法从脑脊液、血液和咽分泌物中检出 EB-DNA 阳性率分别为61.5%,57.1%,35.8%,均明显低于 VCA-IgM 阳性率。血清 VCA-IgM 敏感性明显高于 PCR 方法。脑脊液 VCA-IgM 测定可能对 EBV 脑膜炎诊断更有价值。

(三)神经性肌炎

多发性肌炎同时伴有周围神经损伤是肌炎的一种特殊类型。腱反射减弱伴周围神经损害者吞咽困难,肌肉压痛发生率较低,伴周围神经损害,CK 值均低于正常值上限(130 U/L 以下),而肌源性损害则 CK 明显上升。

(四)肺间质性疾病(ILD)伴结缔组织病

可能合并的结筛组织病有:①类风湿;②红斑狼疮;③皮肌炎;④干燥综合征;⑤多发性肌炎;⑥混合性结缔组织病;⑦进行性系统性硬化病。

X线表现:早期胸片毛玻璃样改变,此后可出现细结节样、网状细结节样、蜂窝样改变。HRCT示:不规则线状阴影束状改变及结节状阴影。

(五)病例分析

1.患者存在多发性肌炎。

2.肺部CT:两肺散在性斑片状及结节状密度增高影。患者存在间质性肺炎,发生率5%～30%,有4%肺部病变出现先于肌肉症状,数月至数年,若无肌病性皮肌炎(ADM),则间质性肺炎发生率更高(40.2%～68.8%)。PM并发肺部病变颇高,除间质性肺炎外,还有:①食道肌无力引起吸入性肺炎;②呼吸肌无力,分泌物潴留;③激素免疫抑制剂致条件性肺部感染;④患者EB病毒DNA(+),脑脊液异常,糖不低,白细胞计数360×10^6/L,淋巴细胞% 98%,潘氏试验(+),存在病毒性脑炎。患者EB病毒DNA(+)是血清DNA(+)抑或脑脊液EB病毒DNA(+),若是血清EB病毒DNA(+),说明有EB病毒感染,应进一步查脑脊液EB病毒DNA,若阳性,则为EB病毒性脑炎。若未曾行脑脊液检测EB病毒DNA,则是其他病毒所致。治疗上可用更昔洛韦5 mg/kg,静推q12h×14 d,较阿昔洛韦疗效好。

3.本例患者治疗情况不知,肌酶检测时,一般肌酸激酶及肌酸激酶同工酶升高,以及GOT增高,两者乃相对特异性酶,但肌酸激酶升高是肌炎中最敏感的指标,可达正常人10倍或更高。肌酸激酶一直正常伴恶性肿瘤可能性较大,因此天冬氨酸氨基转移酶特异性大于肌酸激酶,同时有天冬氨酸氨基转移酶升高,易并发间质性肺炎。肌酸激酶正常或升高不明显,提示预后不良。

4.治疗:泼尼松联合免疫抑制剂,硫唑嘌呤或氨甲蝶呤(MTX)。

三、年轻医生的感悟

本案例患者存在乏力伴神经损伤,肌电图提示肌源性损害,肺部CT提示炎性改变,部分免疫相关指标异常,结合临床体征、实验室检查等方面,诊断可从多发性肌炎/皮肌炎、病毒性脑炎、神经性肌炎、间质性肺病等方面去分析和鉴别。需要我们熟悉各疾病的特征性指标如EB病毒DNA、抗Jo-1、肌酸激酶、肌酸激酶同工酶与疾病的关系及意义,如此才可在临床应用时得心应手。

(整理:张蕴;审核:胡致平)

病例 68　肠道血管畸形伴出血

一、病历摘要

(一)病史归纳

患者,男性,25 岁,因“便血 2 天”于 2014 年 9 月 29 日入院。

【现病史】

患者 1 天前因饮酒及进食辛辣食物出现解棕红色血便 1 次,今白天解 3 次,每次约 100 mL,伴脐周不适感,头晕、乏力。今来我院急诊,查大便隐血 4+,血常规示:白细胞计数 17.7×10^9/L,血红蛋白 112 g/L,为进一步治疗,拟“消化道出血”予收入院。

病来神清,精神软,睡眠可,小便无殊,大便如上述,近期体重未见明显下降。

【既往史】

否认高血压、糖尿病史,否认外伤、手术史。

【个人史】

无殊。

(二)体格检查

体温 36.3℃,心率 139 次/分,血压 118/79 mmHg,呼吸 19 次/分。神志清,精神软。贫血貌,皮肤、巩膜无黄染,浅表淋巴结未及肿大,肝掌、蜘蛛痣未见。甲状腺未及肿大,气管居中,颈静脉无怒张。心律齐,各瓣膜听诊区未及病理性杂性。两肺呼吸音清,未及干湿啰音。腹平软,胃肠型及蠕动波未见,无压痛,无反跳痛,肝脾肋下未及,未及包块,墨菲征阴性,双肾区无叩痛,移动性浊音阴性,麦氏点无压痛,肠鸣音 3 次/分,双下肢不肿。NS(—)。

(三)辅助检查

【实验室检查】

1.(2014 年 10 月 1 日)血常规:白细胞计数 17.61×10^9/L,中性粒细胞百分数 68.5%,血红蛋白 79 g/L,红细胞比容 15.9%,血小板计数 276×10^9/L。

2.血常规:血红蛋白 49 g/L。

【影像学检查】

1.胃镜:慢性浅表性胃炎。贫血胃黏膜像,考虑:下消化道出血:出血性肠炎?结肠癌?血管畸形?

2.肠系膜血管造影:未见明显异常。

3.急诊结肠镜:插入至回盲部,回肠末端进入 20 cm,见新鲜血迹,乙状结肠见 2 条毛细血管畸形,直肠见黏膜散在出血,余结肠未见明显异常,诊断:回肠脾区末端及全结肠肠腔积血,结肠黏膜出血点,结肠毛细血管畸形,贫血肠黏膜像。

4.胶囊内镜:空肠黏膜隆起伴出血,小肠中段活动性出血,空肠溃疡。

(四)目前诊断

1.消化道出血:消化性溃疡?出血性肠炎?

2.急性失血性贫血。

(五)诊治经过

入院后予以完善各项检查,予以泮托拉唑针抑酸、氨甲环酸、凝血酶针止血,参麦针益气及补液治疗,针对肠道感染予哌拉西林他唑巴坦针 2.5 g 静滴 2 次/日抗感染,奥曲肽针减少内脏血流等治疗。(2014 年 10 月 1 日)晚患者解 2 次暗红色血便,感头晕乏力,心率加快至 118 次/分,血压下降至 68/29 mmHg,考虑失血性休克。查血常规:白细胞计数 $17.61\times10^9/L$,中性粒细胞百分数 68.5%,血红蛋白 79 g/L,红细胞比容 15.90%,血小板计数 $276\times10^9/L$。予深静脉穿刺,加快输液,扩容抗休克,申请输注红细胞悬液,请介入科会诊,急查肠系膜血管造影未见明显异常,术后行急诊结肠镜,插入至回盲部,回肠末端进入 20 cm,见新鲜血迹,乙状结肠见 2 条毛细血管畸形,直肠见黏膜散在出血,余结肠未见明显异常,诊断:回肠脾区末端及全结肠肠腔积血,结肠黏膜出血点,结肠毛细血管畸形,贫血肠黏膜像。术中输红细胞3.5 U,予快速补液,查血常规:血红蛋白 49 g/L。

术后(2014 年 10 月 2 日凌晨 1:30)查胶囊内镜以进一步明确出血部位。(2014 年 10 月 2 日 11:00)胶囊内镜示:空肠黏膜隆起伴出血,小肠中段活动性出血,空肠溃疡,请普外科会诊后建议急诊手术止血。术中见腹腔内有少许无色透明渗液,空回肠扩张,蠕动好,内有大量积血,肠系膜血管搏动良好,结肠扩张,内有积血。距回盲部约 50 cm 处回肠肠壁见一“T”形盲端畸形,长约 8 cm,与肠腔相通。切开盲端,见盲端内有新鲜血凝块,吸尽积血,见盲端末端有一活动性出血,于盲端根部切除畸形肠管,顺切口往近端置入肠镜,边进镜边吸除积血,直至十二指肠水平部,发现沿途小肠肠壁水肿,散在黏膜下扩张血管,未见其他活动性出血点。退镜至肠切口处。向远端置镜,边进镜边吸除积血,至升结肠、结肠脾曲,未见其他活动性出血点，退镜。术中经口腔行胃镜检查，胃、十二指肠降部、十二指肠乳头无异常，从回肠切口将远近端肠管内积气积血排除，观察 30 min，未见肠管内有活动性出血。诊断：空肠畸形切除止血术。

术后患者出血停止，病理示（小肠）黏膜慢性炎伴憩室样结构形成，黏膜面坏死，糜烂，局灶见胃黏膜异位，周围异位胰腺组织包绕，请结合临床。2014 年 10 月 17 日病情好转出院。

二、临床思维分析

（一）病例摘要

男，25 岁，便血 2 天，于 2014 年 9 月 29 日入院。患者 1 天前因饮酒及食辛辣食物出现解棕红色血便 1 次，今解 3 次，每次 100 mL，伴脐周不适感，头晕、乏力，查大便隐血 4＋，白细胞计数 17.7×10^9/L，血红蛋白 112 g/L，拟“消化道出血”收住入院。

心率 139 次/分，血压 118/79 mmHg，呼吸 19 次/分，贫血貌，体温 36.3℃，心（－），肺（－），腹软，无压痛，肝（－），脾（－）。

入院诊断：①消化道出血：消化性溃疡？出血性肠炎？②急性失血性贫血。

胃镜示：慢性浅表性胃炎，考虑下消化道出血：出血性肠炎？结肠癌？血管畸形？10 月 1 日晚解 2 次暗红色血便，感头昏乏力，心率 118 次/分，血压 68/29 mmHg，考虑失血性休克。行肠系膜血管造影未见明显异常。行急诊结肠镜，插入至回盲部，进入回肠末端 20 cm，见新鲜血迹，乙状结肠见 2 条毛细血管畸形，直肠黏膜散在出血。

诊断：回肠脾区末端及全结肠肠腔积血，结肠黏膜点状出血，结肠毛细血管畸形。

胶囊内镜：空肠黏膜隆起伴出血，小肠中段活动性出血，空肠溃疡。

外科急诊手术止血：术中见腹腔内有少量无色透明渗液，空回肠、结肠扩张，内有积血。距回盲部 50 cm 处回肠肠壁见一“T”形盲端畸形，长约 8 cm，与肠腔相通。切开盲端，有新鲜血块，有一活动性出血，于盲端根部切除畸形肠管，顺切口进镜，直至十二指肠水平部，发现沿途小肠肠壁水肿，散在黏膜下扩张血管，退镜。向远端进镜至升结肠至结肠脾曲，未见其他活动性出血点，退镜。术中经口腔行胃镜检查，胃、十二指肠降部、十二指肠乳头未见活动。诊断：回肠畸形切除止血。病理：小肠黏膜慢性炎伴憩室样结构形成，黏膜面坏死，糜烂，局部见胃黏膜异位，周围异位胰腺组织包绕。

小肠血管畸形指小肠正常黏膜及黏膜内畸形静脉动脉和毛细血管所发生的扩

张性病变。在不明原因消化道出血中占了30%～40%，胶囊内镜下表现为小的点状斑片状甚或蜘蛛痣样红色病变，与周围黏膜界限清楚，局限的红色病灶可见扩张血管条纹，病变多为单个边缘规则，不高出黏膜平面，直径为2～4 mm，也有多发，边缘不规则，病变略突出黏膜平面。

药物治疗：针对小肠出血的药物治疗研究有限，性激素类药物已被证实无效，生长抑素及其类似物和沙利度胺(thalidomide)有一定疗效。沙利度胺100 mg/d，分4次口服，连服4个月，具有免疫调节及抗炎、抗血管新生等作用。治疗白塞氏综合征、炎性肠病、肿瘤等疾病，是抑制血管内皮生长因子(VEGF)的表达。还可通过抑制调控TNF-αmRNA的降解，抑制局部炎症反应，改善血管壁通透性，减少渗出，修复和重塑血管而实现止血功能。不良反应：大便干，轻度嗜睡，皮疹。

(二)肠道血管畸形的病理分型与表现

本病又称毛细血管扩张，局部动静脉畸形血管瘤，血管发育不良，可分3型：Ⅰ型：以右半结肠多见，好发于老年人>55岁，病变局限，常为单发，为后天获得性。Ⅱ型：病变可发生于肠道任何部位，以小肠多见，好发于青壮年，病灶较大，属先天性血管发育不良。Ⅲ型：呈多发性点状血管灶，包括遗传性毛细血管扩张症，可累及整个肠道，此型少见。

DSA是目前诊断肠道血管畸形的最佳方法。放射性核素扫描的敏感性和特异性不及肠镜或DSA。MSCT既解决DSA的有创性，又能观察肠壁以及肠壁外合并存在的病变。

(三)异位胰腺诊治分析

异位胰腺出现率2%，剖腹探查发生率0.2%。以胃、十二指肠和空肠麦克尔(Meckel)憩室多见，少见部位如肠系膜胆道系统、脾脏、小肠憩室、食管、肺、纵隔、脐孔、肾上腺、直肠、盆腔等。其大小多数在(2～4) cm×(2～3) cm，小的直径仅0.5 cm，大的体积20 cm×1 cm。异位胰腺常见并发症是异位胰腺炎。其临床分型：①消化道出血型。占43%，覆盖于异位异膜的胃黏膜形成溃疡，或异位胰腺释放胰蛋白酶刺激黏膜和侵蚀血管所致。②梗阻型。异位胰腺位于幽门引起幽门梗阻或突出于管腔狭窄处引起梗阻和肠套，亦可见于Vater壶腹附近，或胆总管的异位胰腺引起阻塞性黄疸。③溃疡型。异位胰腺分泌蛋白酶消化黏膜而发生溃疡。④肿瘤型。异位胰腺多位于黏膜下或肌层，可使局部黏膜隆起，误以为肿瘤。⑤憩室型。占6%，本组占6.25%，检查容易显示憩室存在，难以诊断出本病。⑥隐匿型。多数无症状，或为其他疾病症状掩盖，于手术中发现。

异位胰腺可发生在消化道任何部位，以胃、十二指肠最多，占50%，空肠15%，回肠 7.5%，胆道憩室少见。其最常见的并发症是异位胰腺炎，出血也是胰腺炎本身所致，穿孔是较为常见并发症，恶变是少见并发症。治疗：手术是最有效方法。

正常胰腺成分包括胰泡、导管、胰岛，而异位胰腺分型：Ⅰ型：具有完整结构的胰泡、导管和胰岛；Ⅱ型：有胰泡、导管系统，但无胰岛；Ⅲ型：只有胰泡。异位胰腺一般手术治疗，EUS 对上消化道异位胰腺的诊断具有重要价值，可内镜下切除。

镜下异位胰腺呈隆起性病变，直径 0.5～2.0 cm，多呈半球状或乳头状，大部分中央有凹陷其中，凹陷且有开口 12/21 例。文献报道异位胰腺在小肠麦克尔憩室者占 13.5%，胃黏膜异位至直肠罕见。

食管胃黏膜异位多发生在食管上段且多单发，直径 0.2～5.0 cm，多为黏膜局部颜色的改变，不隆起，发生在十二指肠可为较大息肉隆起，也可引起十二指肠狭窄。胃黏膜异位仍以小肠为主，随着病变直径增大，发生癌变的可能性也增加。6.2%(2/32)发生癌前病变。直肠有孤立性扁平隆起，亦要想到此病。可能：异位胃黏膜 HP 感染可达 50%，十二指肠异位胃黏膜无 HP 阳性。发生小肠胃黏膜异位见于儿童，多发生小肠麦克尔憩室，常因消化道出血来诊，放射性同位素，$^{99m}Tc\ O_2$ 对确定小肠胃黏膜异位有较大意义。

麦克尔憩室发生出血的原因：由于憩室内有胃壁细胞分泌酸性造成肠道消化性溃疡，正常肠黏膜不摄取 $^{99m}Tc\ O_2$，用 ECT 显像可探测到病灶，80%麦克尔憩室有异位胃黏膜，25%小肠重度畸形中合并有异位胃黏膜。麦克尔憩室的出血率可高达 60%。当憩室表面或仅少量异位胃黏膜可呈假阴性($^{99m}Tc\ O_2$)。当使用抑酸剂，使用抑制胃黏膜摄取药物和局限性肠激惹导致 $^{99m}Tc\ O_2$ 从憩室快速清除也可造成假阴性，$^{99m}Tc\ O_2$ 具有诊断、定位、指导治疗选择的重要意义。

憩室内异位黏膜(HGM)由胃底腺和幽门腺构成，胃底腺由分泌胃酸的壁细胞分泌消化酶，主细胞和黏膜细胞组成幽门腺，有黏液细胞和具有内分泌功能 G 细胞。G 细胞能分泌胃泌素，壁细胞是其靶细胞。盐酸腐蚀憩室黏膜和血管，久之引起糜烂、溃疡，导致出血和憩室穿孔。

(四)麦克尔憩室

是先天性畸形的一种，儿童多见，男∶女＝3∶1，主要由胚胎期乱黄管闭合不全所致。麦克尔憩室为真性憩室，含有小肠壁全层，憩室位于回盲瓣 100 cm 之内占 90%，通常 1～10 cm，最大的直径 100 cm。95%憩室的基地在肠系膜的对侧。巨大憩室又分两型：Ⅰ型多见，憩室与回肠直径相等；Ⅱ型少见，多呈卵圆形，憩室内 90%为回肠黏膜，几乎 50%含异位组织，其中多数为胃黏膜，其次为胰腺组织、结肠、十二指肠黏膜。Brunner 腺也有报道为空肠和肝胆组织，异位组织在憩室开口处最多，半数以上存在于有继发病变的憩室中。异位胃黏膜均可引起憩室内消化道出血；主要是由胃酸分泌导致回肠的消化性溃疡。

治疗：无症状憩室不主张手术，在其他手术中发现麦克尔憩室应予切除，有出血穿孔梗阻应手术治疗，手术时尽可能将整个憩室切除。

空回肠获得性憩室，除了麦克尔憩室外，空回肠憩室几乎都是获得性的，并随年龄增大而增多，多数在中年以后发病。

空回肠憩室形成与肠腔内压力异常升高有关。空回肠憩室通常不含异位组织，憩室的并发症少见，包括憩室炎、出血、穿孔。

患者外科急症手术时于距回盲部 50 cm 处回肠肠壁见一"T"形盲端畸形，长 8 cm，与肠腔相通，于盲端根部切除。病理：憩室样结构形成，黏膜坏死，糜烂，局部有异位胃黏膜，周围有异位胰腺，此憩室样结构是何物？是麦克尔憩室，抑或空回肠获得性憩室？两者之间鉴别如下：

麦克尔憩室：①为真憩室，含有小肠全层；②90%憩室位于距回盲瓣 100 cm 之内(本例距回盲瓣 50 cm)；③憩室内 90%为回肠黏膜，几乎 50%含异位组织，多数为胃黏膜，其次为胰腺组织；④在憩室中半数以上存在继发病变，由于异位胃黏膜可分泌胃酸，导致回肠黏膜炎症、糜烂、出血(本例憩室黏膜面有坏死糜烂)；⑤麦克尔憩室多见儿童和年轻人。因此，本例患者是真憩室，应该是麦克尔憩室出血畸形，可用沙利度胺(反应停)25 mg qd 免疫调节及抗炎抗血管新生作用。

(五)本例临床思维

男，25 岁，便血 2 天，伴脐周不适感(无腹痛)，因血便血压降至 68/29 mmHg 至失血性休克。对于无腹痛性血便，首先应注意有无血管畸形所发生的消化道出血。

肠系膜血管造影未见异常。予急性结肠镜检查，进入末端回肠 20 cm 见新鲜血迹，乙结肠见 2 条毛细血管畸形，直肠黏膜散在出血，结肠黏膜有点状出血。胶囊内镜：空肠黏膜隆起伴出血，小肠中段活动性出血，空肠溃疡。外科急症手术：距回盲部 50 cm 处回肠见一"T"形盲端畸形，长 8 cm，与肠腔相通。切开盲端有新鲜血块，有一活动性出血，于盲端根部切除畸形肠管。沿切口进镜直至十二指肠水平，发现沿途小肠肠壁水肿，散在黏膜下扩张血管，退镜。又向远端进镜，至升结肠至结肠脾曲未见活动性出血。

病理：小肠黏膜慢性炎伴憩室样结构形成，黏膜面坏死糜烂，有胃黏膜异位(应是异位胃黏膜)，周围异位胰腺组织。

患者消化道出血，血管畸形范围扩大，从空肠、回肠至结肠，有的畸形血管伴有出血。肠道血管畸形又称毛细血管扩张，可分三型。Ⅰ型以右半结肠多见，好发于老年人（年龄>55 岁），病变局限为后天获得性。Ⅱ型病变可发生于肠道任何部位，以小肠多见，好发于青壮年，病灶范围较大，属先天性血管发育不良。Ⅲ型呈多发性点状血管灶，包括遗传性毛细血管扩张症，可累及整个肠道，此型少见。本例属于Ⅱ型。

三、年轻医生的感悟

本案例为消化道出血的年轻患者，首先需要明确消化道出血病因。进行常规胃、肠镜检查未明确出血原因，应考虑小肠出血。小于 40 岁患者小肠出血的常见病因有克罗恩病、肿瘤、麦克尔憩室、Dieulafoy 溃疡、血管扩张性病变、息肉综合征等。胶囊内镜是常规内镜检查阴性、怀疑小肠血管性疾病或黏膜疾病出血患者的首选检查方法。小肠 CT 造影是常规内镜检查阴性、怀疑梗阻、怀疑小肠肿瘤或其他疾病出血、胶囊内镜检查阴性患者的首选影像学检查方法。小肠镜检查一般用于有胶囊内镜检查禁忌证、出血量较大或考虑行内镜下治疗的患者。内镜下治疗措施应根据当地医疗条件、患者病因和治疗应答情况综合决定。对于以上多种检查手段未能明确病因或无法行小肠镜检查，并且反复出血严重影响生存质量或生命的患者，应考虑手术探查和术中进行内镜检查。对于经胶囊内镜或小肠镜检查发现活动性出血灶，并且同时存在进行性贫血加重或活动性出血的患者，如有条件，应采取内镜下止血治疗。如果存在持续性或复发性出血，或无法定位出血灶，则需补铁治疗、生长抑素或抗血管生成药物（沙利度胺）治疗。对于血流动力学不稳定的急性大出血患者，可首选血管造影，并可立即行栓塞治疗。

（整理：芮晓薇；审核：陈姗姗）

病例69　胰腺浆液性囊腺瘤

一、病历摘要

（一）病史归纳

患者，女性，66岁，退休，因“发现胰腺囊性病变1年余”于2014年9月22日入院。

【现病史】

患者2013年1月于临安某院住院时腹部超声检查提示：胰腺头部囊性暗区。当时无畏寒发热，无恶心呕吐，无腹痛腹泻，无呕血黑便，无小便色黄，无消瘦乏力等不适。遂转诊至我院，查腹部MR示：胰头区域见大小约2.7 cm×2.1 cm不规则异常信号影，考虑囊肿可能，相应胆管及胰管轻度受压，胰管轻度扩张，诊断“胰腺浆液性囊腺瘤”。2013年12月16日再次于我院住院复查，上腹部MR+MRCP示：胰头区囊样占位，考虑良性囊性病变，囊腺瘤可能，与MR前片（2013年1月11日）比较大致相仿，肝内外胆管及胰管轻度扩张。腹部增强CT示：胰腺头部囊样密度影，考虑浆液性囊腺瘤可能，与前片（2013年1月14日）比较大致相仿。今为再次复查，门诊拟“胰腺浆液性囊腺瘤”收住院。

病来神清，精神尚可，胃纳一般，夜寐安，二便无殊，近来体重无明显变化。

【既往史】

既往体质可，有慢性支气管炎病史10余年，否认高血压、糖尿病、哮喘等病史，否认乙肝、肺结核等传染病史，否认输血、外伤、中毒、手术史。否认食物、药物过敏史，预防接种随社会。

【个人史】

无殊。

（二）体格检查

体温36.6℃，心率68次/分，血压142/87 mmHg，呼吸29次/分。神志清，精神可。浅表淋巴结未及肿大。全身皮肤及巩膜无黄染，皮肤黏膜无瘀点、瘀斑。双侧瞳孔等大、等圆，对光反射灵敏，颈软无抵抗。双肺呼吸音低，左下肺可闻及少量湿啰音。心率80次/分，率齐，各瓣膜听诊区未及病理性杂音。腹平软，剑突下可及轻度压痛，全腹未及反跳痛，肝脾肋下未及，肠鸣音4～5次/分，双肾区无叩痛，NS(—)。

(三)辅助检查

【实验室检查】

1. Ig,C3,C4:免疫球蛋白 A 1.22 g/L。

2. 生化类:甘油三酯:1.82 mmol/L,α-L 岩藻糖苷酶 49 U/L。

3. 肝炎类:乙肝表面抗原阳性,乙肝核心抗体阳性。

4. 血常规+CRP、尿常规、大便常规、肿瘤类、ESR、凝血类未见明显异常。

【影像学检查】

1.(2013 年 1 月,外院)腹部 B 超:肝脏回声增粗,胰腺头部囊性暗区(囊状扩张胆总管? 胰腺头部囊肿?)。

2.(2013 年 1 月,外院)上腹部增强 CT 提示:胆总管、胰管明显扩张。

3.(2013 年 5 月 7 日,我院)上腹部增强 CT:原胰腺囊腺瘤复查,目前胰头部增大,可见囊状密度影,边缘清晰,其内可见分隔,增强扫描可见边缘及分隔轻度强化,大小约 2.4 cm×2.3 cm,胰管未见扩张。结论:①胰腺囊腺瘤复查,大小约 2.4 cm×2.3 cm;②肝、胆、脾及双肾未见明显异常。

4.(2013 年 5 月 9 日,我院)腹部核磁:胰头区域见有大小约 2.7 cm×2.1 cm 之不规则异常信号影,考虑囊肿可能,相应胆管及胰管轻度受压,胰管轻度扩张。

5.(2013 年 12 月 27 日,我院)上腹部 3TMR 平扫+增强+MRCP:胰头区域见有大小约 2.7 cm×2.1 cm 之不规则异常信号影,增强后可见少量分隔样强化,边界清楚。肝内外胆管轻度扩张。结论:①胰头区囊样占位,考虑良性囊性病变,囊腺瘤可能;②肝内外胆管及胰管轻度扩张。

6.(2013 年 12 月 27 日,我院)上腹部增强 CT:胰腺头部可见类圆形低密度影,大小约 2.7 cm×2.3 cm,CT 值约为 9.8 HU,其内可见线样分割,边缘呈分叶状改变,胰管轻度扩张,增强后病灶内分隔见有轻度强化。肝内外胆管无扩张,胆总管上端显示略扩张。结论:胰腺头部囊样密度影,考虑浆液性囊腺瘤可能,与前片(2013 年 1 月 14 日)比较大致相仿。

7.(2013 年 12 月 27 日,我院)腹部超声:胰腺内囊性占位病变。肝脏、胆囊、脾脏、双肾未见明显异常。

8. 心电图:窦性心律,正常心电图。

9.(2013 年 12 月 16 日,我院)肺部 CT:未见明显异常。

(四)目前诊断

1. 胰腺浆液性囊腺瘤。

2. 慢性支气管炎。

(五)诊治经过

入院后完善相关辅助检查,治疗上予泮立苏抑酸对症治疗。

二、临床思维分析

该例患者考虑为胰头部浆液性囊腺瘤,属于胰腺囊性肿瘤。胰腺囊性肿瘤主要分类3类(据2000年WHO胰腺囊性肿瘤分类):黏液性囊性肿瘤(SCN)、黏液性囊性肿瘤(MCN)、导管内乳头状黏液腺瘤(IPMN)。囊肿的影像学特征是囊性肿瘤鉴别的主要依据,还应注意与实性假乳头状瘤(SPT)和假性囊肿相鉴别。

浆液性囊腺瘤占胰腺囊性肿瘤的20%~40%,呈微囊肿瘤,其中86%是女性,平均年龄56.6岁,1/3无症状,常见症状为腹痛,腹部触及包块,黄疸、消瘦、胰腺炎少见(<10%)。多见于胰体尾,但也可以分布于整个胰腺(胰腺头部、胰体、胰腺尾部)。SCN影像学特点:70%~90%是微囊腺瘤,由充满浆液小囊组成。CT,尤以MRI可清晰显示,呈蜂窝样结构,小囊直径多小于2 cm,数目多>6个,1/3有中心星状的瘢,放射状有时伴钙化。SCN恶变机会极低,恶性一般体积较大,直径可>10 cm,无症状、病灶<3 cm都可以观察,定期影像学复查。对于>4 cm或有症状,可考虑手术切除。

黏液性囊腺瘤(MCN)占胰腺囊性肿瘤的20%~30%,有明显恶性倾向,大多为女性,年龄较SCN轻10岁(48~52岁)。MCN相关浸润癌平均在64岁,25%~50%患者没有症状,腹痛4%~17%患者可能出现急性胰腺炎。大部分MCN位于胰体或胰尾,直径平均5~6 cm,浸润性癌直径更大,平均7 cm。MCN一般体积>2 cm,具有分隔的囊肿,有厚的不规则囊壁,囊壁光滑,其恶变机会相对小,囊壁出现隆起病变,可能有MCN恶变,少数MCN囊壁有钙化是高度可能恶变的特征,其囊液CEA、CA724、CA199、CA125和CA153可能有一定帮助。

导管内乳头状黏液腺瘤(IPMN)占胰腺囊性肿瘤7%~35%,患者平均年龄65岁,浸润性癌年龄比无浸润的大4~6岁,男女发病相似,大部分无症状,25%有症状,症状以腹部不适为主(腹痛、急性胰腺炎等)。IPMN病理有分泌大量黏液,及囊壁结节堵塞胰管,导致胰管扩张。影像学特点:低密度肿物伴胰管扩张。分为两型:主胰管型和分支胰管型。主胰管型主胰管扩张>1 cm,分支胰管型指病变分支胰管相通;主胰管型恶变率57%~92%,分支胰管型6%~46%。MRCP胰管扩张,囊壁呈结节状,最大特点是与胰管相通。ERCP可见十二指肠乳头肥大,黏液从乳头流出,胰管扩张,充盈缺损。分支胰管型的分支胰管扩张,囊液为黏液,CEA和淀粉酶升高,50%IPMN发生在胰头或钩突部。Whipple术是最常见手术,于体尾部行胰体尾切除,19%患者因胰管广泛受累需行全胰切除。分支型>3 cm或有症状<3 cm 都应手术切除；<3 cm 而无症状、无附壁结节的，应有严格随访计划；<1 cm，病变每年 MRI 或 CT，没有附壁结节，则继续观察 1～3 cm 的病变，超声内镜排查发现附壁结节或主胰管扩张，需要手术切除；随访中出现症状，>3 cm 或其他高危因素，需要手术切除。

B 超、CT、MRI/MRCP、EUS 可作为进一步排查手段。EUS 较 CT 及 MRI 更易观察到附壁结节及分隔。附壁结节根据形态可分为 4 种：扁平乳头型、息肉型、乳头型及侵袭型。

胰腺囊性病变中的假性囊肿最为常见，约占 83%～90%，其余囊性病变仅占 10%～15%。假性囊肿均有急性胰腺炎病史 80%侵袭性 IPMN CA199 升高手术适应证，伴有症状 SCN 所有>3 的 SPN（实性假乳头状瘤及伴有症状主胰管型直径>3 mm）囊内有实性结节的 IPMN、

WHO 胰腺囊性肿瘤分类：①浆液性囊性腺瘤；②黏液性囊性肿瘤；③导管内乳头状黏液性肿瘤；④假乳头状肿瘤（表 69-1）。

表 69-1　WHO 胰腺囊性肿瘤分类

WHO 分类	年龄	发病率	标志物	影像	恶变	病变部位
浆液性囊性腺瘤	老年	女>男	低 CEA	小囊，蜂窝状	很低	体尾>头部
黏液性囊性腺瘤	中年	女>男	中 CEA	单发	中等	体尾>头部
导管内乳头状黏液性肿瘤	老年	女>男	中-高 CEA	胰管扩张	中-高	头部大于体尾
假乳头状肿瘤	青年	女＝男	中-高 CEA	胰尾囊实性占位，有乳头突出	高	体尾>头部

SCN 恶变率极低（<3%），生长速度 0.6 cm/年。其中<4 cm 为 0.12 cm/年，>4 cm 为 1.98 cm/年。多见于老年女性，胰体尾多见。

MCN 多见于中青年女性，亦多见于胰体尾部，恶变率 30%。

IPMN 多见于老年男性略多于女性，主胰管型癌变率 60%以上，分支胰管多位于胰腺钩突，年轻人多见，癌变率较低（<25%）。

SCN 前 7 年，肿瘤生长速度为 0.1 cm/年，第 7—10 年时为 0.6 cm/年。

术式选择：肿瘤单纯切除术，又称剜除术，沿被膜单纯切除肿瘤，不破坏周围生长胰腺组织，特别是对于胰头部的肿瘤优势显著，避免了复杂性胰十二指肠切除术，主要问题在于术后可能的胰瘘如肿瘤贴近主胰管、术中致其损伤，即使是囊修补仍可致术后的迁延不愈的胰瘘。胰瘘发生概率最高可达 33%，术后并发症发生

率最高可达40%以上。

本例患者女性,65岁,先后三次住院。诊断为胰头部浆液性囊腺瘤(SCN)。

生长速度:(2013年1月14日)MR+MRCT,胰头区域见大小2.7 cm×2.1 cm异常信号,相应胆管胰管受压;(2013年12月17日)MR+MRCT复查,胰头区域囊样占位,大小相仿2.7 cm×2.1 cm,MRCP胰管轻度扩张,肝内外胆管轻度扩张。

癌变率:浆液性囊性肿瘤3%,黏液性囊性肿瘤30%。导管内乳头状黏液性肿瘤中,主胰管型60%以上,分支胰管<25%(假性乳头状肿瘤恶变率高)。

胰腺囊性肿瘤分四种亚型:微囊型、单房型、多房型、伴有实性成分型。微囊型仅见浆液性囊腺瘤,单房型可见于浆液性、少囊性腺瘤及黏液性囊性肿瘤和导管内乳头状黏液腺瘤等。

治疗原则:①胰腺囊性肿瘤放疗化疗均不敏感,外科治疗是唯一方法。浆液性囊腺瘤为良性肿瘤恶变率仅3%,一般小于3 cm无症状暂不予手术,有明显症状或局部有压迫症状应及时手术。本例已出现主胰管、胆总管压迫症状,胰头部浆液性囊腺瘤应注意考虑外科手术治疗。②采用胰头部肿瘤局部剜除术(挖除术),但应注意预防发生胰瘘(胰头十二指肠切除,胰头切除术亦会发生胰瘘。若肿瘤贴近主胰管,术中致其损伤,易发生胰瘘,最高可达33%)。

三、年轻医生的感悟

胰腺囊性肿瘤组织学分类有良性病变[如假性囊肿、浆液性囊性腺瘤(serous cystic neoplasm,SCN)]、潜在恶性病变[如黏液性囊性腺瘤(mucinous cystic neoplasm,MCN)、导管内乳头状黏液瘤(intraductal papillary mucinous neoplasm,IPMN)]与恶性病变[如导管腺癌、胰腺内分泌肿瘤、实性假乳头状瘤(solid pseudopapillary tumor,SPT)]。目前胰腺囊性肿瘤尚无有效的内镜及药物治疗方法,临床多选择手术治疗或随访观察。存在以下情况之一时倾向于手术治疗:①合并有明显临床症状如腹痛、反复发作胰腺炎、黄疸等;②影像学检查倾向恶性病变。当患者未达到手术标准但仍有可能发展为恶性时,应根据病情制订随访计划并及时干预,术后亦应对残余胰腺组织随访观察。

(整理:毛相荧;审核:陈姗姗)

病例 70　胰腺分支胰管内乳头状黏液瘤

一、病历摘要

(一)病史归纳

患者,男性,79 岁,职工,因"体检发现胰头占位 5 天"于 2014 年 7 月 8 日入院。

【现病史】

患者 5 天前体检腹部 B 超检查示:"胰头区域低回声结节,建议进一步检查",CA199 示 44.65 U/L。无畏寒发热,无恶心呕吐,无全身皮肤及巩膜黄染,无胸闷心悸,无胸痛乏力,无腹痛腹泻,遂来我院门诊就诊,复查腹部 B 超示:"胰头部低回声占位病变"。今为进一步明确诊断,拟"胰头占位"收住入院。

病来神清,精神可,胃纳可,夜寐安,二便无殊,体重无明显增减。

【既往史】

有高血压史 30 余年,最高达 190/80 mmHg,平时服用替米沙坦 80 mg bid、拉西地平 4 mg bid、吲达帕胺 2.5 mg qd、倍他乐克 50 mg(8:00 pm)、25 mg(3:00 am)控制血压,自诉血压控制可。曾有阵发性房颤病史,目前服用"拜阿司匹林 0.1 g qd"抗凝。有高脂血症病史 4 年余,目前服用"辛伐他汀 40 mg qd"降血脂。有左侧肾结石病史,曾予体外碎石治疗。

【个人史】

无殊。

(二)体格检查

体温 37.3℃,心率 76 次/分,血压 157/71 mmHg,呼吸 18 次/分。神志清,精神可,体型中等。两肺呼吸音清,双肺未闻及干湿啰音。心率 76 次/分,律欠齐,各瓣膜区未及病理性杂音。腹软,肝脾肋下未及,全腹无压痛、反跳痛,肠鸣音 4～5 次/分,双下肢无水肿,NS(—)。

【实验室检查】

1.(2014 年 7 月 9 日)肿瘤类:CA199 48.76 U/mL。

2.凝血类 D-二聚体:157 mg/FEU。

3.尿常规:葡萄糖+—,蛋白质 1+;生化类:肌酐:147.00 μmol/L,尿素氮

10.10 mmol/L,钾 3.20 mmol/L,高密度脂蛋白 1.04 mmol/L,载脂蛋白 A1 100 g/L,同型半胱氨酸 17.4 μmol/L。

4.血沉:40 mm/h。

5.血常规:白细胞计数 5.3×10^9/L,中性粒细胞百分数 68.1%,淋巴细胞百分数 22.1%,红细胞计数 3.23×10^9/L,血红蛋白 100 g/L,血小板计数 119×10^9/L,超敏 C-反应蛋白 6.70 mg/L。

6.甲状腺功能类、糖化血红蛋白、大便常规+OB 无殊。

【影像学检查】

1.(2014 年 7 月 2 日,本院体检中心)腹部超声:胰头区域低回声结节,建议进一步检查。

2.(2014 年 7 月 8 日,本院)腹部超声:胰头部低回声占位病变。

3.(2014 年 7 月 9 日,本院)肺部 CT:两肺多发细小结节影。右肺下叶钙化灶。附见肝囊肿可能

4.(2014 年 7 月 10 日,本院)全腹部 CT 平扫+增强:胰腺头部似见一类圆形异常密度影,增强后见有强化。肝脏的大小、形态正常,肝内可见多个囊样低密度影,增强后未见明显强化,肝内血管走行正常,肝内外胆管无扩张,脾、胆囊大小、形态及密度正常。左侧肾窦见点状致密影,左肾实质见一类圆形异常密度影并伴有结节样钙化,增强后未见明显强化,右肾未见明显异常。腹膜后未见肿大淋巴结。腹腔内未见明显积液影。腹腔内肠道结构清晰,肠壁未见明显增厚,未见明显肿块影。盆腔内膀胱充盈良好,壁光滑均匀。前列腺大小、形态正常,内见点状致密影。盆腔内未见明显肿大淋巴结,未见明显积液影。

5.(2014 年 7 月 11 日,本院)上腹部 3T MR 平扫+MRCP:肝脏形态大致正常,TIWI 低信号,T2WI 高信号,肝内、外胆管无明显扩张。胰腺区域见有多发小囊样异常信号影,以头颈部区域为著,部分似与胰管相通。双肾见有囊样异常信号影,其中左肾局部病灶呈高低混杂信号改变。胆囊、脾脏形态及信号未见明显异常。后腹膜区结构清楚,未见明显增大淋巴结影。MRCP 显示:肝内外胆管显示良好,未见明显扩张,其内未见明显异常信号影,管壁边缘光滑。胆囊形态及信号未见明显异常。胰管显示良好,无扩张。

影像学结论:①胰腺区多发小囊样异常信号影,以头颈部为著,部分似与胰管相通,不除外分支胰管型导管内乳头状瘤可能,请结合临床。②肝脏多发囊肿。③右肾囊肿;左肾局部病变,结合 CT 片,考虑囊肿伴钙化可能。④MRCP 显示:肝内、外胆管及胰管未见明显异常。

(四)目前诊断

①胰腺占位：胰腺癌？②2 型糖尿病；③原发性高血压 3 级(极高危)；④高脂血症；⑤心律失常，室性早搏，阵发性心房纤颤；⑥肾结石。

(五)诊治经过

入院后予以完善各项检查，入院后予拉西地平、吲达帕胺、倍他乐克降压，拜阿司匹林抗血小板凝集，辛伐他汀降脂，伏格列波糖降糖。

二、临床思维分析

(一)胰腺导管内乳头状黏液性肿瘤(IPMN)诊治策略

IPMN 分主胰管型、混合型、分支胰管型。主胰管型、混合型和有症状的分支胰管型建议手术治疗。对恶性 IPMN，需行规则性胰腺切除。IPMN 是一类有独特临床病例特征的胰腺囊性肿瘤，以中老年人多见，肿瘤细胞为高柱状，富含黏液上皮细胞，可伴有或不伴有乳头状突起，广泛累及主胰管和(或)主要分支胰管，造成囊性扩张，其演变遵循腺瘤、不典型增生和癌的规律。IPMN 可分，浸润性和非浸润性 IPMN。浸润性常见首发症状包括黄疸，体重减轻，CA199 升高，＞37 U/mL 对恶性 IPMN 有重要预测价值。发现既往糖尿病加重是 IPMN 恶变的一个预测因素，但很多时候仅依靠常规临床资料鉴别良恶性的准确率不是很高。用 PET-CT 鉴别 IPMN 的敏感性、特异性、阳性和阴性预测值、准确率分别达到 83.3%、100%、100%、84.6%和 91.3%。

IPMN 影像学特点：主胰管型呈弥漫性或阶段性扩张，可见附壁结节；分支型呈分叶或葡萄状；混合型的主胰管和分支均有不同程度扩张。T1WI：低信号，T2WI：高信号。主胰管型：主胰管中明显扩张，十二指肠乳头可以突入肠腔内，扩张的主胰管在 T2WI 呈明显高信号附壁结节。信号略低于扩张主胰管，增强腹壁结节多呈中等强化。分支胰管型：好发于胰腺钩突，也可位于体尾部，病灶多是分叶状或葡萄串样外观，主胰管轻度或不扩张，腔内结节较少见。混合型：表现为胰腺钩突分支胰管扩张合并主胰管扩张，也可表现为体尾部分支胰管和主胰管扩张的组合。

治疗原则：混合型和主胰管型恶变率 60%～90%，平均 70%，2/3 是侵袭性，故一旦确诊，建议手术切除。这两型最终转变为恶性手术切除，五年存活率仅 36%～60%，故应在未恶变时及时切除，即可治愈。分支型的恶变率 6%～46%，平均 25%。如果肿瘤直径＜30 mm，不伴有导管腔内结节，生长时一般不会发生恶变，若肿瘤直径＞30 mm，伴有胰腺导管腔内结节，生长分支型 IPMN，均应手术切除。手术方式：对恶性或性质存疑行规则胰腺切除＋周围淋巴结清扫，如胰十二指肠切除或胰体尾切除。对恶性证据病灶可作局限性切除。非手术患者随访：如无症状且主胰管直径<6 mm，无增生结节，囊肿<30 mm，CT 或 MRI 12～36 个月复查；囊肿<10 mm，随访每年 1 次；如囊肿 10～20 mm，每 6 月 1 次；如囊肿>20 mm，每3 月 1 次。IPMN 从腺瘤到腺癌自然病程 5～7 年，对于年龄较大的患者可采取保守治疗策略。

(二)本例临床思维分析

诊断：①患者体检 B 超发现胰头区域低回声结节，CT 胰头部似见一类圆形异常密度影，增强见有强化。MR+MRCP 示胰腺多发小囊样异常信号影，头颈部为著，部分似与胰管相通，不除外分支胰管型导管内乳头状瘤可能。②胰腺导管内乳头状黏液性肿瘤分三种：主胰管型、混合型(主+分支胰管)、分支胰管型。患者属于分支胰管型，混合型和主胰管型恶变率 60%～90%，平均 70%，2/3 是侵袭性，故一旦确诊，应立即手术切除。分支型的恶变率 6%～46%，平均 25%。本例患者肿瘤直径<30 mm，一般不会发生恶变。③但患者 CA199 48.76 μ/mL 升高，近 2 年来糖尿病发生，说明病变损害胰腺致胰岛细胞损伤，从而引起糖尿病发生(糖尿病加重)，要提防已有恶变可能(腺瘤-不典型增生-癌的规律)。④最好应进一步明确诊断。有文献指出，本病 ERCP 诊断是金标准，可以从十二指肠乳头直接看到扩张主胰管内渗出胰液，亦有提到 PET-CT 鉴别 IPMN 的敏感性、特异性、阳性和阴性预测值、准确率分别达到 83.3%、100%、100%、84.6%和 91.3%。⑤腺瘤到腺癌的自然病程 5～7 年，对年龄较大的患者可采取保守策略。

关于肾病诊断正确性问题：①糖尿病肾病一般在糖尿病发生 15 年左右，本例病例糖尿病史才 2 年；②本例空腹血糖仅 5.59 mmol/L，而且糖化血红蛋白亦在正常范围；③诊断糖尿病肾病，需除外高血压病。患者高血压病史有 30 余年，最高 190/80 mmHg，入院血压 157/71 mmHg，为收缩期高血压。患者出现蛋白尿，尿素氮 10.10 mmol/L(2.9～8.2 mmol/L)，肌酐 147.0 μmol/L (59～104 μmol/L)，其原因可能处于高血压肾病。当高血压控制不良 5～10 年即可出现良性小动脉肾硬化症，10～15 年即可出现临床表现。肾活检可见动脉管腔狭窄继发缺血性肾实质损害致肾小球硬化。肾小球功能受损，逐渐进展至终末期肾衰。超声检查双肾缩小，回声增强。糖尿病肾病 B 超肾正常或增大而糖尿病肾病肾小球基底膜增厚，结节性毛细血管间肾小球硬化(肾小球结节性硬化)对糖尿病肾病诊断具有特异性。肾脏钙化性囊肿要除外恶性征象。良性钙化多呈弧线形、点状或环形，量少而细小，位于囊壁分隔上，不伴软组织块；恶性钙化量多、厚而不规则，常伴有软组织肿块。慢性肾脏病主要原因：①糖尿病肾；②高血压肾损害；③肾小球疾病；④小管间质疾病;⑤血管疾病;⑥囊肿疾病。该例患者应考虑高血压导致肾功能损害,慢性高血压通过入球小动脉及肾小球内高压力引起肾小球缺血损伤。

三、年轻医生的感悟

随着对 IPMN 疾病研究的深入,我们需熟悉 IPMN 的手术适应证,重视随访、监测。

手术适应证:肿瘤相关性黄疸、影像学上存在≥5 mm 增强的附壁结节或实性成分、细胞学检测阳性、主胰管扩张≥10 mm 为 IPMN 恶变的高危因素,应视为手术的绝对适应证;存在主胰管扩张直径为 5.0~9.9 mm、囊性病灶生长率≥5 mm/年、血清学检测 CA199≥37 U/mL、伴有临床症状(新发糖尿病或急性胰腺炎)、存在增强 < 5 mm 的附壁结节和(或)囊性病灶直径≥ 40 mm 为能够增加高度异型增生或癌变的风险因素,为手术的相对适应证。

随访、监测:对于存在手术相对适应证但不建议手术的患者,则行每半年为一间期的检查评估,包括临床的评估、血清 CA199 的检测、MRI 和(或)EUS 的检查。对没有手术适应证的患者也建议常规复查,诊断后的第 1 年里,半年为 1 个周期,第 2 年开始则每一年为检查周期。检查包括行临床学评估、血清学 CA199 的检测、MRI 和(或)EUS 的检查。

(整理:毛相荧;审核:陈姗姗)

病例71　内脏型带状疱疹

一、病历摘要

(一)病史归纳

患者,男性,84岁,农民,因"腹痛腹胀伴排便困难4月"于2015年1月6日入院。

【现病史】

患者4月前无明显诱因下出现右下腹胀痛,持续性隐痛伴阵发性加重,大便干结,每3～7天排便1次。无恶心、呕吐,无畏寒、发热,无胸闷、气急,无黏液血便等不适,未予重视。4月来患者腹、胀腹痛逐渐明显,腹部呈持续性疼痛,阵发性加重,偶有难以忍受。无畏寒、发热,无尿频、尿急、尿痛,无恶心、呕吐,无头晕、乏力,无血便、黑便等不适。今为进一步明确诊断,于我院就诊,完善小肠CT提示"小肠CT未见明显结构性病变。附见肝囊肿、胆囊炎。双肾多发小囊肿、胃食管裂孔疝。左侧阴囊区囊样密度影,请结合B超"。现患者为求进一步治疗,门诊拟"腹痛待查"收住入院。

起病以来,患者神清,精神软,胃纳差,睡眠一般,大便如上述,小便无殊,体重无明显变化。

【既往史】

既往体健,有"慢性支气管炎"病史数十年,不规则发作。无高血压、心脏病、慢性肝病及肾炎、肾病等疾病史,无肝炎、结核等传染病史,无重大外伤史,无手术史,无中毒、输血史,无明显的食、药物过敏史,无长期药物使用史,无药物成瘾,预防接种史不详。

【个人史】

无殊。

(二)体格检查

体温37.3℃,心率87次/分,血压134/74 mmHg,呼吸20次/分。神志清,精神软,口唇无发绀,皮肤、巩膜无黄染,周身浅表淋巴结未触及肿大,颈静脉无充盈怒张,甲状腺无肿大,胸廓无畸形,心前区无隆起。两肺呼吸音粗,未闻及干湿啰音。心率齐,未闻及病理性杂音。心前区无震颤。腹平软,脐周轻压痛,无反跳痛,无肌卫，麦氏点压痛阴性。肝脾肋下未及，未触及包块，移动性浊音阴性，肝脾双肾区无叩击痛，肠鸣音 3 次/分。双下肢无水肿。

(三)辅助检查

【实验室检查】

1.(2015 年 1 月 2 日，本院)急诊血常规：白细胞计数 8.3×10⁹/L，中性粒细胞百分比 80.9%，血红蛋白 130 g/L，超敏 C-反应蛋白 30 mg/L。

2.(2015 年 1 月 8 日，本院)甲胎蛋白(AFP)1.6 μg/L，前列腺特异性抗原 0.705 μg/L，癌胚抗原(CEA)2.94 μg/L。

3.(2015 年 1 月 7 日)部分凝血活酶时间 43.4 s，D-二聚体 2040.0 pg/L。

4.(2015 年 1 月 7 日)门冬氨酸氨基转移酶 48 U/L，谷氨酰基转移酶 364 U/L，总蛋白 60.0 g/L，白蛋白 36.1 g/L，尿酸 487 μmol/L，甘油三酯 2.67 mmol/L。

5.(2015 年 1 月 7 日)白细胞计数 7.3×10⁹/L，中性粒细胞百分比 86.8%。血红蛋白 122 g/L，血小板计数 144×10⁹/L，超敏 C-反应蛋白 42 mg/L。

6.(2015 年 1 月 7 日)结核抗体、肝炎类、尿常规、大便常规+OB、自身抗体、肿瘤指标未见明显异常。

【影像学检查】

1. 小肠 CT 平扫加增强，小肠 CT 未见明显结构性病变。附见肝囊肿，胆囊炎。双肾多发小囊肿。胃食管裂孔疝。左侧阴囊区囊样密度影，请结合 B 超。

2.(2015 年 1 月 19 日)超声结果：肝囊肿。右下腹回盲部未见明显异常。

3. 心电图结果：窦性心律、房性期前收缩。

4.(2022 年 1 月 9 日)上腹部 CT 平扫+增强：①肝囊肿；②脾前方小结节，副脾考虑；③双肾小囊肿；④附见右侧胸膜增厚。

(四)目前诊断

1. 腹痛待查：肠梗阻？

2. 胆囊炎。

3. 肝囊肿。

4. 肾囊肿。

(五)诊治经过

入院后完善相关辅助检查，治疗上暂予生长抑素抑制消化液分泌、泮托拉唑护胃、补液。入院第三天辅助检查提示肝功能明显异常，合并有白细胞及 CRP 升高，考虑患者腹腔感染，予以加用左氧氟沙星针 0.5 g QD 抗感染治疗。

二、临床思维分析

患者腹痛、腹胀、排便困难 4 个月，需 3～10 d 排便 1 次，4 个月来症状逐渐明显，呈持续性疼痛，阵发性加重。无黏液血便。追问病史，患者4个月前曾患带状疱疹(但具体疱疹部位未能阐明)。小肠CT未见明显异常，但结肠有无病变、腹部立位X片如何、有无肠腔扩张需进一步评估。

首先考虑内脏型带状疱疹，带状疱疹病毒已侵犯结肠，蠕动功能受阻及排便困难说明已侵犯肛门内外括约肌，使其舒张受阻。内脏型带状疱疹导致假性肠梗阻，病毒侵犯腰骶导致阴部神经及盆丛受损。

患者于4个月前曾患有带状疱疹史，目前并未发现带状疱疹皮肤损害，其原因。有以下可能：①无疹型带状疱疹，水痘带状疱疹病毒未波及皮肤；②亦有可能病毒仅在神经节内激活；③疱疹虽已消失，内脏神经内脏功能受损可持续存在6个月以上。故一定要了解4个月前带状疱疹发生的具体部位，若分布于胸11、胸12肋神经支配区域而控制升结肠和横结肠的交感神经，胸12-骶2该段肋间神经受病毒侵犯发生于T6-T12神经及腰骶丛可发生假性肠梗阻便秘，肛门括约肌功能紊乱，排便困难。

腹部X平片有否假性肠梗阻，若腹部立位平片提示回盲部/右半结肠/横结肠积气，可见气液平面，回盲部纵切面直径大于正常范围，为Ogilvie综合征典型腹部立位平片表现。加之全腹部CT/肠镜检查排除腹部占位性病变及肠道器质性病变，应考虑诊断为带状疱疹致Ogilvie综合征。

排阴法：腹部平片气液平面假性肠梗阻，结肠扩张＞7 cm，严重时大于12 cm，肠内有多量气体，盲肠扩张直径可用来评估假性肠梗阻严重程度。

患者类风湿因子增高，156 U/mL，要除外结缔组织疾病所致肠梗阻，但ANA轻度增高；亦无关节症状，正常人尤其老年人发生率可有5%～10%。

三、年轻医生的感悟

Ogilvie综合征又称急性结肠假性梗阻，具有腹痛、腹胀、恶心、呕吐，停止排气、排便等急性结肠梗阻的症状、体征及影像学表现，但无机械性肠梗阻的证据，结肠镜检查肠腔内无器质性病变。

带状疱疹是由水痘-带状疱疹病毒引起的一种影响神经和皮肤的感染性疾病。该病毒属于亲神经性病毒，可长期潜伏于脊髓后跟神经节的神经细胞内。当机体免疫力低下，病毒激活损伤脊髓后根神经节，导致神经节炎症或坏死，引发相应神经区域带状疱疹。进一步发展，可侵及交感、副交感神经的内脏神经纤维，损伤黏膜下和肌间神经丛以及结肠肌层，减弱肠道收缩力及胃肠蠕动，导致麻痹性肠梗阻的出现。

（整理：毛相荧；审核：陈姗姗）

病例 72　原发性肝淋巴瘤

一、病历摘要

(一)病史归纳

患者,女性,59 岁,个体户,因“消瘦 1 年余,皮肤黄染 1 月”于 2015 年 2 月 14 日入院。

【现病史】

患者 1 年前无明显诱因下出现消瘦,乏力明显,伴全身皮肤瘙痒,无红肿、热痛,无头晕、恶心等,在当地医院皮肤科就诊,予药物口服及外用治疗(具体不详),疗效欠佳。半年前患者以上症状加重,伴双膝关节及双手关节疼痛,体重下降 30 斤,遂至浙医二院住院治疗。查红细胞沉降率 64 mm/h,血清蛋白电泳:白蛋白 40.60%,白蛋白/球蛋白 0.68,(血、尿)免疫固相电泳未出;骨髓活检提示:缺乏特征性改变骨髓组织像;肌电图示:四肢电反应活动减慢,考虑周围神经性病变;左侧淋巴结病理诊断:淋巴结淋巴组织增生性病变,以淋巴滤泡增生为主,伴滤泡旁细胞轻度异型,考虑淋巴结反应性增生,疑诊为“POEMS 综合征”。治疗予抗过敏、营养神经及输血等对症支持治疗,稍缓解。1 个月前患者感乏力,纳差伴全身皮肤及巩膜黄染,皮肤仍有瘙痒伴色素沉着,就诊于当地医院。查肝炎类:乙肝表面抗体阳性、乙肝核心抗体阳性;生化类:总胆红素 156.1 μmo/L,直接胆红素 88.7 μmol/L,间接胆红素67.4 μmol/L,白蛋白 27.1 g/L,丙氨酸氨基转移酶 117.6 U/L,天门冬氨酸氨基转移酶 291.4 U/L;类风湿类:抗链球菌溶血素 O 测定 514 IU/L,建议上级医院治疗。其间服用自制药酒(具体不详)。现为进一步诊治,以“消瘦黄疸原因待查:POEMS 综合征? 淋巴瘤?”收住入院。

患者病来神清,精神可,大便无白陶土样改变,尿色深,有尿频、尿急,无尿痛,夜尿 3～4 次。

【既往史】

否认高血压、糖尿病、冠心病等重大内科疾病史,有输血史,否认输血反应史,否认外伤手术史,否认肝炎,结核等传染病史,否认食物药物过敏史;预防接种史随当地。

【个人史】

无殊。

(二)体格检查

体温 36.4℃,心率 108 次/分,血压 158/63 mmHg,呼吸 20 次/分。神志清,精神可。皮肤、巩膜黄染。左侧颈部、双侧腋下、双侧腹股沟可触及数枚肿大淋巴结,最大者直径约 1.5 cm,可活动,无压痛。甲状腺不大。躯体及四肢皮肤散在陈旧性皮疹及搔抓后色素沉着。颈软,口唇无发绀。双肺无干湿啰音。心率65 次/分,律齐,未及病理性杂音。腹平,未见胃肠型及蠕动波,腹壁静脉无曲张,无压痛及反跳痛。肝肋下 3 cm 可触及,脾肋下未及,肾区无叩痛,移动性浊音阴性。双下肢不肿。

(三)辅助检查

【实验室检查】

1.红细胞沉降率:64 mm/h。

2.血清蛋白电泳:白蛋白 40.60%、a1 球蛋白 6.30%、γ 球蛋白 29.90%、白蛋白/球蛋白 0.68。

3.骨髓活检提示:缺乏特征性改变骨髓组织像。

4.左侧颈部淋巴结病理诊断:淋巴结淋巴组织增生性病变,以淋巴滤泡增生为主,伴滤泡旁细胞轻度异型,核增大,核染色质增粗,散在大细胞,淋巴窦尚存在,伴组织细胞增生,考虑淋巴结反应性增生。

5.肝炎类:乙肝表面抗体阳性、乙肝核心抗体阳性。

6.生化类:总胆红系 156.1 μmol/L,直接胆红素 88.7 μmol/L,间接胆红素 67.4 μmol/L,白蛋白 27.1 g/L,丙氨酸氨基转移酶 117.6 U/L,天门冬氨酸氨基转移酶 291.4 U/L。

7.类风湿类:抗链球菌溶血素 O 测定 5141 U/L。

【影像学检查】

肌电图:四肢电反应活动减慢,考虑周围神经性病变。

(四)目前诊断

1.T 细胞淋巴瘤(弥漫型)。

2.LDH、嗜酸性粒细胞、β_2-MG、CA125 皆高。

(五)诊治经过

入院后予以完善各项检查,治疗上先予天晴甘平、思美泰护肝退黄。2015 年 2 月16 日患者因全身皮肤瘙痒不适,请皮肤科会诊后考虑湿疹样皮炎,予仙特明

10 mg qn 口服，澳能乳膏 0.1 g bid 外用，青鹏软膏 0.1 g bid 外用。经多学科讨论后继续完善免疫固定电泳、ECT、肺动脉 CTA、肌电图、骨髓常规＋活检、皮肤活检、腹部 CT 平扫＋增强。因患者肿瘤类 CA199、CA50、CA125、鳞状细胞癌抗原升高，D-二聚体升高，有血栓形成趋势，予速碧林 0.4 mL qd 抗凝。

二、临床思维分析

患者以多发性周围神经病变为主要表现，POEMS 综合征待排。

（一）POEMS 综合征

主要标准：感觉运动性周围神经病和（或）单克隆浆细胞增生性疾病。

次要标准：骨骼损害、巨大淋巴结增生症（Castleman 病）、器官肿大（脾、肝、淋巴结）、内分泌病（肾上腺、甲状腺、垂体、甲状旁腺和胰腺）、水肿（外周性水肿、腹水、胸腔积液）、皮肤改变（色素沉着、多毛症、多血质、血管瘤和白甲）及乳头水肿，需符合 2 条主要标准及至少 1 条次要标准，或 1 条主要标准及至少 3 条次要标准：①P（伴有多发性神经病）；②O（器官肿大）；③E（内分泌病）；④M（单克隆免疫球蛋白病）；⑤S（皮肤异常）；⑥水肿、胸腹腔积液；⑦视盘水肿，脑脊液蛋白细胞分离现象，低热多汗。包括①和④在内的 2 条以上者可诊断 POEMS 综合征，其中具备前 5 条者为完全型 POEMS 综合征，而其预后往往较差。第⑥、⑦项作为诊断参考。

外围神经病：也是最常见的首发症状，几乎发生于所有患者，可以从足部开始往上呈进行性、对称性感觉，运动损害包括麻木、感觉异常、疼痛等，并可由肢体远端进行性向近端扩展，也可快速进展。运动神经受累常继发感觉神经受累之后，个别患者仅为运动障碍、腱反射减弱或消失，几乎见于所有患者，很少累及颅脑。POEMS 的神经病变与慢性炎性脱髓鞘性多发性神经病（CIDP）相似，但主要以周围神经改变，伴有远端潜伏期延长的传导速度明显减退，皮肤改变 50%～90%，最常见色素沉着，还可见多发血管瘤。

本综合征病因及发病机制不明，目前多用免疫抑制疗法，主要是糖皮质激素、免疫抑制剂的应用（环磷酰胺单用或联用激素）。

新药治疗：沙利度胺（反应停）、贝伐单抗（抗 VEGF 抗体）。

（二）原发性肝淋巴瘤（超声诊断）

单发 57.3%，多发 30.0%，弥漫型 12.5%；单发及多发超声图相似，均为低回声灶，弥漫型超声图像为肝大、回声不均匀。原发性肝淋巴瘤占肝恶性肿瘤的 0.1%，占结外淋巴瘤 0.4%，迄今为止国内文献报道仅 50 余例。LDH 升高，26/32 例，81.25%，最高 2399 U/L，AFP、CEA、CA199，仅 4 例 CA199 轻度升高。5 例弥漫型都为 T 淋巴细胞表型，其中 2 例为非霍奇金淋巴瘤 NK/T 细胞型。此病病因不明，可能与乙肝病毒表面抗原阳性拷贝数有关，HBV 感染率 52.5%。

原发性肝淋巴瘤经病理诊断为非霍奇金淋巴瘤，最终诊断依赖组织病理学诊断，目前治疗包括手术、放化疗、生物治疗等综合治疗。首发症状上腹疼痛(3/6)、发热(2/6)伴盗汗、体重下降、食欲减退和乏力。6 例均肝脾大，无黄疸及浅表淋巴结肿大。LDH、β_2-MG 升高各 4 例。5 例骨髓检查均未见异常，1 例骨髓增生低下，不排除骨髓稀释。CT 平扫呈低密度，增强扫描病灶强化不明显。MRI 一般 T1WI 时病灶为低信号，T2WI 表现为高信号。

原发性肝淋巴瘤主要由肝浸润引起，早期是淋巴结、脾、外周血、骨髓及淋巴结外器官受累，病因与 HBV、HCV 感染有关。国内报道病例多为 HBV 阳性和(或)有慢性肝炎、肝硬化病史，国外资料表明 40%～60%该病患者存在 HCV 感染，也有人提出该病与 HPV 感染、原发性胆汁性肝硬化、SLE 等免疫缺陷病有关。40%原发性肝淋巴瘤患者存在高血钙症，病理诊断不推荐细针穿刺，最好手术活检。治疗：联合化疗：CHOP、CHO、RT 等，常用的为 CHOP。B 细胞淋巴瘤，CD20(+)者推荐加用利妥昔单抗联合一线化疗方案，page 指出多药联合化疗 CR 达 83.3%，5 年无复发生存率为 83.1%，而 T 细胞淋巴瘤尚无标准治疗方案，可试用 CHOP、Hyper-CVAD 等方案，抗病毒疗法尚存在争议。

(三)伴大量嗜酸性粒细胞增多症相关性 T 细胞淋巴瘤

T 细胞淋巴瘤与外周血嗜酸性粒细胞增多相关性及其发生机制：此种体细胞淋巴瘤伴嗜酸性粒细胞增多，表达特殊表型 T 细胞。在嗜酸性粒细胞增多患者体内检出嗜酸性粒细胞克隆性扩增的活动，提示克隆 T 细胞在引起嗜酸粒细胞增多的发病机制中可能发挥着重要作用，这些异常 T 细胞具有 Th2 型细胞的特性，能分泌 IL-5，从而使嗜酸性粒细胞增多。

本病主要是皮肤受累，其他器官受累少见，一般是先有(早期)嗜酸性粒细胞的增多或(后期)同时有嗜酸性细胞增多及淋巴瘤的表现。文献报道大部分患者都有皮肤表现，包括瘙痒、湿疹、红皮病、荨麻疹、血管性水肿、皮肤结节和黏膜溃疡等，更严重者出现皮肤坏死，深静脉血栓形成。外周血检查白细胞计数常增多，嗜酸粒细胞增多，仅有少量嗜酸中幼粒细胞或早幼粒细胞，即有不同程度的形态异常。骨髓病理检查：T 细胞淋巴瘤累及骨髓者诊断很有价值，可发现淋巴瘤存在。组织活检：皮肤：几乎所有患者皮肤均受累，早期(轻者)可见真皮层血管和(或)附属器官周围多型性淋巴细胞增生，胞质无或中等量，透明，胞核大小不一，形状不规则，可见脑回样扭曲，核染色质细致，核仁小或不见，伴中等多大量嗜酸粒细胞呈管状或片状弥漫浸润。其他：淋巴结、肝、脾、肠道皆可有大量嗜酸细胞浸润。

三、年轻医生的感悟

患者发病初期以乏力、消瘦伴全身皮肤瘙痒为主要表现，有淋巴结反应性增生及周围神经病变改变，POEMS 综合征不能除外。POEMS 综合征为少见病，临床上以多发性周围神经病、脏器肿大、内分泌障碍、M 蛋白血症和皮肤病变为特征。本患者有周围神经病、脏器肿大、脏器肿大及皮肤病变，故疑诊“POEMS 综合征”，并经抗过敏、营养神经及输血等对症支持治疗后症状稍缓解。其后患者出现全身皮肤及巩膜黄染、肝功能异常，仍有乏力、纳差，遂再次入院。原发性肝淋巴瘤亦为罕见病，目前我国相应报道较少。本病多为非霍奇金淋巴瘤，病理学检查最常见的是弥漫型大 B 细胞淋巴瘤，男性发病多于女性。常缺乏特征性临床表现，多有肝大，上腹痛、呕吐等消化道症状，少数患者有胸膜渗出、黄疸、血小板减少等表现，诊断则多需依靠肝穿刺活检或手术活检。本例患者行相关检查提示原发性肝淋巴瘤考虑，最终诊断仍需病理标本明确。本病的治疗以外科手术为主，手术切除病灶后可减轻肿瘤负荷、减少并发症，并可通过术后病理为后续放化疗方案的制订提供依据。

（整理：谢二帅；审核：朱春洋）

病例 73　嗜酸性粒细胞性胃肠炎

一、病历摘要

(一)病史归纳

患者,男性,42 岁,个体劳动者,因“反复腹痛、腹泻 5 月余,加重 3 周”于 2015 年 8 月 25 日入院。

【现病史】

患者 5 月余前无明显诱因下出现腹痛、腹泻,腹痛呈持续性,便后缓解,大便 3～5次/天,呈水样及黏液便,伴有腹胀,进食噎嗝、恶心,无皮疹及关节痛,无胸闷、气急,无便血,于温岭市第一人民医院就诊。查胃镜示胆汁反流性胃炎,病理示胃窦中度慢性浅表性胃炎。肠镜示慢性乙状结肠、直肠炎。血常规＋CRP:白细胞计数 11.78×10^9/L,嗜酸性细胞绝对值 2.3×10^9/L,考虑感染性肠炎,予间苯三酚 120 mg及消旋山莨菪碱(654-2)5 mg qd 解痉,依替米星 0.3 g qd 及头孢曲松 2 g qd 抗感染,喜炎平 250 mg qd 止泻治疗后好转。3 周前患者无明显诱因下再次出现腹痛、腹泻,双上肢皮疹,伴有腹胀、恶心、进食噎嗝,无呕吐,至台州恩泽医疗中心就诊。血常规＋CRP:WBC 16.1×10^9/L,嗜酸性细胞绝对值 2.41×10^9/L,嗜酸性细胞百分数14.9%,肠系膜 CTA 无殊,部分小肠及结肠肝曲肠壁增厚,周围肠系膜多发小淋巴结显示,腹盆腔少量积液。食管下段管壁增厚,胃窦部增厚。胸部 CT 示少量胸腔积液,予奥美拉唑抑酸、补液等对症治疗后症状加重,大便 17～18 次/天,遂前往复旦大学附属中山医院就诊,查血常规＋CRP:WBC 13.16×10^9/L,嗜酸性细胞绝对值 5.9×10^9/L,嗜酸性细胞百分数 44.8%,大便找到大量真菌孢子,肺部 CT 示左下肺少许慢性炎症,右侧胸膜稍增厚,食管中下段管壁明显增厚。胃镜检查病理示慢性非萎缩性胃炎,伴嗜酸性粒细胞浸润(密集区 70 个/HPF)。结肠镜示无异常,直肠取活检 2 块,返回病理示直肠黏膜慢性炎,伴固有膜内较多嗜酸性粒细胞浸润(密集区 40～50 个/HPF)。小肠增强 CT 示食管下段、胃、小肠多发管壁明显增厚,考虑炎性改变,嗜酸性胃肠炎待排,少量腹水,右侧胸腔积液。上腹部平扫＋增强＋DWI＋MRCP 示食管置窦部分小肠管壁增厚,考虑炎性病变,少量腹水。诊断为嗜酸性粒细胞性胃肠炎,并行骨穿,结果未返回,未行治疗,大便仍有17～18 次/天。为求进一步诊治，门诊拟“嗜酸性粒细胞性胃肠炎”收治入院。

病来神清，精神可，胃纳一般，小便调，大便 3～17 次/天，夜寐尚安，3 周来体重下降 3.5～4.0 kg。

【既往史】

有乙肝“大三阳”病史 20 年。否认高血压、糖尿病、心脏病等重大内科疾病，否认肺结核病史，否认手术及外伤史，预防接种史不详。

【个人史】

有酗酒史。

(二)体格检查

体温 36.7℃，心率 74 次/分，血压 139/95 mmHg，呼吸 19 次/分。神志清，精神软，全身皮肤、巩膜无黄染，双上肢可见少量对称红色出血点，浅表淋巴结未触及肿大，颈软，气管居中，甲状腺不大。右肺呼吸音弱，右下肺少量湿啰音，左肺呼吸音清，未闻及干湿啰音。心界不大，心率 74 次/分，律齐，各瓣膜听诊区未闻及病理性杂音。腹平软，全腹无压痛，无反跳痛，肝脾肋下未及，全腹无包块，墨菲征阴性。移动性浊音(+)，肠鸣音活跃，未见胃肠型，双肾区无叩痛。双下肢不肿，病理反射未引出。

(三)辅助检查

【实验室检查】

1. 血常规：白细胞计数 13.16×10^{9}/L，嗜酸性细胞绝对值 5.9×10^{9}/L，嗜酸性细胞百分数 44.8%。

2. 乙肝三系：乙肝病毒核心抗体(+)，乙肝病毒 e 抗体(+)。

【影像学检查】

(2015 年 8 月 22 日复旦大学附属中山医院)

1. 胃镜：慢性非萎缩性胃炎，病理示慢性非萎缩性胃炎伴嗜酸性粒细胞浸润(密集区 70 个/HPF)。

2. 肠镜：结肠镜无异常，直肠活检返回病理示直肠黏膜慢性炎，伴固有膜内较多嗜酸性粒细胞浸润(密集区 40～50 个/HPF)。

3. 腹部 B 超：①脂肪肝；②胆囊增大；③前列腺增大。

4. 肺部 CT：①左下肺少许慢性炎症；②右侧胸膜稍增厚；③食管中下段管壁明显增厚，建议内镜检查。

5. 小肠平扫+增强 CT：①食管下段、胃、小肠多发管壁明显增厚，考虑炎性改变，嗜酸性胃肠炎待排；②少量腹水；③右侧胸腔积液。

6. 上腹部平扫+增强+DWT+MRCP：①食管胃窦部分小肠管壁增厚，考虑炎性病变；②少量腹水。

7. 甲状腺B超：甲状腺左叶小结节。

8. 心超、肾静脉及双下肢深静脉B超无殊。

(四)目前诊断

1. 嗜酸性粒细胞性食管炎。

2. 嗜酸性粒细胞性胃肠炎。

3. 嗜酸性粒细胞性浆膜炎(胸腔积液、腹腔积液)。

(五)诊治经过

入院后予以进一步完善各项检查，予泮立苏抑酸护胃、甲强龙40 mg免疫治疗、氟康唑抗霉菌等对症治疗。

二、临床思维分析

据当地医院及上海中山医院检查，患者食管中下段管壁明显增厚(未做活检)，胃窦部增厚，活检嗜酸性粒细胞浸润(密集区70个/HPF)，小肠、结肠、肝曲、直肠肠壁增厚，直肠活检黏膜慢性炎，伴固有膜内较多嗜酸性粒细胞浸润(密集区40～50个/HPF)，因此考虑诊断嗜酸性粒细胞性食管炎、嗜酸性粒细胞性胃肠炎。此外患者有腹水，如腹水常规为炎性腹水，以嗜酸性粒细胞增多，还要考虑酸性粒细胞性浆膜炎。按浸润程度分类：黏膜型占25%～100%；肌型占13%～70%；浆膜型占20%～40%；三种类型叠加称混合型，常伴腹水、腹膜炎。

(一)嗜酸性胃肠炎CT影像表现

主要表现为胃和小肠为主的弥漫性管壁水肿、增厚，其中胃壁厚达0.7～1.8 cm、小肠壁达0.8～1.0 cm、结肠壁达0.8～1.4 cm；小肠黏膜皱襞粗大，肠腔变小，有积液；在小肠管横断面上肠壁分层呈“同心圆”样改变；在小肠管纵断面上，由于粗大的肠黏膜皱襞间有造影剂呈“蜘蛛足”样改变，可出现少量腹水和胸腔积液。

(二)嗜酸性粒细胞胃肠炎诊治

自1937年Kajiser首次报道以来，国内外对本病病例报道较少。本病发病机制尚不清楚，但一般认为是由于外源性或内源性过敏引起的变态反应，有的有大量食入海鲜史。本病免疫球蛋白IgE可以升高，病机是IgE诱导肥大细胞介导的嗜酸细胞趋化性机制，是Ⅰ型超敏反应。本病可累及食管到直肠各层，其中以胃窦和近端小肠受累最常见，累及结肠以盲肠和升结肠多见，也可累及腹膜，累及食管、胰腺、肝胆系统罕见。浆膜型病变以浆膜浸润为主，浆膜增厚可累及肠系膜淋巴结腹水形成。当病变累及至浆膜时，临床上会出现胸、腹水，其渗出液中嗜酸性粒细胞计数明显增高。EGID可伴有胆管炎、胰腺炎、脾炎、阑尾炎、膀胱炎。EGID一般早期不行手术治疗，梗阻治疗无效才考虑手术治疗。

诊断包括四方面：①临床表现；②实验室检查；③病理检查有时包括诊断性治疗，一个高倍视野含有20个以上嗜酸性粒细胞；④排除其他疾病造成嗜酸性细胞升高，如嗜酸性粒细胞增多症、寄生虫、自身免疫性疾病。

治疗上口服泼尼松30～40 mg/d，亦可先用氢化可的松后改用泼尼松。泼尼松1～2 mg/(kg・d)，2周可改善症状，5周后逐渐减量。浆膜型对激素反应好，治疗1周左右，血常规基本正常，腹水消失。另外，免疫制剂硫唑嘌呤、肥大细胞稳定剂色甘酸钠、抗组胺及肥大细胞膜稳定剂酮替芬也有一定疗效。

三、年轻医生的感悟

嗜酸性粒细胞性胃肠炎临床表现多样，其特征为胃肠道有弥漫性或局限性嗜酸粒细胞浸润，常同时伴有周围血的嗜酸粒细胞增多症。本例患者以反复腹痛、腹泻为主要表现，在疾病早期即进行胃肠镜检查及血液相关检查，结果未见嗜酸性粒细胞胃肠炎相关证据，故考虑"感染性胃肠炎"，在抗感染等相应治疗后症状短期缓解。这也提示本病在早期诊断的难度相对较高，部分患者并无外周血嗜酸性粒细胞增多，且胃肠镜也无特异性，也很难找到典型的"过敏"诱因，故存在疾病早期漏诊及误诊的可能。在首次发病4个月后，患者再次出现腹痛、腹泻表现，在外院检查结果中已出现外周血嗜酸性粒细胞增多，食管、胃、结肠及小肠累及，胃肠镜病理结果也见大量嗜酸性粒细胞浸润，此时高度怀疑"嗜酸性粒细胞性胃肠炎"。本病病变范围较广，若浸润至浆膜下层，并可累及肠系膜淋巴结，故本例患者见胸腹水形成。该患者"嗜酸性粒细胞性食管炎、嗜酸性粒细胞性胃肠炎、嗜酸性粒细胞性浆膜炎"诊断相对明确，另大便内见大量真菌孢子，考虑合并肠道真菌感染。在甲强龙抑制变态反应及氟康唑抗霉菌治疗后，患者症状快速缓解，胸腹水消失，这也提示本病对糖皮质激素反应较好。嗜酸性粒细胞性胃肠炎为良性自限性疾病，若在早期明确诊断后行规范治疗，往往临床疗效较好，也有助于减少疾病复发。

（整理：谢二帅；审核：朱春洋）

病例 74　十二指肠胆总管瘘

一、病历摘要

(一)病史归纳

患者,男,46 岁,“反复腹胀伴反酸半月余”于 2017 年 2 月 27 日入院。

【现病史】

患者半月前无明显诱因下感腹胀,有反酸,呕吐 1 次,呕吐物为少量胃内容物,无呕血、便血,无明显腹痛腹泻、寒战发热、恶心呕吐等不适,自服奥美拉唑,稍有缓解,但上述症状仍有反复发作,遂于 1 周前至当地临安人民医院治疗。胃镜示“十二指肠梗阻?”全腹 CT+增强:①提示十二指肠淤积,胃幽门黏膜脱垂可能;②肝内胆管局部积气;③右肝内点状钙化。浙一胃镜示:慢性非萎缩性胃炎(伴糜烂),十二指肠球部溃疡(H 期),十二指肠球降交界处狭窄。现在患者仍有腹胀、反酸症状,为求进一步治疗,就诊我院,门诊拟“肠梗阻”收住入院。

病来神清,精神可,纳寐一般,二便无殊,体重无明显增减。

【既往史】

既往有十二指肠球部溃疡 20 余年,长期服用奥美拉唑。否认高血压糖、尿病史,否认结核等传染病史,否认其他手术及重大外伤史,否认输血史,否认过敏史,预防接种史不详。

(二)体格检查

体温 36.5℃,心率 80 次/分,血压 148/102 mmHg,呼吸 18 次/分。神志清,精神可,查体合作,浅表淋巴结未及肿大,全身皮肤及巩膜无黄染,颈软无抵抗。两肺呼吸音清,未闻及干湿啰音。心率 80 次/分,律齐,各瓣膜听诊区未及病理性杂音。腹软,腹部无压痛及反跳痛,肝脾肋下未及,肠鸣音 2～3 次/分,双肾区无叩痛,墨菲征(－),麦氏点压痛(－),NS(－)。

(三)辅助检查

【实验室检查】

暂无。

【影像学检查】

(2017 年 2 月 25 日临安人民医院)全腹 CT+增强:①提示十二指肠淤积,胃幽门黏膜脱垂可能;②肝内胆管局部积气;③右肝内点状钙化。(2017 年 2 月 27 日浙一医院)胃镜检查:慢性非萎缩性胃炎(伴糜烂)。十二指肠球部溃疡(H 期)。十二指肠球降交界处狭窄。(2017 年 2 月 21 日临安人民医院)心电图:窦性心动过缓伴不齐 T 波轻度改变。腹部 B 超:脾大。胸片:心肺膈未见明确异常征象。

(四)目前诊断

1. 十二指肠球降交界狭窄。

2. 十二指肠球部溃疡(H 期)。

3. 胆总管十二指肠瘘。

4. 慢性非萎缩性胃炎伴糜烂。

(五)诊治经过

(2017 年 2 月 28 日)生化类(病房)血清黄疸指数 1+,胱抑素 C 0.48 mg/L,高密度脂蛋白 0.92 mmol/L,载脂蛋白 Al 0.90 g/L,总胆红素:48.3 μmol/L,直接胆红素 15.0 μmol/L,间接胆红素 33.3 μmol/L。胃分泌功能 4 项检测:幽门螺杆菌抗体-IgG 阳性,胃泌素(空腹)21.86 pmol/L,PGI/II 4.57,胃蛋白酶原 I 327.98 μg/L,胃蛋白酶原 II 71.79 μg/L。T 细胞+NK+B 细胞+Treg T 辅助(CD3+ CD4+):52.68%。血常规+CRP:单核细胞百分数 10.3%,嗜碱粒细胞百分数 1.1%,淋巴细胞绝对值 0.9×10^9/L。凝血类:部分凝血活酶时间 37.10 s。血液流变学(血黏度):全血黏度低切 9.75 mPa·s,全血黏度中切:5.54 mPa·s。肾小管功能类 β_2 微球蛋白 356.8 μg/L,NAG 33.0 IU/L。尿常规、大便常规+OB、糖化血红蛋白、HIV+RPR、免疫球蛋白、ESR、甲状腺功能类、ANCA 谱(新)、ANA 谱、肝炎类未见明显异常。24 小时动态心电图:常规心电图:窦性心动过缓;动态心电图:①窦性心律;②偶发室早;③偶发房早;④窦性心律震荡:阴性。胃肠造影:十二指肠球部形态欠佳,降部不规则,造影剂逆流至胆道。肠镜:回肠末端淋巴滤泡增生伴糜烂;回盲瓣糜烂灶,病理诊断:“回肠末端、回盲瓣”黏膜中度慢性炎伴淋巴组织增生伴灶性糜烂。3T MR 平扫+MRCP:MRCP 显示:肝内外胆管轻度扩张伴少许积气;胰管未见明显异常。胆囊炎伴积气。脾脏增大。十二指肠球降段肠壁增厚。入院后予泮立苏抑酸护胃、复方氨基酸营养支持、补钾补液等对症治疗。

二、临床思维分析

(一)诊断

1. 入院前主要检查

(1)反复腹胀伴反酸半月余。

(2)临安人民医院胃镜:十二指肠梗阻。

(3)全腹CT+增强提示:十二指肠淤积,肝内胆管局部积气。

(4)浙一胃镜:十二指肠球部溃疡(H期),十二指肠球降交界处狭窄。

2.入院后主要检查

胃肠钡餐造影:十二指肠球部形态欠佳,降部不规则,造影剂逆流至胆道。

3.患者存在胆道十二指肠瘘。

(二)鉴别诊断

1.胆囊十二指肠球部瘘。一般好发十二指肠球部前后,由于胆囊炎、胆囊结石反复发炎,与十二指肠球部发生粘连,最后发生穿孔内瘘形成;反之,亦有可能十二指肠球部溃疡、炎症与胆囊粘连发生溃疡穿孔。

2.十二指肠球后溃疡。由于解剖关系一般易与胆总管粘连,后溃破发生内瘘;反之,胆总管结石炎症溃破成胆总管十二指肠球后降之内瘘。与胆总管发生内瘘颇少,一般发生胰腺炎。十二指肠(包括球部球后降支)与胆道(胆囊、胆总管)内瘘诊断。

(三)辅助检查

B超、胃镜、钡餐、CT、ERCP、MRCP、胆道造影有助于胆内瘘的诊断(亦有胆道、空肠、横结肠内瘘)。

(四)临床表现

右上腹痛可有发热黄疸(但瘘口较大,胆汁引流通畅,无胆道感染及黄疸表现,很容易漏诊)。

(五)注意 Oddi 括约肌松弛应排除

1.可以有胆道积气。

2.造影剂返流入胆道。

3.胆总管扩张 1.5～3.0 cm 且可有左右肝内胆管扩张。

(六)病因

1.反复排石。

2.胆道炎症。

3.机械损伤。

4.反复胆道引流。

5.EST 取石。

(七)治疗

手术:胆囊切除术,十二指肠修补术,胆肠 Roux-en-y 吻合术,根据具体情况手术。

1. 十二指肠胆总管内瘘(1 例)

十二指肠溃疡是造成十二指肠胆总管内瘘的常见原因,内瘘多发于十二指肠球部,主要表现为右上腹痛,发热黄疸。十二指肠球后溃疡多穿透主胰腺,穿透主胆总管者很少见,而且常常由于瘘口较大,胆汁引流通畅,无胆道感染及黄疸表现,很容易漏诊。举例无胆系染表现,在上消化道气钡双重造影时发现,钡剂反流入胆管和胆管内积气而得以确诊。

2. 胆囊胆管十二指肠瘘诊断(22 例)

胆囊十二指肠瘘主要是由于慢性胆囊炎合并胆囊结石嵌顿或直接压迫胆囊壁,胆总管上段结石合并狭窄消化性溃疡引起十二指肠穿孔。14 例以反复畏寒发热为主,均无黄疸或仅轻度黄疸,占 64%;22 例 B 超或 CT 提示胆囊或胆道积气,占 100%;16 例胃肠钡透或十二指肠镜发现球部明显变形或异常开口,占 73%。

3. 胆内瘘诊治体会(12 例)

(1)辅助检查:B 超、胃镜、钡餐、ERCP 及胆道造影有助于胆内瘘的诊断。

(2)胆内瘘类型:12 例中,肝(胆)总管-十二指肠瘘 4 例,胆囊十二指肠瘘6 例,胆总管横结肠瘘 1 例,胆囊空肠瘘 1 例。瘘口位于十二指肠 10 例(其中球部 9 例降部 1 例),横结肠 1 例,空肠 1 例。瘘口位于肝(胆)总管 4 例,胆囊体 8 例。ERCP 可直接发现瘘口。

(3)治疗:近年也有学者提出经腹腔镜治疗胆内瘘,但胆内瘘患者局部解剖关系复杂,应尽量选择开腹手术。

4. 胆总管-十二指肠瘘(1 例)

自发性胆内瘘是胆石症的一种并发症,其中胆囊-十二指肠瘘发生率较高,胆总管-十二指肠瘘较少见。胆总管内大结石长期嵌顿,可造成管腔内压力增高,压迫胆管壁形成局部炎症或缺血性坏死,穿透到邻近器官内形成内瘘。

胆肠内瘘的形成大多数是由于胆囊结石,或胆总管结石压迫胃肠道,少数可因慢性消化性溃疡穿透至胆管或胆囊而形成内瘘。肠胆逆流时,胆道积气,除了胃肠道气体直接逆流至胆管外,部分气体可能是由于胃肠道食糜逆流至胆管后经细菌分解代谢而产生的,因此肠胆逆流和细菌感染两者往往可同时存在,相互影响,临床上很难将两者截然分开。

5. 十二指肠乳头括约肌松弛性病变处理策略(48 例)

Oddi 括约肌松弛性病变均有反复多次急性胆管炎发作史,并都因胆管结石(或)和急性胆管炎行过一次以上的胆道外引流手术。其中二次胆道外引流术 21 例,三次胆道外引流术 11 例。

Oddi 括约肌松弛性病变存在时，胆总管基础压、乳头基础压与十二指肠几乎相等，当十二指肠蠕动时，发生肠液返流入胆管内，胆汁培养细菌阳性率极高，肝内外胆管炎严重。临床上常表现为难治性、复发性胆管炎和肝功能损害，甚至癌变，因此应高度重视对 Oddi 括约肌松弛性病变的诊断。

采用纤维胆道镜检测 Oddi 括约肌关闭径、开放径等措施，可以准确及时诊断 Oddi 括约肌松弛性病变。纤维胆道镜检测 Oddi 括约肌关闭径≥0.6 cm，排除高位胆管狭窄，也应该诊断 Oddi 括约肌松弛性病变。胆道测压被公认为是诊断 Oddi 括约肌松弛性病变的金标准，但价格昂贵，操作烦琐，应用难以普及。

6. Oddi 括约肌松弛（SOR）

胆管钡剂返流 14 例（14/21），肝内胆管积气 31 例（31/39），胆总管均有明显扩张直径 1.5～3.0 cm，伴有左右肝管不同程度扩张 33 例，胆总管下段和 Vater 乳头均能顺利通过直径 1 cm 以上的胆管摆子，肝外胆管多发结石 51 例，伴有肝门胆管或左肝管或右肝管结石 23 例，胆管蛔虫 7 例，多发肝脓肿 4 例，反复胆管炎但未发现结石 2 例，再次手术 51 例，均未发现胆肠内瘘。正常情况下，舒张时 Vater 乳头孔径多为 0.2～0.3 cm。本组病例，Vater 乳头均能顺利通过直径 1 cm 以上胆管探子，显示 50 舒张的功能或结构已明显异常。松弛麻痹的原因不很清楚，可能与反复排石、炎症和损伤有关，致使无括约肌功能。EST 取石一定程度上破坏了括约肌的舒缩功能，对 Oddi 括约肌功能障碍者行 EST 时须持谨慎态度，尽量采取保守治疗方案，保留完整的 Oddi 括约肌功能。正常情况下，Oddi 括约肌舒张时，Vater 乳头孔径多为 0.2～0.3 cm；Oddi 括约肌关闭不全的征象：关闭口径0.6～1.0 cm；对于 Oddi 括约肌松弛症，Vater 乳头均能通过直径 1 cm 以上的 Bakes 摆子。SOR 治疗行胆肠 Roux-en-y 吻合术。

三、年轻医生的感悟

十二指肠溃疡是造成十二指肠胆总管内瘘的常见原因。内瘘多发于十二指肠球部，主要表现为右上腹痛、发热、黄疸。十二指肠球后溃疡多穿透至胰腺．穿透至胆总管者很少见，而且常常由于瘘口较大，胆汁引流通畅，无胆道感染及黄疸表现。很容易漏诊。本例无胆系感染表现，在上消化道气钡双重造影时发现钡剂反流入胆管和胆管内积气而得以确诊。怀疑本病时．应及时摄平片或行上消化道造影。但在上消化道造影时应变换体位．造影检查后应选择体位．以利钡剂充分引流出胆道，防止继发感染。

（整理：郑国淀；审核：李宁）

病例75　回肠末端神经内分泌肿瘤

一、病历摘要

(一)病史归纳

患者,女性,74岁,职员,因“回肠末端神经内分泌癌术后2月余”于2016年6月27日入院。

【现病史】

患者2月余前因无明显诱因下出现脐周腹痛,呈绞痛,疼痛难忍,一天发作1～2次,当时无恶心呕吐,无发热恶寒。于我院查肠镜示:回盲瓣隆起:脂肪瘤可能;病理:“回盲瓣”黏膜慢性活动性炎伴糜烂。后于我院住院,排除手术相关禁忌证后,于4月14日在全麻下行“腹腔镜探查+右半结肠切除术”。术后诊断为:①回肠末端神经内分泌癌伴淋巴结转移;②回盲部纤维脂肪瘤。术后予赛美杰抗感染、补液等对症治疗,好转后出院。5月23日入院,予口服化疗药拉司太特(2# bid 2w,DC1w)。患者1月前无明显诱因下反复稀便,呈蛋花汤样,平均13～17次/天,无黏液血便,偶有恶心呕吐,呕吐物为胃内容物。现为进一步诊治,门诊拟“回肠末端神经内分泌癌术后”收治入院。

病来神志清,精神软,胃纳差,夜寐不安,小便无殊,大便13～17次/天,蛋花汤样,近一月来体重减轻9 kg。

【既往史】

既往体质一般,有“高血压”病史10余年,口服安博维1# bid,拜新同1# bid,最高血压180/70 mmHg;有“室性早搏”病史10余年,口服盐酸曲美他嗪片1# qd,养心氏片2# tid;有脑梗病史3年余,口服三七舒通胶囊1# tid,弥可保1# tid,尼麦角林片1# tid。2005年行腰椎钛合金片置入术(具体术式不详),2014年3月、12月行胃体小息肉摘除术。否认糖尿病等其他内科病史,否认肝炎、结核等传染病史,否认食物药物过敏史,预防接种史随社会。

【个人史】

无殊。

(二)体格检查

体温36.8℃,心率98次/分,血压121/52 mmHg,呼吸19次/分。神志清,精神软，全身皮肤、巩膜无黄染，浅表淋巴结未触及肿大。颈软，气管居中，甲状腺不大。两肺呼吸音清，未闻及干湿啰音。心界不大，心率 98 次/分，律齐，各瓣膜听诊区未闻及病理性杂音。腹平软，全腹无压痛，无反跳痛，肝脾肋下未及，全腹无包块，墨菲征阴性，移动性浊音(—)，肠鸣音活跃，双肾区无叩痛，双下肢不肿，病理反射未引出。右下腹见一长约 10 cm 手术疤痕。

(三)辅助检查

【实验室检查】

1. 尿常规：白细胞计数 117.9/μL。
2. 大便隐血：(+++)。
3. 生化类：肌酐 90.57 μmol/L，总蛋白 57.4 g/L，白蛋白 34.93 g/L。
4. 肿瘤类无异常。

【影像学检查】

1.(2016 年 3 月 26 日，本院)胃镜：浅表萎缩性胃炎。

2.(2016 年 3 月 26 日，本院)肠镜：回盲瓣隆起：脂肪瘤可能；病理："凹盲瓣"黏膜慢性活动性炎伴糜烂。

3.(2016 年 3 月 26 日，本院)腹部 CT：①左肾下极血管平滑肌脂肪瘤可能；②肝脏小囊肿可能；肝脏少量钙化灶；③回盲部肠壁略增厚伴异常强化，建议肠镜检查。附见部分锥体术后改变。部分锥体小结节状致密影。

4.(2016 年 4 月 14 日，本院)术后病理：①回肠末端神经内分泌癌伴淋巴结转移；②回盲部纤维脂肪瘤。

5.(2016 年 6 月 28 日，本院)胸部 CT：①胸部 CT 平扫未见明显异常改变；②肝右叶钙化灶；③肝内胆管少许扩张。

(四)目前诊断

1. 回肠末端神经内分泌癌术后。
2. 回盲部纤维脂肪瘤术后。
3. 高血压 3 级(极高危)。
4. 室性早搏。
5. 恶病质。

(五)诊治经过

入院后予以进一步完善各项检查，予蒙脱石散止泻、奥曲肽抑制胃肠道激素释放以缓解腹泻、补钾补液等对症治疗。

二、临床思维分析

患者回肠末端神经内分泌癌伴淋巴结转移术后 2 月余，目前无明显诱因出现反复腹泻，大便 13～17 次/天，原因为何？患者是否存在类癌综合征？假如存在，可表现为右下腹痛，肠梗阻，腹部肿块可触及，消化道出血等，但是患者已经手术，不易鉴别分析。其次类癌综合征可有皮肤潮红；肠蠕动亢进水样便；呼吸道小支气管痉挛，发作性哮喘；心血管内膜纤维化。因此考虑患者目前是否为类癌综合征，内分泌使胃泌素、胃动素分泌增多，使胃肠蠕动亢进，腹泻；也有可能因为回盲瓣及右半结肠切除，回盲瓣有阀门样作用，食糜过快进入结肠，刺激左半结肠加强蠕动。胃肠内分泌因素不可能改善，而后者可有适应过程，会逐渐改善。神经内分泌癌可有两类：有内分泌功能及无内分泌功能。本例可能是属于无内分泌功能，目前已行外科手术治疗，不知转移淋巴结是否切除清扫，肿瘤侵犯程度是否已达肌层及浆膜层；已口服化疗药物，是否可静脉全身治疗，如卡西他滨联合顺铂化疗，亦可采用靶向治疗，如酪氨酸抑制剂、贝伐珠单抗。

(一)胃肠道神经内分泌瘤

神经内分泌肿瘤罕见，在全部恶性肿瘤中的比例不足 1%，多发生于胃、肠、胰腺，根据肿瘤分泌的物质是否引起典型的临床症状，可以将神经内分泌肿瘤分为两大类：有功能性和无功能性。胃肠道神经内分泌瘤有类癌综合征、胃泌素瘤、胰岛素瘤及胰高血糖素瘤等，最常见的是类癌，其次是胃泌素瘤。有功能的类癌能分泌 5-羟色胺等活性因子，引起血管运动障碍，出现胃肠道症状，心脏和肺部病变，称为类癌综合征。根据起源的部位不同，可将类癌分为前肠（肺、支气管及直到空肠的上部胃肠道）、中肠（回肠和阑尾）和后肠（直肠和直肠）。此类肿瘤可发生于整个神经内分泌系统，但最常见的累及部位是胰腺。

(二)Ⅰ期回肠倒置预防右半结肠切除术后腹泻的体会

右半结肠切除后，将远端回肠约 10 cm 切断并倒置，分别行回肠-回肠及回肠-横结肠左半做端-端吻合，术中注意保护倒置肠管的血运，勿使倒置肠管系膜扭曲过紧，确保倒置肠管的血运，同时关闭好系膜间隙，预防内疝发生。右半结肠切除术切除了回盲瓣，回盲瓣括约肌失去了阀门样作用，食糜过快进入结肠，营养物质、水及无机盐在小肠内吸收不充分，较多的小肠内容物以较快的速度进入左半结肠，同时因肠内容物的质和量的改变刺激左半结肠增强蠕动，增加了排便次数和稀便量，甚至出现水泻或顽固性的腹泻。回盲瓣括约肌对维持小肠的消化吸收功能具有重要的作用。远端回肠约 10 cm 切断并倒置，分别与回肠及横结肠左半做端-端吻合，开始解水样稀便，约 6～10 次/日。术后 2 个月随访患者，每日排正常大便 1～2 次。未回肠切断倒置，术后第 2 天排便 10～16 次/天，术后 2 个月有 6 例 1～2 次/天，其余 14 例 5～8 次/天，3 个月基本恢复正常。一般认为倒转小肠不宜超过 12 cm,以免出现肠梗阻表现。

(三)胃肠道神经内分泌癌(NEC)

文献显示 15 例胃肠道神经内分泌癌(NEC)患者行根治性右半结肠切除,无一例患者有类癌综合征,组织病理学示溃疡型6 例,结节型 9 例,肿瘤浸润层次超过肌层组的患者生存时间明显短于浸润层次未超过肌层组患者,有淋巴结转移组的生存时间也明显低于无淋巴结转移组患者。虽然类癌综合征可提示该病,但类癌综合征的出现率仅为 3.2%。近年来,随着 B 超、CT、MRI 及 PET-CT 等影像技术的发展,胃肠道 NEC 的检出率大大提高,但确诊仍须依靠病理组织学检查。血清学检测亦有助于诊断 NEC,如促肾上腺皮质激素、生长激素、人绒毛膜促性腺激素、5-羟色胺、血管性多肽、胃泌素、生长抑素、胰岛素、胰多肽、降钙素等。手术治疗可明显缓解 NEC 症状,延长生存期,改善预后发生肝脏或肺转移的 NEC 晚期患者,手术治疗后的生存率为 40%~50%。目前治疗 NEC 的生物制剂主要包括干扰素、血管生成抑制剂、生长抑素类似物,其中以生长抑素类似物疗效较好,且不良反应小。近年来,PCT-CT 对 NEC 的定位定性诊断具有重要意义,而 B 超、CT、MRI 鉴别诊断存在困难,60%~80%消化系统 NEC 的血清 CgA 水平升高。

(四)神经内分泌肿瘤(NEN)

2010 年,WHO 对消化系统 NEN 进行重新命名和分类,分化良好的 NEN(ki-67 指数小于 20%)命名为神经内分泌瘤(NET),包括第 1 级(G1)NET、第 2 级(G2)NET 及类癌;将分化不良的 NEN(ki-67 指数大于 20%)命名为神经内分泌癌,即第 3 级(G3)NEN,包括小细胞癌和大细胞癌。目前 CgA、Syn 和 ki-67 是国际上公认的诊断 NEN 最可靠的标准。NET 肿瘤直径>2 cm,一般都浸润到肌层以上伴有淋巴结转移,需要根治性手术。

(五)小肠神经内分泌肿瘤

主要见于 60~70 岁人群,5 年生存率为 59%,是低分化高度恶性肿瘤,手术切除是主要方法。对进展期及肿瘤发生转移者,目前有多种分子靶向药物可供选择,包括酪氨酸激酶抑制剂;对 NEC 和 MANEC 患者则应开腹行根治术,对于远处转移的患者行化疗放疗以及靶向治疗。此外,氟尿嘧啶、链佐星、卡西他滨顺铂联合、依托泊苷均有一定疗效。靶向药物用于神经内分泌肿瘤,如舒尼替尼、贝伐珠单抗等。

(六)类癌综合征

局部症状:①右下腹痛;②肠梗阻症状;③腹部肿块;④大便出血或隐血(+);⑤贫血。全身症状:①皮肤潮红:占 63%~94%,多发生于上半身,以面颊部为主;

②胃肠道症状：肠蠕动亢进，水样便，占 68%～84%；③呼吸道小支气管痉挛，发作性哮喘，占 8%～25%；④心血管内膜纤维化，占 11%～53%。类癌危象：严重的皮肤潮红，明显腹痛腹泻，中枢症状可见头晕、眩晕，嗜睡、深昏迷，心动过速、心律失常，高血压或低血压。治疗：手术治疗，切除原发病灶。内科治疗：①生长抑素及其类似物具有抑制多种激素释放功能，每日注射 3 次；②肝动脉阻断和导管治疗；③血清素拮抗剂，如甲基麦角酰胺、赛庚啶。

三、年轻医生的感悟

本例患者以腹痛为主要表现，行肠镜示回盲瓣隆起，并行“腹腔镜探查＋右半结肠切除术”，术后诊断为“回肠末端神经内分泌癌伴淋巴结转移”，故“回肠末端神经内分泌癌”明确。手术为小肠神经内分泌瘤治疗首选，因手术标本病理提示淋巴结转移，故在术后予化疗药物拉司太特。患者在术后 2 月出现腹泻，原因待明确。神经内分泌瘤可表现为“功能性”及“非功能性”，可能存在肿瘤分泌生物活性激素并导致腹泻可能；小肠神经内分泌瘤多存在类癌综合征，类癌综合征虽临床表现多样，但大多表现为腹泻腹痛、皮肤潮红等，故亦不能除外；患者行右半结肠切除，一定程度影响了肠道生理结构及功能，存在短肠综合征可能；患者近期有化疗药物使用史，亦不除外化疗药物导致腹泻可能。在临床实际中“腹泻”等看似简单的消化道症状，往往不能以单一原因解释，须结合病史、病因、临床表现及后续治疗等多方面进行综合分析，以找到其主要矛盾并进行综合性治疗。

（整理：谢二帅；审核：朱春洋）

病例 76　CMUSE

一、病历摘要

(一)病史归纳

患者，女性，38 岁，行政人员，因“反复腹痛伴黑便、贫血、恶心呕吐 30 年余”于 2015 年 7 月 21 日入院。

【现病史】

30 余年前无明显诱因下反复脐周疼痛伴黑便、贫血、恶心呕吐，无发热。(2004 年 8 月 10 日瑞金医院)双气囊小肠镜示：回肠末端 4 处肠腔狭窄，狭窄口可见浅表条状溃疡，覆白苔，其中狭窄口见息肉样增生 1 处，直径约 2 mm，质地偏硬，狭窄口周围可见片状纤维组织疤痕形成，诊断为“CD?”，病理：回肠黏膜慢性炎。Hb 48 g/L，ALB 22 g/L。先后予激素、美沙拉嗪等治疗，症状曾有改善。2005 年 2 月 4 日至本院就诊，当时小肠插管双重造影示：十二指肠降部外侧缘黏膜水肿，管壁欠光整，少量钡剂逆入肝外胆管，空肠未见狭窄及扩张，第 5、6 组小肠见多处狭窄，局部见裂隙及溃疡。诊断：十二指肠降部溃疡，可见钡剂逆入肝外胆管，回肠改变考虑克罗恩病。2005 年 7 月－2006 年 5 月予泼尼松片 4 片 qd＋硫唑嘌呤 1/2 片qd 治疗，因白细胞计数降至 1.6×10^{9} 以及怀孕，于 2006 年 5 月自行停药。2007 年 9 月，患者(怀孕 3 个月)再发“肠梗阻”，Hb 低至 54 g/L，住院营养支持治疗。2008 年 3 月 17 日行剖宫产手术。2009 年 12 月 18 日－2010 年 5 月 12 日行类克治疗，至第五次(2011 年 2 月 21 日)时发现 Hb 为 63 g/L，开始使用反应停 50 mg qd。一个月后因眩晕明显而停药。之后患者长期服用补品治疗，症状时轻时重。2011 年 3 月 31 日邵逸夫医院小肠 MR 示：左上腹局部空肠充盈欠佳，萎陷聚集，肠腔部分回肠肠壁多节段性增厚及肠腔稍狭窄及扩张，肠系膜根部见多个淋巴结影。2015 年 1 月 22 日瑞金医院小肠 CT 增强提示：空回交界及近端回肠多发环形狭窄；肠系膜淋巴结增生肿大。2015 年 5 月 7 日邵逸夫医院肠镜示：回肠末端距回盲瓣 6 cm 可见一地图片状溃疡，进镜距回盲瓣约 30 cm 未见明显狭窄情况，横结肠、降结肠可见 0.2、0.5、0.8 cm 扁平息肉 3 枚。病理：(降结肠息肉)管状腺瘤，低级别上皮内瘤变，(回肠末端未见异常)慢性活动性炎，伴淋巴结增生、急炎性肉芽组织增生，绒毛萎缩。

【既往史】

2004 年 5 月因阑尾炎行手术切除；2008 年 3 月 17 日行剖宫产手术；有子宫内膜异位病史，曾行巧克力囊肿手术治疗；HPV 感染行宫颈环切术 1 年余。否认高血压、糖尿病史，否认结核等传染病史，否认其他手术及重大外伤史，否认输血史，否认过敏史，预防接种史不详。

【个人史】

无殊。

(二)体格检查

体温 37℃，心率 65 次/分，血压 130/70 mmHg，呼吸 20 次/分。神志清，精神软，贫血消瘦貌。锁骨上淋巴结未及肿大。双肺无干湿啰音。心率 65 次/分，律齐，未及病理性杂音。腹平，未见胃肠型及蠕动波，肠鸣音 4～5 次/分，腹壁静脉无曲张，腹软，右下腹轻压痛，肝脾肋下未及，肝肾区无叩痛，移动性浊音阴性。双下肢不肿。

(三)辅助检查

【实验室检查】

1. 2015 年 4 月 28 日：T-SPOT(－)，肝炎类(－)，HIV(－)，RPR(－)。

2. 2015 年 6 月 2 日：FOB 3＋；ESR 17 mm/h；CRP 6.9 mg/L；ALB 35.1 g/L；难辨(－)，CMV DNA(－)，抗结核抗体(－)。

3. 2016 年 6 月 2 日：皮质醇(4pm)69.0 nmol/L，性激素类：促卵泡生成素 13.65 mU/mL，黄体生成素 4.81 mU/mL，催乳素 8.38 ng/mL，孕酮 0.40 ng/mL，雌二醇＜10.0 pg/mL，睾酮＜0.13 ng/mL。

【影像学检查】

1.(2004 年 8 月 10 日)双气小肠镜(上海瑞金医院)：回肠末端 4 处肠腔狭窄，狭窄口可见浅表条状溃疡，覆白苔，其中以狭窄口见息肉样增生 1 处，直径约 2 mm，质地偏硬，狭窄口周围可见片状纤维组织疤痕形成，诊断为“CD?”，病理：回肠黏膜慢性炎。

2.(2006 年 2 月 22 日)双气小肠镜(上海瑞金医院)：双气囊小肠镜经肛门进镜至回肠下段，回肠内多发溃疡疤痕，回肠下端可见多处环形狭窄，狭窄口可见多发条状溃疡，表面白苔，部分伴有炎性息肉形成，内镜尚能通过。

3.(2009 年 9 月 29 日)小肠 CT：部分回肠肠段管壁增厚(稳定期)。附件区域见囊性灶，病灶周围见液体密度影，肝右叶见低密度灶(囊肿)，3.16 cm×1.62 cm。

盆腔少量积液。

4.(2011年7月31日,外院)小肠MR:左上腹局部空肠充盈欠佳,萎陷聚集,肠腔部分回肠肠壁多节段性增厚及肠腔稍狭窄及扩张,肠系膜根部见多个淋巴结影。

5.(2015年1月22日,外院)小肠CT增强:空回交界及近端回肠多发环形狭窄;肠系膜淋巴结增生肿大。

6.(2015年5月7日)肠镜(邵逸夫医院):回末:距回盲瓣6 cm可见一地图片状溃疡,进镜距回盲瓣约30 cm未见明显狭窄情况,横结肠、降结肠可见0.2、0.5、0.8 cm扁平息肉3枚。

7.(2015年6月1日)胸部CT:右肺上叶微小结节,建议随访复查。

8.(2015年6月3日)小肠MR:相当于第2—3组、第5—6组小肠及乙状结肠、降结肠肠壁增厚,局部肠腔变窄,DWI信号稍增高,增强扫描不均匀强化。

(四)目前诊断

1.隐源性多灶性溃疡性狭窄性小肠炎(CMUSE)。

2.阑尾术后。

(五)诊治经过

入院后予以完善各项检查。

二、临床思维分析

(一)本例病例肠腔病变特点与克罗恩病(CD)的鉴别

1.病变范围:长范围自十二指肠降部至回肠末端,亦有短范围,自空肠交界处至近端回肠(这种情况结肠镜及胃镜不易发现,易漏诊),侧面说明本例病变范围广泛。

2.肠腔可见多发环形狭窄,于狭窄口处可见浅表条状溃疡。

3.本例肠腔病变彼此间距离较近,参见2004年8月10日外院双气囊小肠镜回肠末端共有4处肠腔狭窄。

4.肠腔狭窄部位、长度亦较短,一般1~2 cm,部分肠壁有多节段增厚,单肠腔狭窄及扩张一般不是很明显。多次内镜及影像学检查未见裂隙溃疡、透壁溃疡、溃疡穿孔及内瘘,亦未见鹅卵石样改变。本例病理提示溃疡仅侵犯黏膜及黏膜下层。

(二)CMUSE的临床特点

1.缺铁性贫血、低蛋白血症、大便OB阳性,但CRP及ESR等炎症指标多正常或轻度增高。

2.病理表现为小肠多发浅表溃疡,仅侵犯黏膜及黏膜下层,不累及肌层,可伴有纤维组织增生。临床易误诊为克罗恩病、肠结核及非甾体抗炎药相关性小肠病。

3.70%存在肠外表现,50%体重下降,20%发热,10%关节病,其他可出现口腔阿弗他溃疡、雷诺现象、干燥综合征、哮喘和肺部病变,也有伴发消化道肿瘤。

(三)CMUSE 的治疗

糖皮质激素近 30.5%治疗有效,46.1%治疗无效或产生激素抵抗,23.1%为激素依赖状态。产生激素抵抗的患者,可予激素联合甲氨蝶呤、硫唑嘌呤等免疫抑制剂。节段性小肠切除约 40%术后完全恢复,但 25%因狭窄复发需行二次手术。自身免疫是其发病机制之一,通过免疫组化染色方法可发现其病变黏膜及黏膜下层 TNF-α 表达增加,故类克肿瘤坏死因子单抗治疗亦有效(本例曾于本院 2009 年 12 月 18 日—2010 年 5 月应用类克治疗,证实临床症状好转,血红蛋白 Hb 上升至 6.3 g/dL。)

本病是 1964 年法国 Debroy 首先报道的,至今已有约 50 例报道(截至 2014 年文献),我国近年也有 7 例报道,其中确诊 4 例,因此,本例病例的确诊来之不易。克罗恩病的诊治过程中,不能随大流,需要发挥自己的前瞻性见解,事后回顾性鉴别病不难,能事前想到 CMUESE 是很不容易的。

三、年轻医生的感悟

CMUSE 的诊断是排他性诊断,首先需排除能引起小肠多发溃疡和狭窄的其他病因,包括小肠型 CD、淋巴瘤(尤其是黏膜相关淋巴瘤)、感染性肠炎、NSAIDs 相关性肠病、内镜操作或外科手术相关肠道损害、胶原血管病及血管炎等,其中 CD 是最主要需鉴别的疾病。与 CD 相比,CMUSE 以肠道尤其是空肠和近段回肠受累为主,不累及食管、胃及结肠,肠外表现不突出,除病变早期外,提示炎性反应的实验室指标多在正常范围,反复发作但无瘘管或窦道形成。最终鉴别诊断需依赖病理检查,CD 的典型表现为全壁炎、裂隙样溃疡及非干酪性坏死性肉芽肿,而 CMUSE 的特点为局限于黏膜层和黏膜下层的表浅溃疡形成。本例患者在国内曾辗转多家医院就医,均拟诊 CD。来我院就诊后亦初步诊断为 CD,仅在病情反复、治疗效果不佳才得以考虑诊断 CMUSE。这一方面源于 CMUSE 和 CD 在临床特点方面确实不易鉴别,另一方面也源于我们对 CMUSE 这种少见疾病的认识不足,尤其是临床上的 CD 患者数量远多于 CMUSE 患者,容易产生思维定式。希望通过本例病例报道及文献复习,拓展消化科医师对小肠多发溃疡狭窄性疾病的认识,从而最大限度使患者受益。

(整理:阮云双;审核:冯泽民)

病例 77　EBV 肠炎、UC

一、病历摘要

(一)病史归纳

患者,男性,57 岁,因“反复腹泻伴发热 10 余年”于 2016 年 9 月 16 日入院。

【现病史】

患者约 10 余年前食用咸虾后出现腹泻、水样便,伴发热,最高至 41℃,无寒战,于邵逸夫医院就诊,经治疗好转后出院。10 年间上述症状反复出现,半月前再次出现腹泻、鲜血便,5～6 次/天,腹部偶有隐痛,伴发热、乏力。至邵逸夫医院查肠镜示:回肠末段及结肠多发溃疡,予激素、万古霉素、更昔洛韦等治疗仍反复发热,仍稀便伴少量鲜血,今门诊拟“溃疡性结肠炎”收住入院。

病来精神软,睡眠差,纳差,体重下降 10 kg。

【既往史】

既往体健,否认高血压、糖尿病史,否认结核等传染病史,否认手术及重大外伤史,否认输血史,否认过敏史,预防接种史不详。

【个人史】

无殊。

(二)体格检查

体温 36.8℃,心率 84 次/分,血压 91/57 mmHg,呼吸 20 次/分。神志清,精神软。颈部及锁骨上淋巴结未及。双肺无干湿啰音。心率 84 次/分,律齐,未及病理性杂音。腹平,未见胃肠型及蠕动波,腹壁静脉无曲张,无腹部压痛,无反跳痛,肝脾肋下未及,肝肾区无叩痛,移动性浊音阴性,肠鸣音 4 次/分。

(三)辅助检查

【实验室检查】

1. 大便隐血 4+,ESR 14 mol/L。
2. 血常规:白细胞计数 5.1×10^9/L,中性粒分数百分比 78.3%↑,CRP 76.5 mg/L。
3. D-二聚体:2.98 mg/L。
4. 乙肝表面抗体阳性。

5. 生化全套：白蛋白 36.49 g/L↓，白球比 1.34，乳酸脱氢酶 196 U/L↑，总胆红素 21.1 μmol/L↑，直接胆红素 10.4 mol/L。

6. 钙卫蛋白：>1800 μg/g，难辨梭菌阴性。

7. 凝血类、免疫功能、抗核抗体全套、血结核抗体、肝炎抗体(除乙肝)、血淀粉酶、血黏度无殊。

【影像学检查】

1. (2004 年 11 月 18 日)肠镜：回肠末端黏膜浅表溃疡，回盲瓣黏膜充血水肿，升结肠黏膜充血水肿，横结肠、降结肠、乙状结肠黏膜弥散片状溃疡，底部凹凸不平，局部呈结节样增生，覆脓苔，质脆，使肠腔节段性狭窄；直肠：黏膜血管纹理模糊水肿。诊断：溃疡性结肠炎。

2. (2004 年 11 月 22 日)小肠插管造影：未见明显器质性改变。

3. (2009 年 10 月，外院)喉镜：右鼻咽部菜花样肿物；病理：黏膜慢性炎。

4. (2012 年 10 月)胃镜：慢性浅表性胃炎、胃窦为主。肠镜诊断：溃疡性结肠炎；肠镜病理：降结肠慢性炎。

5. (2013 年 4 月 26 日)肠镜：回肠末端黏膜无殊，回盲瓣呈唇样型，黏膜无殊，乙状结肠、直肠黏膜血管纹理消失，黏膜略充血。诊断：乙状结肠直肠慢性炎。

6. (2015 年 7 月，外院)肝胆胰脾、颈部超声：胆囊毛糙、脾大。门脉主干内径增宽，双颈部多发淋巴结可见；双侧颌下区实性回声区提示炎症改变。

7. (2016 年 9 月 5 日)肠镜：回肠末端、直肠多发溃疡形成；胃镜：慢性非萎缩性胃炎；十二指肠轻度球炎；肠镜病理：回肠末端黏膜活动性炎(横结肠、左半结肠、直肠黏膜)，慢性活动性炎症伴炎性坏死渗出物，不排除伪膜性肠炎。

8. (2016 年 9 月 17 日)肺部 CT：左肺上叶良性小结节灶；左肺下叶少许纤维灶。

9. (2016 年 7 月，外院)肝胆胰脾超声：胆囊毛糙、脾大；颈部淋巴结超声：左侧气管旁低回声结节。首先考虑肿大淋巴结，甲状旁腺肿物不能排除，双侧锁骨上多发淋巴结可见，后腹膜及肠系膜、双侧腋下、腹股沟区、盆腔未见明显肿大淋巴结。

10. (2016 年 7 月)肠镜：回肠末端黏膜散在、多发大小不等溃疡，跳跃性分布。回盲部：回盲瓣变形，全结肠多发不规则溃疡，部分覆白苔，跳跃性分布，溃疡间黏膜未见充血水肿，血管纹理模糊，并见多发溃疡瘢痕。肠镜诊断：回肠末端及结肠多发溃疡。病理：升结肠黏膜慢性活动性炎伴溃疡，横结肠黏膜慢性炎伴淋巴组织增生，溃疡形成，直肠 EBV 阳性，T 淋巴细胞增生性疾病，不排除早期淋巴瘤。

(四)目前诊断

1. EB 病毒相关性结肠炎。

2. 慢性非萎缩性胃炎。

3. 十二指肠球部轻度炎症。

(五)诊治经过

入院后予以完善各项检查。2016 年 7 月邵逸夫医院肠镜病理提示:升结肠黏膜慢性活动性炎伴溃疡,横结肠黏膜慢性炎伴淋巴组织增生,溃疡形成,直肠 EBV 阳性,T 淋巴细胞增生性疾病,不排除早期淋巴瘤。住院期间患者出现反复发热,邀血液科会诊,返回意见示:①骨髓常规+细菌培养及活检;②暂时对症支持治疗;③大便培养找真菌;④必要时大便巨细胞病毒抗原检测。予预约肠镜检查。

二、临床思维分析

患者入院前诊断未明确,但是根据邵逸夫医院的治疗推理:①应用更昔洛韦,考虑病毒性肠炎,如巨细胞病毒或 EB 病毒所致肠炎;②应用万古霉素,考虑伪膜性肠炎。应提高对本患者结肠淋巴瘤的严密观察:EBV 感染所致个体细胞免疫及体液免疫低下,使人体异常 B 淋巴细胞终生存在,导致淋巴瘤发生,特别是结肠淋巴瘤发生(该患者肠镜病理提示 T 淋巴细胞增生,不排除早期淋巴瘤,目前是否已经存在淋巴瘤?)。结肠淋巴瘤 X 线表现:局限性结肠充盈狭窄或多发性结节状充盈缺损,肠腔普遍增厚僵硬。CT:肠壁增厚,肠壁未见软组织肿块,可出现肠套叠。目前对本例患者的治疗:①对于 EB 病毒感染:更昔洛韦无确切疗效,糖皮质激素和环孢素 A 有一定作用(32%和 24%);②对于伪膜性肠炎:甲硝唑 0.4 g 静滴3～4 次/天,或 0.5 g 静滴 2 次/天,疗程 7～10 d。

(一)伪膜性肠炎诊断标准

1. 腹泻>3 次/天。

2. 大便难辨梭状芽孢杆菌感染,毒素检测阳性或结肠镜检查符合伪膜性肠炎。

3. 一般大便培养应进行厌氧菌培养,若肠镜活检+大便厌氧菌培养均阳性,则确诊率可达 97%。

(二)病毒感染与炎症性肠病

1. CMV(巨细胞病毒)可使 UC 病情加重,并且感染后 CMV-IgM 长期存在。

2. EB 病毒与 IBD:EB-DNA 更容易在 IBD 结肠黏膜组织中检出,UC 中的 EBV 感染率大于 CD。由于免疫抑制剂和激素治疗,IBD 患者有较高的 EB 病毒感染率,需减少免疫抑制剂的使用,同时需要抗病毒治疗,并进行定期 EB 病毒检测。

3. 阿昔洛韦、更昔洛韦对控制 EBV 感染作用有限,抗 CD20 单抗(利妥昔单抗)可作为骨髓抑制后的一线治疗药。

三、年轻医生的感悟

EB 病毒是一种双链 DNA 疱疹病毒，常以潜伏感染的形式存在。消化道受累非常少见，自 2011 年才开始有文献报道。临床表现主要有腹痛、腹泻、便血、发热等。肠镜表现不典型，难以与其他疾病相鉴别，通常可见多发性溃疡，可为散在深大溃疡或浅溃疡，可有黏膜充血水肿。病变以结肠为主，但全消化道均可受累。该患者直肠 EBV 阳性，结合患者内镜下肠道表现及临床症状可诊断。目前该类疾病尚无统一有效的治疗方案。多项研究显示抗病毒药物如阿昔洛韦、更昔洛韦等无确切疗效。该患者经更昔洛韦治疗后，仍反复发热便血，也提示抗病毒药物疗效欠佳。应重视改善患者的免疫功能，此为提高治疗效果的重要因素。EB 病毒相关性肠炎属于疑难病，感染症状重，有演变为恶性增殖性疾病及淋巴瘤可能性。该患者肠镜病理提示 T 淋巴细胞增生，不排除早期淋巴瘤，应予以重视及早期识别。炎症性肠病合并机会性感染目前越来越受到临床医师的重视，感染的识别和控制对于缓解症状、改善预后十分重要。溃疡性结肠炎同时合并 EB 病毒感染在临床当中属于少见病例。在临床工作中，当发现肠镜下结肠出现纵行溃疡及铺路石样改变时，应注重除外机会性感染，避免误诊，并且积极予以治疗，避免出现严重并发症。

（整理：阮云双；审核：冯泽民）

病例 78　急性重症胰腺炎

一、病历摘要

(一)病史归纳

患者,男性,54 岁,因“胰管置入术后 1 年余,更换胰管支架术后 2 月”于 2016 年 3 月 8 日入院。

【现病史】

患者于 1 年前无明显诱因下出现腹痛,当时就诊于浙一,诊断为急性胰腺炎,予胰管支架置入,具体治疗不详。患者于 2 个月前出现类似腹痛,至浙一就诊,诊断为慢性胰腺炎。EUS 活检病理显示:找到少量柱状上皮细胞,(十二指肠乳头活检)黏膜中度活动性炎伴糜烂,建议手术。患者及家属拒绝行 Whipple 手术治疗,予更换胰管支架及输液治疗,好转后出院。10 余天前患者出现发热、腹泻,经治疗未见好转,且患者拒绝手术治疗。现患者为求进一步治疗,遂来我院就诊,门诊拟“慢性胰腺炎急性发作”收住入院。

病来神清,精神稍软,食欲差,夜寐差,二便无殊,体重明显减轻。

【既往史】

无殊。

【个人史】

每天吸烟 1 包,喝白酒 1 斤多。

(二)体格检查

体温 36.5℃,心率 79 次/分,血压 109/72 mmHg,呼吸 19 次/分。神志清,精神可,全身皮肤及巩膜无黄染,皮肤黏膜无瘀斑。颈软无抵抗,甲状腺未触及肿大。心(—),肺(—)。腹软,中上腹部有压痛,无反跳痛,肝(—),脾(—),无移动性杂音。肠鸣音 3～4 次/分,双肾无叩痛。

(三)辅助检查

【实验室检查】

1. 血常规+CRP:白细胞 12.6×10^{9}/L↑,中性粒细胞百分比 89.8%↑,C-反应蛋白 19.30 mg/L↑。

2. 脂肪酶>1500 U/L↑,淀粉酶 1299 U/L↑。

3. 血沉 24 mm/h↑。

4. 肝功能:总胆红素 20.9 μmol/L↑,直接胆红素 10.6 μmol/L↑,碱性磷酸酶 135 U/L↑,γ-谷氨酰转肽酶 74 U/L↑,门冬氨基酸转移酶 41 U/L↑。

5. 降钙素原变化 1.56→1.74→2.84 ng/mL↑。

6. 肾小管功能微量白蛋白 28.5 mg/L↑,*N*-乙酰基-β-D 葡萄糖苷酶 41.6 U/L↑,β_2-微球蛋白 567.3 μg/L↑。

7. 糖化血红蛋白 9.21%↑。

【影像学检查】

1.(浙一)B 超:①胆囊息肉;②胰腺主胰管扩张,内见偏高回声;③前列腺增生;④腹水。

2.(2016 年 3 月 11 日)CT:①急性胰腺炎伴胰腺周围坏死物包裹,胰腺头部强化程度减低,考虑局部坏死;②胰腺源性门静脉高压,脾大,门脉海绵样变,门脉主干血栓形成,肝总动脉,胃左动脉边缘毛糙,考虑局部受累;③肝内外胆管及胰管扩张;④胆囊炎;⑤腹腔少量积液,盆腔少量积液。

3. 2016 年 4 月 1 日 CT 与 2016 年 3 月 11 日大致相仿,增加了心包少许积液。

4.(2016 年 3 月 16 日)MR+MRCP 结论:①慢性胰腺炎急性发作可能,胰周坏死积聚,胰头颈部信号欠均匀,不除外局部坏死可能;②胆总管轻度扩张,肺内外胆管及胰管扩张,胆囊扩大壁增厚;③腹腔积液;④脾脏明显增大。

(四)目前诊断

1. 慢性酒精性胰腺炎急性发作,胰头坏死。

2. 主胰管扩张伴结石可能。

3. 胰管支架植入术后。

(五)诊治经过

入院予一级护理,禁食,并完善三大常规+OB+CRP、肿瘤指标、凝血功能、B超、全腹 CT+增强、肝肾功能等,予以生长抑素抑酶、泮托拉唑抑酸等。

二、临床思维分析

诊断:①患者,男,54 岁,因“胰管置入术后 1 年余,更换胰管支架术后 2 月”入院。②2 个月前腹痛诊断慢性胰腺炎急性发作,浙一建议 Whipple 手术,患者拒绝,予更换支架,好转后出院。③近 10 天来发热、腹痛、遂来我院就诊,以急性胰腺炎收住入院。④入院辅助检查:白细胞计数 12.6×10^9/L,中性粒细胞百分比 89.8%,C-反应蛋白 19.30 mg/L,脂肪酶>1500 U/L(5.6~51.3 U/L),淀粉酶

1299 U/L(15～125 U/L)，降钙素原 1.56 ng/mL，肝肾功能轻度异常。CT 示：①急性胰腺炎伴胰腺周围坏死物包裹，胰腺头部强化程度减低，考虑局部坏死；②胰腺源性门静脉高压，脾大，门脉海绵样变，门脉主干血栓形成，肝总动脉、胃左动脉边缘毛糙，考虑局部受累；③肝内、外胆管及胰管扩张；④胆囊炎；⑤腹腔少量积液，盆腔少量积液。

(一)慢性胰腺炎相关讨论

70%慢性胰腺炎与酒精有关，尸检酒精中毒者胰腺炎发生率高达 45%，为非饮酒病例的 50 倍。一般慢性胰腺炎的症状发生于饮酒 6～12 年以后，发生外分泌功能不全的时间约为 13 年，发生内分泌功能不全则一般在 20 年以后。进食高脂肪、高蛋白质的饮酒者易患慢性胰腺炎，高脂肪、高蛋白质的饮酒者对酒精更为敏感，酒精性胰腺炎在初期为细胞坏死，继之发生纤维化。酒精性胰腺炎者胰液内胰结石抑制蛋白减少，此种蛋白能抑制胰脏内不溶性钙盐形成，胰腺易发生钙化。酒精可引起 GPI 蛋白增加，此是成为蛋白栓子的一部分，在胰管内沉着，促使胰小管内蛋白栓子形成，引起胰管阻塞。

胰管支架置入目的也是降低胰管压力，慢性胰腺炎胰实质及胰管的纤维化导致的胰管狭窄使之比较僵硬，使用扩张导管和气中导管进行扩张通常较为困难。胰管狭窄时需要放置内支架引流，完全清除结石后置入支架，支架一般放置 2 年，每半年更换一次或复发时更换。有胰管结石行胰管括约肌切开，再行网篮取石气囊取石，有时需要配合体外超声振波碎石(ESWZ)或者直视下激光碎石。有胰管狭窄者先用扩张探条或气囊对狭窄段进行扩张，然后行胰管内支架置入。有狭窄性乳头炎者行 EPST，同时有胆管扩张者再行乳头括约肌切开，EST 胆胰管合流异常者行 EST 或 EPST。

胰管结石常见于慢性胰腺炎，约 90%的酒精性胰腺炎在长期随访中伴发胰管结石。目前小结石可以通过内镜下胰管括约肌切开、球囊和网篮清理、胰管扩张或者支架置入解决，对于大结石一般需要碎石或手术治疗。碎石包括 3 种：①机械碎石；②体外震波碎石(ESWZ)，使其碎成粉末从而有利内镜取石；③胰管镜引导下直接碎石，包括液电碎石和激光碎石。胰管镜通过胰胆管镜 SpyGlass 系统，经导线引导下直接插入胰管，用激光发生器相连的 1.2 mm 光纤探头进行体内激光碎石，碎石成功后通过网篮或者球囊导管取石。

(二)急性重症胰腺炎治疗

采用内镜乳头括约肌切开＋鼻胆管引流或鼻胰管引流，治疗急性重症胰腺炎可作为常规治疗手段。

非胆源性胰腺炎仍应积极进行 EST,因为:①急诊情况下无法准确鉴别是否为胆源性;②术前诊断为非胆源性胰腺炎,但在 ERCP 术中大都发现有胆管结石或微小结石存在;③非胆源性胰腺炎常伴有十二指肠乳头水肿、狭窄,导致胆胰管高压、胆汁逆流,EST + ENBD 是积极的对因治疗;④EST 损伤轻微,操作简便,利多弊少。

(三)急性重症胰腺炎病理生理改变

发病初期为胰腺水肿和腺泡破裂,导致全身急性生理功能紊乱;第二阶段表现为全身细菌感染常伴胰腺局部感染;最后阶段为局部病灶残存,形成假性囊肿、胰腺脓肿或腹膜后残腔。CT:出血坏死型胰腺炎。关于肿大胰腺内出现皂泡状的密度减低区,CT 增强后更为明显,坏死灶可分别位于胰腺头、体、尾,也可并存体、尾部,手术难度相对小一些,而胰头部手术难度大,胰头部坏死多采用非手术治疗(52%),但疗效与手术治疗比较,差异无显著性($P>0.05$)。急性胰腺炎引起腹水,大部分可经保守治疗,使腹水明显减少或完全吸收,胰脓肿 CT 值高于 20 单位,当其有气体影时诊断正确性更高。

(四)胰源性门静脉高压(PpH)(238 例)

发病原因:胰腺肿瘤 71.0%,急慢性胰腺炎 20.59%;在区域性门静脉高压中 60%患者有急慢性胰腺炎病史,约 10%患有胰腺肿瘤,占第二。PpH 发病原因是脾静脉栓塞或闭塞,即毗邻肿瘤组织纤维化压迫等外源性致病因素导致脾静脉闭塞,血管内皮受炎症因子刺激后,管腔阻塞、血管壁增厚,从而引起脾静脉血栓形成,导致胃-脾区域静脉回流呈脾静脉障碍,最终引起脾脏淤血肿大。此时脾胃区局限性静脉压力增高而门静脉和肠系膜上静脉压力则位置正常。PpH 主要引起孤立性胃底静脉曲张,多不伴有食管下段静脉曲张。

pHH 特点:①大多数患有原发性胰腺基础疾病;②多为胃底静脉曲张,少伴有食管下段静脉曲张;③脾淤血肿大;④转氨酶无明显改变;⑤部分患者有严重消化道出血症状。PpH 是门静脉高压中唯一能够完全治愈的疾病,外科手术多采取贲门、胃底周围血管离断+脾切除,以及介入治疗。

(五)门静脉海绵样变性的诊治

门静脉海绵样变性是由于门静脉主干或其分支部分或完全血流受阻,机体为减轻门静脉高压在肝门区形成大量侧支血管丛,这是机体保证肝脏、血流和正常肝功能的一种代偿性病变。它是形成肝前型门静脉高压症的原因之一,约占门静脉高压的 3.5%。

手术:脾切除,贲门周围血管离断,脾肾静脉分流术。脾切除断流加分流的联合手术，不但能消除脾亢，适当降低门静脉压力，防止门静脉高压胃病，有效防止出血，而且可维持较合适的肝脏血流灌注量，对维持肝正常代偿功能非常重要。

(六)门静脉血栓形成诊疗

门静脉血栓形成(PVT)病因较多，依次为肝脏慢性疾病(以肝硬化为主)、腹部外科手术、周围器官病变、对门静脉压迫恶性肿病、血液系统疾病等、口服避孕药或妊娠新生儿脐静脉插管，以及门静脉血流淤滞性疾病等。

门静脉血栓诊断：难以控制的复发性上消化道出血和腹水；慢性门静脉血栓；不易缓解的腹胀、腹泻、上腹隐痛、顽固性腹水等。

门静脉血栓影像学诊断：①超声：管腔内低、中等实性回声充填，与管壁分界清晰。CT：当门静脉完全阻塞时，增强 CT 表现"双轨征"，CT 典型征象是门静脉腔内出现不强化低密度条状或块状病灶。由于血栓段血管壁有滋养加血管，偶尔可发现其周边有环形强化。②一旦诊断确立，早期抗凝、溶栓治疗，抗凝药物首选肝素或低分子量肝素、溶栓尿激酶门静脉滴注。治疗：联合治疗：1～5 天皮下注射低分子量肝素 3000 U，1 次/日；第 3 天口服华法林 5 mg，1 次/日；5 天后停用低分子量肝素，改为单独口服华法林抗凝，监测 INR 及 PLT。腹腔内感染所致腹膜炎，细菌内毒素可致凝血功能异常，血管内皮细胞损伤，从而导致 PVT 形成。原发性找不出原因的占 53.85%，继发性腹腔感染占 15.38%，肝硬化门静脉高压占 12.80%，手术外伤占 17.95%。

(七)本例反思

1. 患者 1 年余前所患急性胰腺炎，其原因为何当初未有阐明。

2. 当时胰管狭窄、支架放置之前是否探明胰管内有否结石(90%酒精性胰腺炎长期随访伴发胰管结石)。根据患者个人史，每天饮白酒 1 斤多，不知多少年。根据 70%慢性胰腺炎高达 95%是非饮酒的 50 倍，一般慢性胰腺炎的症状发生在饮酒 6～12 年后。酒精性胰腺炎患者的胰腺内胰结石抑制蛋白减少，此时形成蛋白栓子的一部分，可引起胰管阻塞。

3. 根据本院 MRCP，胰管扩张内少许圆形信号，可能为胰管结石，不知 1 年前放胰支架前是否结石，是否清除，必须在消除后才能放置支架。2 个月前更换支架时，胰管内是否有支架未清除？若存在，则引流效果不佳。

4. 目前根据影像学 MRCP 存在肝内胆管扩张、胰管扩张，可能腹部或乳头存在狭窄，因此不仅要解决胰管排空，亦要考虑胆道排空，故应 Oddi 括约肌切开术。

5. 根据文献，急性胰腺炎胰头有坏死，外科手术和内科治疗效果无显著差异，$P>0.05$。

6. 胰源性门静脉高压：脾静脉闭塞使脾脏淤血性肿大；腹腔感染、脾静脉纤维化，血管内皮细胞炎症致使脾静脉血栓。

7. 门静脉血栓形成原因：腹腔器官感染细菌内毒素致凝血功能异常。血管内皮细胞损伤使门静脉血栓形成。治疗：抗凝首选肝素或低分子量肝素，溶栓尿激酶静脉滴注。

8. 门静脉海绵变性原因：门静脉主干或其分支血栓受阻。肝脏血流代偿肝门区域形成大量侧支血管丛。治疗：脾切除，贲门周围血管断流术，脾肾静脉分流。

9. 目前患者情况不允许上述手术治疗，急需解决慢性胰腺炎急性发作，胰头坏死，可采用内科综合治疗。内科治疗：①禁食、胃肠减压；②抑酸 PPI；③生长抑素抑制外分泌；④抑制胰酶活性加调脂；⑤抗生素抗感染（广谱）；⑥内镜治疗，EST，放置支架等。

三、年轻医生的感悟

急性重症胰腺炎（SAP）占急性胰腺炎病例的 10%～15%，其病因复杂，病情危重，并发症多，易引起全身多脏器功能损害，预后不良，病死率高，近年发病率有逐年增加趋势。随着循证医学的发展，本病的治疗更加趋于科学化。目前一致认为，胰酶激活自身消化、胰腺血液循环障碍、白细胞过度激活是 SAP 的主要发病机制。SAP 的内科保守治疗为主的综合治疗是十分重要的，而不像过去过分强调早期手术治疗。内科治疗主要包括：抑制胰酶活性和减少胰液的外分泌、改善微循环、营养支持、防治感染、内镜治疗、中药应用、早期血液滤过及脏器功能的维护等。但同时，手术治疗也是治疗急性重症胰腺炎的方案。对于早期的急性重症胰腺炎患者，适合选用非手术治疗，但是对于那些合并感染、伴胆道梗阻的患者，如果在采取保守治疗之后患者还出现腹腔积液增多，也不能对脏器功能进行改善时，可以采用外科手术治疗。临床症状较重者，应根据病情给予急诊手术。在评估患者病情时一定要做到综合全面，不能仅将眼光局限于自己所处的专业范畴，在适当时机选择适当的治疗方案，必要时请相关科室组织多学科治疗，以求给予患者个体化的最优治疗方案。

（整理：孙橹；审核：冯泽民）

病例79 胰源性门静脉高压

一、病历摘要

(一)病史归纳

患者,男性,59岁,因“发热伴腹痛2天”于2016年1月20日入院。

【现病史】

患者2天前无明显诱因下出现寒战发热,伴出冷汗,最高体温37.5℃,全身乏力,酸痛,伴左上腹部疼痛,深呼吸时明显,前倾体位时缓解。自述夜间上腹部可触及一约乒乓球大小包块,按压后可消退,未予以处理。无腹胀,无反酸嗳气,无恶心呕吐,无呕血黑便等不适。患者上述症状未有改善,现为求进一步治疗,来我科就诊。

病来神志清,精神可,纳、寐均可,体重无明显增减。

【既往史】

2015年9月2日有机磷农药中毒史。2年前高处坠落伤,左侧肋骨骨折。12天前于我科内镜中心行胰腺假性囊肿穿刺+支架安置术。(内镜下胃-胰头支架安置术,当时胰头假性囊肿12.0 cm×9.0 cm,现胰头假性囊肿已消退,可见引流支架)。否认结核等传染病史,否认其他手术及重大外伤史,否认输血史,否认过敏史,预防接种史不详。

【个人史】

抽烟近40年,1天1包,其余无殊。

(二)体格检查

体温36.4℃,心率102次/分,血压101/67 mmHg,呼吸19次/分。巩膜无黄染,心肺听诊阴性,腹软,左上腹轻压痛,无反跳痛,肝脾未及,左肾区叩击痛,右肾区无叩痛。心率102次/分,律齐,未及病理性杂音,肠鸣音4次/分。双下肢不肿。

(三)辅助检查

【实验室检查】

1. 血常规+CRP:白细胞计数13.4×10^9/L↑,中性粒细胞74.0%↑,血小板计数236×10^9/L,C-反应蛋白220.4 mg/L↑。

2. 血沉：95 mm/h。

3. 尿常规：蛋白+。

4. 肾小管功能：维生素 A 结合蛋白 7.14 mg/L↑，微量白蛋白为 42.9 mg/L↑，$β_2$ 微球蛋白 1647.3 μg/L↑，N-乙酰基-β-D 葡萄糖苷酶 43.8 U/L↑，免疫球蛋白 2.20 mg/dL↑。

5. 降钙素原：0.10 ng/mL。

【影像学检查】

1.(2016 年 1 月 22 日)CT 全腹平扫+增强示：①胰腺炎伴胰周液体积聚及胰腺假性囊肿(4.5 cm×3.7 cm)形成，与 2016 年 1 月 6 日 CT 比较胰尾部病灶扩大；②胃底周围静脉及胰头周围系膜静脉迂曲、增粗，考虑胰源性门静脉高压所致；③脾肿大；④肝内多发囊肿；⑤前列腺点状钙化灶。

2.(2016 年 1 月 29 日)CT 全腹平扫+增强示：①胰腺炎伴胰周改变，与前片(2016 年 1 月 22 日)大致相仿；②胃底周围静脉及胰头周围系膜静脉迂曲、增粗，考虑胰源性门静脉高压所致；③脾肿大；④肝内多发囊肿；⑤前列腺点状钙化灶。

3.(2016 年 1 月 23 日)胸部 CT 示：右肺上叶陈旧性病灶，右肺下叶纤维灶，两下胸膜增厚，肝囊肿可能。

(四)目前诊断

1. 胰源性门静脉高压。

2. 脾肿大。

3. 胰头部假性囊肿。

(五)诊治经过

入院予一级护理，禁食，并完善三大常规+OB+CRP、肿瘤指标、凝血功能、B超、全腹 CT+增强、肝肾功能等，予以泮立苏抑酸、头孢他啶抗感染、补液等治疗，中药予扶正祛邪为主。

二、临床思维分析

诊断：①男性，59 岁，发热伴腹痛 2 天，体温 37.5℃。伴左上腹疼痛，上腹部可触及一约乒乓球大小包块，触压消退。②患者于入院 12 天前因胰腺假性囊肿，在超声内镜指引下行囊肿穿刺+支架安装(当时胰头处假性囊肿 12.0 cm×9.0 cm，现胰头假性囊肿已消退至 4.5 cm×3.7 cm)，胃底周围静脉及脾头部周围系膜静脉迂曲、增粗，考虑胰源性门静脉高压所致脾肿大。③根据目前所掌握临床资料符合胰源性门静脉高压诊断(i. 患者有明确的胰腺疾病，原有胰头及胰假性囊肿，目前由于胰腺疾病导致胰源性门静脉高压；ii. 患者无肝炎、肝硬化病史，肝功能正常；

iii. CT示脾大，但无明显脾功能亢进表现；iv. 无胃底静脉曲张破裂而引起上消化道出血）。

（一）胰腺假性囊肿治疗讨论

急性胰腺炎所致胰腺假性囊肿（PPC）自然消退率在50%以上，慢性胰腺炎PPC自然消退率小于10%。急性胰腺炎囊肿发生率6.0%～18.5%，慢性胰腺炎囊肿发生率20%～40%，假性囊肿直径<6 cm，一般不会出现临床症状。

PPC治疗：经皮置管引流，大多在CT或超声引导下进行，可放置1根或多根引流管，在出现感染等情况下可立即行穿刺引流，主要并发症为出血、败血症、胰瘘等。

内镜治疗：建立囊肿与消化道之间的通道。①内镜直视下穿刺置管引流；②超声内镜下穿刺引流；③内镜下经十二指肠乳头胰腺内置管引流。囊壁厚度在0.3～1.0 cm之间较适合内镜下穿刺引流。

内镜治疗注意事项：①囊肿与消化道壁之间的距离<1 cm，穿刺部位选择囊肿膨出最明显处。②囊肿直径大于5.0 cm，首先应行胰管造影。如胰管与囊肿交通，经十二指肠乳头引流首选；如无交通，则可选择囊肿或十二指肠引流。

手术治疗：指征包括内镜和介入治疗失败或禁忌证，如肝硬化静脉曲张、囊肿出血、感染、怀疑囊性肿瘤等。

囊肿直径<6 cm，尤其是发病在6周内，有可能有自愈性，>6周至1年的仍有60%胰腺假性囊肿自行消退。

胰腺巨大假性囊肿可行超声内镜（EUS）引导下胃支架引流。目前经内镜微创治疗胰腺假性囊肿主要有两种方法：一种是在内镜直视下的胃或十二指肠受压隆起处穿刺点穿入囊腔，然后放置内支架；另一种是在EUS引导下寻找最佳穿刺点进行穿刺置管。EUS引导下成功率为88.5%，引导管于术后7～10 d拔出，复发率为6.7%，在某些选择性病例可替代外科手术。

（二）区域性门静脉高压症（RpH）

胰源性RpH的诊断：没有肝病背景，肝功能检查正常或基本正常的胃底食管静脉曲张者，同时有复发胰腺疾病，更应考虑胰源性RpH。有相关症状，如黑便、慢性胰腺炎及腰背痛。诊断脾静脉阻塞时可脾门静脉造影、经皮肝门静脉造影。CT对节段性脾静脉栓塞较为特异，尽管胰源性RpH多源于胰尾病变，但胰头病变也可以导致。对于外压性脾静脉阻塞，若术中切除病灶压力改善可考虑保脾，合并有出血史者则同时做断流术。若单纯性切脾易发再出血，对因重要脏器功能障碍不能耐受手术者，可介入治疗，选择性脾动脉栓塞。

208 例胰源性门静脉高压(PpH),其中慢性胰腺炎 41.3%,假性囊肿 16.8%,胰腺肿瘤 35.0%,其中慢性胰腺炎是引起 PpH 的首要原因,主要与脾静脉血栓形成有关。急慢性胰腺炎引起脾静脉血栓形成是多因素作用的结果:①长期的炎症累及到脾静脉,血管内皮炎症改变,静脉内膜损伤,激活凝血系统导致血栓形成;②形成的假性囊肿压迫刺激脾静脉;③血液瘀滞引起高凝状态以及低灌注;④疾病后期胰腺发生纤维化使脾静脉受压迫、管腔狭窄。脾静脉梗阻后主要通过 2 条备用途径进行血液分流:通过胃短静脉经胃黏膜下血管至胃冠状静脉,回流至门静脉(PV)主干,因 PV 压力大多正常,食管下端静脉较易通过胃管状静脉回流,故临床上多表现为孤立性胃底静脉曲张,而食管下端静脉曲张少见。

PpH 临床特征:①有明确的胰原发疾病;②肝功能良好,通常无肝炎和肝硬化等基础病;③钡餐或胃镜见孤立的胃底静脉曲张,食管静脉曲张少见;④不同程度的脾大,腹水相对少见。

胰源性区域性门静脉高压约占全部门静脉高压的 5%,是目前唯一可治愈的门静脉高压症。PpH 有上消化道出血症状,其中单纯胃底静脉曲张 77.08%,胃底合并食管静脉曲张 16.67%,食管下端静脉曲张 6.25%,对于严重胰腺疾病,包括胰尾肿瘤及胰尾假性囊肿,医学上主张联合胰尾及脾局限性切除。

结合本病例,胰源性门静脉高压见于胰腺疾病,主要是急慢性胰腺炎,长期炎症累及脾静脉,血管内皮炎症改变,静脉内膜炎症损伤,激活凝血系统导致血栓,或脾静脉狭窄、纤维化。进行分流,通过胃短静脉经胃黏膜下血管至胃冠状静脉,回流至 PV,故临床上多表现为孤立性胃底静脉曲张,而食管下端静脉曲张少见。治疗联合胰尾及脾切除,若有上消化道出血应加断流术。本例胰头巨大胰腺囊肿在超声内镜指导下穿刺放入支架引流成功。内镜治疗应注意:①囊肿与消化道壁间距离<1 cm,穿刺部位应选择囊肿膨出最明显处。②囊肿直径大于 5.0 cm,首先应行胰管造影。如胰管与囊肿交通,经十二指肠乳头引流首选;如无交通,则可选择囊肿或十二指肠引流。

三、年轻医生的感悟

本例中患者因腹痛发热就诊,需要根据腹痛的位置、性质及相关伴随症状,结合全腹部增强 CT 等影像学检查,明确病因,从而确定下一步诊疗方案。患者既往有胰腺假性囊肿病史,此次出现腹痛及腹部包块,考虑症状与胰腺假性囊肿相关,但也应该与其他腹腔占位性病变进行鉴别,重点参考影像学检查。胰腺假性囊肿的治疗要根据囊肿的大小、位置、是否存在并发症等灵活选择,部分囊肿有自愈的可能,是否进行干预,也要经过仔细判断考量。患者因胰腺病变出现胰源性门静脉高压，需排除其他引起门静脉高压的疾病，重点询问患者是否有肝脏疾病史，包括肝炎、肝硬化、肿瘤等，另外还应该明确患者是否出现门静脉高压相关的并发症，评估肝功能、凝血功能，是否有消化道出血、腹水等，关注脾脏大小、是否存在脾功能亢进等，以帮助进一步的诊断和治疗。

（整理：孙橹；审核：张虹）

病例 80　显微镜下多血管炎

一、病例摘要

(一)病史归纳

患者,女,49 岁,因"维持性血透 1 年余,内瘘闭塞 20 天"于 2016 年 10 月 13 日入院。

【现病史】

患者 1 年余前无明显诱因下出现恶心、乏力,无呕吐,无头痛,无胸闷心悸,无水肿等不适,遂前往温岭市人民医院就诊,查尿蛋白 2+,血肌酐 600 μmol/L,血压 180/100 mmHg,诊断为"慢性肾炎 CKD5 期",予降压、护肾等治疗。后患者恶心、乏力症状逐渐加重,并出现反复呕吐,遂前往玉环某院就诊,查血肌酐 1600 μmol/L,遂行右股静脉临时血透管置管术,并行维持性血透治疗。后患者前往上海瑞金医院行左上肢动静脉内瘘成形术,术后约 2 月余患者予拔除股静脉临血透导管,并以左上肢内瘘为血透通路行维持性血透每周 2～3 次治疗。1 周前患者血透结束后出现内瘘动脉穿刺点渗血,予棉球加压、手指按压止血后未再渗血。当日夜里患者再次出现动脉穿刺点渗血,予当地医院就诊,予止血带加棉垫加压包扎后未再渗血。次日凌晨 4 点患者发现动静脉内瘘震颤、杂音消失,并可触及静脉条索感,前往当地医院就诊,诊断为"动静脉内瘘闭塞",遂予行右侧股静脉临时血透导管插管,并行血透治疗。当天夜里患者当地医院查血常规+CRP:WBC 13.71×10^9/L,NE 83.3%,Hb 93 g/L,CRP 176.68 mg/L。肺部 CT 示:两肺下叶感染考虑,两肺结节、团块影,请结合临床,建议进一步检查,两肺胸膜略厚。当地医院予继续维持性血透,头孢哌酮舒巴坦钠 2.0 g q12h 抗感染及降压、护肾等治疗后,患者仍有发热,偶有咳嗽、咳痰。现为进一步治疗,拟"①慢性肾炎 CKD5 期维持性血透;②左上肢动静脉内瘘闭塞;③肺部感染"收治入院。

有高血压病史 1 年余,最高血压 200/100 mmHg,现予口服氨氯地平 5 mg qd,倍他乐克缓释片 47.5 mg qd 降压治疗,血压控制可。既往有子宫功能性出血病史,今年 2 月曾在我科住院治疗。有青霉素皮试阳性病史,表现为风团红疹瘙痒。

病来神志清,精神软,睡眠可,胃纳差,少尿,尿泡沫增多,便秘,大便 2～3 天

1次，体重无明显增减。

【既往史】

既往有子宫功能性出血病史，否认糖尿病、冠心病等重大内科疾病；否认肝炎、结核等传染性疾病；否认外伤史、手术史、输血史及中毒史。有青霉素皮试阳性病史，表现为风团红疹瘙痒。否认其他药物及食物过敏史。预防接种史随社会。

(二)体格检查

体温37.9℃，心率80次/分，血压187/106 mmHg，呼吸20次/分。神志清，精神可，贫血貌，睑结膜及指甲苍白，皮肤、巩膜无黄染，颜面、肢体无浮肿，浅表淋巴结未及肿大，气管居中。右肺呼吸音清，左下肺呼吸音偏低，未闻及明显干湿啰音。心率80次/分，律齐，未闻及明显病理性杂音。腹软，无压痛及反跳痛，肝脾肋下未及，双肾区叩痛(—)。四肢关节无畸形。左上肢内瘘未扪及震颤，听诊血管无杂音，可扪及条索状血管。左上肢轻度肿胀，伴局部皮肤发红、皮温增高。右股静脉带入临时血透导管1根，固定妥，外敷料干洁。NS(—)。

(三)辅助检查

【实验室检查】

1.(2016年10月8日，外院)血常规+CRP：WBC 13.71×10^9/L，NE 83.3%，Hb 93 g/L，CRP 176.68 mg/L。

2.肝肾功能示：Scr 908 μmol/L，BUN 20.9 mmol/L，白蛋白30.7 g/L，余正常。

3.(2016年10月11日，外院)血常规+CRP：WBC 17.64×10^9/L，NE 84.1%，Hb 98 g/L，CRP 180 mg/L；降钙素原3.89 ng/mL。

【影像学检查】

肺部CT示：两肺下叶感染考虑，两肺结节、团块影，请结合临床，建议进一步检查，两肺胸膜略厚。

(四)目前诊断

1.慢性肾炎CKD5期，维持性血透。

2.左上肢动静脉内瘘闭塞。

3.肺部感染。

4.高血压3级(极高危)。

(五)诊疗经过

入院后治疗继续予维持性血透，益比奥纠正贫血，氨氯地平、倍他乐克降压，头孢他啶抗感染，沐舒坦化痰等治疗。(2016年10月14日)血常规+CRP：白细胞计数

10.6×10^9/L，中性粒百分数 82.4%，淋巴百分数 7.9%，中性粒绝对值 8.73×10^9/L，淋巴绝对值 0.84×10^9/L，红细胞计数 2.50×10^{12}/L，血红蛋白 80 g/L，红细胞比容 0.232%，血小板计数 325×10^9/L，超敏 C-反应蛋白 170 mg/L。ESR 血沉＞140 mm/h。降钙素原 3.49 ng/mL。尿常规：蛋白质 3＋，红细胞（镜检）1＋/HP，白细胞（镜检）5/HP。肝肾功能尿酸 630.0 μmol/L，肌酐 1323.9 μmol/L，尿素氮 35.84 mmol/L，钾 6.10 mmol/L，钙 2.41 mmol/L，镁 1.16 mmol/L，磷 3.03 mmol/L，白蛋白 34.9 g/L，谷丙转氨酶 4 U/L。巨细胞病毒抗体 IgG＞250.0 AU/mL。（10 月 17 日）凝血类：凝血酶原时间 14.9 s，活动度 59%，D-二聚体：6.57 mg/L FEU。肝炎类、HIV＋RPR 均为阴性。G 试验、GM 试验阴性，导管血及外周血培养、痰培养未培养出细菌。心电图示：窦性心动过速。心超示：心脏房室大小正常；左心功能测定正常；心动过速。（10 月 14 日，我院）肺部 CT 平扫示：①两肺多发斑片影及团片影，考虑炎症性病变可能，必要时 CT 增强检查。②两侧胸腔积液。附见：肝右叶钙化灶。请呼吸科会诊后，10 月 14 日起予美罗培南针（倍能）0.5 g ivgtt q12h 抗感染治疗。

2016 年 10 月 17 日予拔除右股静脉临时血透导管，并予右颈内静脉长期血透导管置管。

患者经倍能抗感染治疗后体温波动于 36.7℃至 38.2℃之间，10 月 20 日行肺部 CT 平扫＋增强提示：两肺多发斑片影及团片影，与前片（2016 年 10 月 14 日）相仿。两侧胸腔积液伴左下肺外压性不张，左侧胸腔积液量较前稍增多。（2016 年 10 月 20 日）肝肾功能葡萄糖 9.18 mmol/L，肌酐 344.2 μmol/L，白蛋白 35.8 g/L，球蛋白 36.9 g/L，谷氨酰转肽酶 42 U/L。血常规＋CRP：白细胞计数：12.7×10^9/L，中性粒百分数 87.2%，血红蛋白 84 g/L，超敏 C-反应蛋白 36 mg/L。血沉 117 mm/h。降钙素原 2.47 ng/mL。（10 月 21 日）凝血类：凝血酶原时间 12 s，D-二聚体 5.35 mg/L FEU。血抗结核抗体（＋）。PPD 试验：阴性。（10 月 21 日）呼吸科会诊：患者 CRP、PCT 较前下降，D2 聚体增高，患者肺部病灶尚需排除肺栓塞可能。建议：①胸水 B 超＋定位，必要时胸腔穿刺抽液；②肺动脉 CTA 检查；③同意贵科治疗。建议已执行。（10 月 21 日）行胸腔穿刺引流术，术后引流出棕红色胸腔积液约 650 mL。送检胸腔积液生化示：葡萄糖 5.76 mmol/L，总蛋白 44.7 g/L，白蛋白 24.9 g/L，球蛋白 19.8 g/L，白球比 1.26，腺苷脱氨酶 6 U/L，乳酸脱氢酶 252 U/L。胸腔积液常规：胸腔积液 RT 颜色：黄红；透明度：浑浊；李凡他试验：阳性；有核细胞计数 7200.00×10^6/L，细胞分类 43200，分叶核细胞 85.00%，淋巴细胞 10%，间皮细胞 2%，单核巨噬细胞 3%。胸腔积液培养＋药敏、胸腔积液革兰氏染色涂片未见异常。(10 月 24 日)再次送检胸腔积液:胸腔积液 RT 颜色:红;透明度:清晰;凝块:无凝块;李凡他试验:阴性;红细胞计数 1757.00×10^6/L,有核细胞计数 567.00×10^6/L,分叶核细胞 24.00%,淋巴细胞 72%,间皮细胞 2%。胸(腹)水生化:葡萄糖 6.31 mmol/L,总蛋白 41.5 g/L,白蛋白 22.4 g/L,球蛋白 19.1 g/L,白球比 1.17,腺苷脱氨酶 5 U/L,乳酸脱氢酶124 U/L。(10 月 24 日)复查血常规+CRP:白细胞计数 9.5×10^9/L,中性粒绝对值 6.24×10^9/L,嗜酸粒绝对值 0.62×10^9/L,红细胞计数 2.20×10^{12}/L,血红蛋白 66 g/L,红细胞比容 0.205%,血小板计数 287×10^9/L,CRP 40 mg/L。血沉>140 mm/h。ALB+TP+电解质(非急诊):钾 5.43 mmol/L,总蛋白 63.7 g/L,白蛋白 31.2 g/L,球蛋白 32.5 g/L。心肌酶谱:乳酸脱氢酶 208 U/L。凝血类:D-二聚体 7.50 mg/L FEU。

10 月 24 日起予伏立康唑(威凡)针 0.2 g q12h 诊断性抗真菌治疗。10 月 25 日晚上患者体温升高至 39.2℃,予吲哚美辛 1/2 颗塞肛后体温下降至 36.6℃。后患者体温反复波动在 37~38℃之间。

(2016 年 10 月 26 日)肺动脉 CTA 示:两肺多发斑片影及团片影,较前片(2016 年 10 月 20 日)部分吸收。两侧胸腔积液伴左下肺外压性不张,与前片大致相仿。肺动脉 CTA 未见明显管腔狭窄征象。(10 月 27 日)血常规+CRP 示:白细胞计数 6.7×10^9/L,中性粒百分数 62.4%,嗜酸粒百分数 14%,红细胞计数2.11×10^{12}/L,血红蛋白 65 g/L,血小板计数 217×10^9/L,CRP 33 mg/L。返回 ANA 未见异常。(10 月 28 日)返回 ANCA 示:pANCA 阳性,EL-pANCa(弹性蛋白酶)阳性。

(10 月 31 日)复查血常规+CRP:白细胞计数 8.3×10^9/L,中性粒百分数 71.4%,嗜酸粒百分数 8.6%,红细胞计数 2.15×10^{12}/L,血红蛋白 67 g/L,血小板计数 230×10^9/L,CRP 25 mg/L。血沉 116 mm/h。降钙素原 1.71 ng/mL。凝血类:D-二聚体 5.72 mg/L FEU。再次送检外周血及导管血培养+药敏未见异常。(11 月 3 日)复查肺部 CT 平扫:两肺多发病灶,考虑感染,建议治疗后复查。右肺中叶及左肺上叶结节,建议 CT 增强扫描。心包积液。两侧胸腔积液伴左肺部分膨胀不全改变。患者经倍能抗感染 3 周,伏立康唑针(威凡)诊断性抗真菌治疗 1 周,复查肺部 CT 提示病灶未吸收,且出现新的病灶。(11 月 4 日)起予停用倍能、伏立康唑,改予左氧氟沙星针 0.2 g q12h 抗感染。经抗感染治疗患者肺部病灶未吸收且有进展,结合 ANCA 谱检查结果,考虑有血管炎的可能性,11 月 6 日、11 月 7 日、11 月 8 日连续 3 天予 DXM 5 mg 静推抗感染治疗。

(2016 年 11 月 7 日)复查血常规+CRP:白细胞计数 8.1×10^9/L,中性粒百分数 63.9%，淋巴百分数 17.8%，红细胞计数 2.17×10^{12}/L，血红蛋白 66 g/L，CRP 20 mg/L。降钙素原 1.30 ng/mL。（11 月 7 日）复查血常规＋CRP：白细胞计数 10.1×10^{9}/L，中性粒百分数 84.3%，淋巴百分数 9.3%，红细胞计数 2.12×10^{12}/L，血红蛋白 65 g/L，CRP 4 mg/L。（11 月 8 日）复查凝血类：D-二聚体 3.11 mg/L FEU。

近一周患者体温波动在 36.8℃至 37.5℃，无明显胸闷气急，无咯血，偶有咳嗽，无明显咳痰等不适。床边监护示生命体征平稳，氧饱和度 95%～99%，HR 92～110 次/分，血压正常。患者目前血象、CRP、降钙素原较前明显好转，但患者肺部病灶有进展。

（六）最终诊断

1. ANCA 相关性血管炎。
2. 慢性肾炎 CKD5 期维持性血透。
3. 左上肢动静脉内瘘闭塞。
4. 肺部感染。
5. 高血压 3 级（极高危）。

二、临床思维分析

患者女性，49 岁，维持性血透一年余。1 年前尿蛋白 2＋，血肌酐 600 μmol/L，血压 180/100 mmHg。诊断为慢性肾炎 CKD5 期，行维持性血透治疗，以左上肢内瘘为血透通路，每周透析 2～3 次。曾发生内瘘闭塞，当天行右侧股静脉临时血透导管置术。当天夜里患者出现发热，寒战，体温最高 38.5℃，并伴咳嗽、咳痰，肺部 CT 示两肺下叶感染考虑，两肺结节团块影，两肺胸膜略增厚。曾使用倍能抗感染 3 周，伏立康唑针诊断性抗真菌治疗 1 周。肺部病灶未吸收，且出现新的病灶。ANCA（＋），考虑血管炎可能。抗中性粒细胞胞浆抗体相关血管炎（ANCA）双肺受累多见，可出现斑片状影、结节影、团块影、磨玻璃影、网络状或蜂窝状影，胸腔积液，激素治疗有效。本例使用地塞米松 5 mg iv×3 d 后血 CRP、降钙素原明显好转。本例患者 P-ANCA（＋），EL-ANCA（＋），弹性蛋白酶（＋）。ANCA 按照荧光类型可分 C-ANCA 胞浆型和 P-ANCA 核周型。在我国，ANCA 相关性血管炎中，MPA（显微镜下多血管炎）最多，约占 80%；GPA（肉芽肿性多血管炎，过去称为格纳肉芽肿病）占 20%。ANCA 相关性血管炎累及肾脏的可能性几乎为 100%，故患者肾功能衰竭的病因大概率是 ANCA 所致。该病累及消化系统可引起恶心呕吐，腹痛腹胀，血便，十二指肠溃疡，肠出血，肠穿孔；累及神经系统可出现周围神经病变，多发单神经炎，肢端麻木，偶尔有中枢神经累及；累及皮肤常表现为紫癜，通常出现下肢瘀斑、溃疡、结节、荨麻疹等；累及双眼可出现虹膜炎、葡萄膜炎、巩膜炎，导致红眼、眼痛,此外可有不规则发热、肌痛、关节痛等。

患者肺部基础病为 ANCA,胸腔积液常规示白细胞增高,中性粒细胞 85%,表明同时存在肺部感染及渗出性胸膜炎。下一步治疗应针对 ANCA 应用激素联合环磷酰胺治疗。

误诊原因分析及防范措施:本例在外院及我院就诊初期皆按照肺部感染治疗,分析其原因可能因肺部影像表现酷似肺炎,CRP 增高,WBC 增高,使得诊断思路发生转变。但使用倍能抗感染 3 周、伏利康唑抗真菌 1 周无明显效果(病灶无改变,反而增多),尤其是肾功能异常。假如一开始就将肾功能衰竭与两肺影像学改变结合起来,可能会提早考虑 ANCA 诊断。

(一)ANCA 相关性血管炎是一种全身多器官系统受累的自身免疫性疾病

1. 定义:ANCA 按照荧光类型可分 C-ANCA(胞浆型)和 P-ANCA(核周型)。在中国,ANCA 相关性血管炎中,显微镜下多血管炎(MPA)最多,约占 80%;GPA 约占 20%。MPA 多出现肺泡出血,累及肾脏,肾小球肾炎的可能性几乎 100%。GPA 和 MPA 的临床特征的确存在着部分重叠,两者关系并非绝对排他,越来越多使用 ANCA 相关性血管炎这一名称,而且治疗原则和方案完全一样。故严格细分 MPA 或 GPA 并无临床实际意义。

2. 临床表现:①全身症状:发热乏力,厌食,关节痛和体重减轻。②呼吸道症状。③肾脏损害:肾功能不全和肾衰。④神经系统受累:最常见于周围神经病变。因供应神经的血管炎导致缺血所致。⑤关节肌肉病变:30%有关节肌肉疼痛。⑥皮肤改变:皮疹,紫癜,皮肤溃疡,坏疽,荨麻疹等。

3. 实验室检查:ESR 明显升高,CRP 升高,WBC 升高,PCT 升高,免疫球蛋白升高,RF +,镜下血尿,尿 RBC > 5/Hp,或出现管型。ANCA 测定:胞质型(C-ANCA),核周型(P-ANCA)。90%的活动期肉芽肿性多血管炎 C-ANCA(+),病情静止期约 60%~70%阳性,80%的 MPA 患者 ANCA 阴性。X 线:GPA 患者胸片可见双肺多发病变。以下肺多见,病灶呈结节样,粟粒样,局灶性浸润,可有空洞形成。MPA 早期可发现无特征性肺部浸润影或小泡状浸润,双侧不规则结节片状阴影,空洞少见,可见继发于肺泡毛细血管炎和肺出血,中晚期可出现肺间质纤维化。

4. 诊断与鉴别诊断:临床呈全身多系统受累表现时应高度怀疑本病可能。肾活检安全且阳性率高,典型病理类型是肾小球毛细血管样纤维素样坏死及新月体形成。

5. 治疗:ANCA 相关血管炎治疗可分为诱导缓解治疗和维持治疗。

(1)诱导缓解治疗:泼尼松 1.0～1.5 mg/(kg·d),6～10 周病情好转后减量维持6～18个月。环磷酰胺口服 1.5～2.0 mg/(kg·d),对病情平稳的患者可 1 mg/(kg·d),维持一年以上。静脉注射丙球蛋白。

(2)维持缓解治疗:小剂量糖皮质激素联合硫唑嘌呤 1～2 mg/(kg·d),维持2 年左右。

由于 MPA 病情可急剧进展,早期积极治疗至关重要。未经治疗的 MPA 五年生存率仅为 10%。糖皮质激素药物治疗后五年生存率可达 70%～80%。

(二)ANCA 相关性血管炎多器官受累表现

1. ANCA 相关性血管炎肺损害

主要表现为慢性咳嗽和肺部游走性阴影,激素治疗有效,并且复发后查 MPO-ANCA 阳性,结合肺穿刺活检确诊为 ANCA 相关性血管炎,加用糖皮质激素和环磷酰胺再次缓解。本例中患者先后服用多种抗生素和止咳药物,症状明显缓解。胸部 CT 提示双肺散在结节,团块状阴影。ANCA 相关性血管炎累及器官以肾脏最多,肺脏其次,以呼吸系统症状为首发表现的患者并不少见。肺脏受累可出现咳嗽、咳痰、呼吸困难、咳血、胸痛等症状。双肺受累多见,可出现斑片状影、节结影、磨玻璃影、团块状影,网络状和蜂窝状影、肺空洞、胸腔积液等。病程中还可出现右耳和右眼受累。

误诊原因防范:其部分临床表现与肺部感染相似,如:①发热;②肺部影像表现;③白细胞增高。多次痰涂片可找到致病菌。促使思路转变的是:①多种抗生素治疗效果不佳;②很难用肺部感染解释肾脏病变。在系统抗感染治疗无效情况下,应考虑到非感染性疾病的可能,及时行相关检查,尽早明确诊断以改善预后。

2. ANCA 相关性血管炎肾损害

(1)肾外表现:50%ANCA 相关性坏死性肾小球肾炎患者伴有肺部病变,可有短暂的肺泡浸润至严重的致命的肺出血,发生率大约为 10%,其相关死亡率为50%。ANCA 相关小血管炎可有神经系统表现,周围神经病变,非典型多发性神经炎,偶尔有中枢神经累及。1/3 可有胃肠道病变,如十二指肠溃疡,肠出血或穿孔。虹膜炎、葡萄膜炎、巩膜炎,会导致红眼、眼痛、不规则发热、肌痛、关节痛等。

(2)肾脏受累:肾功能不全,严重者需要透析治疗。常有高血压(通常是由于缺血介导的肾素一血管紧张素系统的激活)。约半数患者表现为急进性肾炎,就诊时已进入周末期肾病而需要透析治疗。

(3)ANCA 相关性血管炎肾损害治疗

①单独使用激素。与激素联合环磷酰胺使用相比,其死亡率增加 5 倍,复发率

增加5倍。

②环磷酰胺加泼尼松。环磷酰胺1.5～2.0 mg/(kg・d)，同时口服泼尼松1 mg/(kg・d)，至少维持一个月，若症状有明显改善，激素每周减量5～10 mg。糖皮质激素治疗时间一般1.5～2.0年。

③甲氨蝶呤加泼尼松。

④透析治疗：大约有20%的ANCA相关性肾炎在做出诊断时需进行透析治疗。约有一半在治疗8～12周后可停止透析。

⑤肾脏移植：肾移植约有20%患者复发。

(三)显微镜下多血管炎(MPA)肺损害20例分析

20例MPA：咳嗽85%，呼吸困难80%；咳痰25%；咯血20%。95%ESR加快，55% CRP增高。90%的患者抗髓过氧化物酶抗体(MPO-ANCA)阳性，5%的患者抗蛋白酶3抗体(PR3-ANCA)阳性，5%患者MPO-ANCA和PR3-ANCA均阳性。肺外表现：①肾脏受累15例，血尿11例，蛋白尿7例，血肌酐升高12例，双下肢浮肿7例，尿量减少6例，高血压1例。②消化道表现：恶心、呕吐3例，腹痛、腹胀2例，腹泻1例，血便1例。③神经系统表现：6例，主要表现为肢端麻木。另外皮肤受累4例。实验室：肌酐增高12例，137～1065 μmol/L，血尿13例，蛋白尿7例，LDH升高2例。ANCA阳性19例，其中18例P-ANCA阳性，均识别MPO；1例C-ANCA阳性，识别PR3。治疗：甲泼尼龙冲击治疗3 d(0.5～1.0 g/d)，2例患者单用糖皮质激素，3例患者丙球冲击，2例患者行血浆置换。

三、年轻医生的感悟

患者慢性肾脏病V期，维持性血液透析，因血管通路失功住院，解决表面问题的同时，发现患者ANCA相关性血管炎可能性大。值得关注的是，本例中患者ANCA相关性血管炎的病程无法确定。1年前患者发现血肌酐升高，当时并无ANCA相关检测指标，肾功能受损的原因未明确。ANCA相关性血管炎肾脏累及普遍，严重者可导致急性肾衰竭，若治疗不及时，患者肾功能损伤不可恢复。本例中，患者首发症状为呼吸道，结合血液透析，患者抵抗力低下，起先考虑肺部感染，给予诊断性抗细菌及真菌感染治疗，但疗效不佳。后予以地塞米松静推，血象、CRP、降钙素原较前明显好转，但患者肺部病灶有进展。患者可行肺泡灌洗及胸穿，进行相应标本的培养以进一步排除感染。若排除感染后，可予以激素及免疫抑制剂治疗。

(整理：许超；审核：陈红波)

病例81　甲状旁腺瘤

一、病历摘要

(一)病史归纳

患者,女性,54岁,因“反复恶心、呕吐伴消瘦1月”于2016年1月27日由消化科门诊以“呕吐待查”收住入院。

【现病史】

患者于1月前无明显诱因下出现进食后恶心呕吐,吐出物为胃内容物,无呕血,伴有上腹部胀痛,胃纳差,大便2~3天1次,质干,无便血,伴口干多饮多尿,乏力,体重下降,近1月来体重减轻约5 kg。无头晕头痛,无恶寒发热,无胃灼热,无心悸胸闷气急等其他不适。半月前曾至当地卫生院就诊,查血常规未见异常;肝功能:碱性磷酸酶172 U/L;腹部B超提示轻度脂肪肝,肝囊肿,给予抑酸治疗后上述症状无明显缓解。患者为求进一步诊治,遂来我院就诊,由消化科门诊拟“呕吐待查”收住入院。

病来神清,精神软,睡眠安,胃纳差,小便次数增多,大便2~3天1次,质干,近1月来体重减轻约5 kg。

【既往史】

患者既往体质可,否认糖尿病、高血压、肝炎、结核、外伤、手术、过敏等病史。否认发病前服用中草药、保健品及任何西药。

【个人史】

无殊。

(二)体格检查

体温36.9℃,,心率55次/分,血压102/65 mmHg,呼吸19次/分。神志清,精神可,查体合作,浅表淋巴结未及肿大,全身皮肤及巩膜无明显黄染,颈软无抵抗,甲状腺未及明显肿大,质软无压痛。两肺呼吸音清,未闻及干湿啰音。心率55次/分,律明显不齐,可及频繁期前收缩,各瓣膜听诊区未闻及病理性杂音。腹平软,无压痛和反跳痛,肝脾肋下未触及,肠鸣音4次/分,双肾区无叩痛,NS(—)。

(三)辅助检查

【实验室检查】

1. 血常规:血小板计数 117×10^9/L↓,平均血小板体积 13.2 fl↑,淋巴细胞绝对值 1.0×10^9/L↓,余无殊。

2. 生化类:尿酸 553.4 μmol/L↑,碱性磷酸酶 210 U/L↑,钙 4.42 mmol/L↑,磷 0.64 mmol/L↓,余无殊。

3. 肿瘤类、甲状腺功能类、糖化血红蛋白、大便常规+OB、心肌酶谱、肌钙蛋白、BNP、免疫五项、血尿轻链等均无殊。

【影像学检查】

1. 全腹增强 CT:①胃窦处及十二指肠球部壁稍增厚,建议胃镜检查;②右肾结石,左肾囊肿;③盆腔少许积液。

2. 胃镜:慢性浅表性胃炎。

3. 肝胆胰脾 B 超:脾内偏高回声团,血管瘤考虑,肝胆胰未见明显异常。

4. 常规心电图:窦性心律、二度Ⅱ型窦房传导阻滞、窦性停搏待排,建议动态心电图检查。

(四)目前诊断

1. 恶心呕吐原因待查。

2. 高钙血症。

3. 肾结石。

4. 心律失常:二度Ⅱ型窦房传导阻滞。

(五)诊治经过

入院后予以完善各项检查,予补液,呋塞米利尿,泮立苏护胃,降钙素(鲑鱼降钙素)、唑来膦酸抑制骨溶解、降血钙等对症处理。

二、临床思维分析

(一)病例特点总结

1. 临床表现

患者,女性,54 岁,反复恶心呕吐伴消瘦 1 月;口干多饮多尿;明显乏力,体重减轻。

2. 既往史

既往无糖尿病、结核等病史。

3. 查体

体温 36.9℃,心率 55 次/分,血压 102/65 mmHg,呼吸 19 次/分。甲状腺未及明显肿大,心率 55 次/分,律明显不齐,可及早搏,肺(—),腹软,肝脾(—)。

4. 辅助检查

(1)高钙、低磷:钙 4.42 mmol/L,磷 0.64 mmol/L。

(2)碱性磷酸酶升高:碱性磷酸酶 210 U/L。

(3)全腹增强 CT:胃窦处及十二指肠球部壁稍增厚,右肾结石,左肾囊肿,盆腔少许积液。

(4)胃镜:慢性浅表性胃炎。

(5)心电图:二度Ⅱ型窦房传导阻滞。

(二)诊断思路

患者以恶心呕吐为主要临床表现,伴口干多尿多饮、乏力、体重下降,检查发现电解质紊乱、心律失常、肾结石等异常。因此本病例的诊断要点在于患者目前多系统症状及多项指标异常,应进行病因一元论或多元论鉴别讨论。

1. 恶心呕吐可能的原因分析

呕吐原因中消化系统疾病约占 77.14%,非消化系统疾病约占 20.23%。在非消化系统疾病所致的呕吐中,女性发病约占 2/3,且内分泌代谢疾病占大多数。故在排查非消化系统疾病所致恶心呕吐时,应重点进行内分泌代谢疾病的排查。

(1)消化系统疾病:常见的有食管反流类疾病、慢性胃炎、胃溃疡、十二指肠溃疡、胃癌、胆石症、胰腺炎、胰腺癌、急性肠炎、小肠肿瘤、肠梗阻、肠扭转、肝炎、溃疡性结肠炎、克罗恩病、结肠癌等。本病例虽以消化道症状收住消化科,但经全腹增强 CT、胃镜、B 超等检查,暂未发现明显消化道疾病依据,故患者反复恶心呕吐的病因可初步除外食管、胃肠、肝胆胰脾等消化道疾病所致,需重点考虑非消化道系统疾病所致,诊断思路需宽广。

(2)非消化道系统疾病:主要包括内分泌代谢系统疾病,如糖尿病酮症酸中毒(最多)、肾上腺皮质功能减退(较多)、甲状腺功能亢进、甲状腺功能减退、甲状旁腺功能亢进、抗利尿激素不当分泌综合征、垂体瘤、垂体空泡蝶鞍、原发性醛固酮增多症、嗜铬细胞瘤等;其他系统疾病,如慢性肾功能不全、巨幼红细胞性贫血、干燥综合征、早孕反应、急性心肌梗死等。

结合本例患者存在恶心呕吐伴口干多尿多饮、乏力、体重下降,血压略低,心律不齐,高钙、低磷,需重点鉴别以下疾病。

①甲状旁腺功能亢进症:甲状旁腺功能亢进症可分为原发性、继发性和三发性 3 类。原发性甲状旁腺功能亢进症,系甲状旁腺组织原发病变致甲状旁腺激素(parathyroid hormone,PTH)分泌过多而导致的一组临床症候群,包括高钙血症、

肾钙重吸收和尿磷排泄增加、肾结石、肾钙质沉着症和以皮质骨为主的骨吸收增加等。病理以单个甲状旁腺腺瘤最常见，少数为甲状旁腺增生或甲状旁腺癌。继发性甲状旁腺功能亢进症，常为各种原因导致的低钙血症刺激甲状旁腺增生肥大、分泌过多PTH所致，见于慢性肾病、骨软化症、肠吸收不良综合征、维生素D缺乏与羟化障碍等疾病。三发性甲状旁腺功能亢进症，是在继发性甲旁亢基础上，由于腺体受到持久刺激，发展为功能自主的增生或肿瘤，自主分泌过多PTH所致，常见于慢性肾病和肾脏移植后。本例患者表现为高钙、低磷、高碱性磷酸酶、肾结石，需高度怀疑甲状旁腺功能亢进症。高钙血症可导致恶心呕吐等消化道症状，且高血钙有渗透性利尿及抑制抗利尿激素作用，也可导致口干多尿多饮。故可进一步完善PTH等骨代谢标志物、甲状旁腺B超、甲状旁腺ECT等检查，进一步排查甲状旁腺功能亢进症，如明确为甲状旁腺腺瘤，需手术治疗。

②恶性肿瘤：一些恶性肿瘤如卵巢癌、小细胞肺癌，可直接分泌真性PTH，产生类似于甲状旁腺功能亢进的作用，而鳞状细胞癌、肾细胞癌、膀胱移行细胞癌等可产生甲状旁腺激素样蛋白(PTHrP)。上述肿瘤均可导致高钙血症，进而出现恶心呕吐、口干多尿多饮等高钙表现，此外肿瘤本身可导致乏力、体重下降等非特异性症状，故本例患者恶性肿瘤尚不能排除，可完善PTH、PTHrP、维生素D、肿瘤症状/体征相关检查等进一步协助诊治。

③肾上腺皮质功能减退症：肾上腺皮质功能减退症是指由于各种原因导致肾上腺皮质激素合成不足所致的疾病，可分为原发性和继发性。肾上腺皮质功能减退的临床表现可有乏力、倦怠、食欲减退、体重减轻、头晕、血容量不足导致的低血压等。慢性原发性肾上腺皮质功能减退症可合并暴露部位、易摩擦部位、齿龈、舌表面和颊黏膜的皮肤色素沉着。本例患者有恶心呕吐、乏力、体重减轻、血压略偏低，需怀疑肾上腺皮质功能减退症。患者皮肤黏膜未见明显色素沉着，可能与发病时间短有关。可进一步完善促肾上腺皮质激素(adreno cortico tropic hormone, ACTH)、皮质醇、肾上腺增强CT等以协助鉴别诊断，如明确为肾上腺皮质功能减退，需肾上腺皮质激素替代治疗。

④糖尿病酮症酸中毒：糖尿病是由遗传和环境因素共同引起的一组以糖代谢紊乱为主要表现的临床综合征。糖尿病酮症酸中毒是其急性并发症，是由于胰岛素分泌不足和升糖激素不适当升高引起的糖、脂肪、蛋白质和水盐酸碱代谢严重紊乱综合征。临床表现可包括失水、电解质紊乱、血压下降、消化道症状、急性心血管事件等。本例患者有恶心呕吐等消化道症状，口干多尿多饮伴消瘦等三多一少症状，以及乏力、血压偏低、电解质紊乱、心律失常等，虽糖化血红蛋白正常，仍需完善

血糖监测、尿常规、血气分析、糖耐量试验，以鉴别诊断糖尿病酮症酸中毒。

⑤多发性内分泌腺肿瘤综合征（multiple endocrine neoplasia，MEN）：多发性内分泌腺肿瘤综合征是指一个人发生 2 种或 2 种以上内分泌腺和（或）神经内分泌肿瘤或增生。肿瘤可为良性或恶性，可为具功能性（分泌活性激素并造成特征性临床表现）或无功能性，可同时出现或先后发生。其中，MEN1 的肿瘤组成主要是甲状旁腺、胃肠胰腺和垂体，可包括甲状旁腺腺瘤或增生、胃泌素瘤、胰高糖素瘤、垂体催乳素瘤、生长激素瘤、垂体无功能瘤、肾上腺皮质瘤、类癌等，临床表现可有甲状旁腺功能亢进症、糖尿病、多发性胃十二指肠/空肠溃疡等。本例患者如完善相关检查明确甲状旁腺功能亢进症、糖尿病等，需进一步鉴别诊断本病，可完善甲状旁腺 B 超、甲状旁腺 ECT、垂体增强 MRI、胰腺增强 MRI，并评估垂体、胰腺内分泌功能，行基因检测等。

⑥自身免疫性内分泌腺病综合征（autoimmune polyendocrinopathy syndrome，APS）：又称为免疫性内分泌病综合征，是指个人在一生中同时或先后发生的两种以上自身免疫性内分泌腺病和非内分泌腺病的一组疾病群。根据病因和临床特征，可分为Ⅰ型 APS 和Ⅱ型 APS，以Ⅱ型为多见。Ⅰ型 APS 包括：内分泌腺体疾病，如甲状旁腺功能减退症（75%）、性腺功能减退症（45%）、肾上腺皮质功能减退（60%）、甲状腺功能减退（12%）、1 型糖尿病（1%～4%）、垂体功能减退症（<1%）；非内分泌疾病，如慢性黏膜念珠菌病（74%）、吸收不良综合征（89%）、斑块状脱发与白癜风、IgG4 相关性系统性疾病、慢性活动性肝炎等。Ⅱ型 APS 包括：内分泌腺体疾病，如肾上腺皮质功能减退（70%）、自身免疫性甲状腺病（50%）、1 型糖尿病（55%）、性腺功能减退症（<1%）；非内分泌疾病，如白癜风/斑秃（<1%）、恶性贫血（<1%）、重症肌无力（<1%）、血小板减少性紫癜（<1%）、干燥综合征（<1%）、风湿性关节炎（<1%）、帕金森病（<1%）。本例患者如完善相关检查明确肾上腺皮质功能减退症、糖尿病、自身免疫性甲状腺病等，需鉴别诊断本病，可追溯家族史，完善自身抗体检测、基因检测等以进一步明确本病诊断。

2. 心律失常可能的原因分析

本例患者心电图示二度Ⅱ型房室传导阻滞。房室传导阻滞是指心电冲动从心房传导至心室的过程中，出现异常的延迟或不能抵达心室。按照阻滞程度的不同，可以分为一度、二度和三度的房室传导阻滞。二度Ⅱ型房室传导阻滞在心电图上可以表现为 PR 间期固定，且其时限大部分是正常的，但 QRS 波形间歇性脱落，传导比例可以为 2∶1、3∶1 或者是不等比例的阻滞，下传的 QRS 波形的形态大多是正常的。导致二度Ⅱ型房室传导阻滞的可能病因如下。

(1)心肌炎:心肌的局限性或弥漫性的炎性病变为主要表现的疾病。按病因可分为感染性和非感染性,如风湿性、细菌性、病毒性等。风湿性心肌炎患者中约1/4可伴有一度和(或)二度房室传导阻滞,以一度多见。病毒性心肌炎患者二度和三度房室传导阻滞并不少见,有时伴有束支传导阻滞,多表明病变广泛。

(2)急性心肌缺血或坏死:如急性心肌梗死、冠脉痉挛、主动脉瓣的狭窄或钙化、老年退行性病变等。

(3)传导系统功能性变:如迷走神经功能亢进、缺氧、电解质紊乱(如高钾、高钙、低钾)、药物性损伤(如洋地黄类药物)、甲亢等。

(4)手术损伤:射频消融的损伤、先心病外科手术过程中损伤等。

本例患者血钙明显升高,心电图示二度Ⅱ型窦房传导阻滞,心肌酶谱、肌钙蛋白、BNP等未见明显异常,心律失常原因不排除与电解质紊乱有关,需积极纠正高钙,并密切监测电解质、心电图、心肌酶谱、肌钙蛋白、BNP等相关指标动态变化,进一步完善动态心电图、心脏B超等,以积极寻找并纠正心律失常病因。

(三)最终诊断

本例患者此后完善相关检查示PTH明显升高(1440 pg/mL),B超示右侧甲状旁腺低回声团,腺瘤可能,排除禁忌后至外科行甲状旁腺探查术,术后病理提示:右甲状旁腺腺瘤。术后复查:PTH 67 pg/mL,血钙1.72 mmol/L。最终诊断:原发性甲状旁腺功能亢进症:右甲状旁腺腺瘤。

三、年轻医生的感悟

本案例中患者以恶心呕吐为主要临床表现收住消化内科,但在完善腹部CT、胃镜等消化系统相关检查后,我们发现患者消化系统疾病依据不足。患者恶心呕吐合并口干多尿多饮、体重下降、乏力、血压略低、心律不齐、高钙、低磷、肾结石等,提示我们需拓宽诊治思路,注意重点排查非消化系统疾病尤其是内分泌代谢疾病导致恶心呕吐的原因。患者存在多系统症状,在诊断时需注意鉴别病因为一元论还是多元论。后续诊治中,在积极纠正电解质紊乱的同时,应重点完善骨代谢标志物、甲状旁腺B超、甲状旁腺ECT、ACTH、皮质醇、糖耐量试验等相关检查,以排查甲状旁腺功能亢进症、肾上腺皮质功能减退、糖尿病酮症酸中毒等,必要时完善基因检测排查多发性内分泌腺肿瘤综合征、自身免疫性内分泌腺病综合征等。同时,应进一步完善动态心电图、心脏B超、心内科会诊等,积极寻找心律失常的病因并进行相应诊治。

(整理:张弘;审核:冯晓红)

病例82　心包炎

一、病历摘要

(一)病史归纳

患者，男性，46岁，安徽人，因“胸痛4小时”急诊于2017年1月22日入院。

【现病史】

患者4小时前无明显诱因下突然出现胸痛，以心前区为主，呈持续性，休息不缓解，呼吸时加重，伴有胸闷气急，恶心呕吐1次，为胃内容物。无明显反酸，无出冷汗，无肩背放射痛，无头晕头痛，无黑蒙，无视物模糊。

患者于2017年1月2日7:12来我院急诊就诊，心电图提示“Ⅱ、Ⅲ、AVF导联轻度ST段抬高”，肌钙蛋白-Ⅰ：<0.01 μg/L。予拜阿司匹林300 mg＋氯吡格雷300 mg抗血小板。为进一步诊治，拟“胸痛原因待查；急性冠脉综合征?”收住入院。

患者发病前无呼吸道感染史，病来神清，精神软，胃纳尚可，夜寐可，二便正常，近期体重无明显增减。

【既往史】

否认糖尿病和高血压病史，否认慢性支气管炎和消化性溃疡史，无外伤手术史，无中毒输血史，无食物药物过敏史，预防接种史不详。

【个人史】

有吸烟史20余年，每天20支，不嗜酒。

(二)体格检查

体温37.2℃，心率85次/分，血压109/76 mmHg。神志清，精神软，发育正常，查体合作。双眼运动灵活，全身皮肤、巩膜无黄染，浅表淋巴结未及肿大，口唇无发绀，颈软，双侧颈静脉充盈，甲状腺未及明显肿大。气管居中，胸廓对称，双肺呼吸音粗，未闻及明显干湿啰音。心率85次/分，律齐，心脏各瓣膜区未闻及明显病理性杂音。腹软，剑突下轻压痛，无反跳痛，肝脾肋下未及明显肿大，双肾无叩击痛，双下肢无水肿，神经系统查体无殊。

(三)辅助检查

【实验室检查】

1. 血常规:白细胞计数 14.8×10^9/L,中性粒分数百分比 85%,红细胞计数 4.84×10^{12}/L,血红蛋白 149 g/L,红细胞比容 0.429,血小板计数 159×10^9/L,超敏 C-反应蛋白 25 mg/L。

2. 生化全套:血糖 6.53 mmol/L,肌酐 50.3 μmol/L,尿素氮 6.37 mmol/L,尿酸 224.2 μmol/L,门冬氨酸转移酶 27 U/L,谷丙转氨酶 28 U/L,乳酸脱氢酶 163 U/L,肌酸激酶 176 U/L,肌酸激酶 MB 同工酶 16 U/L。总胆固醇 3.92 mmol/L,甘油三酯 0.73 mmol/L,低密度脂蛋白胆固醇 2.47 mmol/L,高密度脂蛋白胆固醇 1.05 mmol/L,糖化血红蛋白 5.6%。

3. 肌钙蛋白-I:<0.01 μg/L。

4. 凝血类:凝血酶原时间 12.1 s,D-二聚体 0.11 mg/L EFU,国际标准化比例 0.97。

5. 血沉 2 mm/h。

6. 甲状腺功能:总三碘甲状腺原氨酸 0.98 ng/mL,总甲状腺素 6.51 μg/dL,游离三碘甲状腺原氨酸 2.84 pg/mL,游离甲状腺素 1.12 ng/dL,高敏促甲状腺素 0.125 U/mL,抗甲状腺球蛋白抗体<1.0 U/mL,甲状腺过氧化物酶抗体<1.0 U/mL。

7. 肿瘤类、ANA 全套、抗核抗体正常。

8. 降钙素原 1.3 ng/L。

【影像学检查】

1. 胸部 CT 平扫:右肺中叶内侧段、两肺下叶胸膜下高密度影,考虑为慢性炎症,部分为陈旧性病变可能。左侧胸腔积液(少量)。附见:肝脏形态稍饱满,请结合临床。

2. 胸痛三联扫描:①左冠状动脉回旋支起始部软斑块形成,管腔轻度狭窄;②胸主动脉及腹主动脉(部分)未见明显异常征象;③肺动脉 CTA 示未见明显管腔狭窄征象;④两肺下叶炎症性改;⑤心包局部少许积液,两侧胸腔少许积液,以左侧为著;⑥附见脂肪肝改变。

3. 超声心动图:三尖瓣轻度反流。

4. 心电图:Ⅱ、Ⅲ、AVF 导联轻度 ST 段抬高。

(四)目前诊断

1. 急性冠脉综合征?

2. 主动脉夹层?

3. 胸膜炎?

4. 食道裂孔疝?

(五)诊治经过

入院后完善各项检查,患者仍感持续胸痛,不能缓解,呼吸困难,血氧饱和度正常,复查心电图仍提示"Ⅱ、Ⅲ、AVF 导联轻度 ST 段抬高",临时予哌替啶针 50 mg 肌注及硝酸甘油片 0.5 mg 舌下含服,后疼痛稍缓解。

拟急诊做冠状动脉造影术,医嘱予拜阿司匹林 100 mg qd,氯吡格雷 75 mg qd 抗血小板,立普妥 20 mg qd 调脂,倍他乐克缓释片 23.75 mg qd 口服,泮立苏针静滴抑酸护胃,头孢呋辛静滴抗炎对症治疗。

二、临床思维分析

患者因胸痛 4 小时急诊收入院,胸痛呈持续性不能缓解,呼吸时加重,伴有胸闷气急、恶心呕吐,心电图提示"Ⅱ、Ⅲ、AVF 导联轻度 ST 段抬高",后复查心电图无动态演变。查肌钙蛋白-I:<0.01 μg/L,后复查肌钙蛋白仍为阴性。因此本病例的要点在于判断患者目前胸痛的病因,应从急性冠脉综合征(ACS)、主动脉夹层、食管裂孔疝、肺动脉栓塞等进行鉴别诊断,分析胸痛原因。

(一)常见胸痛的鉴别诊断

1. 急性冠脉综合征

根据心电图有无 ST 段持续抬高和非抬高分为两大类,前者 ST 段抬高心肌梗死大多为 A-MI(急性心肌梗死),少数为 N-QMI(无 q 波心肌梗死);后者包括不稳定型心绞痛(UAP)和非 ST 段抬高心肌梗死,大多为 N-QMI,少数 Q-MI 及猝死型冠心病。ACS 绝大多数是冠状动脉粥样硬化斑块不稳定或破裂的结果,极少数 ACS 由非动脉粥样硬化性疾病(如动脉外伤、夹层、血栓栓塞、先天异常、吸食可卡因或心脏介入治疗并发症所致)。

ACS 主要是冠状动脉粥样硬化斑块破裂及血小板聚集,血栓形成而引起的心肌部分缺氧缺血。冠状动脉粥样硬化是 ACS 的病理生理基础。ACS 时,D-二聚体和纤维蛋白原含量高于正常,纤维蛋白原>400 mg/dL,D-二聚体>500 ng/mL 是 ACS 和重度病变的独立危险因素。肌钙蛋白-I>0.16 ng/mL 为阳性 ACS,肌钙蛋白-I<0.16 ng/mL 为阴性 ACS。脑钠肽(BNP)正常值为 125 ng/L(年龄小于 75 岁),而年龄大于 75 岁,BNP<450 ng/L,心肌酶谱 IDH 为 313~618 U/L,AST 为 17~59 U/L,CK 为 30~225 U/L,CK-MB 为 0~25 U/L。

心肌标志物联合心电图:心电图分为 ST 段抬高心肌梗死、非 ST 段抬高心肌梗死和不稳定型心绞痛三种类型。心电图和心机标志物同时异常，往往意味着冠脉闭塞已经达到中重度，对早期发现 ACS 具有重要意义，尤其是高敏型肌钙蛋白。

ST 段抬高，V2-V3 导联男性≥0.2 mV，女性≥0.15 mV。ST 段非抬高，其中又被分为不稳定型心绞痛、冠状动脉痉挛导致的 ACS。冠状动脉痉挛是指各种原因所致冠状动脉一过性收缩，引起血管不完全或完全性闭塞，从而导致心肌缺血，产生心绞痛，心律失常，心肌梗死及猝死的临床综合征。严重冠脉痉挛导致冠状动脉狭窄程度接近次全闭塞，心电图 ST 段抬高。若痉挛血管远段有良好的侧支循环形成或小的分支血管痉挛，心电图表现为 ST 段压低而不是抬高。

2. 主动脉夹层的诊治体会

主动脉夹层的临床症状比较复杂，容易出现早期急诊误诊的情况。疼痛主要发生于患者身体腰部、胸部及上腹部，疼痛会在以上部位发生转移。本病发病受高血压以及主动脉内膜病变等影响，对于剧烈疼痛不应当马上使用哌替啶、吗啡止疼，而应针对性使用降压药物来缓解疼痛。本病突发胸痛，个别病例 D-二聚体阳性，易误诊为肺栓塞。

主动脉夹层是指主动脉内膜自行附着的有病变的中层处破裂，在动脉血流进一步的冲击下，内膜自破裂处继续沿着此层面扩大分离范围，分隔成真腔和假腔，最终成为夹层主动脉瘤。如存在以下几种情况需要警惕此病：①高血压患者突然出现持续胸背部或腹部、腰部剧烈疼痛，部位不固定，尤其是撕裂痛；②主动脉瓣区新出现舒张期杂音；③双侧肢体血压或脉搏不一致或典型无脉证者；④临床上有不同系统多器官损害表现而无法做出共同解释者；⑤当无条件进一步确诊时，及时安全转诊。

DeBakey 分型中，Ⅰ型夹层起自升主动脉及主动脉弓或以远，Ⅱ型仅累及升主动脉，Ⅲ型夹层起自降主动脉并向远端扩展。主动脉夹层可表现为高血压，也可表现为低血压。在 70 例主动脉夹层患者中，高血压 64 例，血压正常 1 例，低血压 5 例，其中 25 例出现主动脉舒张期杂音，17 例出现收缩期杂音，15 例出现腹部血管杂音，7 例出现颈部血管杂音，6 例出现下肢动脉减弱或消失。主动脉夹层多有高血压，在远端夹层者中更常见；相反，近端夹层者较常见低血压。56 例中，高血压 44 例，正常 8 例，低血压 4 例。其中 1 例化验心肌酶、肌钙蛋白皆正常，升主动脉夹层且未累及冠脉口。另 1 例心肌酶高，心电图急性下壁心肌梗死，若夹层累及冠脉开口致使心肌梗死，则心肌酶升高。主动脉夹层累及器官组织不同，表现不一，有脉搏不对称、主动脉瓣关闭不全、心肌梗死（下壁多见）、心包或胸腔积液、急腹症、肠麻痹、肾功能衰竭、晕厥、截瘫等。DeBakey Ⅰ、Ⅱ、Ⅲ型皆有血压正常、升高、降低。诊断用 CT 增强扫描，确诊率 100%。

考虑存在主动脉夹层：①通常疼痛极为强烈难以忍受，呈刀割或撕裂样疼痛；②有移行于其他部位趋势，如颈腰腹，顺着血肿路线延伸；③一般止痛能缓解，如心电图及心肌酶无动态变化要首先考虑本病；④双侧脉搏强弱不一，肢体血压差别明显。

主动脉夹层的临床特点：多以刀割样撕裂样疼痛为首发症状，大部分发病前有明显诱因，如突然用力、情绪激动等。Ⅰ型疼痛多起源于胸部，Ⅲ型多起源于肩胛，沿主动脉向远端延伸。Ⅱ型病变局限于升主动脉，多见于马方综合征。

马方综合征为遗传性结缔组织病，有三方面病理改变：①肌肉骨骼改变，肢体细长蜘蛛指(趾)，脊柱侧弯，漏斗胸；②眼晶状体脱位或半脱位；③心血管异常并主动脉扩张和动脉瘤形成。若提示主动脉夹层动脉瘤破裂，应及时手术治疗。

主动脉夹层行外科手术治疗，切除主动脉撕裂的内膜，腔内治疗应用支架型血管封堵主动脉裂口，支架置入。Ⅲ型主动脉夹层特别是合并主动脉瓣关闭不全患者是外科手术适应证，对于稳定的Ⅲ型主动脉夹层，首选内膜支架治疗和内科治疗。主动脉夹层治疗：静脉注射镇痛剂，β 受体阻滞剂和扩血管药物以降低心肌收缩力，降低心率及外周阻力。收缩压控制在 100～120 mmHg，心率 60～75 次/分。

3. 食管裂孔疝

这是指部分胃经横隔的食管裂孔进入胸腔所致的疾病。症状与体征：①胃灼痛，反酸；②吞咽困难，吞咽疼痛；③上腹疼痛，与消化性溃疡、胆绞痛、心绞痛相似；④压迫症状：大裂孔疝压迫心肺和纵隔，产生气急、心悸、咳嗽、发绀、肩痛、颈痛。

并发症：①反流性食管炎；②上消化道出血；③食管一冠状动脉综合征。疼痛时反射性引起冠状动脉供血不足，心电图出现心肌缺血改变，可出现胸闷、心前区紧束感、阵发性心律失常等酷似冠心病的症状。诊断有赖于 X 线钡餐、内镜检查。

4. 肺动脉栓塞

主要症状：呼吸困难、胸痛和咯血，这是肺栓塞三联征，但临床上不到 30%。呼吸困难 80%～90%。胸痛 70%，包括胸膜性胸痛和心绞痛，以前者多见；胸痛往往同时合并胸腔积液；心绞痛发生率 10%，低血压、冠脉痉挛，严重可出现心肌梗死。咯血不到 30%。晕厥可以是肺栓塞的唯一首发症状，多表现为一过性意识丧失。深静脉超声 90%肺栓塞合并深静脉血栓形成。MRI 优于超声，左侧髂总、髂外及股深静脉血栓时，超声阴性而 MRI 阳性。

(二)本例胸痛原因鉴别分析

1. 本例病例特点：男性，46 岁，胸痛 4 小时急诊入院；伴有胸闷气急，恶心呕吐

1次；心电图Ⅱ、Ⅲ、AVF导联轻度ST段抬高，肌钙蛋白-I<0.01 μg/L。

2.急性冠脉综合征不支持理由

(1)心肌梗死相关血清酶谱不支持，肌钙蛋白-I<0.01 μg/L，乳酸脱氢酶163 U/L(110～250 U/L)，仅肌酸激酶176 U/L(38～174 U/L)轻微升高。

(2)胸痛三联扫描仅见左冠状动脉回旋支起始部软斑块形成，管腔轻度狭窄，未见狭窄及栓塞。

(3)心电图亦不支持，未见坏死性Q波，当然可以不出现Q波，但未见胸前导联ST段改变及T波改变。

3.肺栓塞：胸痛、呼吸困难、咯血三联征。患者仅有胸痛气急，感到呼吸困难，但无咯血。肺栓塞往往合并胸腔积液，本例病例胸腔积液是符合的，但肺栓塞往往由下肢深静脉血栓引发(髂总、髂外及深静脉血栓)，应该行超声进一步排除下肢静脉血栓。

4.食管裂孔疝可引起胸痛，特别是部分胃经横隔的食管裂孔进入胸腔较大时胸痛更明显，但往往伴有上消化道症状如胃灼痛和反酸、吞咽疼痛和吞咽困难。食管裂孔疝特别是食管-冠状动脉综合征，疼痛时可刺激迷走神经，反射性地引起冠状动脉供血不足，心电图出现心肌缺血性改变，可出现胸闷、心前区紧束感、阵发性心律失常等，很像冠心病症状。X线食管钡餐检查或胃镜检查容易明确诊断。

5.可能还是主动脉夹层：病例中提供胸痛三联扫描，对主动脉的显示不够完整，有遗漏。主动脉夹层DeBakey分型分为三型：Ⅰ型夹层起自升主动脉及主动脉弓或以远，Ⅱ型仅累及升主动脉，Ⅲ型夹层起自降主动脉并向远端扩展。一般主动脉夹层往往有高血压史，而本例患者无高血压。其实主动脉夹层85%合并高血压，但也有血压正常，甚至低血压。有高血压患者突然胸痛，特别是撕裂痛时，要警惕主动脉夹层可能。有文献报道血压正常的主动脉夹层似乎DeBakey分型Ⅱ型较多，因此本例考虑可能DeBakey Ⅱ型。在病例中，胸痛三联征扫描只是提供胸主动脉及腹主动脉(部分)，未提及升主动脉。正因为是主动脉夹层，因此患者心肌酶及肌钙蛋白皆正常(不知患者主动脉瓣区有无舒张期杂音，若未累及冠状动脉口，可无舒张期杂音)。需进一步明确诊断，采用CTA增强扫描，确诊率100%。治疗方案：DeBakey Ⅰ型和Ⅱ型，特别是合并主动脉关闭不全患者，是外科手术适应证，对于稳定的Ⅲ型主动脉夹层，首选内膜支架和内科治疗。内科药物治疗：以静脉注射镇痛剂止痛，β受体阻滞剂和扩血管药物以降低心肌收缩力和降低心率。镇痛可用布桂嗪、哌替啶、吗啡，控制血压低于(100～120)/(60～70) mmHg。

三、年轻医生的感悟

本案例中患者胸痛原因待鉴别，急性胸痛的鉴别是急诊医师乃至内科医师必须熟练掌握的基本功。本例患者胸痛4小时入院，首先应排查有无急性冠脉综合征可能。心电图示下壁导联ST段轻度抬高，但无动态演变。如有心肌梗死，则肌钙蛋白-I发病3～4 h开始升高，12～24 h达峰。本例患者后复查肌钙蛋白-I仍为阴性，且胸痛三联不支持冠脉病变，因此基本排除急性冠脉综合征。患者急性胸痛伴有呼吸困难，应排除肺栓塞可能。肺栓塞心电图表现可能是多样的，其中胸前导联T波倒置发生频率高，V1～V4最常见，T波呈尖锐对称倒置，其发生率高于SIQIIITIII，也可表现为右心室负荷增加，出现下壁、右室缺血性ST-T改变；此外肺栓塞患者一般有下肢深静脉血栓病史，本例患者无骨科手术史，无下肢肿胀疼痛等症状。另外肺栓塞严重可出现Ⅰ型呼衰、急性右心衰表现；同时应查血清D-二聚体以排除肺栓塞，其确诊有赖于肺动脉CTA。本例患者目前病例资料不足以支持肺栓塞诊断。患者主动脉夹层的可能有待排查，病例中提供的胸痛三联扫描对主动脉的显示不够完整，有遗漏，本例患者无高血压，一般主动脉夹层往往有高血压史，但文献报道主动脉夹层也有血压正常甚至降低的。主动脉夹层和急性冠脉综合征的处置是相悖的，为明确诊断应尽早行主动脉CTA，如诊断不明应尽早转诊。而食管裂孔疝引起的胸痛往往伴有上消化道症状如胃灼痛、反酸、吞咽疼痛和吞咽困难，本例患者目前临床表现不支持此诊断，但应当注意食管-冠状动脉综合征，因疼痛反射性地引起冠状动脉供血不足，出现心肌缺血表现，容易误诊，X线食管钡餐检查或胃镜检查容易明确诊断。

（整理：马征；审核：朱敏）

病例83　肉芽肿性多血管炎

一、病例摘要

(一)病史归纳

患者,女性,76岁,退休,因“反复尿黄伴发热、全身皮肤瘙痒3年余”于2011年7月15日入院。

【现病史】

患者3年前无明显诱因下出现尿色黄,呈浓茶色,伴发热,体温最高达39.5℃,全身皮肤瘙痒,以上半身为主,有口干,全身疲乏,无畏寒。当时就诊于我院,查AMA阳性,AMA-M2阳性,SSA阳性,SSB阳性,血常规提示:三系减少。诊断为“原发性胆汁性肝硬化伴干燥综合征”,予“泼尼松、优思弗、护肝药物及中药”治疗。患者尿黄、发热及皮肤瘙痒症状明显好转,泼尼松逐渐减量至停药。3年来上述症状反复发作,近5月乏力明显,活动后胸闷气急,门诊以“原发性胆汁性肝硬化伴干燥综合征”收住入院。

【既往史】

既往健康状况一般,高血压病史10年余,最高达198/105 mmHg,平素服用氨氯地平1片,每日1次口服,血压控制可。2年前(2009年)行“腹腔镜胆囊切除术”。有输血史,否认肝炎、结核等传染病史,否认糖尿病、冠心病等慢性病史,否认外伤、中毒史,否认药物、食物过敏史。预防接种史随社会。

【个人史】

无殊。

(二)体格检查

生命体征平稳,体重51 kg,巩膜轻度黄染。心肺听诊无明显异常。腹平坦,可见腹腔镜手术疤痕,愈合良好,腹软,肝脏肋下未触及,墨菲征阴性,脾脏肋下可触及3指肿大,质地硬,无压痛。移动性浊音阴性,肠鸣音4～5次/分,未见胃肠型,双下肢轻度浮肿。

(三)辅助检查

1.血常规:白细胞计数1.3×10^9/L,中性粒细胞百分比38.9%,淋巴细胞百分比 47.5%，淋巴细胞绝对值 0.62×10^9/L，红细胞计数 2.47×10^{12}/L，血红蛋白 78 g/L，血小板计数 29×10^9/L，血小板分布宽度 18.9%；

2. 凝血类：部分凝血酶时间 43.80 s；D-二聚体 917.0 μg/L，凝血酶原时间 17.8 s。

3. 血沉：28 mm/h。

4. 免疫五项：补体 C3 0.51 g/L，补体 C4 0.06 g/L，免疫球蛋白 G 25.71 g/L，免疫球蛋白 M 3.64 g/L。

5. 生化类：尿酸 403.0 μmol/L，碱性磷酸酶 149 U/L，白蛋白 25.3 g/L，球蛋白 36.3 g/L，门冬氨酸转移酶 76 U/L，谷丙转氨酶 44 U/L，谷氨酰转肽酶 95 U/L，总胆红素 29.3 μmol/L，直接胆红素 14.1 μmol/L，胆碱酯酶 2425 U/L。

6. 肿瘤类：Ca125 63.9 U/mL。

7. 自身免疫性肝炎抗体：ANA 1∶320，线粒体 2 型阴性，SLA/LP 阳性，余均为阴性。

8. ANCA：全阴性。

9. ANA 谱：ANA 1∶320，SS-A 阳性，SS-B 阳性，核小体阳性，余阴性。

10. 大便常规+OB：未见异常。

11. 乙肝五项：全阴性。

12. 甲状腺功能类：未见异常。

13. 尿常规：比重 1.009，红细胞 44.5/μL，细菌 1045.4/μL，隐血 1+，白细胞++，红细胞镜检 8/HP。

14. 肾小管功能类：β_2 微球蛋白 493.1 μg/L，余无异常。

(四)目前诊断

1. 原发性胆汁性肝硬化合并干燥综合征。

2. 胆囊切除术后。

3. 高血压 3 级极高危。

(五)诊疗经过

治疗上给予激素(泼尼松)口服、优思弗利胆及护肝降酶治疗。

二、临床思维分析

患者为老年女性，反复尿黄伴发热、全身皮肤瘙痒 3 年余，发热，最高体温达 39.5℃，曾在我院查 AMA(+)，AMA-M2(+)，SS-A(+)，SS-B(+)，血常规提示三系减少，当时诊断为 PBS 合并干燥综合征，曾用泼尼松、优思弗口服，逐渐减量至停药。查体可见巩膜轻微黄染，脾大肋下 3 指，质硬，无压痛，辅助检查提示血三系减少，免疫球蛋白 IgM↑，IgG↑，AMA(−)，AMA-M2(−)，SLA/LP 阳性，

ANA 1∶320,SS-A 阳性,SS-B 阳性。本病例的诊断难点是患者既往 3 年前的临床表现和免疫指标的改变(AMA+,AMA-M2+)提示诊断考虑 PBC,但是在本次入院后 AMA-,AMA-M2 阴性,而出现了 SLA/LP 呈阳性。那么,本次的诊断是 PBC 还是 PBC-AIH 重叠呢?

(一)原发性胆汁性肝硬化(PBC)

PBC 以中老年女性多见,男∶女为 1∶3.8,皮肤瘙痒多出现于黄疸前 9~24 个月,肝脾肿大多见,部分伴脾功能亢进。临床分四期:一期:肝功能正常,无症状期;二期:肝功能异常,无症状期;三期:症状期;四期:失代偿期。γ-谷氨酰转肽酶>正常 5 倍,AKP>正常 2 倍。AMA 或 AMA-M2 为 PBC 主要免疫学指标。有 10%左右 PBC 患者 AMA-M2 可阴性。PBC 在不同阶段也可能出现 AMA-M 阳性或阴性的转变。PBC 有 35.7%合并干燥综合征(SS),SS 患者肝脏损害发生率约为 20%。如有胆汁淤积,AMA(-),而核周型抗中性粒细胞质抗体(pANCA)阳性提示硬化性胆管炎。

PBC 患者晚期如出现脾功能亢进,门静脉高压,甚至上消化道出血,可行选择性脾动脉栓塞或脾切除。

PBC 患者中,AMA-M2 有高度特异性(97%)。单纯干燥综合征患者,ANA(+),SS-A/SS-B(+),而单纯 PBC 患者则以 AMA-M2(+),抗 GP210(+),抗 SP100(+)为主。单纯干燥综合征多表现为肝细胞及胆小管混合型病变,极少出现肝硬化及肝衰竭,在免疫五项中通常表现为免疫球蛋白 IgG 升高为主,而单纯 PBC 则以免疫球蛋白 IgM 升高为主。干燥综合征的肝损害最为多见,甚至十分严重,发生率为 19.4%~23.3%。PBC 合并 SS 发生率为 47.4%~81.0%。

PBC 合并 SS 的治疗:①熊去氧胆酸 250 mg,每日 3 次口服(13~15 mg/kg);②肾上腺皮质激素 40 mg/d;③免疫抑制剂,如甲氨蝶呤、硫唑嘌呤等。

(二)自身免疫性肝炎(AIH)

自身免疫性肝炎是由自身免疫反应介导的慢性进行性肝脏炎症性疾病,其临床特征为不同程度的血清转氨酶升高、高 γ-球蛋白血症、自身抗体阳性,组织学特征是以淋巴细胞、浆细胞浸润为主的界面性肝炎,严重病例可快速进展为肝硬化和肝衰竭。该病在世界范围内均有发生,在欧美国家发病率相对较高,在我国其确切发病率和患病率尚不清楚。分型:Ⅰ型最常见,抗核抗体(ANA)阳性,和(或)抗平滑肌抗体(SMA)阳性,30%并发其他免疫性疾病,特别是自身免疫性甲状腺炎、滑膜炎、溃疡性结肠炎。Ⅱ型抗肝/肾微粒体Ⅰ型(抗 IKM-1)主要见于儿童(2~14 岁)常伴其他自身免疫性疾病(特别是白斑、自身免疫性甲状腺炎、胰岛素依赖性糖尿病），预后差。Ⅲ型以抗可溶性肝抗原抗体（抗 SLA）为特点，与抗肝胰抗体（抗 LP 抗体）相同，被称为抗 SLA/LP，可发生于任何年龄，常存在其他严重疾病，治疗缓解后易复发，预后差。

（三）PBC-AIH 重叠综合征

PBC-AIH 重叠综合征以一个患者同时具有两种疾病为主要特征。目前重叠综合征的诊断标准仍然参考“巴黎标准”：AIH 和 PBC 三项诊断标准中分别有两项同时或相继出现。AIH 诊断标准包括：①血清 ALT≥5×ULN；②血清 IgG≥2×ULN 或者血清 SMA 阳性；③肝脏组织学提示中-重度界面性肝炎。PBC 诊断标准包括：①血清 ALP≥2×ULN 或者血清 GGT≥5×ULN；②血清 AMA 阳性；③肝脏组织学表现为汇管区胆管损伤。

三、年轻医生的感悟

由于我国在自身免疫性肝病方面的研究不多，目前缺乏相关流行病学方面的资料。随着诊疗技术的不断进步，自身免疫性肝病的总检出率呈上升趋势。本病例的难点在于诊断。通过项柏康教授结合文献的分析，前后两次就诊时虽然症状相似，但是免疫指标中的抗体表现不同，可能是在疾病进展的不同阶段 AMA 由阳转阴，也可能是重叠综合征。由于本病例缺乏肝穿活检的结果，无法明确判断。

（整理：赵晶；审核：包海标）

病例 84　闭塞型细支气管炎Ⅱ型呼衰

一、病历摘要

(一)病史归纳

患者,男性,19 岁,因“反复咳嗽、气急 1 年余,再发 1 天伴意识障碍 4 h”于 2016 年 10 月 13 日收住入院。

【现病史】

患者因反复口腔溃疡半年,在上海仁济医院 PETCT 检查发现后纵隔肿瘤,于胸外科行后纵隔肿瘤切除术。术后诊断 Castleman 病,予雅美罗 320 mg、每 30～40 d(托珠单抗),口服泼尼松 30 mg/d(逐渐减量至 5 mg/d)。用药约半年后开始咳嗽,无痰,起初不伴有咯血、气急,未予重视,用药约 9 个月后出现咳嗽加重,伴气急、胸闷。在桐乡第二人民医院就诊,考虑“肺炎”,住院输液治疗(具体不详),效果不佳。治疗约 9 天后经嘉兴再转上海仁济医院,输液 3 天后症状明显好转,后入住风湿免疫科,经肺功能等检查诊断为“闭塞性支气管炎”,病情好转稳定后出院,建议雅美罗频率增加(拟开始 320 mg/18 d,后 320 mg/28 d)。但出院后约 1 月余(2015 年 10 月)再次出现咳嗽、气急、胸闷等症状,至浙一门诊就诊,考虑慢性阻塞性肺病,停用雅美罗,给予思力华 qd、信必可 bid 吸入治疗。病情有好转但不明显,2016 年 1 月再次加重伴咯血,在上海肺科医院诊断“支气管扩张伴感染,两肺斑片影(性质待查),感染?”,经抗感染、倍氯米松福莫特罗气雾剂及噻托溴铵吸入等治疗后好转出院。2016 年 5 月因咳嗽、胸痛在嘉兴二院诊断为纵隔气肿,住院治疗好转后出院,在家间断氧疗,口服泼尼松 5 mg/d,思力华 qd、信必可 bid 吸入治疗,咳嗽、气急反复加重。2016 年 10 月 13 日,因咳嗽、胸闷加重,血氧饱和度下降,最低达 70%,出现谵语,送入我院急诊室。当时口唇发绀明显,端坐呼吸,意识淡漠,双肺呼吸极弱,SPO_2 60%～70%,予以气管插管接呼吸机辅助通气,治疗予甲强龙 160 mg静推抗炎、头孢唑肟 1.5 g bid 抗感染,并收入 ICU 进一步治疗。

【既往史】

既往体健,否认内科重大病史,否认肝炎、结核等传染病史,有青霉素皮试阳性,预防接种史随社会。

【个人史】

无殊。

(二)体格检查

体温 37.2℃,心率 98/分,血压 134/66 mmHg,呼吸 14 次/分。形体消瘦,镇静状态,双瞳孔等大、等圆,直径约 3 mm,对光反射迟钝。皮肤、巩膜无黄染,浅表淋巴结未及肿大。颈软,气管居中,颈静脉无怒张,气管插管接呼吸机辅助通气(AC 模式,f20 次/分,PC 23 cm H_2O,PEEP 6 cm H_2O,FIO_2:50%)。肋间隙无增宽,无桶状胸,双下肺叩诊呈过清音,呼吸音低,未闻及干湿啰音。心率 98 次/分,律齐,未闻及明显病理性杂音。腹软,肝脾肋下未及,肠鸣音 1 次/分,四肢肌力检查不配合,双侧巴宾斯基征(一)。

(三)辅助检查

【实验室检查】

1.(2016 年 10 月 13 日浙江省中医院下沙院区)肌酸激酶同工酶:33 U/L,B 型脑钠肽 129 pg/mL,血气分析(机械通气条件下):pH<7.34,PaO_2 443.40 mmHg,$PaCO_2$ 104.40 mmHg,BE 25.06 mmol/L,HCO_3^- 55.10 mmol/L,Lac 2.00 mmol/L。

2.血常规+CRP:白细胞计数 9.1×10^9/L,中性粒百分数 91.9%,血红蛋白 98 g/L,血小板计数 116×10^9/L,超敏 C-反应蛋白 15 mg/L。床边 X 线示:两肺纹理增多。

【影像学检查】

1.(2014 年 8 月 22 日,外院)PET/CT:后纵隔胸椎右旁团块件 PDC 代谢轻度增高,考虑为良性肿瘤可能性大(如节神经瘤),建议 MRI 检查;双侧颌下、颈深部多发淋巴结炎性改变。术后病理:后纵隔肿瘤 Castleman 病。(2015 年 9 月 24 日)肺功能:PEV1/PVC 预计值 83.36%,实测值 46.16%。极重度阻塞为主混合性通气功能障碍,残总比稍高,弥散功能过低,无法显示,支气管舒张试验阴性。

2.(2015 年 10 月 20 日,外院)肺功能:重度阻塞性通气功能障碍,支气管舒张试验阳性;(2015 年 10 月 21 日)胸部 CT:两肺支气管病变,两肺多发结节及斑片影,感染性病变首先考虑,请结合临床。纵隔稍大淋巴结显示。(2015 年 10 月 23 日)病理片会诊:淋巴结呈反应性增生性病变,淋巴结常规切片符合淋巴结透明血管型 Castleman 病变。

3.(2015 年 11 月 19 日,外院)(后纵隔肿物)淋巴结 Castleman 病,透明血管型。

4.(2016 年 1 月 12 日,外院)胸部 CTA:①双肺散在炎症化小支扩;②右侧一肋骨骨折;③CTA纵隔大血管未见异常。肺功能:肺通气功能重度减退(混合性),残气及残总比值增高,气道阻力增高。

(四)目前诊断

1. 闭塞性细支气管炎 Ⅱ型呼吸衰竭。

2. 支气管扩张。

3. Castleman 病术后。

(五)诊治经过

入ICU气管插管接呼吸机辅助通气,予甲强龙 40 g q12h 静滴抗炎,舒普深抗感染,特布他林、爱全乐雾化及多索茶碱解痉平喘,氨溴索静滴化痰,以及营养支特等治疗。2016年10月18日行气管切开。目前患者呼吸功能较入院初明显好转,能间断性脱机数日,但二氧化碳仍潴留明显(大多在 80～100 mmHg),脱机数日后仍呼吸肌疲劳,需呼吸机支持,激素减量至甲强龙 25 mg/d,肠内营养鼻肠管瑞能 1200 mL/d,另口服少量食物,营养状态较前改善。

二、临床思维分析

患者男性,19岁,反复咳嗽、气急1年余,再发1天伴意识障碍,于上海某医院经PET/CT检查发现后纵隔肿瘤,于2014年9月12日在该院胸外科行后纵隔肿瘤切除。术后诊断 Castleman 病,予雅美罗 320 mg、每 30～40 d(托珠单抗),同时服泼尼松 30 mg/d(逐步减量至 5 mg/d)。用药半年后开始出现咳嗽,该医院诊断闭塞性细支气管炎,雅美罗增加 320 mg/18 d,后 320 mg/28 d。于2015年10月再次出现咳嗽、气急、胸闷等症状,杭州某医院考虑慢性阻塞性肺病,改用思力华 qd、信必可 bid 吸入治疗。2016年1月症状再次加重并伴咯血,上海某医院诊断支气管扩张伴感染。2016年5月因咳嗽胸痛在嘉兴某医院诊断为纵隔气肿。2016年10月13日咳嗽、胸闷加重,血氧饱和度最低达70%,出现说胡话,意识淡漠,SPO_2 60%～70%。前1月患者情绪紧张,经本院诊断,考虑患者存在焦虑。

(一)Castleman 病(CD)分型及治疗

Castleman 病(CD)是一种罕见的淋巴增生性疾病,从病理学分3个类型:本例的透明血管型(HV)、浆细胞型(PC)、混合型(HV-PC)。在临床上将CD分两个亚型,单中心型(局灶性)UCD 和多中心性(MCD)。单中心型中以透明血管型(HV)最多见,约占80%,而浆细胞型和混合型约占20%;多中心型较为少见,约占全部CD病例10%。单中心型多见于纵隔、盆腔、腋窝等处,腹腔及腹膜后少见。单中心型病因不明,认为与疱疹病毒8型和EB病毒感染相关,完整手术切除可完全缓解痊愈,多无症状,偶见发热、盗汗。多中心型可累及全身各处,治疗采用化疗

CHOP 方案。

本例患者已在外院胸外科行后纵隔肿瘤全切除。术后给予雅美罗(托珠单抗),本药在治疗难治性活动性类风湿性关节炎中效果显著,但少见治疗 Castleman 病。2013 年 11 月 23 日,本药正式在中国上市,被批准用于 RA 的治疗。

(二)闭塞性支气管炎

本患者为闭塞性支气管炎。①该病是小气道病,以气道阻塞为主;②患者快速出现进行性呼吸困难,肺部听诊可闻及高调的吸气中期干鸣音;③胸中示肺过度充气;④激素反应差,预后不良,病因感染 82.8%(腺病毒 41.7%,支原体 35.4%,麻疹 12.5%,非感染性 13.8%);肺部 HRCT:均存在马赛克灌注征,也可见斑片状密度增高影,并发支气管扩张,12/58 例=20%,肺不张 8 例,支气管壁增厚 18 例,支气管黏液栓塞 3 例。

(三)支气管扩张由来

患者于 2015 年 10 月再次出现咳嗽、气急、胸闷等症状,考虑慢性阻塞性肺病,用托珠单抗,给予思力华 qd、信必可 bid 吸入治疗。2016 年 1 月咳嗽气急加重并伴咯血,上海某医院住院诊断支气管扩张伴感染。支气管感染和支气管阻塞两者相互影响,形成恶性循环,支气管扩张双肺弥漫分布,亦可局限性病灶。弥漫性常见并以双肺下叶多见,一般左肺多于右肺(左侧支气管与气管分叉角度较右侧更大,加上左侧支气管较右侧细长并有心脏和大血管压迫)。

(四)纵隔气肿的发生

纵隔气肿指气体在纵隔胸膜结缔组织间隙内积聚。病因:自发性,成年人多在用力、剧咳或哮喘发作、呼吸道异物、大便用力下发生。

(五)低氧血症

患者于 2016 年 10 月 13 日咳嗽胸闷加重,血氧饱和度最低达 70%,可能与低氧血症有关。①缺氧导致脑血管扩张,血容量增高;②血管内皮细胞受损,血管通透性增加,脑间质水肿。

(六)慢性阻塞性肺病导致焦虑

该病给患者带来一定心理压力及精神负担,使患者内心产生焦虑,其日常生活受到影响,可用舒利迭治疗慢阻肺病焦虑。舒利迭吸入剂每次 1 吸,一天 2 次。舒利迭具有抗炎与扩张支气管作用,治疗慢阻肺具有较好的效果。舒利迭是沙美特罗与丙酸氟替卡松制成的复方制剂。沙美特罗是一种 β_2 受体激动剂,有扩张支气管作用;丙酸氟替卡松是一种吸入型糖皮质激素类药物,具有抑制气道的炎症反应,改善肺功能。

慢阻肺伴焦虑可应用多塞平治疗 25 mg/片，每日 2 次。

患者自 2014 年 9 月 12 日在外院诊断 Castleman 病，行胸外科手术至今，疾病加重，因而在治疗上处于被动。关键问题在于是否及时控制感染以至思考为何疾病至今加重，应超前想到疾病预后，不要备用。

(七)其他

1. Castleman 病(CD)

这是一种罕见的淋巴增生性疾病，又称血管滤泡性淋巴增生、巨淋巴结增生、淋巴结错构瘤、滤泡性淋巴网状内皮细胞瘤、良性巨淋巴瘤、血管流行淋巴网状内皮细胞瘤、血管流行淋巴样错构瘤和血管滤泡性纵隔淋巴结增生等。

按病理学可分 3 个类型：透明血管型(HV)、浆细胞型(PC)和混合型(HVPC)。临床上将 CD 分为两个亚型：单中心型局灶性(UCD)和多中心型(MCD)。UCD 中以 HⅤ型最多见，约占 80%，PC 型和 HV-PC 型约占 20%。MCD 较为少见，约占全部 CD 病例的 10%。UCD 多见于纵隔、盆腔、腋下等处，腹腔及腹膜后病变少见。男女发病比率为 2∶1 至 1∶1，平均发病年龄 30～40 岁，较 MCD 年轻。UCD 病因不明，认为与疱疹病毒 8 型(HHV-8)和 EB 病因发病相关，多无临床症状，偶见发热(25%)、盗汗(16.7%)。

UCD 治疗采用完整切除可获得良好疗效和长期生存，对部分切除、放疗有效，可获得完全或部分缓解。MCD 可累及全身各处，男女发病比例为 2∶1，平均发病年龄 50～60 岁，与 HHV-8 感染有关，其发展与 IL-6 水平相关，有临床症状(67%)，多为发热、盗汗、前身乏力、体重减轻。腹部 MCD 的 CT 多为弥漫性淋巴结肿大、肝脾增大、腹水和腹膜后淋巴结受累；治疗化疗常用 CHOP 方案，用更昔洛韦、类固醇皮质激素和 IL-6 单抗。UCD 类似良性病变；MCD 侵袭性病变症状明显，治后易复发，并可出现继发病变，如 Kaposis 肉瘤、淋巴瘤(CHOP：环磷酰胺＋阿霉素＋长春新碱＋泼尼松)。

CD 是一种介于良性、恶性之间的不典型淋巴结增生，该病可表现为自身免疫性血细胞减少，Coombs 试验、RF、ANA 抗核抗体(ANA)阳性，也提示其可能与自身免疫机制有关。CD 最常见部位为胸部(86%)，其次为颈、腹腔、腋下、脑。胸部好发部位为前纵隔、气管旁肺门，实验室检查可能见到肝功能异常、低蛋白血症、CRP 升高、贫血、血沉升高、尿素氮升高、蛋白尿，但非确诊指标。确诊依赖组织病理学诊断。UCD：65%位于纵隔，16%颈部，12%腹腔，3%腋下，其他部位 4%。UCD 切除后又复发，可按淋巴瘤的方案化疗(CHOP)或者放疗。

UCD 的 CT 表现：增强早期肿块即出现明显强化，同周围大动脉强化程度相似，多数均匀一致，少数强化不均匀，在门脉期、延迟期仍然强化较明显，CT 值高于肝或腰背肌肉。

2. 闭塞性细支气管炎(BO)

①该病为小气道病，以气道阻塞为主；②临床表现为快速进行性呼吸困难，肺部可闻及高调的呼吸中期干鸣音；③胸片显示肺过度充气，但无浸润影；④肺功能检查显示阻塞性通气功能障碍，而一氧化碳弥散功能正常；⑤肺泡活检正常；⑥激素反应差，预后不良。

闭塞性细支气管炎(BO)发病率低，预后差，确诊要靠病理检查，BO 早期易被误诊为毛支及支气管哮喘。病因：感染 82.8%，明确病原腺病毒 41.7%，支原体 35.4%，麻疹 12.5%，非感染 13.8%，另有 2 例原因不明(3.4%)。

症状：均有持续或反复咳喘，活动耐受差，肺部有喘鸣音及湿啰音，发热(32/58 例)。

肺部 HRCT：均存在马赛克灌注征，也可见斑片状密度增高影，并发支气管扩张 12/58 例。肺不张 8 例，支气管壁增厚 18 例，支气管黏液栓 3 例。

BO 诊断：主要依靠病史、临床特点、HRCT 及肺功能等。以下线索对早期诊断 BO 有帮助：①有诱发因素；②咳喘持续或反复；③对支气管扩张剂无效；④除外其他因素。若满足条件≥2 条，均行病原学、肺部 HRCT 及肺功能检查。BO 特征性改变：①直接征象：外周细支气管壁变厚或扩张伴分泌物滞留；②间接征象：肺密度明显不均匀，表现马赛克灌注征及气体滞留征。HRCT 对于鉴别 BO 和严重哮喘有一定意义，马赛克灌注征的出现高度提示 BO 可能。

治疗：急性期 Ivgtt 氢化可的松 3～5 d，缓解期口服甲泼尼龙，小剂量克拉霉素、孟鲁司特、白三烯可促进气道上皮及血管平滑肌再生，有气道重塑及抑制气道炎症的作用。孟鲁司特与甲泼尼龙、克拉霉素，三者合用，在抑制气道炎症及气道重塑方面有协同作用(以上皆为儿童资料)。

患者男性，15 岁，感染后闭塞性细支气管炎(PIBO)一例分析。BO 是临床少见的、导致进行性呼吸困难及气流受阻的肺细支气管闭塞性疾病，儿童下呼吸道感染腺病毒是感染后闭塞性细支气管炎的最危险因素。

PIBO 确诊需行肺部穿刺活检，其病理改变为肉芽组织和显微组织阻塞、闭塞、纤维化，或完全的细支气管或肺泡小管阻塞。目前主张根据临床症状、肺功能＋胸部 HRCT 诊断此病。

CRP、PA(血清前白蛋白)、PCT 是判断慢性阻塞性肺病是否进展极性加重期的重要指标及治疗效果的评价重要指标。

3.支气管扩张

COPD 患者约 15%～30%可发现支气管扩张，中毒 COPD 合并支气管扩张可达 50%。支气管扩张可分先天性与继发性两种，先天性较少见，而继发性关键环节为支气管感染和支气管阻塞，两者相互影响形成恶性循环。支气管扩张发生部位可呈双肺弥漫性分布，亦可为局限性病灶。弥漫性常见并以双下叶多见。支气管扩张左肺多于右肺，其原因在于左侧支气管与气管分叉角度较右侧为大，加上左侧支气管较右侧细长，并受心脏和大血管压迫。形态学改变可分为 3 种类型：①柱状支气管扩张；②囊柱型支气管扩张；③囊状支气管扩张

病因：①既往下呼吸道感染占 41%～69%，特别是细菌性肺炎、百日咳、支原体及病毒感染；②结核和非结核分枝杆菌；③毒物和误吸；④大气道先天性异常；⑤免疫功能缺陷；⑥纤毛功能异常；⑦其他气道疾病；⑧结缔组织疾病(2.9%～5.2%)、类风湿、干燥综合征、SLE、强直性脊柱炎；⑨炎症性肠病，UC 明确相关；⑩抗胰蛋白酶缺乏。

影像学检查：胸腹 X 线可见灶性肺炎，散在不规则高密度影，线性或舟状肺不张，气道扩张和增厚，类环形阴影或轨道征。CT 扫描面与支气管平行时，呈双轨征或串珠状改变。多个囊状扩张支气管则表现为蜂窝状改变。

实验室检查：WBC 升高，ESR、CRP 可反映疾病活动及感染。血气分析可合并低氧血症或高碳酸血症。

支气管扩张特征：大量脓痰、湿啰音，可合并杵状指，X 线或 CT 提示支气管扩张和管壁增厚。

4.纵隔气肿

指气体在纵隔胸膜内结缔组织间隙内聚集，系几种疾病的主要症状，而不是一种独立的疾病。

病因：①自发性纵隔气肿，在新生儿多有误吸和细支气管炎病史，成年人多在用力、剧咳、哮喘发作、呼吸道异物、大便及分娩等情况下发生；②创造性外力所致食管或气管破裂；③医源性：内镜引起气管或食管穿孔。

5.肺性脑病的发病机制

(1)酸中毒和缺氧对脑血管的作用：①脑血管扩张，血容量增加；②血管内皮细胞受损，血管通透性增加，脑间质水肿；③缺氧时 ATP 减少，影响 Na^+、K^+ 泵功能，细胞内 Na^+ 及水增多，脑细胞水肿。

(2)酸中毒和缺氧对脑细胞的作用：①增加脑谷氨酸脱羧酶活性，使 α-氨基丁酸生成增多，导致中枢抑制；②磷脂酶活性增加，使溶酶体水解酶释放，引起神经细

胞和组织的损伤；③缺氧时，ATP 生成减少，神经介质合成减少，细胞膜电位降低，细胞内游离钙增多和细胞水肿导致脑损伤。

(3)呼吸衰竭的诊断：动脉血气分析，低氧：PaO_2＜8.9 kPa(60 mmHg)伴有或不伴有 $PaCO_2$＞6.66 kPa(50 mmHg)。

6.原发性细支气管炎

包括：①呼吸性细支气管炎相关；②极性细支气管炎；③闭塞性细支气管炎；④滤泡性细支气管炎；⑤弥漫性细支气管炎。

闭塞性细支气管炎病因包括结缔组织疾病(最常见)、病毒及支原体感染、过敏、药物、炎症性肠病、胃食管反流等。

7.托珠单抗治疗类风湿性关节炎专家建议

托珠单抗是抗 IL-6 受体的重组人源化 IgGI 亚组单克隆抗体。托珠单抗通过抑制 IL-6 阻断 IL-6 介导的信号转导，从而改善 RA 炎症和关节破坏。

排除条件：活动性感染，包括活动性结核、病毒感染活动期、细菌感染等。

8.儿童感染后闭塞性细支气管炎(PIBO)

儿童感染后闭塞性细支气管炎以腺病毒感染最常见，糖皮质激素能有效缓解，患儿咳嗽及喘息症状。许多患儿病情进展为反复肺尖慢性支气管扩张、杵状指等。

儿童闭塞性细支气管炎：病因为感染的 32 例(76.2%)，气肿考虑为腺病毒肺炎 8 例(25%)；麻疹肺炎 7 例，占感染后闭塞性细支气管炎(21.9%)；呼吸道合胞病毒感染 2 例(6.2%)；病因为 Steven-Johnson 综合征 4 例(9.5%)；骨髓移植后 1 例(2.4%)；肺 CT 马赛克灌注征 34 例(81.5%)；支气管扩张(33.3%)；支气管壁增厚(33.3%)；肺不张 4 例(9.5%)；合并 Swyer-James 综合征 2 例(4.8%)。

9.儿童闭塞性细支气管炎 26 例

病原体：支原体 11 例(42%)；呼吸道合胞病毒 4 例(15%)；副流感病毒、流感病毒甲型、乙型各 2 例(8%)；博卡病毒 1 例(4%)；气肿混合感染阳性率 8 例(31%)。

治疗：口服全身激素与低剂量阿奇霉素，激素效果不佳或 HRCT 无改变时加用甲氨蝶呤。

结论：约 50%患儿 ANCA 阳性提示 BO 患儿可能存在免疫损伤，口服激素及甲氨蝶呤可改善临床症状，但整体治疗效果不理想。

本病无特效治疗药物，可考虑应用激素、大环内酯类药物、支气管扩张剂。

10.闭塞性支气管炎

治疗：①急性期：氢化可的松静脉注射；②缓解期：甲泼尼龙、小剂量克拉霉素、孟鲁司特、白三烯，有气道重塑及抑制气道炎症作用。

三、年轻医生的感悟

闭塞性支气管炎临床上主要症状表现为反复或者是持续性喘息、气促和咳嗽，运动耐受性较差，在肺部听诊时可以听到哮鸣音和湿啰音。须注意与支气管哮喘、弥漫性泛细支气管炎以及合并机化性肺炎相区别，从临床对支气管扩张剂和激素的治疗反应以及高分辨率胸部 CT 表现进行鉴别，气管镜及病理活检有助于进一步诊治。

（整理：童佳欢；审核：朱渊红）

病例 85　多发性骨髓瘤

一、病历摘要

(一)病史归纳

患者，女性，79 岁，退休工人，因“腰背部疼痛 3 月，加重 1 月”于 2014 年 9 月 26 日入院。

【现病史】

2014 年 6 月无明显诱因下出现腰背部疼痛 2 天就诊我院骨科。腰椎 MRI 提示：T12 椎体压缩性骨折。血常规示白细胞计数 5.1×10^9/L，血红蛋白 117 g/L，血小板计数 64×10^9/L，生化类：尿酸、肌酐、尿素氮均正常。于我院行“T12 椎体压缩性骨折 PKP 术”后腰背部仍有疼痛，2014 年 9 月疼痛加重，无下肢放射痛，肢端感觉无异常，无头晕头痛，无恶心呕吐等，遂来我院就诊。门诊腰椎 MRI 提示：L1 椎体压缩性骨折，由门诊拟诊“L1 椎体压缩性骨折”于 2014 年 9 月 26 日收住入院。病来神清，精神软，胃纳一般，夜寐可，小便量少，大便每天一次，便质正常，体重未见明显增减。

【既往史】

既往体质一般，患者自诉有高血压病史 10 年余，平时服用代文 80 mg/d，血压控制可；有骨质疏松症病史多年，平时服用福美加；有干燥综合征多年，无特殊药物用药史。发现血小板减少 1 年，血小板维持在$(60\sim80)\times10^9$/L，无特殊用药。否认糖尿病、冠心病等重大内科病史，否认肝炎、肺结核等传染病史；13 年前在我院行脑膜瘤切除手术，术后恢复可；2014 年 6 月行“T12 椎体压缩性骨折 PKP 术”，术后恢复良好。否认其他重大外伤史、手术史，否认中毒史，否认药物食物过敏史，预防接种史随社会。

【个人史】

出生并长期居住于杭州，否认疫水、疫源接触史，否认工作粉尘、毒物、放射性物质接触史，否认烟酒等不良嗜好史，否认冶游史。

(二)体格检查

体温 37℃，心率 108 次/分，血压 128/68 mmHg，呼吸 19 次/分。精神可，中度贫血貌，全身皮肤黏膜未见新鲜出血点，皮肤、巩膜无黄染，浅表淋巴结未触及肿大。左侧额部颅骨局部缺损凹陷。两肺呼吸音粗，两下肺可闻及少量啰音，胸骨及胸壁无明显压痛。左腰背部可见 5 cm×5 cm 大小瘀斑，肝脾肋下未触及，L1 正中压痛(+)，叩击痛(+)，双下肢放射痛(-)，双下肢腓肠肌挤压试验(-)，移动性浊音阴性，双下肢无水肿，神经系统(-)。

(三)辅助检查

【实验室检查】

1.(2014 年 9 月 26 日)血常规：白细胞计数 5.3×10^9/L，血红蛋白 79 g/L，血小板计数 25×10^9/L。(2014 年 10 月 3 日)血常规：白细胞计数 5.4×10^9/L，血红蛋白 69 g/L，血小板计数 25×10^9/L。

2.(2014 年 9 月 26 日)凝血类：部分凝血酶原时间 61.4 s，D-二聚体 4.84 mg/L。(2014 年 10 月 3 日)凝血类：部分凝血酶原时间 91 s，凝血酶原时间 16.4 s。

3.(2014 年 9 月 26 日)生化类：尿酸 388.9 μmol/L，肌酐 405 μmol/L，尿素氮 15.5 mmol/L，球蛋白 16.7 g/L，AST 51 U/L，血钙 4.35 mmol/L。(2014 年 10 月 3 日)生化类：肌酐 373 μmol/L，尿素氮 12.1 mmol/L，血钙 3.49 mmol/L。

4.尿轻链 κ 4350 mg/L，血轻链 κ 5.81 mg/L，血、尿免疫固定电泳：κ 型单克隆免疫球蛋白阳性。

5.肾小管功能：β_2 微球蛋白 22312.3 μg/L，微量白蛋白 327.2 mg/L。

6.24 小时尿蛋白总量 1164 mg。

7.骨髓常规：异常浆细胞 48%。

8.乙肝、字母 HIV、HCV、RPR、ANA 类、尿常规、大便常规均正常。

【影像学检查】

1.头颅 MR：①两侧大脑半球白质区、基底节区、脑桥多发缺血灶；②左额部术后改变；左侧额叶局部脑软化灶；③脑动脉 MRA 检查未见明显异常改变；④脑萎缩；⑤附见：双侧中耳乳突炎。

2.心超：主动脉硬化。二尖瓣、三尖瓣轻度反流。肺动脉高压(轻度)。左室舒张功能减退。左室收缩功能测定正常。

3.腰椎正侧位：①胸 12 椎体压缩性骨折伴成形术后改变；②腰 1 椎体轻度压缩性改变；③腰椎退行性改变。

4.心电图：未见明显异常改变。

5.胸部 CT：左肺上叶下舌段及两肺下叶局部炎症性改变。两侧胸膜增厚。

6.全腹 CT 示：肝左叶密度欠均匀，肝右叶囊肿，腹盆腔积液。肠腔积气扩张。

两侧胸腔积液，两下肺受压膨胀不全。

(四)目前诊断

1. 多发性骨髓瘤(κ 轻链型，DSⅢB 期，ISS Ⅱ期)。

2. 胸腔积液原因待查。

3. 肺部感染。

4. 急性左心衰。

5. 急性肾功能不全。

6. 高血压 2 级，高危。

7. 脑膜瘤切除术后。

8. 骨质疏松症。

9. T12、L1 椎体压缩性骨折 PKP 术后。

10. 干燥综合征。

(五)诊治经过

2014 年 9 月 29 日行 L1 椎体压缩性骨折 PKP 术。2014 年 10 月 1 日患者诉偶有喘促，咳痰带血，全身骨骼疼痛明显。因“肾功能不全”转入肾病科。2014 年 10 月 2 日血常规：白细胞计数 6×10^9/L，血红蛋白 70 g/L，血小板计数 23×10^9/L，超敏 C-反应蛋白 97.57 mg/L，凝血类：部分凝血酶原时间 86.7 s，尿轻链 κ 4350 mg/L，铁蛋白 2379 ng/mL，B 型尿钠肽 3109 pg/L。2014 年 10 月 2 日查肺 CT：两侧肺部炎症伴两侧胸腔积液。2014 年 10 月 3 日行骨髓常规检查：口头报告示骨髓瘤细胞约 50%，患者重症肺炎伴胸腔积液，继发急性左心衰，遂转至血液科行进一步诊治。10 月 7 日予硼替佐米＋地塞米松化疗，其间先后予舒普深、倍能、科赛斯、他格适抗感染，予强心利尿扩血管治疗心衰。但胸腔积液未见下降，胸腔积液常规：黄红颜色，李凡他阳性，微混，白细胞计数 400/μL，组织细胞 80%，淋巴细胞 20%。胸腔积液白细胞手工分类：巨噬细胞 80%，淋巴细胞 20%。胸腔积液生化：葡萄糖 7.19 mmol/L，总蛋白 17.9 g/L，白蛋白 12.7 g/L，球蛋白 5.2 g/L，白球比 2.44，ADA 2 U/L，LDH 149 U/L。完善胸腔积液流式检查，考虑浆细胞，故考虑骨髓瘤胸膜侵犯，继续化疗，疾病控制尚稳定。2015 年 4 月下旬早饭后突感头晕、黑蒙，摔倒在地，伴意识丧失，面色苍白，大汗淋漓，同时伴小便失禁，无口吐白沫，无四肢抽搐，无心悸胸闷，无恶心呕吐等，约 2～3 min 后恢复意识，2015 年 6 月 25 日再发一次。患者因“反复头晕、黑蒙，晕厥 2 次”入住我院心血管科。头颅 MRI 和颅脑 MRA 示：①左侧额叶脑软化灶(陈旧性出血灶可能)；②两侧大脑半球白质区、基底节区及脑桥多发缺血灶伴腔隙性改变；③脑萎缩；④脑动脉 MRA 未见明显异常。

脑电图：快波增多。考虑疾病相关，继续抗肿瘤治疗，加活血及抗凝。

二、临床思维分析

患者女性，79 岁，腰背疼痛 3 个月，加重 1 个月，于 2014 年 9 月 26 日入院。患者 2014 年 6 月因腰背部疼痛 2 天收住本院骨科，MRI 腰椎 T12 压缩性骨折，后又门诊诊断腰椎 L1 椎体压缩性骨折，先后予 PKP 术治疗。血常规：血小板计数 25×10^9/L↓，肌酐 405 nmol/L↑，尿素氮 15.5 mmol/L↑，血钙 4.35 mmol/L↑，肾小管功能 B2 微球蛋白 22312.3 ng/L↑，微量白蛋白 327.2 ng/mL↑，尿轻链 κ 4350 mg/L↑，铁蛋白 2379 ng/mL↑，B 型脑钠肽 3109 pg/L↑（由脑组织和心室分泌）。心功能Ⅰ级 B 型脑钠肽 240 pg/L，Ⅱ级 400 pg/L，Ⅲ级 640 pg/L，Ⅳ级 800 pg/L。两侧肺部炎症，伴两侧胸腔积液。骨髓检查，异常浆细胞 48%，明确诊断为多发性浆细胞瘤，而且属轻链 κ 型。上述各系统辅助检查异常指标皆与本病有关。本病例有若干问题值得进一步探讨。

（一）患者临床表现及相关症状分析

根据病史材料，患者 2014 年 6 月腰背疼痛 3 个月，加重 1 个月，先后发生 T12、L1 压缩性骨折。患者既往有骨质疏松症病史多年，根据哈尔滨医大二院文献，骨髓瘤细胞引起骨重吸收增加，导致溶骨性损害，早期程度相对较轻，极易误诊为骨质疏松。68 例多发性骨髓瘤影像学检查中，48 例骨质有异常改变，其中虫蚀样骨折破坏 31 例，骨质疏松 9 例，压缩性骨折 8 例（误漏诊率高达 54.7%～78.8%）

此外，患者既往史中发现血小板减少 1 年，多发性骨髓瘤可致患者血小板减少，亦说明患者多发性骨髓瘤病史已较长。多发性骨髓瘤临床表现复杂多样，容易造成临床误诊、漏诊，高达 54.7%～78.8%，因而延误治疗。多数病例经过数月、数年才明确诊断，少数甚至需更长时间，往往经过多个科室，如骨科、肾病科、肿瘤科、呼吸科、感染科、风湿免疫科、消化科、心血管科，首诊血液科仅 14.17%。

胸腔积液性质：黄红颜色，李凡达阳性，微混，白细胞计数 400/μL，组织细胞 80%，淋巴 20%。胸腔积液黄红色说明有出血，白细胞又不是很高，组织细胞 80%，提示恶性胸腔积液，但未找到肿瘤细胞，应该多次送胸腔积液离心沉淀镜检，每次送最宜＞250 mL，立即送检。恶性肿瘤是肺癌，抑或多发性骨髓瘤骨髓外浸润（应查肿瘤指标）、髓外浆细胞瘤。

明确晕厥原因：本例首先应除外心源型晕厥，患者 B 型脑钠肽 3109 pq/L 明显增加，存在心衰，应该做 12 导联动态心电图/24 h，检查有否存在心律失常。个别文献亦有多发性骨髓瘤发生晕厥（误诊为心源性）属罕见，但最后未说明其晕厥原因；尿毒症亦有个别发生晕厥，亦未说明机理；亦有文献血液高黏状态，发生脑晕属少见，亦未说明机理。多发性骨髓瘤分泌单株 Ig 可引起症状，高黏滞综合征，出现头痛头晕（不是发作性晕厥）、视力障碍、手足麻木。

（二）多发性骨髓瘤的常见实验室异常

1. κ/λ 比值

多发性骨髓瘤伴肾功能不全患者血清轻链 κ/λ 比值与单纯肾功能不全患者不同，是一个方便、快捷而有效的实验室诊断。其 κ 型明显高于单纯肾功能不全患者，λ 型明显低于单纯肾功能不全患者，故应优先考虑做血清蛋白电泳、免疫固定电泳、免疫球蛋白和血清轻链及血清游离轻链，根据 κ/λ 的比值可以鉴别、判断。血清 Ig，轻链 κ、λ 含量可作为多发性骨髓瘤的诊断和分型依据。轻链型多发性骨髓瘤患者瘤细胞生长迅速，病情发展快，短时间可出现全身多脏器损害。由于轻链分子量相对小，由肾脏排出，产生肾毒性作用，易出现肾功能不全，骨髓瘤细胞数量与尿本周蛋白及肾功能损害之间有显著相关性。骨髓浆细胞＞15％是多发性骨髓瘤临床诊断标准。由于本瘤临床表现复杂多样，无特异性，容易造成临床误诊、漏诊，延误治疗。多数病例经过数月、数年才出现临床症状，少数病例经过数十年才出现症状。

2. 血钙异常

多发性骨髓瘤常因广泛的骨质破坏导致高血钙症的发生，血钙＞2.55 mmol/L 即为高血钙。在我国多发性骨髓瘤患者高血钙症的发生率约为16％～17.19％（低于西方）。IgG 型血钙水平（2.429±0.379）mmol/L，IgA 型（2.560±0.399）mmol/L，轻链型（2.684±0.593）mmol/L。高血钙可引起头痛、头晕、恶心呕吐、多尿、便秘。严重者可导致心律失常，甚至心力衰竭。钙沉积在肾脏可造成肾功能损害，严重者可引起急性肾衰。轻链型多发性骨髓瘤血钙水平高，可能与轻链型患者球蛋白水平较低致使游离钙水平增高有关。

（三）多发性骨髓瘤的临床表现及鉴别诊断

1. 骨质破坏

破骨细胞引起骨重吸收增加，导致溶骨性损害，早期程度相对较轻，极易误诊为骨质疏松。多发性骨髓瘤致骨质损害表现有以下三种：①穿凿样溶骨性病变；②弥漫性骨质疏松；③病理性骨折（最常见于下胸椎、上腰椎）。反复感染：由于异常单克隆球蛋白缺乏免疫活性，而正常多克隆免疫球蛋白合成受抑制，以肺部感染多见。贫血：骨髓瘤细胞的浸润致使骨髓基质受损，造成微环境损害，影响血细胞生成，从而抑制骨髓正常造血；部分患者由于肾功能损害，红细胞生成素减少引起红细胞生成减少。多发性骨髓瘤表现分析:①骨痛 38.5%;②贫血乏力 20.47%;③肾损害 13.39%;④感染 5.51%。首诊科室中,大约有 14.17%直接到血液科,其余分别收入骨科、肾病科、心血管科、消化内科、内分泌科、风湿免疫科、康复科、神经内科、肿瘤科、呼吸科、感染科等科室。多发性骨髓瘤细胞比例>20%占 76%,<20%占 24%,骨髓瘤细胞呈灶性增生。若低于 15%,患者应行多部位骨穿或骨髓活检,β_2_MG 是与肿瘤负荷最相关的参数。多发性骨髓瘤临床误、漏诊率高达 54.7%~78.8%。

2.胸腔积液

改良胸腔积液常规细胞学检查:恶性胸腔积液细胞学检查阳性率 83.3%,多次送检癌细胞检出率阳性率可达 100%,结核性胸腔积液嗜酸细胞显著高于高性胸腔积液,E>10%,结核可能性大;恶性胸腔积液组织细胞较结核多见(见表 85-1)。

表 85-1 结核性胸腔积液组与恶性胸腔积液组中胸水的特点

	结核组例数	恶性组例数	*P* 值
N<0.5	47(94.0%)	55(91.6%)	>0.05
L>0.5	40(80.0%)	44(73.0%)	>0.05
E>0.10	12(24.0%)	3(5.0%)	<0.01
间皮细胞	15(30.0%)	26(43.0%)	>0.05

胸腔积液涂片与胸膜活检及痰涂片对恶性胸腔积液检出率中,胸腔积液涂片 82.2%,胸膜活检 40.4%,痰涂片 22.7%,有粒细胞数量改变(较少提示找癌细胞)。每次送检最宜>250 mL 胸腔积液,立即送,力求新鲜。取下层胸腔积液离心沉淀,特别血性胸腔积液多见于恶性。肺癌:①腺癌 40.2%;②鳞癌 25%;③小细胞癌 21.5%,腺鳞癌 8.7%,大细胞癌 2.2%,其他 2.4%。胸腔积液是肺癌常见并发症,仅 20%~30%通过胸腔积液脱落细胞检查明确。

3.晕厥

晕厥是由于广泛性脑血缺引起的突然发生短暂意识丧失以及面色苍白、四肢发凉,短时间内迅速苏醒,少有后遗症。心源性晕厥根据病因处理,非心源性晕厥按类别处理。

晕厥可分为脑源性、血管性、血液成分异常、心源性等,心律失常是导致心源性晕厥的重要原因,又叫心律失常性晕厥,应进行 Holter 检查。动态心电图对可疑心源性晕厥病例检测分析采用 12 导联动态心电图 24 h。①心源性晕厥常见于冠心病,应密切观察心电图的动态变化和监测心肌酶;②血管减压性晕厥即血管迷走性晕厥,为青年人突然昏倒的最常见原因;③直立性低血压性晕厥,由蹲而直立时,因重力吸引使 300～800 mL 血液滞留下肢致晕厥;④颈 A 窦性晕厥较少见;⑤排尿性晕厥,由于心率缓慢及体位骤变,晕厥可在排尿前、中或后出现。

老年组以缓慢型心律失常 52.1%为主,包括窦房结及房室结功能异常,与中年组比仅 13.1%;中年组以快速型心律失常 48.8%为主,包括房颤及室性心动过速,与老年组比为 21.3%。血管性晕厥:①脑 A 粥样硬化;②短暂性脑缺血发作;③偏头痛;④多发性大 A 类(无脉症);⑤ 慢性铅毒性脑病。血液成分异常晕厥:①低血糖状态;②换气过度综合征;③重度贫血;④高原晕厥。高黏状态眩晕是少见原因,药物中毒性眩晕乃引起内耳及前庭神经损害,其中首推氨基酸糖苷类抗生素治疗。尿毒症亦可发生晕厥。

4.高黏滞综合征

骨髓瘤分泌单株 Ig 可引起的症状:①头痛、头晕、视力障碍、手足麻木、肾功能损害、昏迷、昏睡等;②反复感染;③高血钙;④肾损害;⑤出血倾向;⑥淀粉样变;⑦肝、脾肿大;⑧关节症状。其他临床表现:髓外浸润,包括肝、脾、淋巴结、肾上腺、甲状腺、胸腺,即表现为孤立性浆细胞瘤、髓外浆细胞瘤,部分患者可合并淋巴瘤、风湿性关节炎。

(四)骨髓瘤治疗

硼替佐米联合地塞米松治疗多发性骨髓瘤。治疗方案:硼替佐米 1.0～1.3 mg/m^2,d1,d4,d8,d11,iv;地塞米松 10～20 mg/d,d1－4,d8－11,ivgtt,疗程 2～6 个,平均 3～9 个疗程。12 例患者(初治 5 例,复治/难治 7 例)初治 CR(完全缓解)40%,PR(部分缓解)20%,NR 20.0%,有效率 80%;复发难治 CR 14.3%(总有效率 71.4%),PR 42.9%,NR 14.3%。硼替佐米属于可逆性蛋白酶体抑制剂,能阻断泛素—蛋白酶体通道,抑制某些特异性蛋白水解,诱导肿瘤细胞死亡,抑制细胞生长,诱导凋亡等,从而达到杀伤肿瘤细胞作用。对治疗多发性骨髓瘤,硼替佐米和地塞米松二者疗效是相加的。硼替佐米有望替代传统的常规化疗等。

本例采用硼替佐米联合地塞米松治疗,根据文献记载,初治有效率 80%,复发难治有效率 71.4%;亦有初治有效率 85.1%,复发难治有效率 68.4%,总有效率 77.2%;而再联合沙利度胺(反应停)可进一步提高疗效,初治有效率 83.3%。另有文献报道初治有效率 100%,复发难治有效率 83.3%,两组相加总有效率 93.3%。

将 48 例初治多发性骨髓瘤分为 2 组:研究组,硼替佐米＋地塞米松＋沙利度胺(BDT);对照组,环磷酰胺＋地塞米松＋沙利度胺(CDT)。结果显示,BDT 组中,10 例CR (41.7%),6 例 VGPR (25%),4 例 PR (16.6%),3 例 SD (12.5%),1

例 PD（4.2％），OR 率 83.3％，而对照组 OR 率 62.5％。硼替佐米 1.3 mg/m^2，地塞米松 20 mg/d，沙利度胺 100～200 mg/d。多发性骨髓瘤 15 例，其中初治 9 例，复发难治 6 例。初治组完全缓解 CR 3 例（33.3％），非常好的部分缓解 VGPR 4 例（44.4％），部分缓解 PR 2 例 22.2％，总有效率 100％；复发难治组 CR 1 例（16.7％），VGPR 1 例（16.7％），PR 2 例（33.3％），疾病稳定（SD）1 例（16.7％），疾病进展（PD）1 例（16.7％），总有效率为 83.3％。两组相加总有效率达 93.3％。常见不良反应为血小板和白细胞减少，经输注血小板，应用粒细胞集落刺激因子后均能很快恢复，40％出现周围神经病变，但反应较轻；应用 B 族维生素时胃肠道反应 53.3％。出现严重带状疱疹，建议应用阿昔洛韦预防疱疹病毒感染。1 例患者出现严重低血压，建议化疗期间监测血压变化。应用硼替佐米联合沙利度胺和地塞米松能明显增加疗效，毒副作用并没有增加，与国内外的报道相似。

三、年轻医生的感悟

本案例中患者为老年女性，慢性起病，临床容易漏诊、误诊，出现明显的临床表现时可能已经出现靶器官损害。该患者有骨质破坏，导致病理性骨折以及肾功能损害，贫血，而且出现髓外病变，胸膜侵犯。根据患者的临床表现，发病至少 1 年以上，因此，各科医生在临床上观察到患者存在贫血、血小板减少、腰痛等症状，可以做生化检查观察有无球蛋白升高、血钙升高等，进一步完善检查。诊断为多发性骨髓瘤的患者，临床表现不仅仅局限于 CRAB 症状，髓外病变、神经症状等都有可能发生，需要注意鉴别。骨髓瘤初发时一般血黏度升高，若病情允许一般都需常规进行抗凝预防血栓治疗，待肿瘤负荷下降，仍需进行 VTE 评估，警惕相关不良事件发生。

（整理：沈英英；审核：吴迪炯）

病例 86　MDS 铁过载

一、病历摘要

(一)病史归纳

患者,男性,47 岁,农民,因“乏力 15 年”于 2016 年 6 月 1 日就诊入院。

【现病史】

15 年前患者出现头晕乏力,未诊治,症状加重。2008 年就诊浙一医院,骨髓检查提示骨髓增生异常综合征,治疗不详,症状改善不明显。2014 年患者因症状加重至外院门诊治疗,铁蛋白升高(具体数值不详),间断去铁治疗,后因无法耐受停药。

2016 年 4 月 21 日患者症状加重,入住当地医院,血象不详,骨髓检查示为骨髓小粒较多,有核细胞增生较明显,红系增生明显活跃,以中晚幼红细胞为主,原始、早幼红细胞比例增高,细胞大小不等,少量早期细胞体积增大,中晚幼细胞体积多偏小,可见不规则核、双核细胞、成熟红细胞大小不等,可见大红细胞以及椭圆形、不规则、畸形、点彩红细胞,部分淡染区扩大,考虑为骨髓增生异常综合征(MDS-RCMD-RS)。上腹部 MR 增强:①肝左右有叶交界区占位,增生结节? ②肝脾肿大,脾内及肝内顺磁性物质沉积,考虑血色病。③肝硬化、门静脉高压。胃镜示:食管胃底静脉曲张。住院期间一直服用安特尔刺激造血,维 A 酸诱导分化治疗,症状改善不明显。

今患者为求进一步诊治,来我院就诊,门诊拟“骨髓增生异常综合征?”收住入院。

【既往史】

有糖尿病史,用胰岛素控制血糖。否认外伤及手术史,有输血史,存在过敏性休克病史,预防接种史不详。

【个人史】

无殊。

(二)体格检查

神志清,重度贫血貌。皮肤黧黑,巩膜轻度黄染,浅表淋巴结未及肿大,胸骨无压痛，双肺呼吸音清，未及啰音。心界不大，心律齐，各瓣膜听诊区无杂音。腹平软，无压痛，反跳痛，肝触及，肋下 4 cm，脾触及，肋下平脐，双下肢无水肿，NS(−)。

(三)辅助检查

【实验室检查】

1. 血常规＋超敏 C-反应蛋白：白细胞计数 2.8×10^9/L，中性粒细胞计数 1.22×10^9/L，血红蛋白 55 g/L，血小板计数 36×10^9/L。

2. 生化类：葡萄糖 12.68 mmol/L，白蛋白 44.1 g/L，总胆红素 30.6 μmol/L，间接胆红素 11 μmol/L。

3. 凝血类：凝血酶原时间 16.1 s↑，纤维蛋白原 1.4 g/L↓，部分凝血酶原时间 40.0 s↑，凝血酶时间 21.5 s↑。

4. 铁蛋白：3773 ng/mL。

5. 尿常规：尿胆原 1＋，葡萄糖 2＋；大便常规＋OB：正常。

6. 甲胎蛋白 1.99 ng/mL 正常；肝炎类正常。

7. 铜蓝蛋白 14.4 mg/mL↓。

8. 睾酮 0.10 ng/mL↓。

9. 血糖 20～30 mmol/L↑。

10. 自身免疫性肝炎：ANA 1∶100↑。

11. 糖化血红蛋白 6.8%↑。

【骨髓检查】

1. 骨髓常规：增生明显活跃，红系增生占 54%，淋巴细胞占 17%，巨核细胞 108 个，产板 14%伴产板欠佳，数量减少，提示红系增生明显活跃，伴发育异常髓象。

2. 骨髓活检：增生明显活跃，脂肪细胞大致正常，原始幼稚前体细胞散在可见，红细胞明显增生，幼红细胞簇多见，多见骨小梁间区，巨核细胞增生，纤维组织局部增生。

3. 染色体：46，XY。

【影像学检查】

1. 腹部 B 超：肝区回声增粗，肝内多发低回声区，性质待定，胆囊壁毛糙，胆囊肿大，胰腺显示不清，脾肿大，厚径 7.71 cm，回声均匀。腹部增强 CT：肝脏密度增高，考虑铁沉积可能，肝门区异常密度，脾脏增大，脾脏灌注减低，食管胃底静脉及脾静脉迂曲扩张，肝内胆管轻度扩张，盆腔少量积液。

2. 心超：左房左室扩大，肺动脉高压轻度，心动过速。

(四)目前诊断

1. 骨髓增生异常综合征？

2.原发性血色病？

3.2 型糖尿病。

4.肝硬化。

5.食管胃底静脉曲张。

6.直肠息肉。

(五)诊治经过

入院后予以完善各项检查，并予卡洛磺钠预防出血，优思弗退黄，诺和锐＋来得时控制血糖，输注血浆纠正凝血功能异常等对症支持。

6月5日患者凌晨3点左右私自外出，外感风寒，发热伴畏寒寒战，测体温38.8℃，予开林3.75 g q8h抗感染等对症治疗。后持续高热，最高41℃伴畏寒寒战。患者输红细胞过程中出现高热伴寒战，停止输血后，应用吲哚美辛降温，患者大汗淋漓。降钙素原：0.26 ng/mL↑；G试验＋内毒素均正常；超敏C-反应蛋白71 mg/L↑。

血培养：肺炎克雷伯感染。根据药敏改用倍能0.5 g q8h抗感染。患者出现腹痛，脐周和左腹部为主，伴腹部膨隆，触诊不满意。急诊腹部CT：肝脏密度增高，考虑铁沉积可能，肝内多发低密度影，肝尾叶增大，脾脏增大，门静脉高压，食管胃底静脉及脾静脉扩张，盆腔少量积液，两侧胸腔积液。

(6月9日)血常规＋超敏C-反应蛋白：白细胞计数3.5×10^9/L，血红蛋白51 g/L，血小板计数14×10^9/L↓，超敏C-反应蛋白112 mg/L↑。凝血类：部分凝血酶原时间51.8 s↑，凝血酶原时间16.2 s↑。肝功能：白蛋白33.1 g/L↓，谷丙转氨酶49 U/L↑，总胆红素40.5 μmol/L↑，间接胆红素23.8 μmol/L↑。

(6月10日)尿铜190.1 μg/24 h↑，尿量2600 mL/24 h↑。微量元素：全血铜13 μmol/L，全血铁4.32 mmol/L↓，全血锌69.7 μmol/L↓，全血铅28 μg/L，全血镁1.04 mmol/L↓。

(6月11日)肺部CT：右肺中叶及左肺下叶炎症，两侧胸腔积液，两侧胸膜增厚。患者高热减退，伴血三系降低(血小板降低为主)，凝血功能紊乱，低血压性休克前期，拒绝输血支持治疗。补液治疗后患者出现双下肢浮肿伴腹部膨隆，经强心利尿治疗后症状改善。

患者体温基本低于38℃，无寒战，无腹部膨隆，无腹痛，无双下肢浮肿，血糖基本控制正常范围，症状改善明显。

血常规＋超敏C-反应蛋白：白细胞计数4.2×10^9/L，血红蛋白51 g/L，血小板计数14×10^9/L↓，超敏C-反应蛋白49 mg/L↑。

二、临床思维分析

(一)病例分析

1.诊断:①头晕乏力15年;②8年前外院骨髓检查提示骨髓增生异常综合征;③铁蛋白升高,曾间断去铁治疗;④MR示肝脾肿大,脾内及肝内顺磁性物质沉积(意指原发性血色病);⑤入院后辅助检查:铁蛋白3773 ng/mL,葡萄糖20～30 mmol/L↑;腹部CT:肝密度增高,考虑铁沉积可能,脾大(支持继发性血色病);⑥外感风寒发热,血培养肺炎克雷伯感染,超敏C-反应蛋白71 mg/L;⑦肺部CT:右肺中叶及左肺下叶肺炎,两侧胸腔积液。

2.患者原有骨髓增生异常综合征(MDS-RCMD-RS):骨髓增生异常综合征,难治性血细胞减少伴多系发育异常,伴环形铁粒幼细胞增多。

3.患者原有骨髓增生异常综合征:①有反复输血?有报道曾有1例MDS接受40多次输血(9000 mL);②过量使用铁剂;③经常摄入含铁高饮食;④体内铁的利用减少,如再生障碍性贫血、溶血性贫血、慢性肝病。可以为鉴别继发性血色病提供证据。

4.患者铁蛋白升高,曾间断去铁治疗,因无法耐受而停药,而这次住院铁蛋白明显增高,3773 ng/mL(21.88～274.66 ng/mL)(13.73倍)。

5.患者腹部CT:肝脏密度增高,考虑铁沉积可能,脾脏增大(脾脏灌注减低)。2016年6月7日急诊腹部CT:肝脏密度增高,考虑铁沉积,肝内多发低密度影(肝血管相对密度减低),心、脾大,未密度增高,说明为继发性血色病,而原发性CT:除肝密度增高外,还有胰腺、脾、淋巴结、肾上腺、心肌等脏器密度增高(继发性胰、脾等多不受累,危害也较轻)。而本例患者未进行肝MRI检查,其T1WI、T2WI肝脏信号强度降低,形成一个低信号的肝,但无法区别原发或继发。

6.患者肝脏影像学有占位,其性质(但未见影像)仅做一般分析。血色病常合并肝硬化,除死于肝衰竭外,约30%死于肝癌(但患者AFP 1.99 ng/mL)。肝癌阳性仅60%,而40%正常。

7.患者存在糖尿病。有65%糖尿病发病与血色病有关,非Ⅰ型及Ⅱ型糖尿病,属于特殊类型糖尿病。

(二)血液病情况

1.血色病

血色病又名古铜色糖尿病,是一种铁储存过多疾病,属常染色体隐性遗传,临床上罕见。典型病象有皮肤色素沉着,肝大,糖尿,性功能减退。皮肤灰棕色或古铜色色素沉着,可遍及全身,但以颜面、颈项及前臂等暴露部位较明显。如发现患者皮肤色素沉着与硬度增加的肝大，应考虑此病的可能性。皮肤活检：普鲁士蓝反应有辅助诊断价值。血清铁蛋白水平是反应体内铁储存量的指标，其血清中浓度与血色病病情相平行。血清铁蛋白可达正常 5～10 倍。血色病须与继发性含铁血黄素沉着相区别，前者与机体铁代谢失常有关；后者常起于长期大量输血或长期大量应用铁剂之后。血色病可发展为肝硬化，与门脉性肝硬化临床表现相似。

血色病主要病理基础是铁在体内贮积过多，故清除铁质是主要治疗原则，其次为针对铁贮积所引起继发表现。①放血疗法：每 100 mL 血液中约含铁 50 mg，目前主张每周放血 500 mL。当过多铁清除后，改为 3～4 月放血 1 次，作为维持治疗。疗效：反复放血约 3 个月后自觉症状好转，皮肤色素变浅，肿大的肝脏缩小，心衰缓解，糖尿病胰岛素用量减少，死亡率下降，对食管静脉曲张、垂体前叶功能不足睾丸萎缩和关节病变等效果不明显。②铁整合剂：去铁敏（去铁胺）：无毒，副作用很少，胃肠不易吸收，故需注射。过量铁沉积导致维生素 C 缺乏，故补充维生素 C。

预后：血色患者在未采用放血疗法治疗前的预后不佳，自症状出现后平均寿命为 4.4 年，使用放血疗法后累积 10 年存活率达 76%，20 年存活率为 49%。血色病合并肝硬化，除死于肝衰竭外，约 30%死于肝癌，合并心脏损害约 30%可发展为心肌病。而一旦出现心衰，大多数半年内死亡（心脏病变是由于铁沉积过多，造成纤维组织增生瘢痕形成）。

2. 血色病患者临床表现及病理学特征分析

血色病是指铁过量沉积于肝、胰、心及其他实质器官，致结构和功能损害，按病因可分为原发和继发两大类。原发性（HC）是由先天性铁代谢异常，胃肠道对铁吸收增加，最终引起各个系统的损害；继发性（SHC）是由于其他疾病或治疗措施导致铁在体内过度沉积。

（1）原发性血色病

90%是由于第 6 对染色体血色病基因突变所致，过多的铁沉积在肝、胰、心、脾、皮肤等组织，可引起不同程度的实质细胞破坏，发生广泛纤维化及脏器功能损害。

临床表现：90%皮肤色素沉着，肝脾大和肝硬化（95%肝大，50%脾大），糖尿病 65%，心脏病变 15%，严重可发生心衰，25%～50%病例有关节病变，10%～40%性功能减退。治疗：定期放血，每周 1 次，每次 400 mL；待铁参数恢复正常，每 3 月放血 1 次，须终身维持。应用整合剂清除铁的作用比放血强，常用去铁胺，可肌注、皮下、静注，口服有去铁铜、地拉罗司。

主要特征：小肠铁吸收过量，过多铁沉积于体内多个脏器，其中以肝、胰积聚最多,可达正常人的 50～100 倍。心、脾、肾、皮肤等组织铁沉积量约为正常人的 5～15 倍。血管壁及结缔组织内铁沉着,逐渐发生器官功能障碍、肝硬化、肝癌、心衰、糖尿病及垂体功能减退等严重并发症。症状常在 40～60 岁出现,最常见的表现为临床三联征:青铜色皮肤、糖尿病、肝硬化。

CT 表现:血色病 CT 平扫可见全肝密度增高,CT 值在 86～132 HU,甚至更高。原发性和继发性铁沉积 CT 表现有所区别:原发性除肝脏密度增高,可有胰腺、肾上腺密度增高;继发性同时表现为肝、脾密度增高,胰腺密度不高。

PET-CT:肝实质密度弥漫增高,CT 肝、脾肿大,肝实质密度增高,CT 值 91.9 HU。

磁共振:心肌致密化不全,肝、脾、胰、心脏均有铁沉积,以肝为重。治疗:静脉铁整合剂注射用甲磺酸去铁胺 2 g/d ivgtt 缓滴×2 周。肝脏 MRI 显示低信号,诊断血色病。MRI T2WI 显像:肝实质信号明显减低,呈黑肝征象,脾脏信号普遍降低。血色病可同时累及心、肝、胰,MRI 证实该患者心、胰亦有铁沉积,但较肝轻。该患者心衰合并肝静脉血栓,故 D-二聚体明显升高。MRI 仅能检测肝脏是否有铁质沉积,而不能作出定量分析。定量磁共振术(QMRI)是目前较为理想的无创性检查方法,可代替肝活检,用于监测脏器铁沉积浓度,对拒绝活检者可进一步行 QMRI 检查。

在诊断原发性血色病之前必须排除继发性血色病可能。造成继发性血色病原因有:①长期大量输血;②过量使用铁剂;③经常摄入含铁高饮食;④某些血液病(反复溶血、遗传性球形红细胞增多症、恶性贫血等);⑤体内铁的利用减少,如再生障碍性贫血;⑥慢性肝脏疾病所致的铁代谢障碍,如门-腔静脉分流、迟发性皮肤卟啉病等。

(2)继发性血色病

腹胀、乏力、肝脾肿大、皮肤色素沉着为常见临床表现。查阅相关文献:2 例肝硬化,2 例心脏扩大,1 例心包积液伴有多发性关节炎,2 例血清铁升高,3 例转铁蛋白饱和度升高,4 例血清铁蛋白均>1000 ng/mL,2 例肝穿病理示铁过多沉积,9 例均有不同程度贫血。

2 例 SHC 均因贫血就诊血液科,经骨髓检查分别为骨髓增生异常综合征和铁幼粒细胞贫血。

4 例腹部 CT 平扫均提示肝实质密度均匀性增高,CT 值为 82～124 HU,3 例肝明显肿大,4 例脾肿大,4 例 MRI 示肝弥漫性小颗粒状低信号影,符合肝脏铁沉积表现(4 例均未行放血治疗)。1 例原发去铁胺 ivgtt 2 周后,血清铁明显下降,改口服,症状明显改善。另 1 例死于肝硬化失代偿合并肝性脑病、肝肾综合征、心衰。

2 例 SHC 均间断皮下注射去铁胺，病情未见进展，本病由于组织器官内铁过度沉积，通常累及肝、胰、心，从而表现为肝硬化、肝癌、糖尿病及心脏病。另 2 例 SHC 中，1 例铁幼粒细胞贫血，另 1 例 MDS，提示骨髓无效造血性贫血，或因其他原因需要反复输血。MRI 尤其是 QMRI 有较高敏感性，可代替肝活检。MRI 信号不受脂肪肝的影响（而 CT 受脂肪肝影响），故较 CT 更适合对 HC 做评价。而肝组织活检是诊断 HC 最准确的方法。

(3)遗传性血色病

常见于中年男性和绝经后女性，95％肝大、质较硬，多无肝功减退。50％脾大，可发生肝硬化，30％合并肝癌，65％合并糖尿病，部分有性功能减退、心肌病、假性痛风。继发性见于铁利用障碍或伴有红细胞无效生成引起贫血，因反复输血而致体内铁负荷过多，其肝组织铁指数＜1.9，可与原发性相鉴别。

3. 难治性血细胞减少伴多系发育异常(RCMD)

外周血：血细胞减少，原始细胞无或少见（＜1％），无 Auer 小体，单核细胞＜1×10^9/L。骨髓：≥2 系发育异常，病态造血血细胞≥10％，原始细胞＜5％，无 Auer 小体，±环状铁粒幼细胞≥15％。

RCMD-RS：难治性血细胞减少，伴多系发育异常，伴环形铁粒幼细胞增多。

三、年轻医生的感悟

患者铁过载诊断明确，原因仍需进一步查明，可进一步完善原发性血色病基因检测。该患者铜蓝蛋白低，仍需排除肝核豆状变性等遗传代谢疾病，且目前铁过载已严重影响肝脏、心脏、内分泌腺等多脏器功能，预后较差，因血象低下，目前无法活检诊断。患者前后腹部 CT 检查肝脏多发低密度影变化较大，建议 B 超复查随访，完善 MRI 等检查。

（整理：高雁婷；审核：俞庆宏）

病例 87　维持性血透癫痫

一、病历摘要

(一)病史归纳

患者,男性,22 岁,因“头晕 4 天,癫痫发作 6 小时”于 2017 年 10 月 10 日入院。

【现病史】

患者 4 天前透析结束后出现轻微头晕,无恶心呕吐,无肢体抽搐,无明显头痛等不适,休息后可自行缓解,未告知医生,未予特殊处理。2017 年 10 月 9 日,患者至我院行血透时诉有头晕,无视物旋转,无头痛,无耳鸣,无肢体活动不利,无恶心呕吐,当时血压正常,生命体征平稳。血透结束后患者至神经内科门诊就诊,建议行头颅 MR 检查,预约在 10 月 13 日。2017 年 10 月 10 日凌晨 6:00,患者在家突然癫痫发作,意识丧失,伴四肢抽搐,持续约 1 min,后自行缓解。10 min 后癫痫再发,伴口吐白沫,持续 1 min 自行缓解。来我院急诊,查头颅 CT 示:左侧额叶脑梗死可能,建议 MR 检查。生化示:肌酐 530.2 μmol/L,钙 1.82 mmol/L,磷 1.76 mmol/L。为求进一步诊治,拟“①慢性肾脏病 5 期,维持性血透;②癫痫”收住入院。

【既往史】

既往患者 2017 年 9 月 2 日曾因腹泻至我院门诊就诊,查生化示肌酐:1645.9 μmol/L,尿酸 732.3 μmol/L,尿素氮 37.62 mmol/L,于 2017 年 9 月 5 日收住入院。入院后予行右颈内临时血透管置管,并行维持性血透每周 3 次治疗。入院后查泌尿系 B 超:①双肾弥漫性改变;②双肾萎缩。ANA、ANCA、免疫五项、血尿轻链、肝炎、HIV+RPR未见异常,肿瘤类提示 CA199 偏高,尿常规示蛋白质 2+,胃镜提示慢性萎缩性胃炎,排除继发性肾脏损害,考虑为慢性肾炎引起的慢性肾衰竭。2017 年 9 月 21 日行左上肢动静脉内瘘成形术,2017 年 10 月 1 日出院后门诊行维持性血透治疗。

既往否认高血压、糖尿病、心脏病、脑血管病等病史,否认结核、肝炎等传染病史,否认重大外伤、手术、输血、中毒史,否认食物及药物过敏史,预防接种史按当地计划。

【个人史】

无殊。

(二)体格检查

体温 37.7℃,心率 100 次/分,血压 120/57 mmHg,呼吸 18 次/分。神志淡漠,精神软,贫血貌,全身淋巴结无明显肿大,心肺无殊,腹软无压痛及反跳痛,移浊阴性,双下肢无水肿。左下肢巴宾斯基征可疑阳性,右侧巴宾斯基征未引出;左侧上肢肌力可,左侧下肢肌力 3 级,右侧上下肢肌力可。左上肢动静脉内瘘可扪及震颤,听诊血管杂音明显。

(三)辅助检查

1. 脑电图:患者镇定后描记:背景活动为低至 35 μV、11～12 Hz 为主脑波活动与节律,较多低幅 β 活动、少量不规则 δ 活动分布各导;两侧基本对称,未见明显发作波。患者欠配合,部分干扰存在。

2. 颈动脉 B 超:双侧颈动脉未见明显异常。

3. 头颅 MR 平扫+DWI:左侧枕叶急性脑梗死可能,建议复查。两侧大脑半球白质区、左侧枕叶、侧脑室旁及额叶多发病变,缺血性病变可能。

4. 头颅 MRV:未见明显异常。

5. 头颅 MRA:左侧颈内动脉及大脑前中动脉管腔明显细小,左侧大脑后动脉管腔略增粗,右侧颈内动脉虹吸段边缘不光整,请结合临床或进一步检查。

6. 床边心超:心脏房室大小正常;三尖瓣轻度反流;左心功能测定正常范围;右心房内平行光带:请结合临床。

7. 双侧髋关节 MR:①左侧股骨颈骨折伴局部骨髓水肿;②左髋关节及左侧坐骨周围软组织渗出性改变;③双侧髋关节腔内少量积液。

8. 双侧髋关节 CT 平扫+三维重建:左股骨颈骨折,部分骨折碎片分离。

9.(2017 年 10 月 10 日)头颅 CT:左侧额叶脑梗死可能,建议 MR 检查。

10.(2017 年 10 月 10 日)生化:肌酐 530.2 μmol/L,钙 1.82 mmol/L,磷1.76 mmol/L。

(四)目前诊断

1. 癫痫待查:脑梗死? 其他?

2. 慢性肾脏病 5 期,维持性血透。

(五)诊治经过

入院后予丙戊酸钠针剂微泵维持抗癫痫、依达拉奉改善脑梗、前列地尔针改善循环、阿托伐他汀调脂稳斑、氯吡格雷抗血小板凝集等处理。住院期间患者多次癫痫大发作，遂转入重症监护室治疗，并予镇静，丙戊酸钠针维持抗癫痫，及维持水、电解质平衡等支持治疗。

查头颅 MR 提示左侧枕叶急性脑梗死可能，且感染指标持续上升，出现二型呼吸衰竭，遂予 CRRT 及抗感染治疗。后患者诉左下肢落地时大腿根部有刺痛感，活动时无明显疼痛，行左下肢深静脉 B 超检查未见明显异常。行双侧髋关节 MR 提示左侧股骨颈骨折，转骨科进一步治疗。

二、临床思维分析

患者青年男性，尿毒症、维持性血透，出现癫痫及急性脑梗死，因此本病例的诊断要点在于患者目前癫痫及脑梗死原因，应进行病因一元论或多元论鉴别讨论，是否和透析及原发疾病相关，同时对患者出现的股骨颈骨折的可能原因及治疗进行分析。

(一)血液透析患者癫痫发作和脑卒中的病因分析

血液透析患者出现癫痫发作是十分危险的，在增加透析风险的同时，会导致更高的致残率及致死率，影响患者的预后。

1. 血液透析患者癫痫发作的可能原因分析

(1)透析失衡综合征：在血透中或透析后出现的、以神经精神症状为主要表现的临床综合征；轻者表现为焦虑不安、头痛、恶心呕吐等；中度可表现为肌阵挛、震颤、嗜睡等；严重者可出现痫样发作，昏迷，甚至死亡。刚开始血液透析的患者的风险最高，尤其是尿素氮显著升高的患者。

(2)尿毒症脑病：肾衰竭患者常存在多种毒素及代谢产物的蓄积，机体内环境稳态被破坏，大脑内神经递质紊乱；当兴奋性神经递质过多、抑制性神经递质过少，可引起中枢神经系统的异常痫样放电。常见于未接受透析治疗的严重尿毒症患者，接受维持性透析的患者较少发生，除非患者错过了多次治疗。症状可为易激惹、躁动，以及癫痫发作、昏迷和死亡。癫痫发作最常为全面性且在透析前发生。中枢神经系统功能障碍在开始充分肾脏替代疗法后数日至数周内缓解。

(3)药物：很多药物可引起一般人群发生癫痫发作。由于清除率下降，血液透析患者特别容易受到某些药物的影响，如抗生素，包括青霉素、头孢菌素类、卡巴培南和厄他培南，尤其是大剂量应用时；哌替啶(由于毒性代谢产物去甲哌替啶的蓄积)、甲氧氯普胺、茶碱、左旋多巴、阿昔洛韦、静脉用碘化对比剂等；包括透析患者常用的红细胞生成刺激剂引起的血压迅速升高，曾有导致高血压脑病伴癫痫发作的报道。

(4)血液透析患者中癫痫发作的其他病因与一般人群相似，但这些病因可能在血液透析患者中更常见，如低血糖、低血钙、脑卒中（脑梗死、脑出血和硬脑膜下血肿）等。

2. 血液透析患者脑卒中影响因素分析

慢性肾衰竭患者多伴有高血压、高血脂和动脉粥样硬化，存在不同程度的高凝状态和纤维蛋白沉积，导致血管通透性增加，内皮损伤加重，因此，慢性肾衰与心脑血管疾病关系密切，心血管疾病是慢性肾功能衰竭患者最主要的死亡原因，约占47%～50%。内皮细胞的功能障碍是慢性肾脏病患者引发心脑血管并发症的重要原因。氧化应激可损伤血管内皮，导致血管舒缩功能障碍；同时，血管内皮功能受损亦可能诱发氧化应激，加重血管内皮损伤。二者在尿毒症并发脑梗死发病中起到了重要作用。

颈动脉粥样硬化与全身其他部位的动脉粥样硬化具有明显相关性，是全身动脉粥样硬化的“窗口”，因为动脉位置浅。动脉粥样硬化与20%～30%脑梗死患者有密切关系。颈动脉粥样硬化是引起尿毒症维持性血透患者脑梗死的重要原因。一方面血透患者存在血脂代谢紊乱，导致颈动脉内膜增厚及斑块形成；另一方面，血透对血清脂蛋白代谢的影响导致了患者脂代谢异常，加重动脉硬化风险。同时，持续微炎症状态参与了动脉粥样硬化的发生发展全过程。

同时，脑卒中可进一步加重肾脏损害。脑卒中可影响大脑呼吸中枢，出现呼吸衰竭，引起缺氧、高碳酸血症，进一步引起肾损害。急性脑病时，自主神经和内分泌功能紊乱，抗利尿激素分泌增加，肾素-血管紧张素系统活动增强，肾血流减少，肾小球滤过率下降。

3. 脑卒中后继发癫痫的机制及临床分析

缺血性脑卒中后癫痫总发病率约9%。可分早期和晚期发作。缺血性脑卒中1周内的为早期癫痫发作，而晚期发作在1周以后。青年卒中是缺血性脑卒中后癫痫发作的独立危险因素。脑卒中导致脑组织缺血缺氧，致钠泵衰竭，大量钠离子内流，改变了细胞膜的稳定性，从而引起过度去极化，形成痫样放电。同时急性脑血管病常伴有水、电解质及酸碱平衡紊乱等并发症，也是导致癫痫发作的原因；脑卒中后期，由于胶质细胞增生、萎缩及瘢痕粘连，导致突触重建，神经网络改变，进而发生癫痫。晚发性癫痫发作由胶质细胞增生和脑膜脑内瘢痕形成所致，一般是持续性的，需要患者长期接受抗癫痫治疗。

德巴金（丙戊酸钠）是一种广谱抗癫痫药物，适用于所有的癫痫患者。国内外大量临床研究证实，此药对癫痫各种类型发作均有效，且作用迅速。丙戊酸为高度蛋白结合药物，血液透析清除较少（10%），浓度相对稳定，适用于血液透析患者。

同时应定期监测丙戊酸浓度及血常规(常见血小板减少不良反应)。

(二)脑卒中后股骨颈骨折的临床分析和治疗

部分脑血管意外患者遗留下肢偏瘫,以致活动减少,骨质疏松。患肢肌肉萎缩,肌力失衡,发生跌伤的概率明显增加,跌伤后患肢股骨颈骨折发生率明显增高,较正常人高 4 倍。偏瘫后骨折的发生率和年龄无关,发生时间多在中风后 90 天至 2 年内,16.4%~38.5%的脑卒中患者发生股骨颈骨折。

骨折后长期卧床导致肺部感染、泌尿系统感染、褥疮等并发症,死亡率明显增高。故在患者能耐受情况下应积极手术治疗。骨折后积极治疗内科疾病,提高手术的耐受性,尽可能手术治疗,使患者早日下床活动,减少并发症的发生。选择何种手术依患者具体情况而定。骨折移位较轻且手术耐受性很差的患者可选用经皮加压空心螺纹钉等闭合复位内固定,但患者不能早期负重。人工关节置换治疗股骨颈骨折可彻底解决骨不愈合及股骨头坏死的问题。

三、年轻医生的感悟

本案例中患者为年轻男性,慢性肾衰竭,血液透析治疗后 1 个月,出现急性脑梗死及癫痫。患者既往病史不详,此次急性起病。不排除存在慢性肾衰竭急性加重可能,同时合并缺血性卒中和癫痫样发作等神经系统累及。应积极筛查原发病,检测外周血白细胞 α-半乳糖苷酶 A 活性,必要时行 GLA 基因测序检查;同时可再次评估肾穿刺可行性,获取病理以协助诊断。排除 Fabry 病,评估患者是否具有脱离透析可能,同时为多系统治疗提供依据。

心血管疾病是维持性血透患者死亡的重要原因。除了常见的心血管疾病危险因素——动脉粥样硬化外,血液透析患者常存在特殊的血管钙化,包括内膜钙化和中膜钙化,与存在矿物质代谢紊乱、长期微炎症状态相关。既往研究发现,他汀类药物加重透析患者血管钙化,且指南并未推荐透析患者使用他汀,故该案例中青年卒中患者的心血管二级预防应以治疗原发病、改善矿物质代谢紊乱为主。

(整理:夏璁;审核:陈红波)

病例 88　噬血细胞综合征

一、病历摘要

(一)病史归纳

患者,男性,73 岁,农民,因“反复发热伴体重下降 1 月”于 2018 年 5 月 4 日入院。

【现病史】

患者 1 月余前无明显诱因下出现进餐时体温升高,不伴寒战、头晕头痛、恶心呕吐等不适,未予任何处理体温自行下降。此后每次进餐时体温均升高,在 38℃左右波动,无明显咳嗽、咳痰,无呼吸急促,无腹部不适感,1 h 左右体温可自行恢复至正常。至当地医院予抗炎、抗感染等对症治疗后未见明显好转。1 个月来患者乏力明显,步态不稳,体重下降约 5 斤。现患者乏力、头晕明显,偶有咳嗽、咳痰,现为求进一步诊治,门诊拟“发热待查”收住入院。

病来神清,精神差,胃纳一般,夜寐可,小便量多,大便每天一次,便质正常,体重减轻约 5 斤。

【既往史】

平素健康状况良好,否认高血压、冠心病、糖尿病病史,有酒精性肝硬化病史,否认结核等传染病史,有慢性阻塞性肺部病史 50 余年,否认中毒史,否认药物、食物过敏史,否认手术外伤史,否认输血史,预防接种史随社会。

【个人史】

饮酒史 40 年,每日 0.5 斤。

(二)体格检查

体温 37.4℃,心率 99 次/分,血压 92/51 mmHg,呼吸 20 次/分。神志清醒,呼吸平稳,对答切题,口齿清晰,查体合作。全身皮肤黏膜有黄染,全身浅表淋巴结无肿大,颈软,颈静脉无充盈与怒张,气管居中,双侧甲状腺无肿大。胸廓桶状胸,有肋间隙增宽,双肺叩诊过清音,呼吸音粗糙,闻及干湿啰音伴有哮鸣音。心界叩诊无扩大,心率 99 次/分,节律齐,心音正常,无杂音。腹部凹陷,无压痛,无反跳痛,肝脏可触及,脾脏未触及,墨菲征阴性,肠鸣音正常。脊柱正常,活动正常,四肢正常,活动正常,关节正常,双下肢无浮肿。

(三)辅助检查

【实验室检查】

1.血常规+CRP:单核细胞百分数12.9%↑,血红蛋白84 g/L↓,血小板计数94×10^9/L↓,超敏C-反应蛋白47.85 mg/L↑。

2.尿常规:蛋白质+-↑,胆红素1+↑,尿胆原3+↑。

3.凝血类:纤维蛋白原1.92 g/L↓,部分凝血活酶时间36.10 s↑,D-二聚体3.57 mg/L FEU↑。

4.甲状腺功能类:总T 30.45 ng/mL↓,总T 44.55 μg/dL↓,游离T 31.37 pg/mL↓。

5.生化类:尿酸512 μmol/L↑,肌酐107 μmol/L↑,尿素17.7 mmol/L↑,总蛋白44.6 g/L↓,白蛋白25.5 g/L↓,球蛋白19.1 g/L↓,总胆红素44.3 μmol/L↑,直接胆红素26.2 μmol/L↑,碱性磷酸酶304 U/L↑,γ-谷氨酰氨基转移酶157 U/L↑,腺苷脱氨酶32 U/L↑,淀粉样蛋白A 109.7 mg/L↑,果糖胺2.96 mmol/L↑。

6.Tg、TRAb:甲状腺球蛋白2.51 μg/L↓。

7.T细胞+NK+B细胞+Treg:T细胞(CD3+ CD45+)85.80%↑,T辅助(CD3+ CD4+)22.50%↓,T抑制(CD3+ CD8+)60.10%↑,NK细胞(CD3-/CD16+CD56+)1.12%↓。

8.Ig,C3,C4+轻链:免疫球蛋白A 1.00 g/L↓,免疫球蛋白G 7.75 g/L↓,补体C 30.43 g/L↓,轻链κ 4.23 g/L↓。

9.铁蛋白5091.8 ng/mL。

10.肝炎类:乙肝表面抗体(定性)阳性↑,乙肝E抗体(定性)阳性↑。

11.大便常规、血沉、抗酸杆菌涂片、结核抗体、胃分泌功能、糖化血红蛋白、ANCA、ANA谱、自身免疫性肝炎抗体、结合感染T细胞、肺炎支原体RNA均未见明显异常。

12.骨髓常规:①取材、涂片、染色良好,有骨髓小粒;②有核细胞增生活跃,粒细胞∶有核红细胞=0.9∶1;③粒系增生欠活跃占33.0%,示成熟左移,大部分粒细胞质内颗粒重组;④红系增生活跃占38.5%,以中晚幼红细胞为主,偶见类巨幼变幼红细胞;⑤淋巴细胞占17.0%,形态正常;⑥环片一周见巨核细胞16个,其中产板巨核细胞4个,血小板中小簇分布;⑦组织细胞易见,约占4.0%,偶见嗜血现象;⑧活检滚片示有核细胞增生活跃,全片2个巨核细胞。建议:嗜血细胞易见,考虑感染,请结合临床。

13.骨髓病理：骨髓增生活跃，原始幼稚细胞散在可见，粒系增生活跃，成熟粒细胞减少，形态未见明显异常；红系增生活跃，以中晚幼细胞增生为主，形态未见明显异常，全片见 31 个巨核细胞，中等大小异型淋巴细胞增生。免疫组化染色结果：CD34（－）、CD117（－）、MPO（散在＋）、CD15（散在＋）、CD235a（＋）、F8（少数＋）、CD20（＋）、CD3（少数＋）、CD138（－）。特殊染色结果（网状纤维＋－＋＋）、Perls（－）。

【影像学检查】

1.心电图：①窦性心动过速；②房性期前收缩。

2.腹部 B 超：脾肿大。肝脏偏大。胆、胰、肾未见明显异常。

3.浅表淋巴结 B 超：双侧锁骨上淋巴结可及。双侧颈部未见肿大淋巴结。

4.（5 月 5 日）上腹部 MRI：肝内胆管轻度扩张，胆总管及胰管未见明显扩张。胆囊炎。肝脏多发囊肿。肝硬化，脾肿大。腹腔积液。

5.腹部 CT：肝硬化。肝小囊肿。脾肿大，包膜下钙化灶，请结合临床。腹、盆腔积液。

6.（5 月 8 日）上腹部 MRI：肝内外胆管及胰管未见明显扩张。肝硬化；脾大；腹水。胆囊炎。肝脏多发小囊肿。两肾细小囊肿。腰背部软组织少许渗出改变。

7.肺部 CT：右肺下叶感染考虑，建议复查。慢支、肺气肿征象，两肺上叶纤维灶。两侧胸膜增厚。

8.心脏超声：心脏房室大小正常。三尖瓣轻度反流。左室舒张功能减退。左室收缩功能测定正常。心包中等量积液。

(四)目前诊断

1.发热待查。

2.肝硬化。

3.慢性阻塞性肺病。

4.噬血细胞综合征。

(五)诊治经过

予美罗培南抗感染、瑞白升白细胞、益比奥升红细胞、格丹止血、输血等对症治疗。后考虑噬血细胞综合征，于 2018 年 5 月 15 日转至血液科，予美罗培南 1 g q8h、利奈唑胺 0.6 g q12h、伏立康唑 0.2 g bid 抗感染，美能、阿思欣泰、丁二磺酸腺苷蛋氨酸针护肝，雷贝拉唑护胃，特比澳升血小板，白蛋白、泽通利尿消肿，格丹、邦亭预防出血，纤维蛋白原、血浆纠正凝血异常。5 月 15 日开始予以 DXM 15 mg qd＋VP-16 200 mg biw×2 w＋丙球 20 g qd×5 d 治疗，予以心电监护，止吐、护胃、护心及水化碱化、利尿等。患者出现嗜睡,伴胸闷、气急明显,请消化内科、呼吸内科会诊后予以支链氨基酸、糖等能量补充,予信必可、思力华舒张支气管,尼可刹米兴奋呼吸中枢,平喘、抗炎、成分输血等对症治疗,患者未见明显好转。5 月 20 日因家属放弃治疗自动出院。

二、临床思维分析

本例病例重点:①患者为老年男性,反复发热,体重下降 1 个月;②体温升高至 38℃左右,波动 1 h 左右体温可自行恢复正常;③既往有酒精性肝硬化史,有慢阻肺 50 余年;④辅助检查:血三系减少,骨髓穿刺噬血细胞易见;⑤腹腔、盆腔、心包积液,肝功能损害,乙肝三系:乙肝表面抗体、E 抗体阳性。该患者最终确诊为噬血细胞综合征。以下围绕该综合征结合本例患者进行分析。

(一)噬血细胞综合征的诊治进展

1. 噬血细胞综合征是一种病理性免疫激活引起过度炎症反应等的临床综合征,可分为原发性和继发性两类。继发性因素包括感染、肿瘤、自身免疫系统疾病等。原发常见儿童,也称噬血细胞性淋巴组织细胞增多症(HLH),又称噬血细胞综合征(HPS)。最常见的感染相关 HLH 为 EB 病毒所引发,潜在的 EB 病毒感染可削弱 NK 细胞及淋巴细胞(主要是 T 淋巴细胞)的细胞毒作用。

2. HLH 诊断及临床特点(HLH-2004 方案):满足以下(1)和(2)两条中任一条即可诊断为 HLH:(1)符合 HLH 相关的分子遗传异常;(2)满足下列 8 条诊断标准中的 5 条:①发热,热峰>38.3℃;②脾肿大;③血细胞减少(累及 2~3 系),血红蛋白<90 g/L,血小板计数<100×10^9/L,嗜中性粒细胞绝对计数<1×10^9/L;④高甘油三酯血症(空腹>265 mg/dL)和(或)低纤维蛋白血症<150 mg/dL;⑤骨髓检查/活检或脾淋巴结、肝脏发现噬血细胞;⑥NK 细胞活性降低或完全缺少;⑦血清铁蛋白>500 ng/mL;8.可溶性 CD25(IL-2 受体)增高。

3. 骨髓活检可发现噬血现象,但不一定能够确诊。铁蛋白>500 ng/mL,有 84%敏感性;铁蛋白>1000 ng/mL,成人特异性仅有 60%。其他出现铁蛋白升高的情况有:肝损伤 11%、镰刀细胞病 10%、肾损伤 6.5%、肝细胞受损 54%、感染 46%、骨髓/淋巴恶性肿瘤 32%、风湿免疫病 18%等。

4. 治疗:主要由地塞米松、依托泊苷组成,应用免疫抑制剂(包括地塞米松、环孢素、免疫球蛋白、甲氨蝶呤等)控制过度炎症反应。巨噬细胞活化综合征(MAS)治疗方案为大剂量泼尼龙[30 mg/kg 使用 3 d,然后调整剂量 2~3 mg/(kg·d),继续使用 2~4 d],效果欠佳可选用环孢素或他克莫司。病毒相关 HLH 治疗:EB 病毒最常加用依托泊苷。肿瘤相关 MAS、HLH 要积极治疗原发肿瘤,也可针对

HLH 治疗控制炎症反应,环孢素可对抗炎症反应,也可加用免疫球蛋白。

5.结论:噬血细胞综合征是一组病理性免疫的激活引起的高炎症反应的临床综合征,病情进展快,死亡率高。

(二)本例患者病例特点分析

1.诊断:根据 HLH 诊断标准,并结合患者病例特点:①发热,热峰>38.3℃(患者入院前 38℃,但入院后反复高热);②脾大(肋下≥3 cm);③血细胞三系减少;④高甘油三酯血症(空腹>265 mg/dL);⑤骨髓检查发现噬血细胞;⑥NK 细胞活性降低或完全缺少(未做检查);⑦血清铁蛋白>500 ng/mL(5091.8 ng/mL);⑧可溶性 CD25(IL-2 受体)增高(未做检查)。若 8 条中有 5 条阳性即可诊断噬血细胞综合征,因此目前患者诊断噬血细胞综合征条件符合。

2.骨髓出现噬血现象不是诊断噬血细胞综合征特有的临床表现,当出现外周血两系以上血细胞减少、骨髓中出现噬血细胞时并不能确诊本病,同时骨髓检查未发现噬血细胞现象。骨髓检查不能排除本病,需再作骨髓检查,应摒弃找到噬血细胞现象就诊断为噬血细胞综合征的观念。

3.若不是噬血细胞综合征,要考虑患者乙肝表面抗体及 E 抗体阳性,乙肝病毒感染后恢复期是否还有活动,应完善 HBV-DNA 检查。患者酒精性肝硬化,肝硬化、脾大是酒精性肝硬化及乙肝病毒感染之故。目前有脾大、脾亢,亦可引起血三系减少。

4.继发性噬血细胞综合征(HPS)常见病因:常见感染、肿瘤、风湿免疫性疾病、某些代谢性疾病。感染源包括病毒(如 EB 病毒、巨细胞病毒、人类免疫缺陷病毒)、细菌(如分歧杆菌、支原体)、寄生虫(利什曼原虫)、疟原虫及真菌(如假丝酵母菌、隐球菌)等。其中以 EB 病毒感染最多。

5.患者原有慢性阻塞性肺病病史,目前肺部闻及干湿啰音及哮鸣音,结合肺部 CT 考虑肺部感染。患者发热可能与呼吸道感染有关,亦可能是噬血细胞综合征引起的并发肺炎。应注意:噬血细胞综合征并发肺炎易与肺结核混淆。

6.噬血细胞综合征的骨髓象特征:骨髓增生程度:增生活跃和明显活跃占 54.9%~100%(结合国内文献的骨髓增生活跃和明显活跃 75.9%),增生、减低及重度减低占 24.1%。又骨髓有核细胞增生减低占 35%、骨髓纤维化占 40%。在骨髓、肝、脾、淋巴结等组织,甚至胸腔、腹腔、脑脊液中见到噬血细胞。

7.噬血细胞现象不是 HPS 特有的临床表现;当出现外周血两系以上血细胞减少和骨髓中出现噬血细胞现象时并不能确诊 HPS,但未发现噬血细胞现象也并不能排除 HPS(须摒弃找到噬血细胞现象就诊断 HPS 的理念)。

8. 多发性浆膜积液原因分析：①结核性；②恶性浆膜积液；③心力衰竭；④系统性红斑狼疮致浆膜积液。

三、年轻医生的感悟

本案例中患者为老年男性，出现发热、体重下降就诊，入院完善相关检查提示血三系减少、脾大、骨髓检查发现噬血现象、血清铁蛋白升高，符合噬血细胞综合征诊断，但此患者需考虑为继发性噬血细胞综合征，具体原因有待分析。同时患者合并肝硬化、脾大、肺部感染，需慎重考虑噬血细胞综合征的原因，同时需注意噬血细胞现象不是噬血细胞综合征特有的临床表现，当出现外周血两系以上血细胞减少和骨髓中出现噬血细胞现象时并不能确诊噬血细胞综合征，但未发现噬血细胞现象也并不能排除该病。该例患者符合噬血细胞综合征诊断，且合并肝硬化、肺部感染，虽经积极治疗，病情未得到有效改善，也提示噬血细胞综合征是一组病理性免疫的激活引起的高炎症反应的临床综合征，病情进展快，死亡率高。

（整理：朱妮；审核：张宇）

病例 89　肠道 T 细胞淋巴瘤

一、病历摘要

(一)病史归纳

患者,男性,40 岁,因“乏力、腹泻 3 月余”于 2018 年 12 月 13 日入院。

【现病史】

患者 3 月余前无明显诱因下出现乏力,解黑色水样便,4～5 次/日,无恶心呕吐,无腹痛腹胀,无肛周硬块,无发热寒战等。2018 年 9 月 20 日晕厥一次,当时感乏力明显,约 4 min 后自行苏醒,于当地医院住院诊治(用药不详),胃肠镜检查(一),大便 OB:3+。当地医院考虑“脑动脉供血不足、消化道出血”。后至省级医院行胶囊内镜检查,示小肠弥漫性绒毛萎缩伴糜烂;血 IgA-TTG/IgG-DGP 阴性。半月余前出现口腔溃疡,乏力呈进行性加重,腹泻频次同前,颜色变浅,病来体重减轻约 7.5 kg。现为求进一步治疗,遂来我院,门诊拟“腹泻待查”收住。

【既往史】

既往体质一般,无高血压、糖尿病等重大内科病史,否认手术、外伤、输血病史,否认结核、肝炎等其他传染病史,否认药物食物过敏史,预防接种史随社会。

【个人史】

否认烟酒等不良嗜好。

(二)体格检查

体温 37.5℃,心率 94 次/分,血压 98/51 mmHg,呼吸 19 次/分,体重:63.3 kg。神志清醒,呼吸平稳,对答切题,唇周见散在小溃疡,全身皮肤黏膜无明显黄染,全身浅表淋巴结无肿大,颈软,颈静脉无充盈与怒张,气管居中,双侧甲状腺无肿大。胸廓正常,无肋间隙增宽,左侧呼吸音偏低,未闻及干湿啰音,未闻及哮鸣音。心界叩诊无扩大,心率 94 次/分,节律齐,心音正常,无杂音。腹部平坦,无腹部压痛及反跳痛,肝脏未触及,脾脏未触及,墨菲征阴性,肠鸣音正常。双下肢凹陷性水肿。NS(一)。

(三)辅助检查

【实验室检查】

1. 血常规＋C-反应蛋白:白细胞计数 13.3×10^9/L,中性粒分数百分比

90.0%,血小板:578×10^9/L,C-反应蛋白 16.80 mg/L。

2.白蛋白 16.3 g/L。

3.大便常规+OB:隐血 2+。

4.肿瘤类:铁蛋白 11.5 ng/mL。

5.IBD 初筛(粪):钙卫蛋白>1800 μg/L。

6.Ig,C3,C4:免疫球蛋白 A 0.61 g/L,免疫球蛋白 G 5.61 g/L,免疫球蛋白 M 0.39 g/L,补体 C 30.63 g/L。

7.EB 病毒 DNA:EB 病毒 DNA 8.72E+3 拷贝/mL。

8.肝炎类:乙肝表面抗体(定性)阳性。

9.肾小管功能类:α1-微球蛋白 34.09 mg/L,β_2-微球蛋白 2753.6 μg/L,*N*-乙酰-β-D-氨基葡萄糖苷酶 43.7 U/L,维生素 A 结合蛋白 6.06 mg/L。

10.HIV+RPR、抗结核抗体、过敏原、ANA、ANCA、降钙素原、巨细胞病毒 DNA、粪便培养+药敏、T-SPOT、免疫球蛋白 G4、产毒素难辨梭菌、粪便真菌涂片、IBD 初筛(血)均未见异常。

【影像学检查】

1.小肠镜:①经口:空肠溃疡及淋巴管扩张;②经肛:回肠溃疡伴增生性改变。

2.小肠 MR:所见多段小肠、回盲部肠壁增厚伴信号异常,考虑炎性肠病。左肾多发小囊肿。腹壁皮下软组织多发渗出性改变。

3.全腹平扫+增强:多段小肠、回盲部肠壁增厚伴信号异常,考虑炎性肠病。腹盆腔积液。两侧胸腔积液。

4.肺部 CT:左肺及右肺下叶炎症,两侧胸腔积液。

(四)目前诊断

1.小肠溃疡原因待查。

2.低蛋白血症。

3.轻度贫血。

4.肺部感染;胸腔积液。

5.口腔溃疡。

(五)诊治经过

1.加强监护,告知病情,积极完善相关检查。

2.补充白蛋白、肠外营养、改善肠道菌群及抗感染等对症治疗。

二、临床思维分析

(一)病例要点

1.男,40 岁,乏力腹泻 3 月余。

2. 解黑色水便 4～5 次/天，大便 OB＋＋＋。

3. 小肠镜：①经口：空肠溃疡；②经肛：回肠溃疡伴增生。

4. 小肠 MR：所见多段小肠、回盲部肠壁增厚；全腹平扫＋增强：多段小肠、回盲部肠壁增厚。

5. EB 病毒感染：EB 病毒 DNA 8.73E＋3 拷贝/mL。

(二)肠病相关 T 细胞淋巴瘤(EATL)

肠病相关性 T 细胞淋巴瘤系罕见的恶性肿瘤，缺乏特异性临床表现，病程进展迅猛，预后极差，一般无肝、脾、淋巴结肿大，骨髓细胞正常，应引起临床医师重视。本病仅占全部淋巴瘤的 0.2%。Ⅱ型 EATL 更罕见，其发病与 EB 病毒感染高度相关。临床上可有发热、腹胀、腹痛、便秘、消化道出血等，部分表现为急腹症，如小肠穿孔、肠梗阻。腹部 CT：①早期表现：肠黏膜增厚，不规则溃疡；②中晚期表现：肠道肿块，肠腔狭窄，息肉样改变及肠系膜淋巴结肿大。内镜活检尽量深取，甚至行“挖掘式”活检，尽可能取到黏膜下组织。与 EATL 常需鉴别的疾病有：①Crohn 病；②小肠腺癌；③恶性组织细胞增生症；④肠道黏膜相关淋巴瘤(MALT)；⑤肠道间质瘤。

治疗：手术切除病灶：消除穿孔或出血引起的死亡，化疗 CHOEP、CHOP，CHEPP 方案明显高于 CHOP。国外有文献报道，自体外周干细胞移植可有效改善预后，延缓病程。及时小肠镜活检或剖腹探查有利于早期诊断。EB 病毒阴性的可能预后相对较好。肠病相关性 T 细胞淋巴瘤(EITCL)死亡率 84.0%，中位生存期 4 年。鉴别炎症性肠病：相对病程较长，肠镜见节段性病变，铺路石样表现，纵行溃疡，非干酪肉芽肿等表现，激素治疗有效。

EATL 是一种罕见的源于肠道上皮内 T 细胞淋巴瘤，临床主要表现为长期慢性腹泻、腹痛、发热及腹部包块等症状，部分病例可发生肠穿孔。西方国家 80%病例为Ⅰ型且有乳糜泻相关肠病等病史；亚洲国家 90%病例为Ⅱ型，与乳糜泻无关。Ⅰ型与 EB 病毒感染无关，Ⅰ型 EATL 多死于营养吸收不良，Ⅱ型 EAET 多死于肠穿孔、腹膜炎等并发症。治疗：大剂量使用异环磷酰胺、依托泊苷和盐酸表柔比星/甲氨蝶呤后进行自体干细胞移植能够显著提高生存期。但部分患者发现病变时即为晚期，无法承受大剂量化疗及自体干细胞移植，因此早期发现和早期诊断显得尤为重要。

EATL 占非霍奇金淋巴瘤的比例不到 1%。2008 年 WHO 分类将 EATL 分为Ⅰ型、Ⅱ型。EATL 内镜下亦呈多发性溃疡表现，常被误诊为克罗恩病或肠结核。克罗恩病病程长，较少发生肠穿孔。肠结核多发于回盲部升结肠，有溃疡性或增殖性改变。EATL病程初期溃疡形态无特殊表现，随着病程进展，溃疡呈穿透性改变，溃疡部位肠管明显僵硬，肠壁明显增厚，溃疡表面高低不平，周围呈虫蚀样，底覆污苔，较少见到充血水肿及渗出等炎性改变。

Ⅱ型肠病相关淋巴瘤的消化道、肠壁特点：根据文献归纳，腹部CT示局部空肠壁增厚，从起病到确诊达半年之久。腹部CT可见肠壁增厚伴有肠腔的动脉瘤样扩张，早期表现为黏膜增厚、不规则溃疡。溃疡部位肠管明显僵硬，肠壁明显增厚，溃疡表面高低不平，底覆污苔，较少见到充血水肿及渗出等炎性改变。免疫组化CD4、CD8、CD56等阳性具有诊断价值。肠壁局部增厚并伴溃疡形成，瘤体亦有发生局部增厚部，在小肠内多发深度各异的环状溃疡。结合本例患者，EB病毒感染及PET-CT于回肠、结肠见多发节段性弥漫性管壁增厚，皆符合肠病相关淋巴瘤。

(三)肠病型T细胞淋巴瘤表现常被误诊为克罗恩病

克罗恩病程长，相对较少发生肠穿孔，其内镜检查呈节段性病变、铺路石样表现、裂隙样溃疡、非干酪肉芽肿，激素治疗有效，而肠病T细胞淋巴瘤临床上可有发热、腹胀、腹痛、便秘、消化道出血等，部分表现急腹症，如小肠穿孔、肠梗阻，内镜检查表现为多发性深度各异的环状溃疡。此外尚需鉴别肠结核。肠结核多发生于回盲部和升结肠，应有溃疡性或增殖性改变。

(四)治疗

1. Ⅱ型肠病相关T细胞淋巴瘤(EATL)一线治疗方案包括CHOEP、CHOP21、CHOP序贯ⅣE及大剂量甲氨蝶呤。采用CHEPP方案明显好于CHOP方案。EATL死亡率高达80%，2年生存率仅15%～20%。我国学者报道本病中位生存期为3个月，1年和2年生存率分别为30%和22%，多死于肿瘤所致的消化道穿孔、出血、转移及多器官功能衰竭。

2. EATL和其他胃肠道淋巴瘤不同，手术在治疗过程中起着至关重要的作用，手术可切除病灶，降低因穿孔出血引起的死亡。目前最常使用的化疗方案是CHOP方案。

患者在大剂量使用异环磷酰胺、依托泊苷和盐酸表柔比星/甲氨蝶呤后进行自体干细胞移植能够显著提高生存期。但部分患者在晚期无法承受大剂量化疗及自体干细胞移植。5年生存率低于20%。对预后差的患者可采用早期大剂量化疗加放疗和自身干细胞移植，可有效改善预后。常用的化疗方案为CHOP(环磷酰胺、建长春新碱、阿霉素方案)，于2～4个月死亡，而未接受化疗确诊后1～2个月死亡。

(五)肠道T细胞淋巴瘤病理

共21例，15例瘤位于小肠(10例空肠，5例回肠)，6例位于结肠。按瘤体形态:11 个瘤体系溃疡型,8 个瘤体系外生型,4 个瘤体发生肠壁局部增厚。免疫组化标记结果:6 例(28.5%)EBV 表达阳性,4 例(19.05%)CD56 表达阳性。死亡率较高,均在术后 3 个月内死亡(EB 病毒 DNA 达 4.17×10^{7} 拷贝/mL 而确诊)。

克罗恩病鉴别:本病起病缓慢,腹痛是最常见的症状,可伴腹泻,低蛋白血症,肠镜下见肠壁高度水肿,黏膜呈鹅卵石状外观,常有裂隙样溃疡,病变呈跳跃式分布。

肠道 T 细胞淋巴瘤分型:①外周 T 细胞淋巴瘤;②NK/T 细胞淋巴瘤;③肠型 T 细胞淋巴瘤。国外文献显示 T 细胞淋巴瘤类型主要有两大类,即外周 T 细胞淋巴瘤(非特异性 25.9%)和 NK/T 细胞型淋巴瘤(10.4%)。涉及肠道 T 细胞淋巴瘤主要为 NK/T 细胞型淋巴瘤和肠型 T 细胞淋巴瘤。NK/T 细胞型与 EB 病毒感染有关。肠型 T 细胞淋巴瘤分为Ⅰ、Ⅱ型,我国主要为Ⅱ型,50%出现穿孔,30%出现肠梗阻或有消化道出血,免疫表型 CD30 阳性,CD56 阳性或阴性。

(六)肠道 T 细胞淋巴瘤与 CD 比较

肠道 T 细胞淋巴瘤临床特征:①起病多为中青年;②男性多见,男∶女比 17∶1;③该病恶性程度高,进展较快;④在使用激素时反复出现发热同时腹痛、腹泻较常见;⑤病程中急性肠穿孔或消化道大出血发生率明显高于 CD;⑥病变累及小肠及结肠,结肠以左半结肠、直肠受累多见,而 CD 回结肠受累多见;⑦CD 为裂隙样溃疡,而肠道 T 细胞淋巴瘤多发深度各异环状溃疡;⑧CD 初次激素完全缓解 61.0%,而 ITCL 疗效不良。

误诊为 CD 的原发性肠道 T 细胞淋巴瘤(ITCL)临床特征如下:①起病年龄较小,多为中青年;②男性多见,男∶女=17∶1;③误诊 CD 时间较长;④使用激素仍反复出现发热;⑤急性肠穿孔或消化道大出血发生率明显高于 CD;⑥病变累及小肠及结肠,结肠病变以左半结肠受累最常见,其中直肠受累多见,而 CD 回结肠受累多见;⑦ITCL 未发现裂隙样溃疡,而 CD 有。

三、年轻医生的感悟

本例中患者因乏力及黑色水样便就诊,需要及时完善内镜检查以明确是否有消化道出血。根据出血的位置、病变的特征及相关伴随症状,结合腹部影像学检查,明确病因,确定下一步诊疗方案。患者内镜检查提示空肠、回肠溃疡,近期出现口腔溃疡,克罗恩病、肠结核、肠道淋巴瘤等疾病诊断不能排除,需重点关注溃疡形态、病变累及部位、是否有穿孔等并发症以及进一步的病理学检查等,以明确诊断。仔细询问患者病程长短,是否存在穿孔等并发症,以协助下一步诊断及治疗。本病常被误诊为克罗恩病,对于这类患者,在治疗过程中出现激素治疗效果欠佳或者在规范治疗情况下仍出现急性穿孔等并发症时，应回归到疾病诊断，重新审视诊断的正确性。对于诊断明确的患者，根据疾病分型及病变部位等，及时选择手术和合适的化疗方案，改善患者预后，减少出血、穿孔、转移等并发症出现，以增加生存期。

（整理：朱妮；审核：张宇）

病例90　淋巴瘤

一、病历摘要

(一)病史归纳

患者,男性,66岁,农民,因"反复发热4月余"于2016年9月15日入院。

【现病史】

患者2016年6月无明显诱因下出现发热症状,多于下午4时左右热起,夜间21时左右热退,温度波动在38℃左右,偶有畏寒怕冷症状,伴有全身乏力,自服"康泰克"后体温降至正常。无咳嗽、咳痰、咯血,无心慌、胸闷,无恶心、呕吐,无四肢抽搐,未予重视。其后3个月期间患者发热症状反复,3～5 d一次,间期不等。为进一步诊治,门诊拟"发热待查"收住入院。

【既往史】

既往有疟疾病史30余年,未接受正规治疗,自诉已康复。有"胃窦溃疡"病史多年。2016年10月检查发现血吸虫抗体阳性,目前予吡喹酮0.6 g tid×2 d口服驱虫。否认高血压、糖尿病、冠心病病史,否认肝炎、结核等传染性疾病史。有阑尾炎及前列腺手术史,否认重大外伤史,有输血史,无输血反应,否认药物食物过敏史,预防接种史不详。

【个人史】

无殊。

(二)体格检查

体温37.2℃,心率70次/分,血压110/64 mmHg,呼吸20次/分。神志清,精神软,双眼运动灵活,全身皮肤、巩膜无明显黄染,浅表淋巴结未及明显肿大。口唇无发绀,伸舌居中,颈软,左颈部淋巴结活检后切口无红肿,愈合可。双颈静脉无怒张,甲状腺未及明显肿大,气管居中。胸廓对称,双肺呼吸音清,未闻及明显干湿啰音。心界不大,HR 70次/分,律齐,各瓣膜听诊区未闻及明显病理性杂音。腹平软,肠鸣音约4次/分,全腹无压痛及反跳痛,肝脾未及,双肾区无叩击痛,双下肢无水肿,双下肢肌肉轻度萎缩。四肢肌力Ⅴ级,肌张力不高,NS(－)。

(三)辅助检查

【实验室检查】

1. 血常规:白细胞计数 3.2×10^9/L,中性粒细胞百分比 78.9%,中性粒细胞绝对值 2.5×10^9/L,血红蛋白 62 g/L,血小板计数 39×10^9/L,超敏 C-反应蛋白 41 mg/L。

2. 降钙素原 0.10,血气分析 PO_2 73.00 mmHg,K^+ 3.30 mmol/L。

3. ASO,RF,CRP+Ig,C3,C4:免疫球蛋白 M 0.61 g/L,C-反应蛋白 33.40 mg/L。

4. 生化类:总胆固醇 2.58 mmol/L,高密度脂蛋白 0.76 mmol/L,载脂蛋白 A1 0.86 g/L,白蛋白 34.12 g/L,总胆红素 30.3 μmol/L,直接胆红素 12.2 μmol/L,谷氨酰转肽酶 67 U/L,同型半胱氨酸 19.4 μmol/L,血清淀粉样蛋白 A277.1 mg/L,肌酸激酶 28 U/L,乳酸脱氢酶 346 U/L。

5. 肿瘤类:神经元特异性烯醇化酶 18.18 ng/mL,铁蛋白 1046.7 ng/mL。

6. 病毒类:巨细胞病毒抗体 IgG 阳性、单纯疱疹病毒抗体 1 型 IgG 阳性、EB 病毒-IgG 阳性、柯萨奇病毒抗体。

7. 血沉:80 mm/h。

8. 凝血类:D-二聚体 5.87 mg/L FEU。

9. 甲状腺功能类:抗甲状腺球蛋白抗体 6.8 IU/mL。

10. 骨髓常规:骨髓涂片有骨髓小粒。①有核细胞增生欠活跃,粒细胞∶红细胞=0.5∶1;②粒系增生减低占 24.5%,部分粒细胞质内颗粒重组;③红系增生活跃占 50.5%,以中晚幼红细胞为主,偶见类巨幼变幼红细胞;④淋巴细胞占 14%,形态正常;⑤环片一周见巨核细胞 16 个,其中产板巨核细胞 1 个,血小板中小簇可见;⑥组织细胞占 1.5%,偶见吞噬血细胞现象;全片破碎细胞易见。印象:粒系增生减低,不排除感染可能。

11. 左侧锁骨上淋巴结活检病理:左颈部淋巴结增生性改变伴异型细胞浸润;镜示:淋巴结结构基本存在,窦腔扩大,淋巴滤泡增生,见少量单核或多形异型细胞,间质含铁血黄素沉着。免疫组化结果:CD20、CD79a、PAX-5、Bcl-2 部分+,CD3、CD43、CD5 部分+,CyclinD1 少数+,GrB−,CD23、CD21 FDC 网存在,Bcl-6−,CD10−,CD138、MUM1、κ、λ 散在或灶性+,Ki-67 20%,CK 广谱少数+,CD68 灶性+,S-100 少数+,HMB-45−,MelanA−,CD30−,CD15 少数+,CD35 少数+。原位杂交:EBER。

12. T-SPOT 阴性、抗结核抗体阴性,肥达试验、ANA,溶血相关,丙肝,抗"o",类风湿因子,维生素 B12,叶酸,巨细胞病毒,抗心磷脂抗体,G 试验 GM 试验,融合基因 IGH 重排+融合基因 TCR 重排,PNH 等未见明显异常。

【影像学检查】

1.淋巴结B超:双侧颈部、锁骨上、腋下、腹股沟探查,右侧颈部较大,约1.8 cm×0.7 cm,左侧腹股沟较大,约2.1 cm×0.9 cm,质地均匀,边界清。肺部HRCT:两肺散在性片状及细小结节状密度增高影,考虑炎症性病变可能。纵隔多发淋巴结,部分增大。全腹部螺旋CT平扫+增强:①肝肾间隙钙化灶;②胆汁淤积;③脾脏内上缘病灶,考虑包膜下血肿;④前列腺钙化;⑤肠系膜见多发小淋巴结。

2.PET/CT显示:双侧颈部、锁骨上、纵隔、双肺、肝门、肠系膜、后腹膜区多发淋巴结,FDG代谢不均匀增高,SUV最大值约4.3,脾前缘可见低密度影,约4.1 cm×2.5 cm,SUV低,余全身未见FDG代谢明显异常增高灶。需鉴别并考虑感染性病变或血液系统病变(淋巴瘤可能)。

(四)目前诊断

1.发热待查。

2.胃窦溃疡。

(五)诊治经过

入院后予以完善各项检查,拉氧头孢2.0 g bid预防性抗感染,泮立苏和施维舒护胃、前列地尔改善循环等对症支持治疗。

二、临床思维分析

长期不明原因的中高热是指发热在38℃以上,持续2个星期或更长,以发热为主诉,在住院一星期内经病史询问、体格检查、常规辅助检查仍病因不明确者。其中感染占60%~70%,恶性肿瘤、恶组、淋巴瘤、白血病等占20%左右,结缔组织-血管性疾病占10%左右(如系统性红斑狼疮、类风湿关节炎、风湿热等),最后诊断仍不能确定者约占10%。

(一)发热待查

发热待查的病因繁多,可超过200多种,大致概括为四大类。无感染性疾病可高达30%~60%,而感染以细菌病毒为主,对人体有致病性的病毒多达500余种。它的诊断应注意综合判断和动态辩证的思维,应遵循一个基本的思维方式:先常见病、多发病,后少见病、罕见病;先器质性疾病,后功能性疾病;先一元论,后二元论原则。

1.发热待查诊断标准:①发热3周以上;②多次体温>38.3℃;③入院后1周仍无法明确诊断者(经1周以上完整的病史询问、体格检查和常规实验室检查后仍不能确诊)。

2.病因构成:感染性疾病 64.49%;细菌/真菌感染最多,占 63.92%,所有真菌培养阳性者均为二重感染结缔组织疾病 13.47%,其中成人斯蒂尔病(AOSD)最多占 60.61%,肿瘤性疾病 8.98%,淋巴瘤最多占 59.09%,出院时仍未确诊占 10.20%。本组 22 例恶性肿瘤患者中,血液系统恶性肿瘤 18 例,其中淋巴瘤 13 例(居第 1 位),骨髓穿刺活检确诊 8 例,淋巴结活检确诊 4 例,还有 1 例肝组织活检确诊。所有病例均行至少 2 次以上淋巴结活检或骨髓穿刺才得以确诊。

3.发热待查的患者中,恶性肿瘤 14.7%,其中淋巴瘤占 60.0%,故发热可能是淋巴瘤的主要症状或首发症状。淋巴瘤可发生于身体的任何部位,淋巴结肿大,脾大最常见,但无特异性。有时肿大淋巴结位于深部,表现为纵隔或后腹膜肿块,结外淋巴瘤可发生于中枢神经系统、肺、胃、肠道、睾丸、皮肤及骨髓。以发热为主要表现的恶性淋巴瘤,临床表现不典型,热型无规律,部分病情进展迅速,诊断相对困难,例如肺黏膜相关淋巴样组织淋巴瘤常见表现为咳嗽咯血、胸痛胸闷,部分患者出现间歇性发热、皮肤瘙痒等。淋巴瘤的确诊方法:淋巴结活检、骨髓穿刺及活检等,化验血清微球蛋白 β 升高、乳酸脱氢酶升高、血沉增快。虽然 PET-CT 对淋巴瘤的诊断有提示作用,确诊仍依赖于病理学检查。

4.成人斯蒂尔病(AOSD)的诊断时血清铁蛋白>2000 μg/L,高于正常值 5 倍以上。

(二)肝功能异常在长期发热待查非霍奇金淋巴瘤患者诊断中的意义

1.长期发热的 T/NK 细胞非霍奇金淋巴瘤(NHL)患者低白蛋白血症及胆红素升高发生率较 B 细胞 NHL 明显增高,当长期发热 NHL 诊断明确时,白蛋白水平明显下降,但 B 细胞 NHL 前后差异无统计学意义。淋巴瘤患者乳酸脱氢酶明显升高,除与肝损伤有关外,还有其他原因。当淋巴瘤细胞骨髓浸润时,乳酸脱氢酶水平升高;当肝脏浸润,胆红素上升,白蛋白下降。

2.其中以黄疸、便血、腹泻、肝功能异常,均排除肝硬化或者活动性肝病,亦排除胆道梗阻,最终诊断 B 细胞性淋巴瘤 17 例,T 细胞性淋巴瘤 24 例。

结果:血清胆红素增高,人血清白蛋白<35 g/L。41 例在诊断明确前有 34 例乳酸脱氢酶高于正常(>245 U/L),谷丙转氨酶、谷草转氨酶无统计学意义。当淋巴瘤细胞骨髓浸润时,乳酸脱氢酶水平升高,其原因在于肿瘤细胞代谢异常及肿瘤细胞坏死造成乳酸脱氢酶释放入血增加。长期发热 T/NK 细胞 NHL 患者胆红素升高比例较高,可能与肝浸润、红细胞破坏及免疫损伤多种因素有关。

(三)PET、CT 在恶性淋巴病诊治中应用研究

1.PET、CT 在淋巴瘤诊断中的意义

PET、CT 对颈部和胸部病灶的检出率与常规检查相仿，但对其他部位病变检出率大于常规检查。在结构淋巴瘤中，如胃、脑、甲状腺，PET/CT 有明显优势。PET 的敏感性 88.4%，特异性 65%，准确性 94%。CT 敏感性 89.1%，特异性 60.1%，准确性 96.1%。PET-CT 敏感性 96.3%，特异性 88.3%，准确性 98.2%。PET-CT 优于常规的超声、CT、MRI 等检查。

2.浅谈免疫组化标记结果的解读与淋巴瘤的诊断

淋巴瘤的诊断是建立在形态学、免疫组化标记、临床资料和遗传学之上的，而且免疫组化标记结果的正确解读对淋巴瘤的诊断至关重要。

(1)霍奇金淋巴瘤：①局限于一组特定的淋巴结；②多呈有序地邻近的方式扩散；③不常累及淋巴结外部位；④常在疾病的早期即可诊断；⑤儿童患者常为良好的组织学类型。

临床表现：约 1/6 的患者出现周期性发热，表现为有规律的高热数天后体温恢复至正常或低于正常维持数天后再次发热。

(2)非霍奇金淋巴瘤：①常播散于一组以上的淋巴结，呈多中心起源；②常跳跃式播散，如易同时累及肠系膜淋巴结和咽淋巴环；③常累及结外部位；④确诊时常处于疾病的进展期；⑤儿童患者常为高危的组织学类型。

常见 NHL 典型免疫表型：可分 12 典型免疫表型，以 CD20(＋)、CD5(＋)、CD23(＋)符合小淋巴(低度恶性)细胞型。其他 11 型：①淋巴细胞型；②结外边缘区 MALT；③淋巴结边缘区；④滤泡型；⑤套细胞型；⑥弥漫大 B 细胞型；⑦纵隔大 B 细胞型；⑧Burkitt；⑨前体 T 淋巴母细胞型；⑩间变大细胞型；⑪外周 T 细胞型。

临床表现：最常见临床表现是颈部、腡下或腹股沟淋巴结肿大，纵隔或后腹膜淋巴结肿大。可出现压迫或浸润症状，如胸痛、咳嗽、上腔动脉综合，征腹痛、背部疼痛。部分 NHL 可伴发热、盗汗、乏力、皮肤瘙痒。NHL 几乎可以累及任何器官而出现相应症状。

治疗：NHL 常用化疗方案：①R-CHOP：环磷酰胺、多柔比星、长春新碱、泼尼松、利妥昔单抗；②CVP-R：环磷酰胺、长春新碱、泼尼松、利妥昔单抗；③FCR：氟达拉滨、环磷酰胺、利妥昔单抗。

(3)小细胞淋巴瘤(SLL)是指淋巴结或其他组织器官被肿瘤细胞浸润，这些细胞在形态和免疫学上与慢性淋巴细胞白血病(CLL)相同。又名慢性淋巴细胞白血病/淋巴细胞淋巴瘤。

本病例为 66 岁老年患者，选择苯丁酸氮芥或氟达拉滨联合利妥昔单抗进行治疗。氟达拉滨疗效优于苯丁酸氮芥，但前者免疫抑制持续时间长，后者副作用小。

此外患者可能出现自身免疫性血小板减少症。可应用糖皮质激素。静脉用丙种球蛋白或切脾治疗有效。

(四)原发性及继发性肺淋巴瘤40例临床分析

原发性肺淋巴瘤(PPL)10例,继发性肺淋巴瘤(SPL)30例。PPL以咳嗽、胸痛最多见,4例无症状。胸部CT 8例肺块影。3例斑片实变影.PET-CT病灶仅限于肺组织内。SPL的特点以咳嗽、浅表无压痛、淋巴结肿大、发热最多见,8例无症状;胸部CT示20例胸膜受累,14例纵隔及肺门淋巴结肿大,13例斑片实变影,6例多发结节;全身PET-CT检查,除肺部病变外,还累及颈部淋巴结、甲状腺、胃及胰腺等。肺淋巴瘤误诊率较高,确诊必须依靠肺组织病理活检及免疫组化。与PPL比较,SPL预后较差。

治疗:PPL 10例,单纯手术3例,手术联合化疗4例,单纯化疗1例(NHL化疗COPD方案:环磷酰胺+多柔比星+长春新碱+醋酸泼尼松)。30例SPL中,单纯化疗14例(HL常用ABVD方案:多柔比星+博来霉素+长春新碱+达卡巴嗪),化疗联合放疗8例,单纯手术3例,手术联合化疗2例。

(五)湖沼型血吸虫病流行区3045例血吸虫抗体阳性者的病情评价

血吸虫抗体阳性率5.70%,血抗体阳性,粪检阳性。51.6%被诊断为慢性血吸虫病,55.4%的血检阳性者有疫水接触史。血清学阳性率可作为人群疾病负担评价的可靠依据。血抗体阳性、粪阳性10.20%。抗体阳性417人,查获慢性血吸虫病52例,其中虫卵阳性6例。对病原学阳性者采用吡喹酮(60 mg/kg,2日疗法)进行治疗。

(六)恶性淋巴瘤中医规范化诊治探讨

中医药治疗淋巴瘤具有一定的临床效果。围化疗、放疗期应用中药治疗的主要目的在于减少不良反应,增强治疗效果,通过中药化疗增敏或逆转耐药,促使化疗获效。预防复发,通过扶正助气、减少残留,增加机体免疫监控功能,从而达到预防淋巴瘤复发的目的。

三、年轻医生的感悟

本案例中患者反复发热,入院1周仍无法明确诊断。发热待查患者中,感染占60%~70%,恶性肿瘤、白血病等占20%左右,结缔组织瘤-血管性疾病约占10%(如SLE、风湿热等),最后诊断仍不能确定者占10%。此时需要考虑肿瘤、免疫系统疾病的可能。本例患者的发热特点为反复发热,发热具有特征性,此时需要高度警惕恶性肿瘤,尤其是淋巴瘤的可能,因为淋巴瘤有1/6患者出现周期性发热(高热数天后体温恢复至正常,或低于正常数天后再次发热)。实验室检查结果示患者肝功能异常，低蛋白血症，白蛋白 34.12 g/L↓，总胆红素 30.3 μmol/L↑，直接胆红素 122 μmol/L↑，γ-UT 67 U/L↑、血清淀粉蛋白 A 明显升高(277.1 mg/L)，特别是乳酸脱氢酶 346 U/L，进一步提示恶性肿瘤可能。本例患者经 B 超、胸 HRCT、CT 及全腹 CT，发现存在淋巴结肿大。多发淋巴结增大的老年患者首先考虑淋巴瘤，而活检是淋巴瘤诊断的金标准，条件允许时需行病理检查。结果提示左颈部淋巴结发生改变，伴异型细胞浸润，因此诊断恶性淋巴瘤。而 PET-CT 对颈部和胸部病灶的检出率高，且有助于我们对疾病进行分期分级，拟定治疗方案。

（整理：赵越超；审核：叶宝东）

病例 91　嗜酸性粒细胞性食管炎

一、病历摘要

(一)病史归纳

患者,男性,61 岁,因“反复胸闷嗳嗝 1 月,发现胰腺囊肿 1 周”于 2019 年 9 月 5 日入院。

【现病史】

患者 1 月前无明显诱因下出现夜间反复胸闷、气急,食道有梗阻感,影响睡眠,持续时间约 4～5 h。无心慌、头晕不适,日常进食无影响,无恶心、呕吐,无腹痛、腹胀。至安吉县第三人民医院就诊,行胃镜检查(2019 年 8 月 9 日)示:“慢性浅表性胃炎伴疣状改变”,行病理检查示:“(胃窦)胃窦黏膜慢性中度浅表性胃炎,轻度活动性,伴炎性渗出坏死。HP (+)”,予奥硝唑、舒巴坦抗菌治疗,无明显改善。2019 年 8 月 23 日,患者胸闷、气急、食道梗阻感加重,并伴有上腹部胀痛明显,疼痛时自觉恶心、反胃,夜间 22:00 左右开始,持续至凌晨缓解,遂于安吉县第三人民医院住院治疗。住院期间行胃镜检查(2019 年 8 月 27 日)示:“①慢性浅表性胃炎,②食管痉挛?”,予“奥美拉唑 40 mg qd”抑酸护胃。住院期间气急明显,临时予“甲强龙 40 mg 静推”及雾化化痰,临时缓解,建议至上级医院治疗。患者遂至安吉县人民医院治疗,急抽淀粉酶(2019 年 9 月 1 日)示“223 U/L”,行肝胆胰脾 B 超(2019 年 9 月 1 日)示“胰腺体部低回声灶”,行腹部 CT 平扫示“胰头部囊性灶”,考虑“胰腺囊肿”,建议转入上级医院治疗。今患者仍夜间上腹胀痛明显,持续不缓解,胸闷气急明显,无肩背放射痛,无胸痛,无恶心、呕吐等不适,为求进一步治疗,遂至我院就诊,拟“胰腺囊肿”收治入院。

病来患者神清,精神可,纳差,寐差,二便无殊,体重减轻 1.5 kg。

【既往史】

患者既往身体情况可,有高血压 10 年,最高血压 170/100 mmHg。现服用施慧达 1# qd。否认糖尿病、冠心病等重大内科疾病史,否认乙肝、结核等传染病史,有青霉素皮试过敏,否认其他药物、食物过敏史。2019 年 5 月因左侧膝关节退行性病变于我院全麻下行左人工全膝关节表面置换术,术程顺利,术后恢复可。否认其他手术、重大外伤、输血史。预防接种史不详。

【个人史】

有吸烟史 30 余年,每天 40 支,现已戒烟 3 个月。否认嗜酒史。

(二)体格检查

体温 37℃,心率 89 次/分,血压 123/73 mmHg,呼吸 19 次/分,身高 162 cm,体重 71.3 kg。神志清醒,呼吸平稳,对答切题,口齿清晰,查体合作。全身皮肤、黏膜无黄染,全身浅表淋巴结无肿大,颈软,颈静脉无充盈与怒张,气管居中,双侧甲状腺无肿大。胸廓正常,无肋间隙增宽,双肺叩诊清音,呼吸音清音,未闻及干湿啰音,未闻及哮鸣音。心界叩诊无扩大,心率 89 次/分,节律齐,心音正常,无杂音。腹部平坦,无腹部压痛,无腹部反跳痛,肝脏未触及,脾脏未触及,墨菲征阴性,肠鸣音正常。脊柱正常,活动正常,四肢正常,活动正常,关节正常,无肾区叩击痛,双下肢无浮肿。

(三)辅助检查

【实验室检查】

1. 血常规:嗜酸性粒细胞 9.5%。

2. 糖化血红蛋白:HbA1c 6.4%、HbA1 9.10%。

3. 乙肝表面抗体:阳性;乙肝 E 抗体:阳性;乙肝核心抗体:阳性。

【影像学检查】

1. 胃镜:慢性浅表性胃炎伴疣状改变。病理:(胃窦)胃窦黏膜慢性中度浅表性胃炎,轻度活动性,伴炎性渗出坏死。HP(+)。

2. 肝胆胰脾 B 超:脂肪肝,胆囊壁胆固醇结晶,胰腺体部低回声灶,右肾囊肿,左肾结石。

3. 腹部 CT 平扫:肝及双肾小囊肿,胰头部囊性灶,双肾小结石。

(四)目前诊断

1. 上腹痛待查。

2. 胰腺囊肿。

3. 慢性浅表性疣状胃炎;幽门螺杆菌感染。

4. 胆囊结石伴胆囊炎。

5. 双肾结石。

6. 脂肪肝。

7. 高血压 2 级,高危。

(五)诊治经过

入院予内科常规护理,2 级护理,低脂普食。完善相关检查。

二、临床思维分析

(一)病例要点

男,61 岁,反复胸闷嗳嗝 1 月,加重伴腹痛半月。食道有梗阻感影响睡眠,并伴有上腹部胀痛明显;疼痛时自觉恶心反胃,自夜间 2:00 左右开始,持续至凌晨缓解。腹部 CT 平扫示胰头部囊性灶,考虑胰腺囊肿,无重要既往史。

PE:体温 37.3℃,心率 89 次/分,血压 123/73 mmHg,呼吸 19 次/分。巩膜无黄染,心(一),肺(一),腹软,无压痛、反跳痛,肝脾(一),胆囊未触及,墨菲征(一),肾区无叩击痛,无移动性浊音,肠鸣音正常。

1.入院前辅助检查

(2019 年 8 月 9 日安吉县第三人民医院)胃镜:慢性浅表性胃炎伴疣状改变;(2019 年 8 月 27 日安吉县第三人民医院)胃镜:①慢性浅表性胃炎;②食管痉挛?(2019 年 9 月 2 日安吉县第三人民医院)B 超示:脂肪肝,胆囊壁胆固醇结晶,胰腺体部低回声灶,右肾囊肿,左肾结石;(2019 年 9 月 4 日安吉县第三人民医院)腹部 CT 平扫:肝及双肾小囊肿,胰头部囊性灶,双肾小结石。

2.入院后辅助检查

(2019 年 9 月 6 日)胸部 CT 结论:①右肺下叶少许纤维灶;②纵隔内少许淋巴结影;③食管壁稍增厚,请结合临床。

(2019 年 9 月 6 日)超声检查提示:①双肾囊肿;②左肾结石;③前列腺偏大。

(2019 年 9 月 6 日)血常规:嗜酸性粒细胞 9.5%↑(0.4～8.0)。

(2019 年 9 月 6 日)糖化血红蛋白 HbA1c 6.4%↑(3.6%～6.0%),糖化血红蛋白 HbA1 9.10%↑(5.0%～8.0%)。

(2019 年 9 月 6 日)乙肝表面抗体:阳性 乙肝 E 抗体:阳性,乙肝核心抗体:阳性(急慢性乙肝恢复期,提示已开始产生免疫力)。

所提供病例有如下要点:①食管炎;②反复胸闷嗳嗝,食管有梗阻感,上腹胀痛,恶心反胃,至夜间开始至凌晨才缓解;③(2019 年 8 月 27 日安吉县第三人民医院)胃镜检查:食管痉挛? ④入院后 2019 年 9 月 6 日胸部 CT 示食管壁稍增厚(0.5 cm)。根据临床症状及辅助检查,患者存在食管炎,但其病因需进一步明确。患者外周嗜酸性粒细胞轻度增高,是否存在过敏原因。若诊断嗜酸性粒细胞性食管炎,需内镜活检食管黏膜,病理报告是否嗜酸细胞增多。

患者入院后超声检查:①脂肪肝;②胆囊壁胆固醇结晶;③胰腺囊肿,胰体部 1.14 cm×0.8 cm,囊性暗区,囊壁光滑不厚。

(二)嗜酸性粒细胞性食管炎研究进展

嗜酸粒细胞性食管炎(EOE)是以食管壁全层嗜酸性粒细胞浸润为特征的慢性

免疫性炎性疾病，临床表现无特异性，由食管运动障碍所致，症状与胃食管反流病相似，易误诊，疾病后期可出现食管狭窄样表现。

EOE 好发于儿童和青壮年，男性多见有过敏史者，43%的 EOE 患者一级亲属有过敏性疾病，50%～60%的 EOE 患者有过敏史。

1. 临床表现：青少年和成年人主要表现为间歇性吞咽困难以及食物嵌顿(固体食物为主)。EOE 与 GERD 表现相似，但 EOE 对抑酸不敏感。

2. 内镜表现：EOE 缺乏特异性，可表现为：①皱纸样黏膜；②线性裂隙；③血色渗出物或白斑；④非瘢痕性的小管径食管；⑤食管环；⑥弥漫性食管狭窄。

3. 组织病理学表现：以食管上皮黏膜 EOS 高度浸润，EOS≥15/HPF 为特征。即使内镜正常的 EOE 患者仍有 1/3 存在 EOS 增多。

4. 放射学检查：对 EOE 诊断价值有限，仅约半数患者显示食管直径缩窄以及管壁增厚，平均长度约 15.4 cm，管径≤2.0 cm。

治疗：①饮食调节：清除常见过敏食物(牛奶、黄豆、鸡蛋、小麦、花生、海鲜)；②药物治疗：糖皮质激素，氟特卡松(800～1760 mg/d，分次)或布地奈德(2 mg/d，分次)是治疗 EOE 的一线药物，治疗 8 周，若有效，逐渐减量至最低有效量；③内镜表现为食管狭窄患者可行食管根治术；④严重食管狭窄，外科手术切除狭窄部位并吻合。

(三)嗜酸性胃肠道疾病(EGID)的研究进展

嗜酸性粒细胞(EOS)浸润胃肠壁深度，分为黏膜型、肌型和浆膜型 3 型。EGID 的诊断主要依靠内镜下活检组织中 EOS 并排除胃肠外组织引起 EOS 增多的疾病。糖皮质激素是 EGID 的主要治疗药物，疗效显著，但长期应用可引起生长抑制、骨质疏松、Cushing 综合征及肾上腺轴抑制等副作用，推荐吞服激素(如布地奈德或氟替卡松)作为 EOE(嗜酸性食管炎)一线药物治疗。

(四)胰腺囊性肿瘤(PCN)的临床特点及治疗策略

胰腺囊性肿瘤(PCN)占胰腺肿瘤的 10%，约 1%发生癌变。可分为：①浆液性囊性肿瘤；②黏液性囊性肿瘤；③导管内乳头状黏液瘤；④实性假乳头状瘤(约占 90%)。

PCN 的临床特点：

1. 浆液性囊性肿瘤(SCN)分为微囊型、寡囊型、实性型。患者平均年龄 60 岁，75%为女性，无典型症状。肿瘤可位于胰腺的任何部位，约 2/3 位于胰体尾部。微囊型最常见，为单发性囊性病变，由直径＜2 cm 的小囊肿组成。囊肿更小者呈蜂窝状，其内充满浆液，数目通常大于 6 个，间隔纤维与胰管不相通。浆液性囊性肿瘤一般属良性肿瘤，恶性病例罕见，恶变率＜1%。

2. 黏液性囊性肿瘤（MCN）又称大囊性肿瘤，好发于中年女性（＞95%），男女比例 1∶20。肿瘤通常位于胰体或胰尾。MCN 多为孤立性巨大囊性肿块，与胰腺导管无关联。表面光滑，剖面可见多房，为单囊或几个大囊组成，囊腔直径多＞2 cm，囊内有分隔，可有结节自囊壁向腔内突入。影像学检查可见低密度、密度不均的囊实性肿块，呈单房或多房，可有钙化或无钙化，胰管可有扩张。年龄越大，MCN 恶变可能越大，所以原则上主张一经确诊，均应手术切除。

3. 导管内乳头状黏液瘤（IPMN）是以胰管扩张、导管内乳头生长、分泌黏稠黏液为特点的肿瘤。

4. 实性假乳头状瘤（SPN）可发生在胰腺的任何部位，以胰体、尾多见，常见症状有腹痛或腹部包块，肿瘤体积较大，平均直径 10 cm。

PCN 治疗：对于有明显症状确诊或可疑恶性的 PCN 应尽早行手术治疗。对于肿瘤直径＜3 cm，CA199 无升高，无临床症状，并排除恶变者可，考虑保守治疗。建议 1 年后复查 MRI，若无囊肿大小或其他影像学特征的改变，则此后每年复查一次 MRI，共 5 年；若发现囊肿内存在实性成分伴胰管扩张，或 EUS-FNA 阳性细胞学检查结果及潜在风险，需尽快手术。SCN（浆液性囊性肿瘤）良性多见，预后良好，通常定期随访，当肿瘤直径＞6 cm 应积极行手术治疗。MCN（黏液性囊性肿瘤）具有恶变潜能，均建议手术治疗。

三、年轻医生的感悟

本例中患者以胸闷气急起病，应明确胸闷气急是否消化系外疾病引起，排除心脏、呼吸系统等疾病可能，询问病史时重点了解患者既往心脏疾病及呼吸道疾病病史，也需完善心肺功能相关的检查进行鉴别。患者胸闷且伴随进食哽噎感，考虑食管病变可能，内镜检查关注食管病变。另患者血常规提示外周嗜酸性粒细胞升高，诊断方面需考虑到嗜酸性粒细胞性食管炎可能，但也应与反流性食管炎进行鉴别，询问病史时关注是否有食物过敏史，完善病变部位的病理学检查，关注嗜酸性粒细胞的浸润情况。如患者有抑酸药物治疗史，要关注到治疗效果如何。明确诊断后应尽早进行干预，防止后续狭窄的发生，避免接触相关的过敏原。另外本例患者在完善相关检查时发现胰腺占位性病变，需明确该病变的性质，是否假性囊肿、肿瘤等，询问既往胰腺疾病史，必要时穿刺活检等。

（整理：蒋亚静；审核：张虹）

附录：项柏康教授查房手稿

病例摘要　于2017.10.25入院

女，61岁。反复腹胀3年余，加重10天

患者3年余前出现乏力，于省人民医院肝穿镜下可见5个汇管区，重度界面炎伴桥接坏死，并累及多个小叶。汇管区内较多淋巴细胞、少量中性粒细胞浸润，并见陈旧性血吸虫卵沉积。汇管区纤维化，并伴结节形成。肝细胞水肿变性气球样变，灶区肝细胞脂肪变性，小胆管轻度增生。病理诊断：重度慢性肝炎G4.S4，早期肝硬化。免疫组化染色结果：HBsAg(-)、HBcAg(-)、CK7胆管上皮(+)、网状纤维染色(+)、Masson(+)。2017.6.9.超声：慢性弥漫性肝病，考虑肝硬化，胆囊切除术后，胆总管上段不扩张，脾肿大，胰未见明显异常（显示欠清），肝周、脾周少量积液。肝纤维化：透明质酸767.30ug/L↑(2-110ug/L)，Ⅲ型前胶原205ug/L↑(<120ug/L)。腹部CT平扫+增强：肝硬化，脾大，食管胃底静脉曲张，副脾，胆囊术后改变，腹盆腔积液。胃镜：1.食管V曲张（中度）2.慢性非萎缩性胃炎。肠镜：结肠炎（本院分第2次，第一次于2017.6.9住院时）第一次于2014年5月省人民医院肠镜：结肠炎。今拟肝硬化收住入院。

PE：胸前可见散在蜘蛛痣，巩膜无黄染，心(-)肺(-)，腹膨隆，无压痛、反跳痛，肝、脾肋下未及，有移动性浊音，双下肢轻度浮肿。

辅助检查：全腹CT平扫+增强

结论：1.肝硬化，脾大，食管胃底V曲张

2.腹、盆腔大量积液，较前片2017.6.20明显增多（本次2017.10.25入院）

3.副脾　4.胆囊切除改变

WBC 3.3×10^9/L↓(3.5-9.5) 血红蛋白111g/L↓(115-150)，血小板计数69×10^9/L↓(125-350)，总胆红素24.4umol/L↑(3.4-20.5)，直接胆红素13.1umol/L↑(0-8.6)，LDH 261u/L↑(109-245)，CA125 762.4u/ml↑(0-35.0)，CA50 50.5u/ml↑(<25)，肝炎：表面抗体(HBsAb)(+)，核心抗体(HBcAb)(+)，肝炎全套(-)，自免肝(-)，腹水WBC 96.0/uL（偏上限）

慢性血吸虫病腹部CT表现和病理基础

42例慢性血吸虫行腹部CT平扫+增强，CT肝硬化36例，肝左叶增大21例，不同形态钙化影32例，分隔状钙化为主19例，肝实质不均匀强化40例，脾肿大19例，脾钙化7例，大肠壁增厚伴钙化9例，直肠钙化2例，并发结肠癌2例，门V及其属支钙化14例，合并钙化肝转移癌1例，合并胆囊结石12例，合并腹水5例。病理镜检证实，肝内不同程度纤维化，内见钙化虫卵沉积；大肠壁纤维增生，见较多钙化虫卵沉积；脾脏内未见虫卵沉积，胆囊壁见少量虫卵沉积。含虫卵多的血液进入肝左叶，故左叶增大常见（21例左叶增大）；而肝炎后肝硬化导致肝脏变形以肝右叶缩小及单纯尾状叶增大为特点。肝内钙化是CT诊断血吸虫肝病的一个重要依据，钙化灶形态多样，有分隔状、线状、网格状、蟹足状钙化，以及包膜钙化等不同形态。慢性血吸虫病可引起腹部多脏器损害，以肝、大肠为主，脾脏是继发改变。CT对血吸虫病导致脾及胆囊损害诊断价值有限。

慢性肝病肝穿活检组织病理学研究

肝脏炎症活动度及纤维化程度评估，参照2000版《病毒性肝炎防治方案》将肝组织炎症活动分为G0-G4，将其纤维化分为S0-S4。

肝穿刺活检是确定肝损程度金标准，对肝脏病变诊断和治疗可提供不可替代的决策性依据，可以准确评价肝炎症活动程度。

肝纤维化：透明质酸(HA) 767.30ug/L↑(2-110ug/L)↑：肝炎、肝纤维化、肝硬化、肝癌。

Ⅲ型前胶原205ug/L↑(<120ug/L)：慢活肝、肝硬化、肝癌伴肝硬化、原发性胆汁性肝硬化。

慢性肝炎分级、分期标准

炎症活动度(G)			纤维化程度(S)	
级	汇管区及周围	小叶内	期	
0	无炎症	无炎症	0	无
1	汇管区炎症	变性及少数点、灶状坏死灶	1	汇管区纤维化扩大，局限窦周及小叶内纤维化
2	轻度PN	变性，点、灶状坏死或嗜酸小体	2	汇管区周围纤维化，纤维间隔形成，小叶结构保留
3	中度PN	变性、融合坏死或见BN	3	纤维间隔伴小叶结构紊乱，无肝硬化
4	重度PN	BN范围广，累及多个小叶（多小叶坏死）	4	早期肝硬化

免疫组化染色：正常结构中，胆管上皮对细胞角蛋白单抗CK7、19呈阳性反应(+)。在免疫组化染色再加以Masson三色染色做对比染色，可以将肝星状细胞、库普弗细胞、肝细胞结构及胶原纤维分别以不同染色显示出来，有助明确判断浸润细胞成分以及相关病变的分析。

抗体CK7、CK19(+)：胆管、小胆管增生的细胆管

〔1〕

本例临床思维　于2017.10.25入院

女，61岁，①反复腹胀3年，加重10天

③3年多前曾于省人民医院行肝穿刺

病理：镜下可见5个汇管区，有重度界面炎伴桥接坏死，汇管区内较多淋巴细胞及少量中性粒细胞浸润。病理诊断：重度慢性肝炎G4、S4，早期肝硬化。查见陈旧性血吸虫卵。[G4、S4意义见下]

①目前存在肝硬化，原因不仅是血吸虫病肝硬化，而且本例血吸虫病肝硬化血吸虫表现很轻，其理由：

（因血吸虫成虫主要寄生在肠系膜下静脉，血液大部分回流到肝左叶，故左叶病变要较重，故肝左叶变……）

(1) CT肝脏未见钙化影，脾脏亦无钙化，结肠壁亦未见钙化，肠壁未增厚（血吸虫肝硬化，肝左叶相对增大；肝炎肝硬化，肝右叶……尾叶增大）

(2) 先后2次结肠镜亦未见血吸虫钙化虫卵，可见炎性息肉结节、纤维结节，粘膜粗糙，血管纹理不清。（粘膜增生形成大小不一的炎性息肉。）

②患者肝硬化原因，根据病理已是G4、S4重度慢性肝炎，早期肝硬化，其病因很可能是乙肝。依据：患者曾患过乙肝（否认，但说明曾患过乙肝），目前肝炎表面抗体(+)、核心抗体(HBc Ab)，肝炎全套其他指标(-)，自身免疫性肝炎指标(-)。目前要查还有无乙肝病毒复制活动，很有必要查HBV-DNA是否还有病毒复制。若有复制，需要抗病毒治疗。

③目前诊断：(1) 应该是乙肝肝硬化，伴血吸虫病肝硬化

(2) 门脉高压，食管、胃底V曲张

(3) 脾肿大，脾亢，三系减少

(4) 腹水（漏出液）腹腔及盆腔积液。

抗病毒治疗：HBeAg(+)，HBV DNA $\geq 10^5$ 拷贝/ml

HBeAg阴性，HBV DNA $\geq 10^4$ 拷贝/ml

α干扰素治疗。核苷（酸）类似物抗病毒治疗：拉米夫定，阿德福韦，恩替诺韦，替比夫定

[2]

病例简要

男 44岁。左下腹反复疼痛1年余，呈持续性，大便2-3次/d，偶有粘液血便。行结肠镜检查：直肠多发性息肉。

PE：BP 140/100 mmHg，(心)(-)肺(-)腹软，肝脾(-)。TBIL 23.49 umol/L↑(1.7-25)，DBIL 6.2umol/L (0.1-8.6)，RGT 147 u/L，GLU 7.16 mmol/L↑(3.89-6.11)，TG 2.9 mmol/L↑(0.4-1.8)，FFA 802.4 umol/L↑(游离脂肪酸)(0.2-0.6 mmol/L)。尿常规 细菌计数 29/ul↑，铁蛋白>500ng/ml↑，GLU复查6.31 mmol/L↑。B超：①不均质脂肪肝 ②肝门V增宽伴蜂窝样回声，门脉海绵样变。(结肠镜：直肠多发性息肉，病理：炎性息肉伴管状腺瘤形成，低级别上皮内瘤变。CT：胰尾部低密度3.0×2.3 cm，边界不清，内见分隔，胰管未扩张，考虑囊腺瘤。(自述22年前胰腺上有个小囊肿) EUS+FNA：乳头上方见一约1.5×1.5cm息肉样隆起，表面似有开口，超声呈低回声结构。

EUS+FNA：胰尾可见低回声结构，约38mm×35mm，边界欠清，内部回声不均，中间可见团块状偏高回声，包膜呈膨胀性生长，在22G穿刺针抽取组织3条，及细胞图片。直见门V增宽1.6cm，扭曲。

病理：不典型增生细胞，疑可能。涂片：找到少量肿瘤细胞。

上海长征医院 肝外科手术

门V海绵样变

常见病因：①门V先天异常 儿童多见，狭窄或闭塞所致 ②门V血管瘤 ③门V栓塞 包括癌栓约57%，肝癌、胰腺癌、胃癌等，脓毒性血栓(多由腹腔炎症所致) ④肝V阻塞性疾病 ⑤门V炎 ⑥手术 脾切，门V吻合术，肝移植 ⑦血栓 红细胞增多症、口服避孕药 ⑧肝门周围纤维组织炎，有50-60%难以查明病因。根据病因可分四类：①肝硬化 ②血液病 ③非恶性肿瘤所致 ④其他。①以门V血栓形成+门脉高压为多见，以肝、胃癌等多见，(个别患者由于血管瘤引起)，胆囊、胰腺。

根据门V阻塞部位不同，可分以下3型

(Ⅰ)型：肝内窦前型 较常见，肝门部和胆囊床部形成蜂窝状管状回声。(Ⅱ)型 和Ⅰ型合并肝内门V左右支狭窄或闭塞。(Ⅲ)型 肝内窦前门V高压病变，仅发生于肝内门V主干未受累，而肝外门V主干和/或左右分支内径未见增宽。

机制：门V栓塞后，门V旁、肝内、胆囊周小V或毛细血管呈网状扩张，及门V再通。门V主干及左右支亦可合并腹多脏器栓塞。上V或和脾V、下肠V栓塞。

CT描述表现：平扫，等密度，门V纵轴呈竹节样迂曲，增强血管内可见充盈缺损，动脉期肝周围强化，门脉期强化程度减退。侧支循环：肝门胆管周围侧支开放(100%)，胆囊周围侧支(61.29%)，胃底、胃小弯区侧支67.74%，食管下段侧支开放(22.58%)，门V高压表现：脾大，脾V纵轴迂曲。另有腹腔积液。

门V海绵样变处理

①断流：脾切除，阻断门奇V间反常血流，但可减低门V压，加速一步升高，对急性出血是有利，但断流后，如在有较好的侧支循环。

②分流：门体分流如近端脾肾V分流和限制性门腔V侧式(H)分流术。

③断流联合分流：控制近期出血，防止远期再出血。

④采用断流加分流术中测压，门V压>30cmH₂O应作脾肾V分流术。⑤CTPV不伴门脉高压可先密切观察。

(CTPV)门V海绵样变影像学诊断
CT 42.40%，DSA 77.36%，CDFI(彩色多普勒)100%，但有的文献报道CT、MRI可更全面了解各脏器情况，DSA是金标准，彩色多普勒可反映血流方向，诊断率可达100%。

胰腺囊腺瘤和囊腺癌

占胰腺囊性病变10–15%，胰腺癌1%。好发中年女性，其发生可能和女性性激素水平相关。胰腺为外分泌和内分泌器官……

分类：①浆液性囊腺瘤 ②黏液性囊性肿瘤 ③导管内乳头状黏液性肿瘤。

浆液性囊腺瘤：切面呈蜂窝状或海绵状，由无数小囊组成。囊壁一般较光滑，少有乳头状结构。囊肿一般<2cm。囊壁为扁平或立方上皮细胞。瘤体中心常有呈放射状分布结缔组织瘢痕带，中央偶见钙化。肿瘤可见胰头，亦见胰体尾。直径11cm（1–25cm）。为良性病变，亦有个别恶变。

CT：小囊紧密排列，囊壁分界清楚，呈蜂窝状肿瘤，中央星状瘢痕向外延伸的纤维间隔呈放射状，中央瘢痕组织钙化。呈多叶状轮廓者占85%，<2cm直径占71.4%。囊内无数个小囊构成，数目>6个，可呈蜂窝状。

浆液性囊腺瘤CT表现水样密度单腔或多房性病变，壁菲薄，不均匀病灶中心出现钙化，呈星芒状瘢痕，钙化有特征诊断意义。MRI上T1WI低信号，T2WI为蜂窝状高信号，小囊和间隔清晰可见，壁光滑，囊内壁可见壁结节。CT值8–12HU，10%可见钙化。

临床表现：胰腺囊性病变缺乏特异性临床表现，腹部胀痛不适，腹部包块，阻塞性黄疸，腹腔……等都有报道，有症状者约占60%。以上腹包块、黄疸、阻塞性胆管扩张。早期缺乏典型表现，肿块<2cm，一般不引起症状。

诊断：术前结合临床诊断不易，相当一部分术中经病理切片或穿刺活检确诊。CA199、CEA、CA125……可见黏液性囊腺瘤、黏液性囊腺癌相关抗原（MCAA）均升高，囊液中K-ras基因升高。

治疗：可手术切除……胰腺囊肿……

浆液性囊腺瘤……可引起门静脉高压。

黏液性囊腺瘤和黏液性囊腺癌：单房或多房结构，不规则圆形或分叶状，大小不一，一般较大，有包膜，切面单房或多房，囊腔较大，囊壁较厚或厚薄不均，光滑或有粗乳头结节突入囊腔，囊壁间隔纤维组织较薄，有恶变倾向。

CT：单叶或多叶包裹的囊性肿块，边界清，有厚壁间隔，可见壁结节或乳头状突起，囊内或囊壁可见壳状或不规则钙化。有时囊内为高密度。囊壁和间隔实性结节提示囊腺癌。位于胰体尾部占90%，多叶轮廓单囊占80%，最大径>2cm占90%。囊内乳头突起，囊壁厚薄不均，以上提示恶性。

CT呈多房水样低密度，囊壁厚薄不均，和壁结节，分隔可不规则增强。T1WI呈低信号，T2WI为高信号，囊内分隔T2WI可清晰显示。内壁不规则，外壁规则。

黏液性囊腺癌：较少。腺上皮细胞构成……乳头生长入腔内，甚至充满囊腔，剖面多房性，可见菜花样物，细胞核增大，深染，有核分裂相。有的呈囊腺瘤结构，多在囊壁或囊间隔出现恶性局部恶性病灶。临床常转移至肝，有10%黏液性囊腺瘤可发现局部不典型增生或恶性表现，故应将黏液性囊腺瘤作为恶性看待。

胰腺假性囊肿：一般继发于急性或慢性胰腺炎，假性囊肿在胰周形成，呈水样低密度类圆形，壁厚薄不等，和周围组织广泛粘连，边缘不清，轻度强化。MRI T1WI均匀低信号，T2WI均匀高信号。

慢性胰腺炎假性囊肿，多见于酗酒、高脂血症、甲亢，CT发现囊肿外，还可见慢性胰腺炎征象：胰腺实质钙化，导管内结石，胰管扩张，胰腺实质萎缩。

项目	假性囊肿	浆液性囊腺瘤	黏液性囊腺瘤	囊腺癌
发病因素	多继发于急性胰腺炎或外伤	病因不明	病因不明	病因不明
性别	多见于男性	女性>60岁	中年女性	女性>60岁
临床特点	有急性胰腺炎或外伤病史	上腹不适,上腹部肿块	左中上腹不适胀闷,腰背部胀痛,上腹肿块	左中上腹痛不适,腰背胀痛,上腹肿块
血清淀粉酶	多↑	多正常	正常	正常
超声	囊壁光滑单房	囊壁光滑多房	囊壁不均以多房为常	囊实相间囊液透声差
CT	囊壁均匀水样密度多不强化直径n cm至n十cm	囊壁光滑小到囊内水样密度呈蜂窝状10%钙化,直径<1cm	囊壁厚薄不均壁结节水样密度可强化,可钙化直径>10cm	囊壁不规则分隔钙化三者并存,直径2.5cm
囊腔与胰管相通率	>60%	<30%	<30%	<30%
肿瘤外观	与主胰管相通囊液淀粉酶很高	多呈子囊状外观呈结节状囊液清亮液体	多见于胰体尾呈多叶状或不规则圆形囊实性	多见于胰体尾呈多叶状或不规则圆形囊实性(性)
病理性质	良	良	潜在恶性	恶性

男44岁 门脉海绵样变性 胰腺囊腺瘤癌变

(1) 患者BP=140/100mmHg（存在高血压病）

(2) 6/7 空腹血糖7.16mmol/L（3.89–6.11）
6/7 复查血糖6.31mmol/L，还是高，（患者存在糖尿病），有无进行糖化血红蛋白检测，糖尿病有无家族史，是2型糖尿病抑或继发糖尿病，特殊类型糖尿病、（胰岛B细胞胰腺受累胰腺癌→糖尿病 胰癌10%首发为糖尿病）

(3) 患者TG 2.9mmol/L↑（0.4–1.8）（存在高甘油三酯血症，游离脂肪酸802.4μmol/L（0.2–0.6mmol/L）亦增高患者存在脂代谢障碍是否由糖尿病所致）结合B超，本次有无脂肪肝，CT有无反映肝脏CT值Hu↓证实有脂肪肝。

(4) B超，肝门V扩张伴蜂窝样回声，门脉海绵样变（门V变窄？脾有无扩大？脾V变宽？）建议CT检查（有无作过这方面检查，当时为何不作彩色多普勒检查或门V CTA检查？）

(5)，若肝门V增宽伴蜂窝样改变。（病因为何癌栓、血栓、菌栓子、血液病栓子、真性红细胞增多症等）胰腺肿瘤压迫→局限性门脉高压，

(6) 胰尾部低密度灶3.x2.3cm，边界不清，内见分隔，考虑囊腺瘤（是浆液性抑或黏液性）结合22年前胰腺上的东西，是否存在22年是否会恶变，病变在胰尾部（黏液性），内见分隔（黏液性）均支持黏液性囊腺瘤，又较大>2cm亦支持黏液性，是否会恶变成黏液性囊腺癌，（有无检测肿瘤标志物，CA199、CEA、Fe蛋白↑，为何未检测）但囊壁有无见钙化是恶化标志

假如是黏液性囊腺癌或血而发生肝门V海绵样变是否有癌栓形成。

(7) 已作EUS+FNA（进一步证实有门V癌栓，本院病理胰腺组织内见不典型增生细胞癌可能。（有无穿刺液作CA199、CEA、K-ras检测）

(8) EUS：乳头上方1.5×1.5cm息肉样隆起表面粗糙不平（副乳头、胰腺Brunner腺瘤）

(9)（病因检测：(10) 女性体内激素相关

(11) 胰腺恶性肿瘤 (12) 常见病有关）

病史2-3月前

直肠 结肠息肉

[illegible]

CT [illegible]

门V[illegible]

[illegible]

[illegible]

病例特点

男20岁，反复脐周腹痛4年，发热伴呕吐1天。

(1) 大便偏烂，伴低热，肠镜CD，病理示升结肠黏膜慢性炎，升结肠肉芽肿及溃疡形成。

(2) 胶囊内镜：小肠多发溃疡伴狭窄，考虑CD。(3) 胃镜：十二指肠降部多发隆起性糜烂（CD？）病理：十二指肠降部黏膜慢性中—重度活动性炎（活动性）伴肉芽肿。

(4) 诊断CD，予彼得斯安、整肠生、中药。

(5) 曾先后二次住我院消化科。

(6) 昨晚因饮食不慎，突然发热 T38.1℃，伴恶心呕吐一次，腹痛，腹泻稀便。

既往史：08.5、09.5 急性胰腺炎2次，考虑为自身免疫性。08.12 格林-巴利综合征，曾丙球冲击治疗。

PE：T37.4℃ BP 95/58mmHg，心肺(-)，腹：右下腹轻微压痛，反跳痛，可触及一2×2cm²包块，表面光滑。

诊断：克罗恩病 小肠结肠型。

先后二次住院：

第一次 2010.7.2 入院，2010.7.23 出院

出院诊断 CD 小肠结肠型

曾胃镜：十二指肠球部前壁见一黄豆大小黏膜隆起，表面糜烂，降部无殊，诊断：十二指肠球炎（CD改变）

ANA 1:100(+) SS-A(+)

ESR 33mm/h，CRP 30.73mg/L

血小板 367.0×10⁹/L

第二次 2011.9.28 入院，2011.10.11 出院

诊断 小肠结肠型 CD

B超：胆囊炎，脾偏大。

血小板 542×10⁹/L，ESR 33mm/h

CRP 98.70mg/L，ANA 1:100(+)

炎症性肠病患者肝胆胰病变

① 胆石症：CD 51.47% UC 34.10%

② 非酒精性脂肪肝：CD 64.7% UC 69.33%

③ 少见肝胆胰病IBD检出率：

PBC 2.25%，PSC 4.49%，AIH 3.3%，CP 0.9%

（国外文献 0.93%）

其发病机理：① 可能有共同免疫介导的发病机制，且不一定与IBD同期发病，可先后发病，症状不典型故易漏诊。

IBD相关性胰腺炎，其形态学和组学特征方面类似于AIP，如弥漫性胰管狭窄、假性囊肿、或钙化少见。△71例AIP有5.6%并发IBD。IBD伴胰腺炎大多无症状，有临床表现仅占2%。但CD或UC△尸检有胰腺病变化达38—53%。其中胰腺纤维化占38%，但见一例有临床症状、放射影像学和实验室检查征象。实验室检测表明21%～80%胰腺外分泌存在不足。大部分IBD未能深入针对此病检查和诊断。其发病机制可能由于胃肠道和胰腺组织上皮细胞有类似的易受损细胞分子靶点。故有学者呼吁在IBD患者中重视PBC、AIH、PSC、CP，在PBC、AIH、PSC、CP重视IBD筛查。

胃十二指肠克罗恩病

内镜表现为胃黏膜皱襞粗糙僵硬伴纵行溃疡形成。超声内镜为胃壁黏膜及黏膜下层广泛增厚呈均匀偏高回声。4例12指肠球部CD，临床表现为反复上腹饱胀伴呕吐，内镜表现为十二指肠铺路石样改变，溃疡或狭窄；超声内镜表现为黏膜和黏膜下层广泛增厚。

十二指肠CD应用泼尼松等治疗缓解。

5-氨基水杨酸用于胃十二指肠CD无效。糖皮质激素控制急性期症状很有效，但长期维持无效且副作用多，免疫抑制剂可控制黏膜炎症和疾病进展，常作为维持治疗。AZA 50mg bid 目前尚无英夫利昔单抗治疗胃十二指肠CD研究，个案报导有显效。

此外球囊扩张短期内可缓解12指肠CD的梗阻症状但复发率高，少数者作胃12指肠或胃空肠旁路手术。尤其PPI加泼尼松可以迅速缓解症状，激素依赖可予AZA作维持治疗。

自身免疫性胰腺炎

呈多胰管弥漫性狭窄性慢性胰腺炎。

① 全胰管变细、不规则并伴胰腺明显肿大，胰腺弥漫性炎症，高γ球蛋白血症和自身抗体，（+）胰腺内淋巴细胞浸润，伴有高度的纤维化，糖皮质激素治疗有效。

② 局限性胰管狭窄型慢性胰腺炎，分支不规则炎症的变化，局限性胰管狭窄型慢性胰腺炎。狭窄长度>2/3以上是弥漫狭窄型，在2/3以下是局限型 [1]

病因：如Sjögren综合征、硬化性胆管炎等自身免疫性疾病合并胰腺炎

临床表现：无特异症状，可轻度腹痛、背痛，梗阻黄疸也多见，以Sjögren综合征为代表自身免疫性疾病合并者为多，其中糖尿病合并率最高，68%糖耐量异常，85%胰外分泌功能低下。

实验室：嗜酸细胞↑，血γCD4 CD8(+)高丙球蛋白血症，IgG、IgG4↑高，自身免疫抗体存在，ANA(+)、ANCA(+)、RF(+)、抗平滑肌抗体等等(+)，血尿胰淀粉酶↑or↓都可能。

诊断：①胰胆管狭窄伴胰腺肿大；②血清γ球↑高，或有自身抗体；③胰腺组织学有高度淋巴细胞浸润和纤维化；④类固醇激素治疗有效。①②确诊，①③二组确诊，①④可疑诊断。

四、克罗恩病（CD）与自身免疫性胰腺炎（检出率0.9—0.93%）

机理：可能共同免疫介导发病，可以不在同一时间发病可出先后。IBD伴发相关胰腺炎为自身免疫性胰腺炎表征。IBD伴发胰腺炎大多无症状，有症状仅2%。IBD病人有胰腺炎占38—53%，有21%—80%胰腺外分泌不足。发病机制：胃肠道和胰腺上皮细胞有类似易受损细胞分子靶点

五、治疗：①皮质类固醇：中重度患者，活动期控制发作，主张一般泼尼松30—40mg/d，可用至60mg/d，主张6—8周。

②水杨酸偶氮磺胺吡啶（SASP）：在结肠细菌分解为5-ASA和SP，对小肠CD无效。③5-ASA。

③免疫抑制剂：硫唑嘌呤、6-巯嘌呤（6-MP）。④TNF-α单抗（infliximab）

本例临床思维

一、关于这一次发病诊断：

①昨晚饮食不慎（具体内容、什么不慎）伴全腹痛、腹泻，稀便一次，发热38.1°C（腹痛范围较广，全腹痛。WBC 4.0×10⁹/L，中性76%，CRP 43.67mg/L。

②伴有恶心呕吐一次，呕吐物为水样，因此有上消化道病变的症状

故患者这次起病，系急性胃肠道感染，或其基础病CD（小肠结肠型）无直接关系，①病程头3天，④经抗感染治疗后症状即缓解。

二、患者三年前就诊于我科，十二指肠CD是否成立：①结肠镜：升结肠内节段性不规则溃疡形成，诊断结CD。

②胶囊内镜：小肠多发溃疡伴狭窄，诊CD。

③胃镜：十二指肠降部多发隆起性糜烂，且病理十二指肠降部黏膜慢性中—重度炎，伴肉芽肿，诊断十二指肠CD可能（是否成立）。至2010.7.2第一次住本院胃镜：球降部见一黄豆大小黏膜隆起，表面糜烂（降段三处），诊断克罗恩病改变（是否成立）

三、患者于08.5、09.5有二次急性胰腺炎，其病因为何，当时诊断考虑为自身免疫性，其依据何在？

自身免疫性胰腺炎：

①胰管弥漫性狭窄>⅓胰管，胰腺肿大，胰腺弥漫性炎症，胰腺淋巴高度淋巴细胞浸润和纤维化。

②局限性胰管狭窄在⅓以下。

此外，有高γ球蛋白血症，有自身免疫抗体存在，如ANA、ANCA、RF、ASM等皆可阳性，类固醇激素治疗有效。患者糖尿病发生率最高，80%糖耐量异常。

不知当初诊断有否作了这些检查？

假如患者存在自身免疫性胰腺炎，作进一步检查如MRCP，亦利协助诊断（目前ANA(-)，不支持）

~~此外亦应考虑~~此外，若是十二指肠降段CD，亦可影响

⑧十二指肠乳头Oddi氏括约肌功能，亦可诱发胰腺炎，~~[illegible]~~。

总之，关键是要确诊十二指肠降段⑩CD。

[2]

干燥综合征诊断标准

1. 眼干症状：以下3项至少有1项
①眼干3月以上 ②反复眼内沙砾感 ③人工泪液滴眼3次以上/d.
2. 口干症状：以下3项至少有1项
①持续口干3月以上 ②反复或持续腮腺肿大 ③吞咽干食需频繁饮水
3. 眼干体征：2项至少1项
①滤纸试验≤5mm/5min ②角膜染色≥4个阳性.
4. 病理：唇腺活检 4mm² 至少1个淋巴细胞浸润灶，至少有50个淋巴细胞聚集
5. 腺体受累：至少3项中1项
①腮腺同位素扫描异常 ②造影异常 ③唾液流量<1.5ml/15min.
6. 自身抗体：SSA或SSB或两者均有.
三中2项原发性SS，条件1或条件2加3~5中的2项，诊断继发性SS.

原发性胆汁性肝硬化诊断

1. 乏力瘙痒或伴有黄疸的胆汁淤积 ②AMA(+)(1:40) M2>1:100滴度 IgM↑ ③AKP和γ-GT升高(3~6倍)(伴ALT AST轻中度升高) ④血清胆汁酸明显增高 ⑤肝活检有胆管破坏减少 ⑥抗M2(+)或有GP210或SP100(+)(AKP一般>3~4倍 少数不明显)

PBC病理：Ⅰ期(破坏性胆管炎期)有炎症细胞浸润汇管区；Ⅱ期(胆管增生期)炎症从汇管区侵入肝实质；Ⅲ期(瘢痕期)汇管区炎症细胞及胆管减少，代之有纤维化形成；Ⅳ期(肝硬化期)汇管区一中央区相互连接，胆汁淤积严重，有结节再生，可有门V高压(高胆红素常见，随病进展胆红素可逐步升高)

继发性硬化性胆管炎

①先胆管外科手术史 ②先前有胆囊结石史 ③长期随访(1~5年)，排除硬化性胆管炎 ④肝内外胆管节段性狭窄或扩张性病变。实验室：ALP高出正常5倍，转氨酶轻-中度增高，γ-GT↑ 70% pANCA阳性。(抗中性粒细胞抗体)

CA125水平↑可以评判SS活动性及腺体受累程度.

自身免疫性肝炎

Ⅰ型：ANA(+) 抗平滑肌抗体(SMA)(+)
Ⅱ型：以抗肝/肾微粒体抗体Ⅰ型抗(LKM-1)
Ⅲ型：抗可溶性肝抗原(抗SLA)抗体(+)，与抗肝胰抗体(抗LP)相同(又被称为抗SLA/LP)

自身免疫性肝炎分型及特点（肝脏抗体）

特征	Ⅰ	Ⅱ	Ⅲ (+)抗体
抗体	ANA SMA	抗LKM-1	抗可溶性肝抗
年龄	10~20 45~70	2~14岁 成人4%	30~50
女性(%)	70	69	90
免疫疾病	17	34	58
γ-球蛋白	+++	+	++
低血清IgA	(−)	+	−
类固醇反应	+++	++	+++
发展肝硬化(%)	45	82	75

(亦有将此型都不称Ⅲ型为Ⅰ型)

SS的消化系统表现

23例SS中B超示胆囊结石3例，TBIL升高3例，有肝损23.5~48.5~46.7~62.7%，有PBC 5~10%。SS累及唾液腺(外分泌)损害，如胃腺、肝胰、胰外分泌腺功能亦受损害(SS中可有77.1%消化系损害)，有肝损害28.9%。有AKP↑ γ-GT↑ γ-球蛋白↑ 血总胆红素↑，肝病理可有慢活性肝炎、小胆管炎(对胆素/结合…)，有46%可有黄疸，可有AMA(+)。pSS可胆管炎引起胆汁淤积较为常见。对有胆汁淤积及AMA(+)不宜皆诊为PBC。SS亦可能是原发性胆管炎病因之一，SS亦可致自身免疫性肝炎。亦有个别毛细胆管内见淤胆，肝细胞灶性坏死，淋巴及中性粒细胞浸润。自身免疫性肝病可为SS的重要表现。

14例SS中AKP、γ-GT、TBIL、DBIL同时升高，4例提示肝内胆管损伤及胆汁淤积胆管功能减退。

PBC与SS并存关系，可能三种情况：①PBC与SS并存 ②PBC继发SS ③合并SS胆管表现。300例SS有6.6% AMA(+)，其中经肝穿证实为PBC Ⅰ期，肝穿病理小胆管炎及小胆管周围炎与PBC(Ⅰ期)相似，故认为SS肝损可能与PBC高度相关。

SS肝损和毛细胆管炎均可出现ALP和GGT升高胆管酶增多，反映胆管上皮损害。胆汁淤积以及胆管损害，DBIL↑提示胆汁淤积，改变呈优势。其[illegible]主轻的。SS肝损可有小胆管炎和胆管炎合并胆管周围炎。

有认为小胆管炎或小胆管炎合并胆管周围炎符合PBC I期相似（但非常难以鉴别，临床明显黄疸不符（TBIL 176.2μmol/L），I期可以有10%出现黄疸，但不会如此之高），而SS与PBC重叠，是自身免疫性胆管炎（小胆管炎），故而不是SS又有PBC。

③ 周围小胆管炎伴胆管周围炎，但均无纪管② 胆管数目减少，胆管旁周围肝小叶纤维淤积，PBC的典型改变。Moutsopoulos（[illegible]）报道中的AMA(-)的自身免疫胆管炎仍优势，类似于胆小管上皮，表现上皮，主要胆管上皮的损伤，提出自身免疫性上皮炎。

本例TBIL 176.2μmol/L明显升高，一般于PBC晚期，而本例AMA(-)，更说明本患者不存在PBC。

自身免疫性胆管炎诊断标准（Czaja）

① ANA或抗平滑肌抗体（SMA）阳性或高丙种球蛋白 ② AMA-M2(-) ③ 临床或病理上有胆管炎表现。

而有SS肝损者更要[illegible]。SS肝损往往[illegible]。而有的学者将AMA(-)PBC（肝损黄疸）称为自身免疫性胆管炎（AIC），但认为AIC和PBC是不同的疾病。

鉴别诊断要到

多系统性，病程22年，以肝损为首发，伴有发热及皮疹和关节性疾病，其他脏器如有无损害，黄疸也不仅限于肝，而认为在[illegible]中重要的是早期组织活检，结缔组织病，（SSc最多见）结缔组织病与MCTD（重叠结缔组织病）、SLE和SS，而系统性血管炎RA、PM/DM和重叠综合征较少见。

临床作AMA-M2、自身免疫性肝炎（I、II、III全套）、pANCA（核周性胆管炎）抗原（SS可引起MRI下阳性率75~100%，与肝脏肿大呈相关），SSA 70~96%(+)，SS-B 50~87%(+)，ANA 40~70%(+)，抗平滑肌抗体 10%(+)（SMA），抗线粒体抗体（AMA）。

本例临床思维

1. 肝损计肝胆、肝炎症，黄疸体征、以上眼干 → 自身免疫性

肝病

2. 自身免疫性肝病（抗中性粒细胞胞浆抗体）核周性胆管炎pANCA，系统性胆汁性肝硬化AMA(+)。

自身免疫性肝炎：I型：ANA、SMA；II型：LKM-1；III型：SLA，抗LP（抗肝胰抗体）

目前本例患者有已做过的自身免疫性肝病抗体，根据已查抗体可考虑AIH-I型（ANA 1:320(+)），考虑[illegible]而且（AKP、GGT不很高），但I型70%＜40岁女性，本例已47岁，30%并发免疫性疾病，自身免疫性甲状腺炎、溃疡性结肠炎，AST、ALT升高，AST 757U/L，ALT 292U/L。

PBC不符：AMA-M2阴性，GGT、AKP不很高，是本例自身免疫性胆管炎。

鉴别诊断：多发性、继发性：结缔组织病：SSc、SLE、PM/DM、MCTD、系统性血管炎

首先排除病毒性：甲、乙、丙肝，可[illegible]A肝病，进一步检查排除性肝管炎，药物性肝损害。

肝脏病：[illegible]综合征。

肝脏病变常见改变：全体[illegible]

其他：中毒性肝损伤，淤胆综合征。

病例特点

女，46岁。患者10天前腹部绞痛，以脐上为主，呈阵发性加剧，放射至后腰部、腰背部。无恶心呕吐，无腹泻、便秘。嗜酸细胞增高，曾诊断嗜酸性胃肠炎？急性胃肠炎，予解痉止痛药后缓解，但腹痛反复发作，呈持续性绞痛，肌注布桂嗪镇痛缓解。

来我院急诊，予甲强龙80mg静滴，及解痉止痛等，腹痛缓解（十二指肠球部息肉）（肠粘连？），为整形

既往史：10年前曾阑尾切除术。

查体 PE：T37.1℃，血压 96/55 mmHg。心(-)肺(-)，腹软，无压痛，肝(-)脾(-)，墨菲氏征(-)。

ANA、ANCA(-)，CT 肝胆未见异常。

（乙状结肠）直肠后壁增厚，血葡萄糖 5.45 mmol/L。

入本院 WBC 6.7×10⁹/L，嗜酸性细胞 22%↑。

葡萄糖 5.45 mmol/L。IgE >1000↑（<100）IU/mL

β2-MG 1547 μg/L↑（100-300）。尿葡萄糖++

胃肠管全套：β2-MG 1226.9 μg/L↑（100-300）（抗癫痫药）

丙戊酸 82.49 mg/L（50-100）

本院CT ①肝内小囊肿，胆总管及主胰管扩张(-)，②胃、十二指肠球部、乙状结肠及直肠壁增厚，炎症性病变可能。两侧附件区囊影。

腹型癫痫

第一次发作年龄一般7-15岁。特点：①腹痛呈周期性反复发作，持续几分钟至几小时，发作和终止均较突然，疼痛多在脐周，也可涉及上腹，常伴有恶心、呕吐、腹泻，间歇期腹部无任何症状和体征。②发作过程中或中止后常可出现意识障碍、嗜睡，腹部或肢体肌肉抽动或跳动。③实验室检查(-)。④发作时脑电图描有癫痫的脑电图。⑤抗癫痫药有显著疗效。

又：腹型癫痫：①多见儿童，成人罕见。②突然发作性腹痛，多在脐周或上腹部，疼痛剧烈如绞痛或刀割样，持续数分或数小时，发作时伴有意识精神障碍，但无意识丧失，发作后嗜睡，醒来后良好。③辅助检查无其他(-)。④脑电图60-70%有癫痫脑电图改变。抗癫痫药有效。

脑电图：有阵发性高波幅电活动时，要考虑癫痫可能。散发性棘波，散发性尖波，棘慢和尖慢波综合，多棘波群，高幅失节律等。脑电图出现癫痫波形而临床无癫痫发作患者也不能诊断癫痫，只能说明其存在危险因素。

临床有癫痫发作而脑电图正常不能排除癫痫。

1治疗：①典型失神发作首选乙琥胺或丙戊酸钠。②全身性强直-阵挛发作首选丙戊酸钠。③单纯部分发作，首选卡马西平。④复杂部分发作首选卡马西平。⑤儿童和青春期发作的肌阵挛发作首选丙戊酸钠。

腹型癫痫临床分析

①28例 10岁以下9例，10-19岁11例，20-29岁6例，30岁以上2例。年龄最小4.5岁，最大33岁10月。临床表现均有突然腹痛，伴恶心呕吐10例，短时意识丧失和抽搐者5例，头晕3例，数排便，头痛和腹部症状各3例，步态不稳、多汗各2例，10岁以下患者为主，偶见成人。②均有突然发作剧烈腹痛，脑电图异常。③抗癫痫药有效，腹型癫痫诊断成立。

②32例腹型癫痫 年龄4-29岁。腹痛伴恶心呕吐28例（87.5%），头痛头晕46.9%，嗜睡40.6%，意识丧失28.1%，腹泻、便秘21.9%，抽搐15.6%，运动障碍15.6%，出汗9.4%，步态不稳15.6%。

③腹型癫痫6例 年龄3-12岁。

④39例内脏型癫痫，年龄2-18岁。有头痛型、腹痛型、出汗型、腹(胸)痛型。

⑤45例腹痛型癫痫，年龄2-22岁，≤14岁有40例。

⑥腹痛型癫痫45例 2-65岁，平均年龄9.26岁。

⑦腹痛型6例 多见儿童、青少年。腹痛发作时间10-40min可缓解。

⑧36例腹型癫痫 年龄4-25岁。脐痛、脐周痛26例，上腹痛7例，下腹痛3例。发作时间2分—15分17例，15分以上19例。每月发作3-10次20例，多于10次16例。

脑电图：发现尖波、棘波、尖或棘慢波、以及节律性高幅慢波等，是诊断腹型癫痫主要依据，但73.3%多在腹痛发作时出现，偶尔间歇期也可出现。

肠粘连发生在腹腔手术后约70-80%，大小网膜是手术后最多粘连部位，占50%，其次是网膜与腹壁粘连。穿孔腹膜炎术后发生的。膜片状粘连多不会导致肠梗阻，而索带状粘连，或不全性肠梗阻，后者可引起绞窄性肠梗阻。症状：腹痛，脐周、上腹或右下腹，呈阵发性绞痛，伴肠鸣。②恶心呕吐 ③腹胀。 [1]

（三）嗜酸性粒细胞性胃肠炎

可有嗜酸性粒细胞性食管炎、胃肠炎、结肠炎，也可累及肝、胆、胰、脾等，也有仅累及直肠。75%患者胃肠道黏膜中发现IgE升高。

临床表现：腹痛几乎100%，恶心67%，腹泻，呕吐33%，体重下降67%，肠梗阻50%，腹水。累及胆囊可出现黄疸。

分为嗜酸性粒细胞食管炎；胃肠炎；结肠炎（仅累及结肠）

根据浸润深度分类：①黏膜型：占25~100%患者，可有过敏史及血清IgE升高，有腹痛、便血、腹泻。②肌层型：累及肌层13%~70%，表现为梗阻，胃肠道出血、腹管狭窄。③浆膜型：占20~40%，腹痛，常伴腹膜炎，腹水，腹水中含大量嗜酸性细胞。胃肠道钡餐见胃窦部僵硬，黏膜皱襞增粗，结节样改变，小肠环状皱襞增粗。CT示：胃肠壁增厚，肠系膜淋巴结增大或腹水。食管黏膜活检嗜酸细胞>15/hpf，胃十二指肠>20~30/hpf，结肠20~50/hpf，即支持EG诊断。

治疗：糖皮质激素 泼尼松15~40mg/d 2周，症状缓解后逐渐减量。

80%伴有周围血嗜酸性粒细胞增多，血清IgE水平升高。

本病以20~50岁发病多见，前述症状为主要表现，外周血嗜酸细胞增多，血IgE升高，ESR增快。

CT可见肠壁和黏膜层增厚，腹腔淋巴结肿大或腹腔积液。

（四）若以上诊断均不是，则用以多元论来分析

①. 寄生虫、食物、药物等过敏，嗜酸细胞增高，IgE增高，糖皮质激素治疗有效

②. 腹部症状：是由……引起肠粘连，不全性肠梗阻，可有腹痛，腹CT肠壁增厚

本例临床思维

一、诊断：患者10年前出现腹部绞痛，阵发性加剧，放射至后背部（发作时无恶心呕吐及腹泻）。周围血嗜酸性粒细胞增高，血IgE升高，从症状及化验支持嗜酸性粒细胞性胃肠病。从CT、腹部肠及乙状结肠、直肠增厚，显示胃肠道有炎症存在，但尚缺乏病理活检。若为黏膜型活检可见嗜酸粒细胞>20~30/hpf，胃及十二指肠嗜酸细胞>20~30/hpf，结肠则需20~50/hpf。若肌层型则活检不易取得，若浆膜型则应伴腹水。

本例不支持嗜酸性胃肠炎之诊断，胃肠黏膜活检未取得嗜酸性粒细胞。

（二）①腹型癫痫：一般发作年龄较小，多数于30岁以下，有文献记载最大45岁，发病年龄分布2~65岁，平均9.26岁，所以从年龄上分析偏大。（老年腹型癫痫很少见）

②发作症状：腹痛伴恶心呕吐87.5%，伴腹泻或排便21.9%，伴头痛头晕46.9%，嗜睡46.9%，意识丧失28.1%，手足抽搐15.6%，而本例患者主要为以上述症状。主要临床症状（而且发作性持续时间短）。且本例患者主诉腹痛，近十年腹型癫痫症状，发作时有腹痛。

故认为从本例患者发作症状似乎不太支持腹型癫痫症状。

（三）脑电图发现尖波、棘波或棘慢波，以节律性高幅放电。本例患者脑电图基本正常，有待商榷。

脑电图与症状之间相符相一致，单纯缺一，诊断一般不易确定。

（四）可以采用诊断性治疗，若有效，可支持腹型癫痫。

〔2〕

病例摘要 于2015.8.25入院

男42岁 反复腹痛腹泻5月余加重3周。

大便3-5次/天 腹痛便后缓解 于温岭市第一人民医院 胃镜：胆汁反流性胃炎，肠镜：乙结肠直肠炎。WBC 11.7×10^9/L，嗜酸细胞19.5%。考虑感染性肠炎，抗感染依替米星、头孢曲松等治疗后有好转。3周前再次腹痛腹泻，双上肢发麻，于台州恩泽医疗中心，WBC 16.1×10^9/L，嗜酸性细胞14.9%。肠系膜CT示：空肠、部分小肠及结肠肝曲肠壁水肿，周围系膜多发小淋巴结，腹盆腔少量积液，食管下段管壁水肿，胃窦部水肿。胸部CT：少量胸腔积液。后症状加重，大便17-18次/d，往中山医院就诊。WBC 13.1×10^9/L，嗜酸性44.8%。大便找到大量真菌孢子。

胸部CT：右下肺少许炎性病灶，右侧胸膜稍增厚。食管中下段管壁明显水肿。胃镜：慢性非萎缩性胃炎伴嗜酸性粒细胞浸润（密集区70个/HPF）。结肠镜无异常，直肠活检2块，返回病理直肠黏膜慢性炎伴固有膜内较多嗜酸性粒细胞浸润（密集区40-50个/HPF）。小肠平扫+增强CT示食管下段、胃、小肠多发管壁明显水肿，考虑炎性改变，少量腹水，右侧胸腔积液。（MRI）上腹部平扫+增强+DWI+MRCP示食管、胃窦部分小肠管壁水肿，考虑炎性病变，少量腹水。诊断嗜酸性粒细胞性肠炎

2015.8.19 上海中山医院 胃镜：慢性非萎缩性胃炎 活检：嗜酸性粒细胞浸润密集区70个/HPF。结肠镜：所见肠腔无异常，直肠黏膜慢性炎，活检：嗜酸细胞密集区40-50个/HPF

消化道病变+结

根据当地医院及上海中山医院、本院检查发现：患者（1）食管中下段管壁明显水肿（未作活检）

（2）胃窦部水肿，活检黏膜有嗜酸细胞浸润，密集区70个/HPF

（3）部分小肠、结肠肝曲、直肠肠壁水肿，直肠活检直肠黏膜慢性炎症，固有膜内嗜酸性细胞浸润，密度达40-50个/HPF。

因此诊断（一）①嗜酸性粒细胞性食管炎

（2）嗜酸性粒细胞胃肠炎［按部位分类］

（3）…………结肠炎（仅累及结肠）

（二）患者有腹水，但未能行腹水常规检查，假如是浆膜性腹水，嗜酸性粒细胞很多，还要考虑嗜酸性浆膜炎

按浸润程度分类

1. 黏膜型：占25%-100%。

2. 肌层型：主要累及肌层，占13%-70%。可有肠腔狭窄梗阻，穿孔和肠套叠

3. 浆膜型：主要累及浆膜层，占20%-40%。常伴腹膜炎腹水。三种类型可以重叠存在（混合型：黏膜合并浆膜型）

嗜酸性胃肠炎CT影像表现

主要表现为胃和小肠为主的弥漫性管壁水肿增厚，其中胃壁厚达0.7-1.8cm，小肠壁达0.6-1.0cm，结肠壁达0.6-1.4cm，小肠黏膜皱襞粗大，肠腔变小有积液，在小肠管横断面上肠管呈分层"同心圆"样改变，在小肠管纵形断面上，由于粗大的肠黏膜皱襞间造影剂呈弹簧样改变，可有少量腹水和胸水。

本病机制尚不清楚，一般认为外源性或内源性过敏引起变态反应。有的有大量食海鲜史。累及浆膜时，临床上会出现胸腹水，其浆液中嗜酸性粒细胞计数明显升高。

诊断：包括3方面：①临床表现 ②实验室检查 ③病理检查，有时包括诊断性治疗。（一个高倍视野含有20个以上嗜酸性粒细胞）④排除其他疾病造成嗜酸性粒细胞升高症，如嗜酸性粒细胞增多症、寄生虫、胶原性疾病。

本病免疫球蛋白、IgE可增高。

治疗：口服强的松，30-40mg/d，亦可先氢化可的松后改用强的松。

（病机：IgE诱导肥大细胞介导的嗜酸细胞趋化性抑制，是I型超敏反应。）

泼尼松1-2mg/kg·d，2周可改善症状，6周后逐渐减量。本文作者：浆膜型对激素反应好，治疗1周左右血常规基本恢复，腹水消失。另外免疫抑制剂硫唑嘌呤，肥大细胞膜稳定剂色甘酸钠，抗组胺及肥大细胞膜稳定剂酮替芬也有一定疗效。[1] 一般不采取手术 [illegible]

嗜酸性粒细胞性胃肠炎(EG)自1937年由Kaijser 迄今国内外仅有300余例报道（2015.6，文献）

发病机制：当过敏原进入机体后诱导产生特异性IgE，当相同抗原再次进入体内后致敏的肥大细胞等释放组胺、蛋白酶、嗜酸性粒细胞趋化因子等炎性介质……。

EG病变可累及食管到直肠全胃肠道各层，其中以胃窦部和近端小肠受累最常见，累及结肠以盲肠和升结肠多见，也可累及腹膜，累及食管、胰腺、肝脏等较罕见。

浆膜病变型以浆膜浸润为主，浆膜增厚，并可累及肠系膜淋巴结，腹水形成。

EG可伴有胆管炎、胰腺炎、肝炎、阑尾炎、膀胱炎

[2]